健康速查自疗手册

小病不求医

田洪江 / 编著

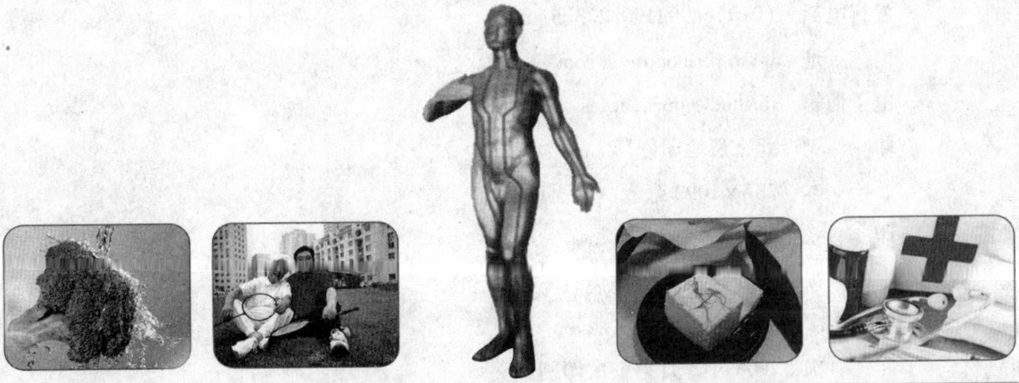

做自己的健康顾问，自己就是最好的医生

本书着眼于家庭，重点在于实用。作为家庭必备的保健用书，运用了传统中医的方法，遵循了方便、实用、浅显的原则，使广大读者能从中获得必要的医疗常识，以便更好地维护自己和家人的健康。

九州出版社
JIUZHOUPRESS

图书在版编目(CIP)数据

小病不求医/田洪江编著. —北京:九州出版社,2008.4

ISBN 978-7-80195-792-4

Ⅰ.小…　Ⅱ.田…　Ⅲ.常见病-防治　Ⅳ.R4

中国版本图书馆 CIP 数据核字(2008)第 039490 号

小病不求医

作　者	田洪江　编著
出版发行	九州出版社
出 版 人	徐尚定
地　址	北京市西城区阜外大街甲 35 号(100037)
发行电话	(010)68992190/2/3/5/6
网　址	www.jiuzhoupress.com
电子信箱	jiuzhou@jiuzhoupress.com
印　刷	北京晨旭印刷厂
开　本	787×1092 毫米　16 开
印　张	24.75
字　数	410 千字
版　次	2008 年 5 月第 1 版
印　次	2008 年 5 月第 1 次印刷
书　号	ISBN 978-7-80195-792-4/R·61
定　价	39.80 元

前 言

FOREWORD

健康不仅是个人成功的必要前提，也是社会发展的重要因素，拥有健康的身体，是人人都追求的目标。但是，人的一生，大病小病终究是不可避免的。

保持健康的身体，是一个人追求和创造幸福的本钱。如果没有这一点，人生也就永远不会得到美满的结局。

因此，关心和珍视自己的身体是维系和保证人生幸福的基本前提之一，谁忽略了这一点，某种疾病就可能会在你不知不觉中侵入你的身体，给你带来无尽的烦恼。

在现实生活中，有些人因为缺少必要的医疗常识，在患病之时，显得无所适从，徒增许多不必要的麻烦，不仅造成大量时间、金钱的无谓浪费，更有甚者因此而耽搁了最佳的治疗时间，给自己及家人带来了说不尽的痛苦。所以，掌握一些医疗常识是非常有必要的。

本书上篇广泛收集古今中外有关征兆与疾病的相关资料，结合临床实践，经科学整理、分析、研究，对发、眼、鼻、人中、唇、舌、耳、脸、头、胸、腹、脐、四肢、手、足、甲、皮肤、皮纹、血液、大便、小便、汗液、痰液、呕吐物、月经及带下的异常征兆进行全面、系统的论述，详细地列出可能患上的各种疾病，让您很容易地从身体的征兆来诊断自己是否已患上某种疾病，以便达到早发现、早治疗、早康复的目的。

下篇不仅从理论和临床上介绍了呼吸系统、心脑血管系统、血液系统、消化系统等多种常见的疾病，而且从中医的角度说明了治疗的原则，介绍了适合家庭使用、行之有效的治疗方法，尽量做到取之有据、施之有法、行之有效、感切实用，适合家庭使用。

本书着眼于家庭，重点在于实用。运用传统中医方法，遵循方便、实用、浅显的原则，使广大读者能从中获得必要的医疗常识，以便更好地维护自己和家人的健康。

作为家庭必备的保健用书，本书具有诊疗结合、医药并举、科学实用、通俗易懂的特点。既是广大读者可靠的家庭保健顾问，又是读者就医问药的指南，希望能帮助每个家庭通过早日预防、自我保健、自我诊断和及时就医，达到提高健康水平的目的。

上篇　利用身体征兆推断疾病

第一章　发诊百病

一、头发色泽诊病 …………………… 3
二、头发形态诊病 …………………… 4
三、头发生长障碍诊病 ……………… 5

第二章　眼诊百病

一、眼神诊病 ………………………… 9
二、胞睑诊病 ………………………… 9
三、两眦诊病 ……………………… 10
四、白睛诊病 ……………………… 11
五、黑睛诊病 ……………………… 12
六、瞳神诊病 ……………………… 13
七、眼球诊病 ……………………… 14
八、眼泪诊病 ……………………… 15
九、视觉诊病 ……………………… 16
十、眼眉诊病 ……………………… 18
十一、虹膜诊病 …………………… 19

第三章　鼻诊百病

一、鼻色诊病 ……………………… 22
二、鼻形诊病 ……………………… 24
三、鼻涕诊病 ……………………… 26
四、呼吸诊病 ……………………… 27
五、嗅觉诊病 ……………………… 28

第四章　人中诊百病

一、人中形态诊病 ………………… 31
二、人中色泽诊病 ………………… 33

第五章　唇诊百病

一、唇色诊病 ……………………… 36
二、润燥诊病 ……………………… 38
三、形态诊病 ……………………… 38
四、唇系带诊病 …………………… 40
五、口形诊病 ……………………… 40
六、口腔粘膜诊病 ………………… 41

第六章　舌诊百病

一、舌苔诊病 ……………………… 44
二、舌面诊病 ……………………… 48
三、舌体诊病 ……………………… 49
四、舌质诊病 ……………………… 51
五、舌体动态诊病 ………………… 52
六、味觉诊病 ……………………… 54

第七章　耳诊百病

一、耳廓色泽诊病 ………………… 57
二、耳廓形态诊病 ………………… 58
三、耳廓阳性反应物诊病 ………… 59
四、耳道内部诊病 ………………… 62
五、听觉诊病 ……………………… 63

第八章　脸诊百病

一、面部色泽诊病 ………………… 67
二、面部形态诊病 ………………… 69
三、望面分部诊病 ………………… 70
四、特殊面容诊病 ………………… 71
五、笑容诊病 ……………………… 75

第九章　头诊百病

一、囟门闭合时间诊病 …………… 77
二、囟门形状诊病 ………………… 78
三、头形诊病 ……………………… 78
四、头部感觉诊病 ………………… 80

第十章　胸诊百病

一、胸廓诊病 ……………………… 81
二、乳房诊病 ……………………… 83
三、胸部感觉诊病 ………………… 85

第十一章　腹诊百病

一、色泽变化诊病 ………………… 88

二、形态变化诊病 …………………… 89
三、腹部感觉诊病 …………………… 92
第十二章 脐诊百病
一、色泽诊病 ………………………… 97
二、形态诊病 ………………………… 97
第十三章 四肢诊百病
一、形态诊病 ……………………… 100
二、性状诊病 ……………………… 105
第十四章 手诊百病
一、手掌诊病 ……………………… 107
二、指型诊病 ……………………… 108
三、手型诊病 ……………………… 109
四、手掌颜色诊病 ………………… 110
五、常见异常纹诊病 ……………… 111
第十五章 足诊百病
一、肿胀诊病 ……………………… 114
二、形态诊病 ……………………… 114
第十六章 甲诊百病
一、指甲色泽诊病 ………………… 118
二、指甲形态诊病 ………………… 122
第十七章 肤诊百病
一、皮肤色泽诊病 ………………… 130
二、皮损形态诊病 ………………… 132
三、感觉异常诊病 ………………… 133
第十八章 皮纹诊百病
一、指纹形态诊病 ………………… 139
二、掌纹形态诊病 ………………… 139
三、鱼际横曲纹诊病 ……………… 141
四、近心横曲纹诊病 ……………… 143
五、远心横曲纹异常诊病 ………… 145
六、健康线诊病 …………………… 147
七、其他纹理色泽诊病 …………… 149

下篇 常见疾病防治

第一章 呼吸系统疾病
一、肺结核 ………………………… 159
二、流行性感冒 …………………… 160
三、支气管哮喘 …………………… 162
四、急性支气管炎 ………………… 164
五、慢性支气管炎 ………………… 165
六、支气管扩张症 ………………… 167
七、急性扁桃体炎 ………………… 169
八、慢性扁桃体炎 ………………… 170
第二章 心脑血管系统疾病
一、心绞痛 ………………………… 172
二、高血压病 ……………………… 174
三、心肌梗死 ……………………… 177
四、风湿性心脏病 ………………… 179
五、脑动脉硬化症 ………………… 181
第三章 血液系统疾病
一、白血病 ………………………… 183
二、缺铁性贫血 …………………… 184
三、再生障碍性贫血 ……………… 186
四、阵发性睡眠性血红蛋白尿 …… 187
五、特发性血小板减少性紫癜 …… 188
六、白细胞减少和粒细胞缺乏症 …… ……………………………………… 189
第四章 消化系统疾病
一、痔 ……………………………… 191
二、胃下垂 ………………………… 193
三、肝硬化 ………………………… 195
四、胆石症 ………………………… 197
五、肠梗阻 ………………………… 198
六、慢性胃炎 ……………………… 200

七、急性肠炎 …………………… 202
八、直肠脱垂 …………………… 204
九、急性阑尾炎 ………………… 205
十、急性胆囊炎 ………………… 207
十一、慢性胆囊炎 ……………… 208
十二、急性胰腺炎 ……………… 209
十三、病毒性肝炎 ……………… 211
十四、消化性溃疡 ……………… 213
十五、反流性食管炎 …………… 216
十六、溃疡性结肠炎 …………… 217
第五章 泌尿系统疾病
一、尿石症 ……………………… 220
二、肾盂肾炎 …………………… 221
三、下泌尿道感染 ……………… 223
四、急性肾小球肾炎 …………… 224
五、慢性肾小球肾炎 …………… 225
第六章 内分泌、代谢系统疾病
一、痛风 ………………………… 228
二、肥胖症 ……………………… 229
三、糖尿病 ……………………… 230
四、甲状腺功能亢进症 ………… 233
五、甲状腺机能减退症 ………… 234
第七章 神经、精神系统疾病
一、癔症 ………………………… 236
二、癫痫 ………………………… 237
三、抑郁症 ……………………… 240
四、偏头痛 ……………………… 241
五、脑出血 ……………………… 243
六、脑血栓 ……………………… 244
七、神经衰弱 …………………… 245
八、坐骨神经痛 ………………… 247
九、三叉神经痛 ………………… 248
十、重症肌无力 ………………… 250
十一、精神分裂症 ……………… 251
十二、老年性痴呆 ……………… 252
第八章 皮肤病
一、疖 …………………………… 255
二、痈 …………………………… 256
三、丹毒 ………………………… 257
四、痤疮 ………………………… 259
五、疥疮 ………………………… 260
六、湿疹 ………………………… 262
七、黄褐斑 ……………………… 263
八、白癜风 ……………………… 265
九、脓疱疮 ……………………… 266
十、手足癣 ……………………… 267
十一、牛皮癣 …………………… 269
十二、荨麻疹 …………………… 271
十三、带状疱疹 ………………… 272
十四、药物性皮炎 ……………… 274
十五、接触性皮炎 ……………… 275
十六、神经性皮炎 ……………… 276
第九章 肌肉、骨骼及关节疾症
一、落枕 ………………………… 279
二、颈椎病 ……………………… 280
三、肩周炎 ……………………… 281
四、急性腰扭伤 ………………… 283
五、肩关节脱位 ………………… 284
六、肘关节脱位 ………………… 286
七、腰椎间盘突出症 …………… 287
八、类风湿性关节炎 …………… 288
第十章 五官科疾病
一、口疮 ………………………… 291
二、龋齿 ………………………… 292
三、沙眼 ………………………… 294
四、牙周炎 ……………………… 295

五、睑缘炎 …………………… 296
六、睑腺炎 …………………… 297
七、青光眼 …………………… 298
八、鼻窦炎 …………………… 299
九、急性咽炎 ………………… 301
十、慢性咽炎 ………………… 302
十一、急性牙髓炎 …………… 303
十二、急性化脓性中耳炎 …… 305
十三、慢性化脓性中耳炎 …… 306
第十一章　妇产科疾病
一、痛经 ……………………… 308
二、闭经 ……………………… 310
三、流产 ……………………… 312
四、子宫脱垂 ………………… 315
五、妊娠呕吐 ………………… 316
六、子宫外孕 ………………… 318
七、急性乳房炎 ……………… 319
八、急性盆腔炎 ……………… 321
九、霉菌性阴道炎 …………… 322
十、滴虫性阴道炎 …………… 323
十一、慢性子宫颈炎 ………… 324
十二、更年期综合征 ………… 325
十三、功能失调性子宫出血 … 327
第十二章　儿科疾病
一、麻疹 ……………………… 331
二、风疹 ……………………… 332
三、水痘 ……………………… 333
四、百日咳 …………………… 334
五、佝偻病 …………………… 336
六、小儿肺炎 ………………… 337
七、小儿惊厥 ………………… 339
八、小儿遗尿症 ……………… 341
九、小儿厌食症 ……………… 343
十、婴幼儿腹泻 ……………… 344
十一、儿童多动症 …………… 345
十二、新生儿硬肿症 ………… 347
十三、小儿支气管炎 ………… 348
十四、小儿支气管哮喘 ……… 350
十五、小儿泌尿道感染 ……… 351
第十三章　男科疾病
一、遗精 ……………………… 353
二、阳痿 ……………………… 354
三、早泄 ……………………… 355
四、男性不育症 ……………… 357
五、精索静脉曲张 …………… 358
六、前列腺增生症 …………… 359
七、急、慢性前列腺炎 ……… 361
第十四章　传染病与寄生虫病
一、伤寒 ……………………… 363
二、霍乱 ……………………… 364
三、疟疾 ……………………… 365
四、破伤风 …………………… 366
五、蛔虫病 …………………… 367
六、蛲虫病 …………………… 368
七、细菌性痢疾 ……………… 369
八、流行性腮腺炎 …………… 370

附录

人体临床检验正常值 ………… 373

上　篇

利用身体征兆推断疾病

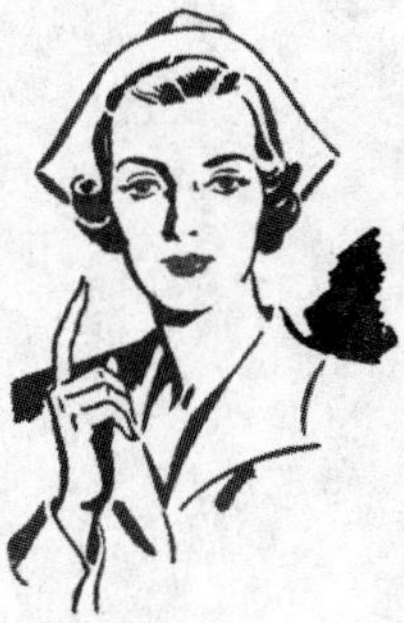

当你身上出现某些特殊症状或不适时，可以通过这些征兆推断自己是否患上了某种疾病，以便及时就医，以免造成遗憾。

第一章　发诊百病

头发为血之余，肾之华，头发的生长与精血的盛衰有密切关系。《诸病源候论》说：“肾主骨髓，其华在发。若血气盛，则肾气强，肾气强则骨髓充满，故发润而黑；若血气虚，则肾气弱，肾气弱则骨髓枯竭，故发变白也。”另外，肝为藏血之脏，主疏泄；脾为后天之本，脾胃为气血生化之源，主统血，头发的生长需要血液的滋养，所以头发的生长与肾、肝、脾胃等脏腑的关系密切，头发的色泽、生长、荣枯可以反映体内脏腑的功能状况。

一、头发色泽诊病

头发黑而润泽，表现人体肾气充盈；中老年人头发斑白或顶部白发，虽是肾亏血衰的表现，但仍属生理上的正常衰老现象，不属于病态；老年人头发变黑，属于先天禀赋所致，也不作疾病论。

【异常征兆】青少年白发。

【疾病先兆】是肾气亏乏的病态，若伴有心虚症状的，为劳心耗伤阴血所致。

【异常征兆】短期内头发大量变白，烦躁易怒，面红口苦。

【疾病先兆】为肝郁化热，劫伤营阴，头发失荣。

【异常征兆】幼儿出生时即有白发。

【疾病先兆】可见于白化病、斑白病及某些遗传性综合征；如果出生时或出生后不久，头发间断变白，黑白交替，称为环状发，乃先天禀赋不足所致。

青年人头发过早发白，要检查是遗传、精神因素引起的，还是因为疾病引起的，如结核病、胃肠病、贫血、动脉粥样硬化等都能引起头发早白。另外，白发还可见于白癜风、斑驳病、斑秃、Vogt－小柳氏综合征等疾病。

【异常征兆】头发过分黑，或向来不太黑而突然变为漆黑者。

【疾病先兆】多是患癌症的倾向。

【异常征兆】头发颜色枯黄，形似柴草。

【疾病先兆】多为肾气不足、精血亏损或久病失养所致；发直色黄且干枯的，系气竭液涸所致。

【异常征兆】头色呈灰黄或灰白色，常见于颞部出现成片灰色发，而后逐日增多，医学上称为灰发病。

【疾病先兆】多因先天不足或后天失养，精血不能上华于发所致。此外，灰发还可能为甲状腺功能失调、早老、老年性白斑、结节性硬化症、白癜风、斑秃以及Chediak－Higashi's综合征等疾病。

【异常征兆】头发呈现红色或红褐色的，称为红发。少数正常的黄种人，其头发可略带棕红色。

【疾病先兆】砷、铅中毒时，头发常呈红色或红褐色。

二、头发形态诊病

【异常征兆】头发枯萎无泽，易于折断分叉，形似乱草蓬槁，医学上称为枯萎发。

【疾病先兆】常因先天禀赋不足，或久病失养、阴虚血燥所致。

【异常征兆】小儿头发扭结如谷穗，枯黄不泽，称为穗状发，常伴有面黄肌瘦、脘腹膨胀、大便溏薄干结等。

【疾病先兆】多见于脾胃失调的疳积病。

【异常征兆】头发紧缩成束，排列形似毛笔，发根头发处堆有银白色或污黄色鳞屑。

【疾病先兆】常见于银屑病、脂溢性湿疹及黄癣等疾病。

【异常征兆】头发干燥变脆，易于断裂，特别是长发末端，容易纵裂成丝，状如羽毛。

【疾病先兆】多见于脆发病和毛发纵裂症，除因天气干燥、洗发过勤外，常由阴虚血燥而成。另外，头癣、脂溢性皮炎、甲状腺功能低下、糖尿病、结核病、维生素 A 缺乏症以及某些肿瘤患者，都可出现脆裂发。

【异常征兆】头发干枯，发梢变细，分裂成丝，弯曲如钩，发干打结，扭曲成环状，称为打结发；如果发干出现不全横断的小结节，其间为似断非断的细丝，梳理时易折，称为结节性脆发病。

【疾病先兆】此二者常常同时发生，多由脾胃不和后天失养而成。

【异常征兆】发干粗细不匀，扭曲稀少，状如佛珠，易于折断；头发干燥扭曲，发硬变脆，易于折断。

【疾病先兆】此二者均因先天禀赋不足、精血亏虚所致。

【异常征兆】头发易于折断而参差不齐，或出皮即断，医学上称为断发。

【疾病先兆】除以上所述各种伴有断发的疾病外，还可见于黄癣、白癣、黑点癣等疾病。

【异常征兆】头发从根部开始变白、变黄、焦枯而无断现象，并且多从头顶或两鬓部发生。

【疾病先兆】多为肝肾阴虚，精血亏少；如果从头发末梢部开始焦枯、分裂、易折断、生长变慢，则多为气血虚弱。

【异常征兆】头发直立而干枯。

【疾病先兆】多为正气衰败所致。

三、头发生长障碍诊病

头发生长障碍的原因很多，既可由全身气血虚损，或头皮局部病变所致，也可由外邪侵袭引起。观察头发的生长情况须注意脱发的数量、分布和局部感觉。头发的生长与脱落有其自身的规律，正常人平均每天脱落头发 20～100 根左右，如果脱发量多，则需观察脱发是否均匀。

【异常征兆】出生或生后不久头发即脱落。

【疾病先兆】可见于先天性秃发、先天性少毛症、早老综合征、结节性裂毛综合征等。常因于先天不足，或过早结婚，精血亏虚所致。

【异常征兆】枕部至颞侧头发呈半环状稀疏脱落。

【疾病先兆】常见于小儿，多因枕部摩擦所致；如果伴有头大额方，鸡胸龟背者，系脾肾不足。

【异常征兆】青壮年男子出现秃发始于前额两侧，渐渐向头顶延伸，头发纤细，萎软不泽。

【疾病先兆】乃血热生风，风动发落而成。

【异常征兆】头发油腻，如涂膏脂，或头皮多屑，痒如虫行，久则前额及巅顶部头发稀疏变细，成片脱落，皮红光亮(脂溢性脱发)，常见于青壮年男子。

【疾病先兆】由血虚生风，发失所养而成。

【异常征兆】头发突然成片脱落而且头皮平滑光亮，患处头皮松动，发干上粗下细，易于拔除，甚至全发脱尽，须眉俱落。

【疾病先兆】医学上称为斑秃，俗称“鬼剃头”。多因血虚生风所致，也可因忧虑、紧张等精神刺激；致气滞头郁，血热生风而成。

【异常征兆】头生白痂，小者如豆，大者如铜钱，俗称钱癣，又称肥疮，瘙痒不痛，日久蔓延成片，发焦脱落。

【疾病先兆】医学上称为秃疮，又称癞头疮。多由胃经热生负而致，亦可由疥虫所引起。

【异常征兆】头皮瘙痒而且散发性脱发，以致头发稀疏，渐渐全脱。

【疾病先兆】医学上称为蛀发癣，又称发蛀脱发。由湿热内蕴或血虚风燥所致。

【异常征兆】头皮有近圆形的秃发斑，日久头皮菲薄光滑，皮塌内陷。

【疾病先兆】医学上称为假性脱发，可见于扁平苔藓、局限性硬皮病、盘状红斑狼疮、秃发性毛囊炎等病。常由气血凝滞，头皮失养所致。

【异常征兆】头发枯萎色黄，干燥易折，梳理时大片脱落。

【疾病先兆】医学上称为症状性脱发。常因久病失养，产后失血过多，以及某些急性热病(如猩红热、伤寒、麻疹等),伤阴耗血,发失所养而得。

【异常征兆】头发不正常脱落。

【疾病先兆】提示体内可能缺锌;男性前额发际脱发者,提示有患肾脏病的可能;女性全发散发性脱落,提示有患肾炎的可能;颅顶部脱发常提示可能为结肠炎、胆囊炎所引起;脱发并伴随全身性毛发稀少,则往往是一些内分泌疾病的表现。

第二章　眼诊百病

眼诊是通过观察眼睛来诊断全身疾病的一种方法。它可以通过人的眼睛来判断整体及各部位的健康状况，从而诊断或预测疾病的发生和发展，为之提供治疗和预防的依据。

眼睛不仅是人类心灵的窗户，而且是人体内脏的外境。西方"医学之父"的希波革拉底氏曾经说过："眼睛如何，身体也如何。"故眼睛又被称为健康之窗。眼虽为人体的一个小部分，却与整体五脏六腑有着千丝万缕的联系。早在2000多年前，中医学就认识到眼睛是五脏六腑的缩影，眼睛的特定部位与特定的脏腑有着密切的联系，并以此分属于脏腑。后来在此理论的基础上创立了五轮八廓学说。

五轮学说认为：眼睛的胞睑（眼睑）属脾；内、外两眦部（包括两眦部的皮肤、肌肉、泪点、泪阜等）属心；白睛（包括球结膜和前部巩膜）属肺；黑睛（包括角膜、前房、虹膜）属肝；瞳神（包括瞳孔、晶状体、玻璃体、视神经、视网膜、脉络膜等）属肾。中医学认为，人有五脏，眼有五轮，脏有病，必现于轮，因此，应用"轮脏相应"的原理，可以较早地显示内脏病变的信息。

八廓学说是将眼分为八个部位分别与脏腑相照应的学说。八廓主要分属于六腑及心包、命门。如水廓为瞳仁，配属膀胱；风廓为黑珠，配属胆；天廓为白珠，配属大肠；地廓为上下眼胞，配属胃；火廓为内眦，配属小肠；雷廓为内眦，配属命门；泽廓为外眦，配属三焦；山廓为外眦，配属包络（图2－1）。

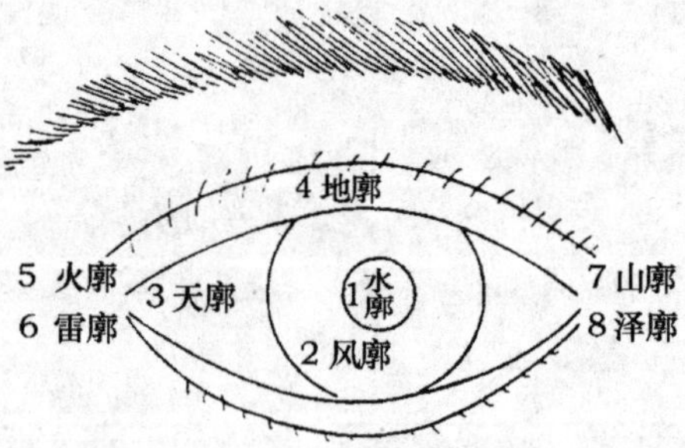

图2－1

根据五轮八廓学说及中医学认为"五脏六腑之精气皆上注于目，则目能视万物、辨五色"，如果五脏六腑发生病变，就会影响眼睛的正常功能。现代医学研究也证实，许多全身性疾病都可在眼睛部位反映出来。临床上有经验的老中医，只要观察眼睛及其目光，就能诊断一个人的健康状况，甚至能诊断出体内患了什么病症。望眼诊病的具体方法分述如下：

一、眼神诊病

健康人的眼睛明亮，炯炯有神，白睛润泽，黑睛清亮，瞳孔展缩正常，可随光线的强弱而扩大或缩小，眼球转动灵活自如。

【异常征兆】目光呆滞，眼睛混浊，反应迟钝，常表现出过度的兴奋、烦躁。

【疾病先兆】患精神病者多有此征兆。

二、胞睑诊病

胞睑，即眼睑，俗称眼皮，在脏属脾。胞睑位于眼眶前方，分上下两部分，由皮肤、肌肉、睑结膜、睑板组成，边缘生有睫毛，是保护眼睛的屏障。

正常人眼睑开合自如，当上下睑闭合时，上下睑缘结合紧密；睁眼时，上睑向上提起，下睑稍微下垂；两眼自然睁开向前平视时，上睑遮盖角膜上缘约 2 毫米，整个瞳孔区完全暴露于外，光线可无阻挡地通过。

【异常征兆】胞睑浮肿。

【疾病先兆】属于生理因素可见于睡眠不足、睡眠时枕头过低及流泪之后等出现此征兆；属于病理性因素的可见于眼前部炎症、心脏病、肾小球肾炎等疾病。

【异常征兆】胞睑红肿。

【疾病先兆】若胞睑（以上睑多见）近两眦部皮肤局限性红肿热痛，久之疼痛加剧，溃破脓出，为睑腺炎，为感受热毒之邪所致；若胞睑局限性肿硬，疼痛及红赤不甚，久不痊愈，为睑板腺囊肿，为痰淤互结所致。

【异常征兆】胞睑下垂。

【疾病先兆】可分为先天性和后天性两大类。先天性的一生下来就有，一般服药无效，只能长大一些后作眼肌悬吊手术矫正；后天性的往往由疾病所致，如重症肌无力、精神抑郁症、某些脑血管疾病、眼周围组织肿瘤压迫及维生素 B1 缺乏症等。

【异常征兆】胞睑内颗粒。

【疾病先兆】上胞睑内近两眦部出现色红而尖、状如花椒的颗粒及色黄而软、密聚如鱼卵的颗粒，可诊断为椒疮，又称沙眼，此病若不注意用眼卫生，可相互传染。

【异常征兆】眼圈发黑。

【疾病先兆】常因过度疲劳、睡眠不足或房事过度引起。一般说来，偶然的眼圈发黑只要注意休息，避免劳累，眼圈发黑就会变浅消失。但如果长期眼圈发黑，则是一种病态，往往是肾亏兼有血淤症的一种信号。现代中医和中西医结合研究证实，严重肾亏和内有淤血的病人常与内分泌及代谢障碍、肾上腺皮机质机能紊乱、心血管病变和微循环障碍、慢性消耗性疾病等病理因素有关。

【异常征兆】胞睑跳动。

【疾病先兆】一般为疲劳过度，睡眠不足所致。下眼皮无故跳动不已，是中风前的警示信号。

【异常征兆】胞睑结膜苍白。

【疾病先兆】多为贫血所致，自己可对着镜子用手指翻开下眼睑便可看清楚。

【异常征兆】胞睑上出现黄色斑块。

【疾病先兆】上眼睑出现黄色斑块，称之为黄色瘤。这反映出人体内血脂过高，易患心血管疾病。有此黄色瘤者，应去医院检查，明确诊断。

【异常征兆】针眼。

【疾病先兆】俗称“偷针眼”，即眼腺炎，又称睑腺炎，是一种化脓性细菌侵入眼睑内的腺体而引起的急性炎症。根据发病部位的不同分为外睑腺炎和内睑腺炎两种。外睑腺炎在眼睑缘皮肤上出现肿块，内睑腺炎一般范围较小，在睑结膜上隆起、充血。睑腺炎形成脓点后，多能自行破皮排脓而消退，切不可任意挤压或穿刺。

三、两眦诊病

两眦，即内外两眦角，为五轮中的血轮，中医认为心主血脉，故在脏属心。

正常人内眦角稍大于外眦角，两眦部血脉红活，泪窍通畅，无溢脓及流眼泪等。

【异常征兆】两眦流泪。

【疾病先兆】迎风流泪，拭之即有，无热感，为肝肾不足，风邪引动泪液而出；冷泪长流，常为气血亏虚；或肝肾两亏，约束无权；或泪道阻塞，泪液不循常道而出；或两部流热泪，伴有目赤肿痛，为外感风热毒邪或异物进入眼内所致。

【异常征兆】内眦流脓。

【疾病先兆】内眦部皮肤红肿焮痛，腐败溃脓，为漏睛疮，西医称为急性泪囊炎，多因外感风热或脾胃蕴热、心火上炙所致。若以手指按压内眦部，有脓汁或涎水自泪小点流出，为漏睛，西医称为慢性泪囊炎，多因脾经伏热，复感风邪所致。

四、白睛诊病

健康人的白睛（白眼球，包括球结膜和前部巩膜）洁白而有光彩，没有其他颜色出现。

【异常征兆】白睛出现绿点。

【疾病先兆】多半是患有肠梗阻的先兆。

【异常征兆】白睛上常出现出血片。

【疾病先兆】这是高血压动脉硬化，特别是脑动脉硬化的信号；白睛上常有小红点出现，这是毛细血管末端扩张的结果，最多见于糖尿病患者。

【异常征兆】白睛充血发红。

【疾病先兆】常由细菌、病毒感染发炎所致。除了两眼发红，还有分泌物、发痒、异物感和眼痛等症状，这时应去医院眼科详细检查。另外，严重失眠者、心功能不全者、血压高的人发生脑溢血前及羊角风病发作前，都会出现白睛充血的症状。如果单侧眼的白睛发红，提示可能受到性病的感染。

【异常征兆】白睛呈蓝白色。

【疾病先兆】主要见于儿童和孕妇。这些人白睛发蓝，外观显得干净漂亮，其实这是贫血的表现。凡患中、重度贫血的患者，其眼白睛都呈蓝白色。

【异常征兆】疟斑：为白睛的毛细血管末端或弯曲部，呈现着黑色、青紫色、棕色、紫红色、淡紫色、银灰色等各种色素斑点，形状有圆形、椭圆形、三角形等，直径约1～4毫米大小。

【疾病先兆】据此可诊断疟疾。疟疾发作时，疟斑多呈黑色或青紫色，略凸出表面，血管的末梢呈膨胀样；疟疾治愈后，可恢复正常或成为斑迹。

【异常征兆】白睛肝征：指白睛内下方，毛细血管呈充血、扩张、淡青色。

【疾病先兆】据此可诊断为患了肝炎。

【异常征兆】白睛胃征：指在两眼瞳孔的下方，白睛仁的毛细血管呈充血、扩张、红黑之象。

【疾病先兆】查此可诊断胃肠道疾病，如胃酸过多、肠胃炎等。

【异常征兆】白睛痔征：指白眼珠上（乾卦与坎卦间）附近有由下向上行走的扩张、弯曲、充血的血管。颜色有鲜红、淡红，或红中带黄、红中带黑等（图2－2）。

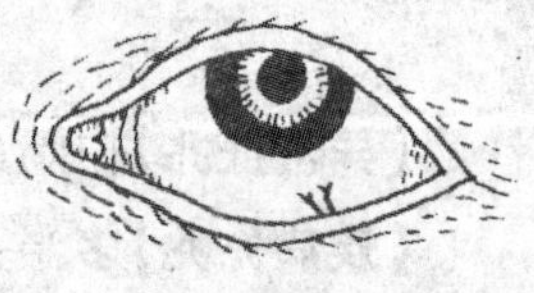

图2－2

【疾病先兆】据此征兆可诊断痔疮。痔征现于左眼，为肛门左侧有痔核；现于右眼，为肛门右侧有痔核。痔征呈现一条，且末端没有分支，表明仅有一个痔核；末端有分支，或在同一位置，呈现二条痔征的，表现有两个痔核；痔征的条数多，或分支多，表明痔核的个数也多。痔征细小，不甚曲张，不甚明显，为痔核小；痔征粗，且曲张有力者，为痔核大。痔征的根部特别膨胀，或数条并在一起者，为痔核有垂脱现象。

五、黑睛诊病

【异常征兆】黑睛（黑眼珠）后壁若出现点状或粉尘状灰白色沉着，黑睛周围出现放射状充血，同时有怕光、疼痛、流泪、视力下降等情况。

【疾病先兆】据此征兆可诊断为得了虹膜睫状体炎。

【异常征兆】老年人黑眼珠周围出现灰白色圆环。

【疾病先兆】灰白色圆环是血液中胆固醇水平增高的征兆，脑动脉硬化症患者大多出现灰白色圆环，它与心脏病的发生也有紧密联系。

【异常征兆】黑睛上出现混浊，无论其大小、厚薄、新旧，统称为缓障。其中混浊边缘不清，基底不干净，高出黑睛正常组织表面，可向四周和深层发展的，称为新翳。

【疾病先兆】出现以上征兆多见于病毒性角膜炎和角膜溃疡；若混浊边缘清楚，基底干净，表面光滑，不向四周和深层发展的，称为老翳或宿翳。

六、瞳神诊病

瞳神有广义和狭义之分，狭义的瞳神即指瞳孔；广义的瞳神泛指瞳孔及其后的所有内眼组织，如晶状体、玻璃体、视神经、视网膜、脉络膜等。

正常的瞳孔为圆形，两侧等大，直径约2.5毫米，颜色像一池井水，黑且清湛。若由动眼神经的副交感神经支配的瞳孔括约肌收缩，则瞳孔缩小；若由交感神经支配的瞳孔扩大肌收缩，则瞳孔散大。瞳孔可以随着光线的强弱而缩小或扩大。

【异常征兆】瞳孔两侧大小不等。

【疾病先兆】除见于虹膜睫状体炎、眼外伤、青光眼等外，还常见于脑溢血、脑血栓、脑肿瘤等。

【异常征兆】瞳孔扩大。

【疾病先兆】多见于青光眼、颅脑外伤、眼外伤、脑血管病、重症的乙型脑炎、化脓性脑膜炎等。

【异常征兆】瞳孔缩小。

【疾病先兆】多见于虹睫炎、酒精中毒、安眠药中毒以及老年人的脑桥肿瘤、脑桥出血，也可见于糖尿病（因瞳孔的舒缩受植物神经的调节，而糖尿病可导致植物神经损害，影响瞳孔的舒缩功能，临床发现，糖尿病人的瞳孔较正常人为小）。另外，有机磷中毒，亦可出现瞳孔缩小，吗啡中毒时可出现针尖样瞳孔。

【异常征兆】瞳孔变白。

【疾病先兆】多见于白内障，它既可以是先天而得，称先天性白内障；又可以因年老生理机能衰退所致，称老年性白内障，多见于45岁以上的中老年人；亦可由外伤所致，称为外伤性白内障；还可由其他眼病或全身性疾病所并发，称为并发性白内障，如视网膜色素变性、糖尿病等。白内障患者由于晶状体混浊，所以透过角膜可发现瞳孔里出现白色。

【异常征兆】瞳孔变黄。

【疾病先兆】若以手电光或灯光照射瞳孔,眼底深处发出一种像夜间猫眼的黄光反射,称为“黑蒙猫眼”,多半是视网膜母细胞瘤的表现。这类眼病多见于14岁以下儿童,尤多见于5岁以下的患儿,有一定的家族性和遗传性,这是一种眼科恶性肿瘤,如不及时作眼球摘除手术治疗,当癌细胞扩散到颅内、眼球外或远处脏器时,就可危及生命。

【异常征兆】瞳孔变红。

【疾病先兆】常为前房积血或虹膜红变(指虹膜上出现新生血管)所致,多见于眼外伤或内眼手术后及眼内出血患者。根据眼内出血的多少可有不同的形态,视力可有不同程度的损害。

【异常征兆】瞳孔淡绿。

【疾病先兆】正常眼球内具有一定的压力,这对保持眼球内正常的血液循环和代谢起着重要的作用。当眼内压(眼内容物对眼球壁的压力)过高发生青光眼时,可由于角膜发雾水肿及眼内一系列改变而使瞳孔呈淡绿色,所以中医学称青光眼为“绿风内障”。青光眼的病人,在急性发作时,其眼球会变硬,甚至硬如石头,自己也会觉得眼球胀痛严重,同时伴有同侧头痛、眉骨痛,有时呕吐恶心,需赶快就医,否则有失明的危险。

七、眼球诊病

【异常征兆】眼球突出。

【疾病先兆】有的人两只眼睛从小就向前鼓出(俗称金鱼眼睛),这是各人的长相不同,不是病态,但有的眼球突出就是一种疾病,具体情况见下面分析。

【异常征兆】单眼突出,即一侧眼球向前突出,严重时可影响睑裂闭合不全。

【疾病先兆】一侧眼球突出的病人约有50%系由颅内疾患引起,其中最常见的是脑肿瘤,也有可能由球后肿瘤或鼻咽癌等引起。

【异常征兆】双眼突出,即两眼都向前突出。

【疾病先兆】常因甲状腺功能亢进引起。患者除眼球突出外,还伴有心慌和甲状腺肿大等症状，而且“目光”特别的亮，“目光炯炯”且咄咄逼人。此外，高血压、震颤麻痹症（帕金森氏病）、白血病、血友病也可致突眼发生；维生素 B、D 缺乏也会引起轻度眼球突出。

【异常征兆】眼球凹陷。

【疾病先兆】眼球凹陷多见于身体严重消瘦者。另外，心情极度苦闷时，或患有霍乱、痢疾、腹泻、糖尿病及脱水症时，眼球也会凹陷。

【异常征兆】眼球震颤。

【疾病先兆】这可能是患肝脏疾病的表现。肝豆状核变性是一种遗传性铜代谢障碍病，此病可使病人出现瞬眼及眼球震颤症状，在停止活动时加剧。另外，中耳癌患者也可能出现眼球震颤症状。

【异常征兆】单眼跳动。

【疾病先兆】常有眼胀痛、视力下降等现象。一般易误认为患了眼病，多到眼科诊疗。实际上它是一种脑血管病。

【异常征兆】眼球干燥。

【疾病先兆】多为缺乏维生素 A 所致，成人、儿童缺少维生素 A 则会使眼球结膜干燥、无光泽、毛糙，甚至失明。另外，慢性肝炎病人中有一部分患者有干燥综合征，其中也包括眼球干燥。

八、眼泪诊病

由于泪腺和副泪腺分泌的眼泪，不但有保护眼球不受病菌或其他有害物质的侵害，而且还能保持眼球表面的润滑，维护角膜和结膜的生理功能。所以，眼泪的正常分泌与排泄对维护眼睛的正常生理功能十分重要。

中医认为，眼泪也为人体津液之一，其正常与否，可以反映机体津液的盛衰。

【异常征兆】含泪。正常情况下，瞬目动作不断地把泪液均匀地涂布于眼球表面，再经泪小管和泪囊，使泪液流入鼻腔。

【疾病先兆】面瘫或重症肌无力患者，常因眨眼障碍而见眼角蓄泪。

【异常征兆】流泪。情绪激动时眼泪夺眶而出，或咳嗽、哈欠时引起流泪，这是一种正常的生理现象，是由于生理反射而引起。

【疾病先兆】泪液分泌过多常因眼部和鼻膜受到化学和物理刺激，以及眼内、泪腺炎症而引起。某些全身性疾病如甲亢、脊髓结核等也可使泪液增多。

因泪道阻塞而引起的流泪称之为溢泪。最常见的病因是炎症，多伴有粘液或脓液流出。其次是外伤溢泪，肿瘤引起者较为少见。

【异常征兆】鳄泪。

【疾病先兆】面神经损伤后如果神经纤维发生迷走性再生，则在咀嚼食物时病变一侧眼睛会流泪，称为“鳄鱼泪”，据说鳄鱼在吞嚼食物时总会假惺惺地流泪。

【异常征兆】少泪。

【疾病先兆】未满两个月的婴儿因泪腺尚不发达故哭而无泪。年长儿或成人表现为泪液干少、欲哭无泪，或眼睛干涩、怕光羞明者，多因泪腺分泌障碍，或其开口阻塞所造成，如泪腺萎缩、沙眼或结膜囊瘢痕性挛缩，造成泪腺开口阻塞等。

九、视觉诊病

正常人的视觉都具有最基本的辨色和辨形功能，但由于某些病变的影响，这些功能可能会不同程度地减弱或出现错乱。

【异常征兆】视力减弱。

【疾病先兆】有可能是缺乏维生素 B2 的征象。若在中老年人中同时还伴有视物模糊，则多半是糖尿病的信号，因糖尿病可引起眼睛晶状体混沌，而且发展特别快。另外，老年人视力下降还应警惕是否患了白内障。这种病症是由于晶状体的一种蛋白发生凝固，与新陈代谢障碍有关。此外，视力在减退过程中，如果还出现单侧突眼、复视、红眼、流泪、眼胀痛等，一般可能是筛窦癌的早期症状。

【异常征兆】眼前发黑。视觉器官的血液主要由颈内动脉系统和大脑后动脉供应，如果大脑后动脉栓塞，病人往往有一时性视力低下，首先，是一时性黑蒙，即突然眼前发黑，视物不清，但数秒钟后又能恢复。

【疾病先兆】这是颅内血流量减少，微小血栓通过视网膜动脉引起的。因为，眼动脉是颈动脉的第一条分支，对颈动脉硬化、狭窄、缺血最敏感，所以黑蒙可以看做是中风的最早警报信号。其次，是短暂性视力障碍。

【异常征兆】视物模糊或视野缺损。呈阵发性发作，多为一小时内自行恢复。

【疾病先兆】这是视网膜中心动脉或分支动脉因脑血流量减少引起闭塞的结果，但尚未出现脑神经征象，可视为较早期的中风预报信号。

【异常征兆】弱视。即不明原因的远近视力下降，戴上矫正眼镜也达不到正常视力。

【疾病先兆】这可能是精神病的早期警示信号。因为精神病患者常伴有严重的视力障碍，若要他们把所看到的东西在大脑中组成图像或归笼成信息是很困难的，他们往往对周围事物的存在和差异分辨不清，因此他们常常表现得目光呆滞，对周围的事物视而不见，甚至有的病人对将要危及自己生命的现象也不能觉察，这大多与视力障碍有关。长期患精神病的人，视力障碍十分严重。

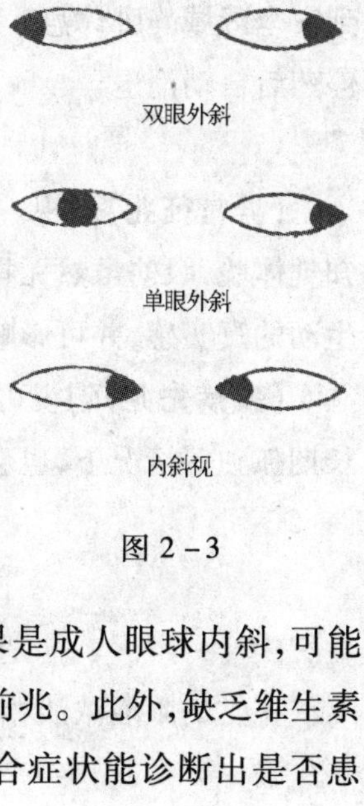

图 2－3

【异常征兆】外斜视（图 2－3）。

【疾病先兆】如双眼外斜，可见于癌症和一氧化碳中毒；若单眼外斜，可见于糖尿病。

【异常征兆】内斜视（图 2－3）。

【疾病先兆】五岁左右的幼儿，因眼外斜肌发育稍慢于限内斜肌，多少有一点内斜视，俗称“对眼”，并无关紧要，随着年龄的增长，绝大部分可以自然恢复正常。但如果是成人眼球内斜，可能是高血压的征象。双眼球都发生内斜，多为发生脑溢血的前兆。此外，缺乏维生素也会引起内斜视。一只眼球向外侧斜视（多数是左侧）结合症状能诊断出是否患丁糖尿病。

【异常征兆】复视。即两眼成像不能重叠一起，看任何物体都呈双影。复视起初只有当眼球向一定方位注视时才能出现，以后可发展到任何方向都能出现，最后当两侧眼球的位置已显著不对称时，复视反而可能减轻甚至消失。

【疾病先兆】这往往是脑肿瘤的信号。引起复视的原因主要是眼外肌麻痹。正常人两眼注视物体一致，物像不能投射于双眼底的“对应点”上，以致视物成双。神经系统疾病、眼眶外伤、眼肌手术等情况累及眼外肌或其支配神经时，都可产生复视现象。

【异常征兆】黄视。

【疾病先兆】可见于一氧化碳(CO)中毒、治疗心脏病的药物洋地黄中毒、驱虫药山道年中毒、利尿剂双氢克尿塞以及抗结核药乙胺丁醇等药物过量等。科学家认为，是这些药物直接作用于色觉的视锥细胞所致。若“中毒”症状治愈，黄视也会消失。

此外，有的人黑眼球周围出现黄而混浊不清的颜色，自觉看东西模糊发黄，这是肝肾的阴精亏损，体内某处可能有出血现象，需到医院作详细检查，对症治疗。

【异常征兆】绿视。大脑视觉皮层受到某种直接刺激或出现病灶，看到物体颜色便感发绿。

【疾病先兆】绿视多为癫病发作的早期症状，患者应停止一切活动，立即转移到安全区域静卧休息。某些心律失常患者，采用乙胺碘呋酮治疗，也会出现绿视，停药后自动消退。

【异常征兆】幻视。是一种虚幻的知觉，是无客观事物作用于感官时而出现的知觉体验，眼前虽然无物而自觉看到各种形象。而且在患者那里却感到具有鲜明生动的真实感，并可影响其情绪和行为。

【疾病先兆】幻视可见于精神病患者。但正常人有时在极度疲劳、极度恐惧、长期孤独等情况下，也会产生幻视。

十、眼眉诊病

正常的眼眉浓淡相宜，乌黑光泽。

【异常征兆】眼眉稀淡。

【疾病先兆】表明肾气虚弱，体质欠佳。

【异常征兆】眼眉稀疏或脱落。

【疾病先兆】是粘液性水肿、脑垂体、前叶功能和甲状腺功能减退患者的常见症状，但在老年人则由气血不足引起，大多不是病。

【异常征兆】眼眉稍直而干燥。

【疾病先兆】若女性可有月经不正常，在男性则大多患神经系统疾病。

【异常征兆】眼眉特别浓黑。

【疾病先兆】若女性可能与肾上腺皮质功能亢进有关。

【异常征兆】眉部皮肤肥厚，眼眉特别稀疏并日渐脱落。

【疾病先兆】应到医院检查是否有麻风病，以便及早医治。

【异常征兆】双眉颜色发红。

【疾病先兆】多是烦热症候。

十一、虹膜诊病

眼中虹膜是人体血管最丰富、最敏感的部位之一。虹膜为葡萄膜的最前部，其舒缩作用调节着瞳孔的大小，从而起到控制光线的作用。由于虹膜由脉络膜血管组成，虹膜是微细血管宗聚之处，是微循环的缩影，并且虹膜有丰富的神经纤维和中枢神经相通，因此，虹膜能较早地反映器质性的病变，虹膜可称为全身的报警器。

临床上望虹膜诊病时，仅凭肉眼观察是不够的，需借助放大镜、眼科显微镜等设备，其放大倍数以 30～50 倍者为佳，以观察 Vega 氏同心环图虹膜的颜色、斑点变化及纤维形状（图 2－4，图 2－5）。

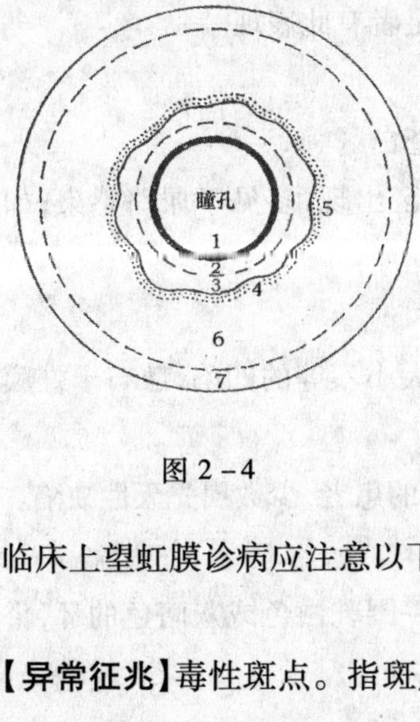

图 2－4

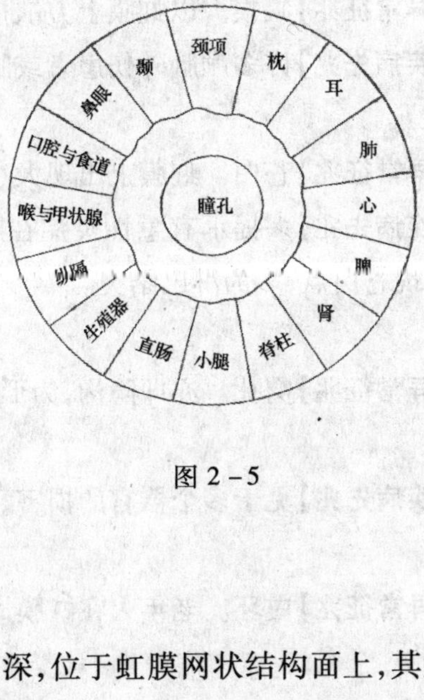

图 2－5

临床上望虹膜诊病应注意以下情形：

【异常征兆】毒性斑点。指斑点颜色很深，位于虹膜网状结构面上，其外观为边缘清晰的多角形。

【疾病先兆】表示一个暂时的中毒状态，如环境污染中毒、烟草中毒、酒精中毒和滥用药物等。当其以遗传形式出现时，则见于银屑病（牛皮癣）、心血管疾病和癌症。

【异常征兆】色素沉着。指斑点呈色素颗粒状堆积、孤立地散在于虹膜纤维表面。

【疾病先兆】如色素金黄，意味着脆弱；色素淡黄，意味着化脓性感染；色素暗黄，意味着中毒；外表发绿色，意味着结核病或绿脓杆菌疾病；色素极深，可能意味着恶性疾病，尤其在呈海胆形态时如此；红色色素，意味着出血；如果呈小洼状密集于虹膜面，说明出血仍在进展。

【异常征兆】黑点。可见于任何部位，形状大小不一，颜色可深可浅。

【疾病先兆】患有冠心病、心肌梗塞、风湿性心脏病等的患者，在心脏区常见黑点；扁桃体炎见于咽喉部；泌尿系疾病则见于肾或膀胱区。

【异常征兆】黑线。多呈放射状排列，颜色可深可浅。

【疾病先兆】慢性肾炎患者在肾上腺或肾区多见；咳嗽胸病病人在肺部、肋部可见；腰腿痛者在腰背部或腿膝部常见。

【异常征兆】缺损。以虹膜上方缺损多见。

【疾病先兆】许多颅脑外伤患者或脑供血不足者有此表现。

【异常征兆】苍白。虹膜上出现大小不等的苍白区。

【疾病先兆】多提示有急性炎症在膀胱尿道区出现，多见于尿路感染；如靠近外周出现苍白点，多为淋巴结炎。

【异常征兆】窝孔。亦即隐沟，为形态不一、大小不等的凹陷，散布于虹膜各个区域。

【疾病先兆】见于多个器官的损害、慢性贫血的患者，少数属先天性缺陷。

【异常征兆】白环。老年人在虹膜周围出现一圈乳白色或灰暗色的环，俗称老年环。

【疾病先兆】如果单独现于上部脑区，多为脑部供血不良，多见于高血压、动脉硬化或低血压患者，常见有头晕头痛的症状。

【异常征兆】痛性痉挛（绞痛）圈或同心环。

【疾病先兆】其出现主要提示受检者特别有痛性痉挛及挛缩素质。若同心环位于左眼虹膜上，尤其是在颞部，为有心脏异常之可能。

【异常征兆】当瞳孔向一侧（某脏器方向）偏移时。

【疾病先兆】提示其偏移的对侧相应器官发生病变。如左眼瞳孔向鼻上方偏移，表明尿路系统有严重病症；左眼或右眼瞳孔向正下方偏移，表明有脑肿瘤；右眼瞳孔向颞下方偏移，提示有严重的鼻及眼病症；右眼虹膜向颞侧偏移，表明有严重的喉及甲状腺病症等。

第三章　鼻诊百病

鼻诊是中医望诊的重要组成部分，它是通过观察鼻的色泽、形态变化以及呼吸时的动态改变来诊断疾病的。有分病性、别病位、测病势、断预后的临床意义(图3－1，图3－2，图3－3)。

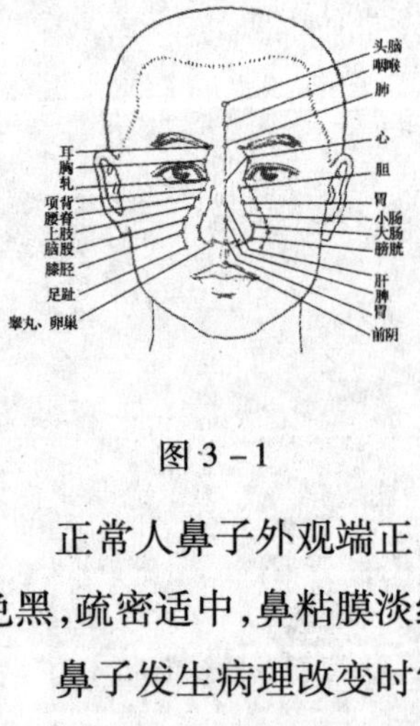

图3－1

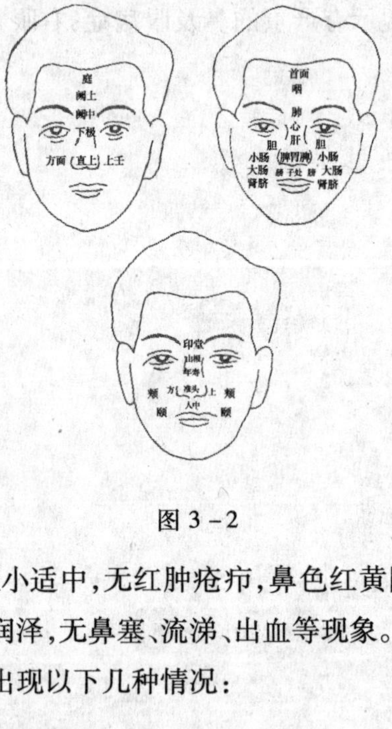

图3－2

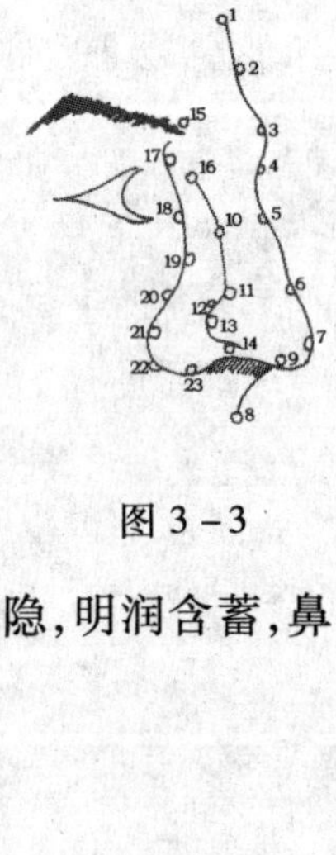

图3－3

正常人鼻子外观端正，大小适中，无红肿疮疖，鼻色红黄隐隐，明润含蓄，鼻毛色黑，疏密适中，鼻粘膜淡红润泽，无鼻塞、流涕、出血等现象。

鼻子发生病理改变时常出现以下几种情况：

一、鼻色诊病

鼻为脾之部，居中属土，其色黄、明润。

【异常征兆】鼻头色赤。

【疾病先兆】鼻头色赤多提示主肺脾实热；鼻头微红主脾经虚热；鼻头色红或紫红，并可见到毛细血管网，是得了酒渣鼻，俗称红鼻子，这种病与细菌及毛囊虫的感染、长期饮酒、喜食辛辣、高温及寒冷的刺激、情绪激动及精神紧张、胃肠道功能失调、内分泌功能障碍等多因素综合作用有关；鼻下红肿如疮者，为腹中有虫积的疳病；小儿鼻柱红紫，易患疖肿脓血之病；麻疹患儿鼻头出现红疹，多为顺症；鼻部鲜红色，可见于红细胞增多症；鼻子红，鼻腔干燥者，易患鼻出血；面色青黄，鼻部毛细血管扩张、充血，布满血丝，多为肝硬化；鼻腔红肿，均为热毒所致；鼻孔内缘红，鼻中隔溃疡，常见于梅毒；鼻孔外缘红，是肠内有病的表现，多数肠内有寄生虫。

鼻梁部皮肤出现红色斑块病损，高出皮肤表面，并向两侧面颊部扩展，常见于系统性红斑狼疮；鼻翼和鼻尖部发红并有小丘疹或小脓疱，常见于寻常性痤疮。

【异常征兆】鼻头色黄。

【疾病先兆】鼻头色黄多提示主内有湿热，又主胸中有寒，小便不利；鼻头黄而无泽，主气虚有疾；鼻头色黄干燥枯槁，如上偶之形，主脾火津枯，属脾绝之证，死期将至；鼻头黄黑而亮，为有淤血。

【异常征兆】鼻子苍白。

【疾病先兆】鼻子苍白常见于贫血；鼻头色白，主气虚血少，也主亡血，在小儿主脾虚泄泻，乳食不化；鼻头色白如枯骨者为肺绝，属恶候，但如果鼻色白而微润的可生。

【异常征兆】鼻头色青。

【疾病先兆】鼻头色青是疼痛的征象，往往是腹部剧痛；鼻尖青黄色，多见于淋证患者；小儿鼻部青黑，提示病情较重，或为寒性剧痛；鼻部青黄，面色晦暗，多为肝病。

【异常征兆】鼻子呈黑色。

【疾病先兆】有此征兆的人易患胃病。

【异常征兆】男性有黑色现于鼻翼。

【疾病先兆】主大腹疼痛，若其色下连人中，则主阴茎睾丸疼痛。

【异常征兆】女性鼻翼出现黑色。

【疾病先兆】常主膀胱子宫的病痛，若其色下连人中，主伤中、淋、露等病证。

【异常征兆】鼻孔燥黑如烟煤。

【疾病先兆】为阳毒热深，或为燥热结于大肠，或为肺绝之证。

【异常征兆】鼻准青冷连颐。

【疾病先兆】主肺胃气绝，为极危证。

【异常征兆】妇女产后鼻起黑气。

【疾病先兆】多为肺败胃绝之危候。

【异常征兆】鼻梁皮肤出现黑褐色斑点或斑片。

【疾病先兆】很可能是日晒或黑热病，或肝脏疾患等所致的色素沉着。

【异常征兆】鼻子常有棕色、蓝色或黑色时。

【疾病先兆】常表示脾脏和胰脏发生了问题。

二、鼻形诊病

鼻的形态大小，因人而异，个体差异较大，如由于遗传因素，有的人鼻梁高，有的人鼻梁低，有的人鼻头尖，有的人鼻头圆，形态各异，只要其外形端正，无明显的畸形，一般都不是病。

【异常征兆】外鼻肿胀。

【疾病先兆】乃是邪气实，多为肺经火盛，或因外伤所致；久病外鼻塌陷为正气虚衰。

【异常征兆】鼻孔红肿。

【疾病先兆】皆因内热所致，常见于鼻疮、鼻疔、鼻疖、鼻痈、鼻疽等病的初起阶段；若初起状如粟粒，顶高头尖，根脚坚硬，起小白疱，或红赤，多为热毒壅肺，气血壅滞所致；若鼻肿如瓶，疮头紫暗，顶陷无脓，根脚散漫，则有热毒内陷营血之虞。

【异常征兆】鼻窍肿胀、糜烂、结痂或干痒灼热。

【疾病先兆】此乃风热客于肺经，久蕴成痈，以致痈热攻肺，上犯鼻窍。此症久延，热毒挟湿，湿热郁蒸，则鼻肿糜烂，流出黄水，或干裂出血而成湿热郁蒸之患。

【异常征兆】鼻内肌膜肿胀，交替阻塞，时轻时重，反复发作，经久不愈。

【疾病先兆】多因肺脾气虚，寒湿之邪滞留鼻窍而成；鼻内干燥灼热，肌膜萎缩，鼻窍宽大，名为鼻藁，乃脾肺气虚，津液不足；鼻内赘生瘤子，渐大下垂，突出如痔，淡红光滑，闭塞孔窍，鼻塞嗅减，名为鼻痔（鼻息肉），重者鼻大畸形，甚至堕出鼻窍外，双侧鼻窍被息肉所阻则鼻形如蛙状，称为蛙状鼻，乃肺经风热痰浊凝聚，气滞血淤而成（图3－4）。

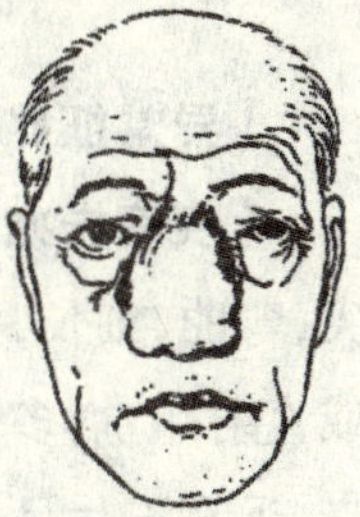

图3－4

【异常征兆】鼻头、鼻翼或鼻孔内生出粟粒状小颗粒，或麻或痒，焮热疼痛，根脚坚硬，有若钉钉之状。

【疾病先兆】此乃肺经风热邪毒熏蒸肌肤而成；若3～5天后，疮顶出现黄色脓点，顶高根软，多自溃脓出，肿消而愈，为顺症；若疮头紫暗，顶陷无脓，根脚散漫，鼻肿如瓶，高热神昏，乃热毒之邪内陷心包，疔疮走黄之逆症，病情险恶。

【异常征兆】鼻柱麻木疼痛，坚硬色紫。

【疾病先兆】乃系肺火熏蒸，热毒凝聚而成，名为鼻疽；久病出现鼻部麻木而不知痛痒凉热，鼻翅肥厚，鼻窍内肌膜溃烂，鼻毛脱落，鼻柱崩坏塌陷，形若马鞍，此乃骨已先死，是为麻风恶候，又名疠风，因风湿相侵，气血凝滞而成。

【异常征兆】鼻窍湿糜溃烂，鼻粘膜上生出暗红色斑疹和杨梅疸，继而结节增生，腐烂穿溃，疮口凹陷，臭秽不堪，经年不愈，乃至鼻准萎缩，鼻梁垮塌如鞍鼻。

【疾病先兆】因感受湿毒邪气，气血凝结而成，名为梅毒，极为难治。

【异常征兆】鼻粘膜生出粟粒样小丘疹，红肿糜烂，焮痒灼热，痛如火炙，经久难愈，常反复发作。

【疾病先兆】多因风热之邪客于肺经，上壅鼻窍所致，名为鼻疮。

【异常征兆】吸气时鼻孔开大，呼气时鼻孔回缩。

【疾病先兆】常见于小儿高热、喘证（如大叶性肺炎、支气管哮喘及心源性哮喘发作等），以及久病体衰之人。一般而言，新病喘而鼻张者，多为邪热壅肺，或痰饮内停，属热证、实证；久病喘而汗出、鼻张者，为肺气衰竭之候，其脉必数疾而虚，属虚证。

【异常征兆】鼻粘膜肿胀，伴有鼻塞和流涕。

【疾病先兆】鼻粘膜急性肿胀，多见于急性鼻炎；慢性鼻粘膜肿胀多为粘膜组织肥厚，由慢性鼻炎引起；鼻粘膜萎缩，鼻腔分泌物减少，鼻腔干燥，鼻甲缩小，鼻腔宽大,嗅觉减退或消失,是慢性萎缩性鼻炎。

【异常征兆】鼻部出现蟹爪纹。

【疾病先兆】据此可以诊断为患了肝硬化。蟹爪纹如蟹爪的形状,底略宽而稍尖,弯曲,细长,犹如树枝的分叉,或如蚯蚓的扭曲,紫红色的血纹,或分布于鼻翼,或直射印堂,多自鼻孔外侧向眉心方向延伸,或向上伸至鼻的一半,或超过三分之二,远看连片呈火焰状,轻者仅见数条,甚者丝缕萦绕,满布整鼻。这是早期诊断肝硬化的重要体征。

三、鼻涕诊病

【异常征兆】鼻涕带血。

【疾病先兆】这是鼻癌最常见的症状。当癌组织缩小,仅局限在鼻腔或鼻窦内时,这个症状是唯一的"报警"信号,而且往往出血不多,有时只是涕中带血,所以常不受病人重视而忽略了。因此要特别注意,尤其是40岁以上的中年人,如有这条症状,不妨请医生查一下。

【异常征兆】黄脓性鼻涕。

【疾病先兆】常见于风热感冒、慢性鼻炎、副鼻窦炎。这种黄脓性鼻涕不但量多,而且还呈粘稠状不易擤出。对于小儿来说,鼻腔流出黄脓鼻涕,还应该想到鼻腔内有异物的可能,因为小孩将异物塞入鼻腔内时间过长,刺激鼻粘膜,也能出现黄脓鼻涕。

【异常征兆】黄绿色鼻涕。

【疾病先兆】多是萎缩性鼻炎征象,常见于20~30岁女性,表现是鼻咽干燥,粘液腺分泌减少,分泌物不易排除,鼻腔内有大量的黄绿色脓性分泌物积存,形成脓痂,阻塞鼻道,造成鼻塞,嗅觉减退明显,常伴有头痛和鼻出血。

【异常征兆】白粘液鼻涕。

【疾病先兆】常见于慢性鼻炎。本病主要表现是鼻塞和鼻流涕增多。鼻塞多为两侧间歇性或左右交替,有时为持续性,平卧时加重,侧卧时下侧较重。鼻塞严重时,可伴有鼻音、嗅觉减退、头昏头胀、咽部干痛。

【异常征兆】清水鼻涕。

【疾病先兆】多见于风寒感冒或急性鼻炎早期和过敏性鼻炎发作期的病人。头颅外伤或鼻部手术后也可出现这种清水鼻涕。如清水鼻涕为均匀速度滴出时，要想到有脑脊液鼻漏的可能性，应及时请神经外科医生诊治。

四、呼吸诊病

空气通过鼻腔或口腔自由进入肺脏，靠的是呼吸运动。而呼吸运动是在呼吸中枢调节下进行的，呼吸中枢位于延髓，分吸气与呼气中枢两部分，它们之间互相制约，非常协调。

【异常征兆】潮式呼吸。呼吸由浅慢而逐渐地变为深快，再由深快逐渐地变为浅慢，最后呼吸暂停一段时间。潮式呼吸似潮水涨落，反复进行。

【疾病先兆】这种呼吸常见于脑炎、脑膜炎、糖尿病危重病人，预示呼吸中枢已趋衰竭。

【异常征兆】间停呼吸。病人呼吸一段时间后，突然停止，过一会儿，又开始呼吸，如此反复进行。

【疾病先兆】这种呼吸常见于颅内病变严重的病人，预示呼吸即将完全停止。

【异常征兆】下颌呼吸。呼吸时，只见下颌活动，且多呈嘴角牵动下唇运动现象。

【疾病先兆】这种呼吸预报病人已濒临死亡。

【异常征兆】叹息呼吸。病人于急促呼吸之中时而又叹息一次，称为“叹息呼吸”。

【疾病先兆】这种呼吸通常出现在昏迷之中，是呼吸中枢衰竭的信号。

【异常征兆】双吸气呼吸。病人在每一次吸气时，连续抽吸两次。

【疾病先兆】这是呼吸中枢衰竭的表现。

五、嗅觉诊病

人类的鼻子能分辨出 2000～4000 种不同的气味，这一过程虽然仅为一刹那间，却发生了一系列复杂的变化。当各种具有挥发性气味的物质进入鼻腔，则迅速溶解到鼻粘膜表面的分泌物内，并在嗅区(鼻腔的上半部)发生化学变化，再通过嗅神经传导，经过大脑中枢的分析，从而产生各种不同气味的概念。嗅觉灵敏度的个体差异很大，有的人特别敏感，有的人却很迟钝。这是由于嗅觉受到很多因素的影响，比如温度低，嗅觉灵敏度较高，故冬季比夏季嗅觉灵敏；年轻人嗅觉比老年人敏感；精神集中时嗅觉较为敏感；女性在月经期或月经前期嗅觉也较好；长时间地接触某种气味，能够产生嗅觉的适应性等。

【异常征兆】嗅觉减退。

【疾病先兆】多见于感冒和各种鼻炎。轻者会感到嗅觉明显减退，如急性鼻炎和过敏性鼻炎，重者嗅觉可能完全丧失，如萎缩性鼻炎，其表现是鼻腔内结有大量带有臭味的绿痂，这不仅使嗅觉失灵，还会产生头疼、记忆力减退等症状。此外，鼻腔长满了息肉、肿瘤、鼻甲骨肥大增生，致使气流不能到达嗅区，以及颅内长了肿瘤，压迫或破坏了传递嗅觉的神经纤维也能引起嗅觉失灵。另外，据国外一嗅觉研究小组实验发现，嗅觉丧失往往是乳腺癌的一个早期表现。当然，乳腺癌患者并不都丧失嗅觉，但排除了鼻部原因外，应警惕乳腺癌的发生。

【异常征兆】嗅觉过敏。

【疾病先兆】多见于神经过敏体质和一些颅内压增高的病人。它主要表现为当空气中存在少量不被正常人所感知的气味时，会感到极度的不安。如对香臭都感到不舒适或难受的嗅觉过敏，则可能是癔症或癫痫的先兆。神经衰弱、妇女绝经期及疑心病也可能导致嗅觉过敏。

【异常征兆】嗅觉倒错，是把一种明显的气味误认为是另一种气味，如将臭气错认为是香气，或无臭气认为有臭气，称为嗅觉倒错。

【疾病先兆】头部外伤、脊髓结核、精神病、癔症、神经衰弱等病人，以及服用某些药物，如氨基比林等，常会出现嗅觉倒错。另外，一些原来嗅觉丧失的患者，进入恢复期也会出现嗅觉倒错。

【异常征兆】幻嗅。幻嗅和幻视一样，都是一种幻觉，即指在没有外在刺激情况下而产生的虚假感觉。其表现是，患者会闻到实际上并不存在的某种气味，而且多半都是难闻的气味，如烧胶皮味、羊毛膻味、臭鸡蛋味、腐尸味等。

【疾病先兆】幻觉常见于精神分裂症、癫痫、癔症和神经衰弱患者。某些脑部器质性病变，也可引起幻嗅。此外正常人在极度疲劳、极度恐惧、极度寒冷、极度饥饿、长期孤独、睡眠和某种药物作用等情况下，也会产生幻嗅。

【异常征兆】失嗅。鼻子香臭不闻，气味不辨，或嗅觉快速减退，称为失嗅。

【疾病先兆】引起失嗅最多见的原因是鼻子发生机械性的堵塞，空气进不到嗅区，无法产生嗅觉。常见于鼻息肉、鼻甲肿大、鼻腔慢性肉芽肿、鼻肿瘤及鼻中隔偏曲等，此为阻塞性呼吸性嗅觉减退。如果因呼吸气流方向改变，不经嗅区而产生的失嗅，则为非阻塞性呼吸性嗅觉减退，如鼻中隔穿孔、全喉切除术等。还有一种嗅觉减退是由于嗅粘膜、嗅神经及其末梢的病变，使得嗅区不能感受气味，如萎缩性鼻炎、过敏性鼻炎、病感染、肿瘤、老年性退变等，感冒引起的嗅觉减退就属于这一类。鼻腔局部因素引起的失嗅可伴有鼻部的其他症状，应请五官科医师检查诊断，呼吸性嗅觉减退除肿瘤引起外，尚可治愈。此外，有些鼻炎病人长期使用滴鼻液，如硝酸、碳酸、甲醛、链霉素、新霉素等也能毒害嗅神经而导致失嗅，所以，这类滴鼻液宜慎用。

失嗅还可能是由颅脑中枢性疾病而引起，如脑膜炎、脑脓肿、脑梅毒、脑外伤、脑肿瘤等，因病变损害了嗅觉中枢而发生。这类神经性失嗅较少见，治疗起来也较困难。

第四章　人中诊百病

人中诊，是以观察人中的色泽、形态变化来诊察男女生殖及泌尿系统疾病的方法。

人中，又名水沟，位于鼻下唇上正中处，古代医籍中常用“鼻下”来表示人中的部位。古代医家诊查人中每附于口、唇、鼻诊之范畴。

人中部位是经络交错、经气贯注的要地，与经脉的关系非常密切。如手阳明大肠经、足阳明胃经、足厥阴肝经、手太阳小肠经等经脉均直接循行于人中。由于经脉的络属关系，使人中与经脉及其相应的脏腑联系起来，故人体脏腑功能和气血津液等的变化，可以通过人中的形态、色泽等的改变反映出来。

从人体发生学角度来看，人中与子宫在发生学方面有一定的联系。因子宫形态异常与中肾旁管发育异常有关，而中肾旁管形成的时期，恰好是上唇(人中)形成的时期(胚胎生长的第6～7周)。如果此时期胚胎受到某种因素的影响观测中肾旁管的形成和上唇的形成，均可遭受同一因素的影响而产生形态上的同步变异。因此说，观察人中的改变可以反映男女泌尿系统及生殖系统的状况。

在了解异常人中颜色、形态对诊察人体疾病的意义之前，先介绍一些人中沟观察的方法与标准：

①测量人中沟长度的方法与标准：人中的长度是以鼻下点(鼻中隔与上唇顶部交点)至上唇缘中点的连线。人中长度小于12毫米为人中偏短；12～19毫米之间为中等；大于19毫米为人中偏长。

②人中沟道深浅的观察方法与标准：受检者与检查者相对而坐，用聚焦灯光侧面照射人中沟，光线与上唇平面成30度～50度角，观察人中沟的两侧沟缘隆起是否清楚。若沟缘隆起不明显，沟道浅平或上唇漫平，则在沟道内无照射阴影，列为人中沟浅平；沟缘隆起明显，两条沟缘间有明显凹陷，沟道内可见明显的照射阴影，为人中沟深；介于两者之间为人中沟中等深浅。

③人中沟形态观察方法与异常特征：方法如②中所述，观察人中沟道内有无细线状或点状隆起，有无明显的纵行或横行皱折纹。细线状隆起者，其形状似皮肤疤痕，长度不一，大多呈纵向或斜向分布于沟道内；点状隆起者似针头大小，皮肤色泽正常，无充血红肿现象，可与毛囊炎鉴别；纵行皱折纹大多在侧光照射时显现朝显；

横行皱折纹则多见于微笑时。

人中沟将上唇平均分成两边，为人身左右的基准线，在人体发育成熟时定型。正常人人中正直不斜，两侧沟缘清晰，中滩外阔，长短与食指同身材近似。身高面长者，人中稍长；身矮面短者，人中稍短；肥胖面宽者，人中偏宽；瘦削面狭者，人中稍狭。其温度和颜色与整个面部的温度和颜色一致。人中的形态有以下几种（图4－1）：

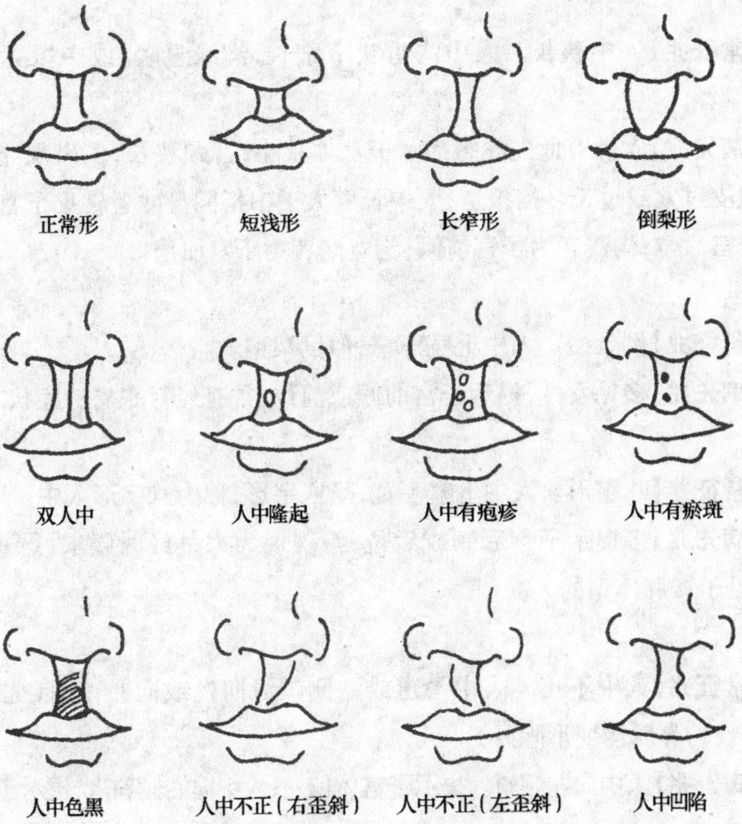

图4－1

一、人中形态诊病

人中整齐端直，略呈上窄下宽的梯形，沟道深浅适中，沟缘清晰均匀，对称，此为正常形态。提示子宫、阴茎等生殖系发育良好，女性月经、排卵、生殖等功能正常。

【异常征兆】人中短浅。人中特短，沟道扁平，沟缘隐约，其色淡。

【疾病先兆】女性有此先兆提示子宫小(常为幼稚型子宫),宫颈短,发育差,多无内膜生长;或见宫颈松弛,受孕后易产生漏胎(流产);男性有此先兆多提示阴茎短小,睾丸先天发育不良。根据临床观察,此种人性欲较低,多有不育症进事,女性可有月经初潮迟来,经量少;男性可能有阳痿遗精,如进行精液检查,其精子活动度往往低于50%,精子计数亦偏少。据报道,人中长度短于中指同身寸0.5厘米以上的,男性可出现阳痿遗精不育症,精液检查时可见死精子占约70%。

【异常征兆】人中狭长。人中沟道狭窄细长,沟缘显著,或中段尤细,上下稍宽,其色黑者。

【疾病先兆】女性有此先兆多提示子宫体狭小,宫颈狭长,多出现痛经,男性可见阴茎包皮过紧或过长。据报道,人中长度大于中指同身寸者常见子宫下垂,沟深者常为子宫后位,沟浅者为子宫前倾,沟宽阔者为子宫肌瘤。

【异常征兆】倒梨型。人中上宽下窄,似倒梨型。

【疾病先兆】多见女性,提示子宫前倾或前位,常有经行胀痛的症状。

【异常征兆】八字形。人中上窄下宽,呈八字形,称为八字形人中。

【疾病先兆】多提示子宫后倾或后位,常表现为来月经时腰酸,严重者可影响受孕,多见于矮胖体型的人。

【异常征兆】人中不正。人中沟道或一侧沟缘向左或向右偏斜(先天性、损伤性及神经性的鼻唇沟变形除外)。

【疾病先兆】人中向左倾斜。提示子宫体偏左;人中向右倾斜者,提示子宫体偏右。

【异常征兆】人中凹陷型。

【疾病先兆】提示女性骨盆异常或骨盆狭窄,易发生难产。

【异常征兆】双人中。即人中有双沟。

【疾病先兆】提示女性体内有双子宫,甚至有双阴道或双阴道横膈。

【异常征兆】人中浅坦。人中沟道浅而平坦,沟缘不显。

【疾病先兆】浅而窄者提示后天性子宫萎缩、质硬、活动较差,常表现为经期紊乱,月经量逐渐减少以致出现经闭;浅而宽者提示先天性子宫发育不良,或生殖机能低下，或子宫萎缩（多见于老年人）。

【异常征兆】人中隆起。沟道中有位置及形态不定的增生物隆起，甚至引起沟形的改变。

【疾病先兆】提示情况比较复杂，一般为宫颈糜烂。一侧增生或变形，则多有一侧腹痛或压痛、腰酸以及月经不调等症，妇科检查多有附件炎或增厚、子宫肌瘤或息肉、囊肿等。

【异常征兆】人中起疹子。

【疾病先兆】女性多提示宫颈糜烂、附件炎，男性则可见前列腺炎、精索炎等。

【异常征兆】人中有淤斑。

【疾病先兆】多提示子宫内膜结核、附睾结核、精索静脉曲张等。

【异常征兆】人中弛长。

【疾病先兆】人中松弛变长者，多见于子宫下垂。

【异常征兆】孕妇人中短于同身寸。

【疾病先兆】多为先天肾气不足，提示有流产、早产的倾向；若人中形态原本正常，而孕后某一时期突然短缩，且伴有腰替酸痛，带下绵绵者，提示难免流产，这种迹象往往在流产前7～15天即已显露。

【异常征兆】孕妇人中出现枯黄色并变得浅平，且水沟呈上宽下窄的倒梨型。

【疾病先兆】提示胎儿发育停止，甚或胎死腹中。

二、人中色泽诊病

人中色泽与其人面部色泽相似。人中色黄而透红，肌肤丰润。

【异常征兆】人中颜色淡白。

【疾病先兆】多见于虚寒泄泻（慢性溃疡性结肠炎）。

【异常征兆】人中颜色淡白而干枯。

【疾病先兆】多提示血枯闭经。

【异常征兆】人中皖白，冷汗涔涔。

【疾病先兆】多见于咳嗽、咯血（支气管扩张、肺结核咯血）。

【异常征兆】人中微见赤色。

【疾病先兆】有此征兆者多病发痈。

【异常征兆】人中下段近唇际处潮红。

【疾病先兆】多属血热崩漏，或为膀胱湿热之血淋。

【异常征兆】人中下段近唇际处颜色淡紫，甚则水沟短缩。

【疾病先兆】多见于实热胃痛（十二指肠球部溃疡）。

【异常征兆】人中隐现紫红。

【疾病先兆】多见于淤热痛经。

【异常征兆】人中色青。

【疾病先兆】主寒证；多见于寒性痛经。

【异常征兆】人中色黑。

【疾病先兆】多见于肾病综合征及尿毒症患者。

【异常征兆】人中时青时黑。

【疾病先兆】提示肝和肾发生病变。

【异常征兆】人中灰暗失荣。

【疾病先兆】多见于阳痿、男性不育、房劳过度、失精及男性泌尿系疾病，和女性宫颈炎、附件炎、卵巢囊肿、子宫肌瘤等。

【异常征兆】人中青黑。

【疾病先兆】可见于睾丸炎、前列腺炎、输尿管结石等病变疼痛之时。下痢的患者，其脐下忽然剧痛，人中色黑，乃病危之征。

【异常征兆】人中呈暗绿色。

【疾病先兆】多见于严重胆囊炎、胆结石、胆绞痛患者。

【异常征兆】人中出现黑褐色或有片状黑斑。

【疾病先兆】多提示人体天癸（指肾气）气竭，冲任不足。

【异常征兆】人中色泽偏暗滞而枯夭，或见色素沉着。

【疾病先兆】多为肾虚不孕。

【异常征兆】人中光泽明润明显。

【疾病先兆】提示孕妇气血旺盛，母子安康。

【异常征兆】孕妇人中偏红，并时有红疹出现。

【疾病先兆】多提示胎毒甚重，娩出的小儿多有疮疖之灾。

【异常征兆】人中偏斜。

【疾病先兆】若舌体活动如常，提示病在经脉，病势轻浅，若舌体活动欠灵，则提示病在脏腑，病重且深。

第五章　唇诊百病

唇诊，是以观察唇所分属各部位的色泽，以及唇形的变化，来判断相应脏腑的生理、病理变化，用来预测疾病的方法。唇诊在临床诊断疾病中有一定的参考价值。

口唇有冲脉环绕。冲脉乃为人体的血海，又为十二经脉之海，正常口唇色红润泽，是气血营养所至，故口唇又是反映全身气血盛衰情况的重要组织器官。

口唇又称飞门，为人体声音之扇；口以开合为用，为心之外户；声音从口出，饮食从口入，四通八达，为脏腑之要冲，以经脉而言，手阳明大肠经、足厥阴肝经、冲脉、任脉等，均与口唇有直接的联系。因而，这些经脉以及相关脏腑的生理、病理，都可由唇反映于外。现代医学也认为口唇有着丰富的毛细血管，能灵敏地反映内脏的疾患。

口唇位于头面较为显露的部位，唇粘膜薄而透明，其色泽、形态变化显而易见，望诊极为方便，故对临床诊病辨证有很重要的作用。

望口唇诊病时，应在自然光线下，令病者自然张开嘴唇，检查者与病者相对而坐，详细观察口唇及其四际的颜色、干湿、荣枯、纹理、动静等，注意有无红肿、小泡、疮疖、外翻、滚缩等情况。唇系带的观察方法则是在自然充足的光线下，用左手或右手的中指、食指将病者的上、下唇轻轻翻起，观察唇内正中与牙龈交界处的唇系带上有无结节、条索，若有，详细记录其部位、色泽。

正常人口唇丰润红活，方正端平；唇系带居正中，色泽红活，表面光滑，无结节及条索物增生。病理上的口唇变化常见于以下几方面情况。

一、唇色诊病

正常人唇色红润，明亮而有光泽。

【异常征兆】唇色淡红。

【疾病先兆】唇色淡红，主虚，主寒。唇色淡，当隐现红色，如枯晦而无血色者是为恶候，常见于气血方损已极。唇色淡红，常见于脾胃虚弱或气血不足者，孕妇如见此征，为血不足，或有难产。

【异常征兆】唇色深红。

【疾病先兆】唇色深赤者，为太过，主热，主实；红紫、赤黑亦主热，深赤而黯者为热深。赤肿而干为热极，深红而干为热盛伤津。上下唇皆赤者为心热；上唇赤，下唇白，为心肾不交；唇赤而呕吐为胃热，赤黑亦主胃热；唇深红而咳喘者，为肺热；唇舌鲜赤，腮红发热，醉眼含泪，咳嗽喷嚏，指稍冷者，为将发痘疹。唇色鲜红，主阴虚火旺；唇鲜红如胭脂色，是虫症的表现，多因脏腑久受湿热，蕴郁不解，化生蛔虫。

【异常征兆】唇色发黄。

【疾病先兆】为脾虚湿困之象。若唇黄而流津者，为脾阳虚极，阴寒内盛之征兆。如黄色现于下唇凹肉中（即生髭处），是饮食内伤脾胃，兼湿热郁于肝胆之象。两唇角黯黄，为寒湿伤脾之象；唇角白内处橙黄而明润者，为脾湿化热；唇色淡黄晦而不明，唇质干萎者，为中土大虚之象，尤当注意。

【异常征兆】唇色淡白。

【疾病先兆】为虚证，主脱血夺气，临床上一切失血证（大出血、慢性出血等），以及用力过度、大病亏损、气虚不复等，均可出现唇色白。唇色淡白，晦而不明，多因气血虚寒，不能充营于唇；唇色苍白，多因气虚不能运血，或因暴怒气过血阻。

【异常征兆】唇色青黑。

【疾病先兆】青而淡者为寒，淡白而黑者为寒甚；青而深者主痛，唇口俱青黑者为冷极。唇黑者，多为胃中热；唇色青黑主寒甚冷极，又见于极痛证，亦有热郁而见唇青者，青色中必带深紫；惨黑者，为气血大亏。

【异常征兆】唇现紫色。

【疾病先兆】多为胃气虚寒，又可见于血淤；唇色紫绀并干焦，主内有淤热；下唇粘膜上出现紫红色斑块，不论其大小多少，须高度警惕罹患消化道癌症之可能。口唇暗紫或淡紫，或伴见指甲、白睛暗紫者，为淤血停内，见于外伤或内伤。唇色突变，紫黑如猪肝色，为淤血攻心之象。

【异常征兆】唇现蓝色。

【疾病先兆】临床上极少见。然偶有骤染时疫，外唇呈现浅蓝色，唇皮燥裂者，此为火毒炽盛之象。暑闭之症，唇上亦可偶见微蓝色。如慢性病唇现蓝色者，乃肝脏之真气将败。唇粘膜紫蓝，提示心肺虚衰。

二、润燥诊病

【异常征兆】口唇干燥焦裂，或裂开出血。

【疾病先兆】主津液已伤，唇失滋润，见于外感燥热之邪或脾经有热；唇口干枯为里热已盛；口唇焦黑燥裂，烦渴饮水主热毒盛极。

【异常征兆】口唇焦枯。

【疾病先兆】上唇焦而消渴饮水，提示病位在上，主肺热；上唇焦而不饮水，提示热邪在下部，主大肠有燥粪；下唇焦而消渴饮水，提示热在阳明胃；若下唇焦而不饮水，主热在太阴脾。

【异常征兆】口腔中唾液分泌量多，津津不止，频频唾吐，称为多唾。

【疾病先兆】多因脾肾阳气不足，水液不化而上逆所致；大病瘥后喜唾，提示胃中有寒；口角流涎，见于中风口歪，不能收摄，或因于脾虚温盛，在小儿此症称为滞颐。

三、形态诊病

【异常征兆】唇肿。

【疾病先兆】唇肿有虚实之分。红赤而肿者，多为实、为热；白而肿者，多为虚、为寒。如唇口俱赤肿，为肌肉热甚；上唇肿大下唇细小者，为腹胀；唇舌皆肿大，大便赤泄，尿血足肿者，为肉绝；唇肿齿焦黑者，为脾肾绝。

【异常征兆】唇瘘。即唇肉缩小。

【疾病先兆】多见于血气亏损；而唇瘘兼色黄者，为脾虚湿困之象；唇瘘伴见舌青、口燥，但欲漱水不欲咽者，是内有淤血。

【异常征兆】唇反。即上唇向上向外翻起，遮盖人中之象。

【疾病先兆】唇反而人中满者,为脾败之象,乃脾气绝,脉不养唇所致。

【异常征兆】唇上生疮。

【疾病先兆】多为脾胃蕴热之征。疮生上唇,唇质皱厚色紫,多属心肺火郁;疮生下唇,唇质粗糙色乌,多系脾经蕴热;疮生唇之四角,多是膏粱厚味沃积之邪火蕴积胃与大小肠。唇上生疮,还可诊断虫证及伤寒狐惑。如上唇内有疮如粟名为惑,虫蚀其咽;下唇内有疮如粟名为狐,虫蚀其肛。

【异常征兆】唇上生疔。

【疾病先兆】多为火毒之候。生于上下唇者,多为脾胃火毒,生于口角旁,则是心脾火毒亢盛。唇角生疔,不能张口者,名为锁口疔。此疔若生于唇上,唇口外翻,名为反唇疔。此二证初起形如粟米,色紫坚硬,肿甚,麻痒木痛,寒热交作,俱属危证,由火毒之邪上攻而成。疔生于人中之上称为龙须疔,生于人中之旁,称为虎须疔,其轻者因风热而结,重者形如粟粒,如钉着骨,根盘漫肿不透,面目浮肿,寒热并见,乃火毒之邪上壅而然。若出现口然神昏,称为走黄疔,乃疔疮走黄,邪毒内陷心包所致。

【异常征兆】茧唇。即唇上初起如豆,渐长如蚕茧,坚硬疼痛。

【疾病先兆】多由脾胃积火结聚而成,初则为实火,久则为阴虚,亦有痰随火行,流注于唇所致。若久治不愈,溃后如翻花,时流血水,疼痛难忍,为逆证,需虑及唇癌之可能。

【异常征兆】鹅口疮。指婴幼儿口腔粘膜糜烂,白膜满布。

【疾病先兆】多由心脾二经之热所生,或胎中伏热蕴积心脾,循经上攻口窍所致。若白屑延及咽喉,迭迭肿起,喉间痰鸣,面青唇紫,可因窒息而致死亡,不可忽视。

【异常征兆】唇部疱疹。指唇上生小疱,如小米粒或高粱米大小,色黄透明,或混浊而带血,聚集一起,疮疹周围皮肤不红不肿不痛,唯稍痒而不适。

【疾病先兆】此症多与风热感冒、麻疹、肺热喘咳并发,证轻易愈。

【异常征兆】唇部溃烂。指唇肿破裂,溃烂流水,或溃烂成片,表面如糜粥样。

【疾病先兆】多因脾不化湿,湿热上蒸;溃烂点呈黄浊色,周围粘膜赤红,多为湿热证;溃烂点呈灰白色或污浊,周围粘膜淡红,多属阴虚证。

【异常征兆】口唇肿胀。口唇突发肿胀,不红赤无疼痛。

【疾病先兆】多见于血管神经性水肿。

【异常征兆】口唇红斑。口唇出现红色斑片,并且用手压之即褪色。

【疾病先兆】多见于遗传性毛细血管扩张症。

【异常征兆】紧唇。唇口窄小,难以开合,饮食受限,称为紧唇。

【疾病先兆】多由风痰入络所致。

四、唇系带诊病

【异常征兆】唇系带痔征。上唇系带上出现一个或多个大小不等、形状不一的赘生物(结节或条索),其表面呈灰白或粉红色。

【疾病先兆】提示有痔漏存在。结节在唇系带正中线上的多是外痔,结节在唇系带旁边的多为内痔,在左侧的提示痔核多发生在肛门的左侧,结节在右侧的提示痔核多发生在肛门的右侧。条索的出现,提示有漏管形成。条索越近于唇系带正中线,提示漏管越靠近肛门外围;若离中线越远,则提示漏管管径越深,且唇系带上结节、条索的多少与痔核、漏管的多少相对应。结节色白而硬者,表示痔核生长时间较长;结节色红而软者,表示痔核初生或生长时间短;若结节红的多,白的少,外形松软,表示肛门括约肌松弛,或因痔核引起脱肛。年龄较大者,往往痔核、脱肛同时存在,在唇系带上出现深红色结节;结节上微显白色;而小孩在唇系带上的反映比老年人更显著。

【异常征兆】唇系带腰痛征。上唇系带出现白色颗粒样赘生物。

【疾病先兆】这是诊断急慢性腰痛的重要征象。

五、口形诊病

【异常征兆】口张。口开不能闭。

【疾病先兆】多表示主虚证。口张而气只出不返者，为肺气将绝；口张如鱼口，不能复闭者，为脾气将绝；中风病人出现口张者，为心气将绝。口张摇头作羊鸣者为痫证，痉病者口张目瞪，神昏不知人，乃极危证。

【异常征兆】口噤。口闭而难以张开，牙关紧闭。

【疾病先兆】口噤不语并抽搐者为痉病、惊风；口噤伴半身不遂者，乃中风入脏之危证。

【异常征兆】口撮。唇口收缩变窄变小，不能开合。

【疾病先兆】多见于破伤风，在小儿则多见于脐风，因肝风侮脾所致，为极危证。如并见口吐白沫，四肢厥冷，唇口收缩紧锁，舌体强直，极为难治。

【异常征兆】口僻。口角呈左或右歪斜之状。

【疾病先兆】见于中风病人，乃肝经风痰阻络所致。

【异常征兆】口振。口唇上下振摇，呈寒栗鼓颌之状。

【疾病先兆】乃阳气不振所致，常见于早期疟疾。

六、口腔粘膜诊病

正常人的口腔平整、光洁、滑润，口腔粘膜呈粉红色。

【异常征兆】蓝黑色斑。

【疾病先兆】可能是色素沉着，多为肾上腺功能减退的表现。

【异常征兆】淤斑（或出血点）。

【疾病先兆】可能是维生素 C 缺乏所引起的。

【异常征兆】白斑。

【疾病先兆】这是一种常见的口腔粘膜白斑病变（“白斑”用棉签是擦不掉的，这可与鹅口疮相鉴别），多发生在男性老年人口腔粘膜的不同部位，但多见于颊粘膜，唇、腭、舌粘膜也可发生，在我国的发生率为 8% 左右。白斑有 1% ~5% 最终发展为癌，以疣状（乳头状）白斑癌变率最高。白斑如出现硬结、突起、溃疡，是癌变的征兆。吸烟者易患白斑。

【异常征兆】红斑。

【疾病先兆】这是一种口腔粘膜红色病变，表现为鲜红、柔软而界线清楚的斑块，一般无明显疼痛（此应与粘膜炎症、灼伤、擦伤相鉴别）。另一种表现为鲜红斑块样散在粟粒状白色颗粒，常伴轻微疼痛。红斑多发生于舌缘、舌腹及口底，发生率比白斑低，而癌变率比白斑高17倍，因此应特别引起注意。

【异常征兆】黑斑。

【疾病先兆】这是一种口腔粘膜上边界清楚的黑色或青蓝、灰蓝色斑，较小，形状不规则，无自觉症状。（口腔黑色素沉着症表现为范围弥散，血管瘤肿胀突起，与黑斑外观不同）。黑斑多见于上腭。牙槽嵴及颊粘膜，男性发病率为女性的两倍，恶变率为30%左右。在恶变转为黑色素瘤时，黑斑增大、边界模糊，色素不均或增深，有的发生出血。

如果发现如上所述的白、红、黑色斑，应及时去医院诊治。

另外，口腔异常还可能提示金属中毒，现将各类金属中毒在口腔中的表现分述如下：

金属在人们的日常生活和工作中每天几乎都与人体接触，有时也会发生金属中毒。如果能注意口腔病变的征象，就可预先大体知道是否出现金属中毒或为何类金属中毒。

铅中毒。口腔粘膜变白，口内有收敛感及金属味、口渴，咽喉有烧灼感，刺激疼痛，流涎。还可见颊粘膜、口腔粘膜内呈带形或不规则斑块或蓝灰色的微点。

锑中毒。口内有金属味，口渴、流涎、口腔咽喉疼痛，口唇肿胀，口腔发炎，齿龈边缘呈暗蓝色。

锌中毒。口内有金属味，咽喉干燥有烧灼感，声音嘶哑甚至失音。

钡中毒。口干、恶臭、口腔有烧灼感，流涎。

汞中毒。口腔发炎或溃烂，牙黄，流涎。

金中毒。口腔、舌、咽喉、齿龈均发炎。

铊中毒。口腔干疼，发炎，粘膜出血，齿龈溃疡。

第六章 舌诊百病

舌诊,就是通过观察病人的舌苔、舌质的变化以诊察疾病。舌诊历史悠久,早在殷商时代的甲骨文里就有记载,后经历代医家不断发展,日臻完善,形成了一套系统的理论体系和诊断方法,成为祖国医学诊察疾病的独特的方法之一。

中医学认为"舌为心之苗","为脾之外候"。舌苔由胃气熏蒸而成。舌不仅与心、脾、胃关系密切,而且机体的许多经脉与舌均直接或间接地相联系,因此,一旦脏腑发生病理改变,就必然会反映到舌面上来。

现代医学也证实,舌是人体唯一暴露于外而能被人看见的内脏组织。舌的粘膜上皮细胞更新速度很快,约三天就可以更新一次,和体内更新速度最快的小肠粘膜上皮细胞相似。由于生长迅速,代谢旺盛,当体内缺乏某些营养物质时,就会迅速地发现舌象的变化。如体内 B 族维生素、细胞色素 C、铁和锌缺少,都可引起细胞内氧化代谢病变,出现舌炎,甚至出现舌粘膜乳头萎缩。这是由于体内的营养缺乏,在其他器官或组织尚未作出反应前,舌象已灵敏地出现了变化。另外,人的舌头血液供应丰富,舌粘膜又是半透明的,血液成分的微小变化也可以迅速在舌上反映出来。

舌是脏腑的分属,舌根属肾,舌中属脾胃,舌边属肝胆,舌尖属心肺(图 6-1)。

还有一种以胃经划分的方法,即舌尖属上脘,舌中属中脘,舌根属下脘。此法适应于胃病的诊断(图 6-2)。

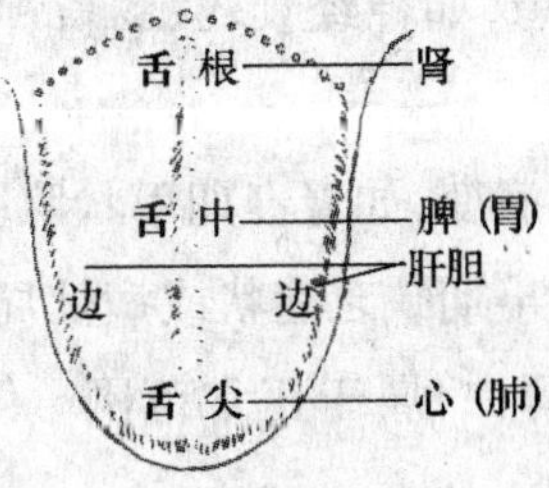

图 6-1

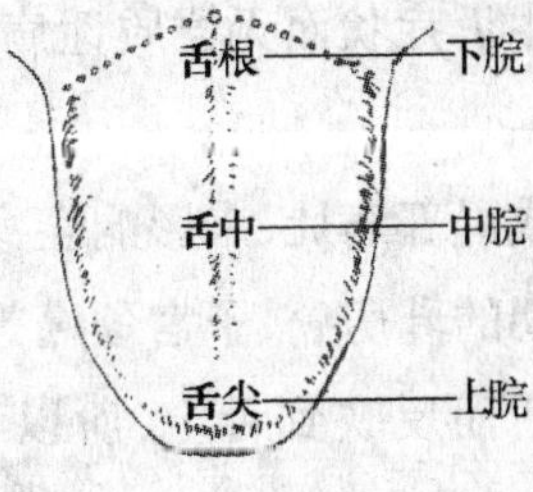

图 6-2

临床上望舌的内容主要分望舌苔和舌质两方面。舌苔,是舌体上附着的一层苔状物,望舌苦又分为苔质、苔色两方面。舌质,又称舌体,是舌的肌肉脉络组织,望舌质又分神、色、形、态四方面。

正常舌象，其舌体柔软，运动灵活自如，颜色淡红而红活鲜明；其胖瘦老嫩大小适中，无异常形态；舌苔色白，颗粒均匀，薄薄地铺于舌面，揩之不去，其下有根，生气盎然，干湿适中，不粘不腻等。

一、舌苔诊病

舌苔是指舌面上一层薄垢，好像阴暗潮湿的地上生的苔藓一样。

中医认为舌苔的形成是脾胃生发之潮显现。

正常人的苔色是薄白色的，舌苔薄净而滋润有津。这是因为舌粘膜中丝状乳头的末梢分化成"角化树"，在"角化树"分支的空隙中，常填有脱落的角化上皮、唾液、细菌、霉菌、食物碎屑及渗出的白细胞等，这些不透明的物质遮盖了舌毛细血管的红色，而且角化上皮在湿润时可吸收水分而呈白色，这样就形成了正常的薄白湿润的舌苔。

（一）根据舌苔颜色察病

【异常征兆】舌苔过白。

【疾病先兆】多属寒症，薄而滑的多为外感风寒，厚白而滑者多为寒湿或寒痰。但临床上也有里证和热症而见白色舌苔。根据现代舌诊的研究，认为白苔主要可出现于以下几种情况：

第一，白苔除可见于正常无病的人以外，多见于轻病表证初起，以及疾病的恢复期。因为机里内在的病理改变不明显，所以舌苔的变化也接近正常的薄白舌苔。

各种疾病的恢复期，尽管各种疾病在严重阶段可出现黄苔、黑苔或红绛光剥舌等，但随着疾病好转，脾胃生发之气恢复，舌苔仍可转为薄白色。

一些仅有主诉症状而无器质性病变的疾患，如神经衰弱、肠胃神经官能症等，舌苔发白而薄腻。

疾病早期或局部病灶，未影响全身的局部病变，如青春期甲状腺肿大、外伤、足癣、梅核气、早期的乳房癌、子宫颈癌等。由于早期缺乏症状或病灶局限，尚未影响全身的气血流通而反映到舌上，所以舌苔仍薄白，属于正常范围。但如果疾病发展，舌苔也会出现变化。

表证初起：如上呼吸道感染、急性支气管炎、肺炎的早期等，多见白苔。

第二，白苔可出现于体内有水湿停留或痰饮的病人，临床上常见某些胸水、腹水、慢性肾炎及哮喘、慢性支气管炎、支气管扩张等患者，体内有湿浊或痰饮停积，使舌苔出现厚白或白腻苔。从现代医学角度看,可能是口腔的唾液分泌较多,以及气管内痰液分泌增多,浸软了舌头的角化细胞或角化不全细胞,使细胞肿胀而不易脱落;加上舌组织水肿和淋巴回流障碍,舌面上老的角化细胞不脱而新的角化细胞又增加堆积,所以舌质肿胖,舌苔白厚而腻。

第三,白苔可见各种慢性炎症感染:如慢性盆腔炎、慢性肾盂肾炎、结核性脑膜炎、骨关节结核等。这些患者仅略有低热或无发热表现,由于体内有慢性病灶存在,常使舌苔较正常稍厚,或为薄白腻苔。当体内病变又趋活动或急性发作,例如肾盂肾炎又发高热时,舌苔可迅速由白转黄,或转红绛。

【异常征兆】舌苔发黄。

【疾病先兆】一般多见于热性疾病的过程中,表明邪正相争十分激烈,病已入里,邪已化热。

从现代医学的角度分析,黄色舌苔的出现,大致有以下几种原因。

第一,炎症感染:临床上各科急性传染病,如流脑、乙脑、钩端螺旋体病、伤寒、白喉及菌痢等的严重阶段,以及重症肺炎、重症肝炎、肠道感染、急性肾盂肾炎、盆腔炎、葡萄球菌和链球菌所致的败血症、急性胰腺炎、阑尾炎、肠梗阻、宫外孕破裂、溃疡病急性穿孔的中期或晚期、腹膜炎、急性胆囊炎、胆石症、胆道蛔虫病及尿路结石合并感染等,均可出现黄苔。因为在炎症感染患者的舌粘膜上,容易产生和病灶感染相同的炎症细胞浸润,使舌头本身也有炎症感染存在,舌表面聚集有大量细菌及炎症渗出物。炎症细胞的堆积和口腔菌族中某些细菌急剧增殖,附着于延长的舌丝状乳头而使舌苔转成黄色。

第二,发热:因为人体在温度升高时体液消耗较多,唾液分泌减少,口腔干燥,使炎症渗出物和微生物更易在舌上停留、增殖,导致舌苔转成黄色。

第三,消化道功能紊乱:消化系统疾病如慢性胃炎、溃疡病、慢性肝炎、结肠炎、习惯性便秘、消化不良等胃肠道功能紊乱患者,可产生二氧化硫等硫化物沿着消化道上溢,被舌丝状乳头吸附而沉积,使舌苔变黄。此外,消化功能紊乱时唾液 pH 值改变,酸性度增高,氢离子游离增多,这有利于细胞间隙中正离子与细胞膜表面的负电荷互相吸引,从而增加了舌粘膜细胞之间的粘着力,有利于黄苔的形成。

【异常征兆】舌苔发黑。

【疾病先兆】主要是舌丝状乳头增殖变黑所致。黑苔的色泽,可有棕黑、灰黑、焦黑直到漆黑等深浅不同。黑苔在临床上虽然比较少见,但中医认为病人出现此苔,一定病期较长,病性比较复杂严重。

现代医学认为，黑苔的出现，应根据疾病的病因，来分析产生的原理。常见的有以下几种因素：

第一，感染高热：大部分人在发热过程中出现黑苔，有的人在高热退后，黑苔也消退，但至第二次发热时，黑苔又重复出现，证明发热与黑苔的出现有一定的关系。此外，黑苔与发热时间的长短也有关系，可见发热时间越长，黑苔出现也越多。

在出现黑苔的患者中，有一半病例是各种炎症感染所引起，包括肺炎、肾盂肾炎、坏疽性阑尾炎、腹膜炎、胆囊炎、下肢静脉炎、化脓性骨髓炎、盆腔炎及败血症等。由于感染、高热、毒素刺激等因素均可使舌丝状乳头增生过长，再加上微生物的染色而成黑色，出现黑苔所特有的棕黑色角化细胞，使舌苔干黄焦黑。

第二，胃肠功能紊乱：临床观察到，约有一半以上的黑苔患者有腹胀、便秘、恶心、胃口不好等胃肠道症状，经用攻下之剂治疗，如大便得畅而里热退后，黑苔也随之消退；黑苔消退之后，食欲也随之转佳。这些胃肠功能紊乱的症状，大多见于高热患者，所以胃肠功能紊乱可能是机体中毒的症状之一，由于细菌毒素的刺激而使胃肠功能失调，使口腔唾液的 pH 值降低，增加了舌细胞间的粘着力，使丝状乳头角质突起延长，容易被微生物染成黑色，形成黑苔。

第三，霉菌感染：在人的口腔里（包括舌苔上），生长有各式各样的细菌、霉菌等微生物，它们平时互相制约、互相促进，保持着一定的平衡状态，对人的健康也没有什么妨碍。如果因为治疗疾病的需要，应用了大量广谱抗生素，那么这些微生物的平衡状态就会被打破。一些对抗生素比较敏感的细菌被杀灭，而相对不怕这些抗生素的霉菌却乘机大量增殖。由于霉菌大都会产生各种颜色，因而就可在舌头上出现从棕色到黑色的各种苔色。

第四，中枢神经系统功能失调：有一个患者因为食管有吞咽阻塞不适而去医院作食管钡剂造影，发现食管壁上有一个小结节，怀疑为食管癌，因而精神不振，情绪抑郁，思想负担很重，饭也吃不下，觉也睡不着，同时舌上出现黑色像毛刷样舌苔。以后又经再次食管钡剂造影及摄片，并请各科医生会诊，否定了食管癌的诊断，精神状态恢复正常，并未应用任何药物治疗，黑毛苔也逐渐消退。由于精神紧张引起中枢神经系统功能失调而出现黑毛苔的病例常可遇见，这是因为中枢神经系统功能失调时，可引起口腔内酸度增加，有利于产色霉菌的生长而出现黑苔。

第五，某些重危病人：某些慢性病内脏衰竭，如肝硬化晚期肝功能严重损害，慢性肾功能衰竭尿毒症，各种晚期癌症体质极度衰弱，免疫功能紊乱，霉菌大量生长，腐败的细菌可作用于舌粘膜上的坏死物质，产生硫化氢，再与血红蛋白所含的铁质或含铁微生物结合，形成硫化铁沉积，而使舌现黑色，这是病至极期的表现，预后很差。

第六,口腔卫生不良:不注意口腔卫生和不经常刷牙的人,可有助于霉菌的生长及舌乳头角质层过长,形成黑苔。经常吸烟的人,烟熏或烟草中的化学物质刺激舌上乳头,也可诱发黑苔。

另外,还有几种舌苔颜色,也应引起注意:舌苔灰白相兼或灰腻薄滑,多为里寒。先有体弱兼热性病,或病久兼消化不良症的征象。全舌淡紫带青,润滑无苔为伤寒阳证。舌苔呈褐色,常见于肠梗阻。

(二)根据舌苔形状察病

看舌苔的干燥与湿润:正常人口腔内不断分泌唾液(每分钟约1毫升左右),舌苔常润泽而有津液。如果唾液分泌不足(如失水)或舌面水分蒸发过快(如高热),看上去舌苔十分干燥,称为“燥苔”,严重的话,舌苔上津液全无,用手指去摸一下有涩手的感觉,称之为“涩”,如果干燥进而使舌苔根根竖起像芒刺,称为“糙苔”。燥、涩、糙常代表程度不同的伤津现象,多见于热性病过程中。一般讲,舌体润泽,显示津液充足;舌绛干燥失荣,显示阴津已涸,是危重的信号。前人说“存得一分津液,即有一分生机”。津液在中医学温热病辨证中,显得特别重要。

临床观察表明,观察苔的厚薄干润对分析病情轻重也有一定意义。一般讲,薄苔、润苔病情轻;厚苔、干燥苔病情重。在病程中,舌苔由薄转厚,表示病邪由表入里,病渐增重;舌苔由润转燥,显示热邪炽盛,灼伤阴津。反之,舌苔由燥转润,由厚转薄,由黄转白,往往为津液复生,正复邪退,显示趋向康复的佳兆。

【异常征兆】镜面舌。即舌面无苔,像镜子一样光滑。

【疾病先兆】轻者提示营养不良,或体内缺乏铁或维生素B2;重者则表示体内津液亏乏,病情深重。如果病久者的镜面舌兼绛色,还要防止出现败血症。如果是老年人的舌头像镜子那样光滑,舌底面两根静脉增粗延长,常表示有肺心病存在。

【异常征兆】穿心舌。即舌苔中间有一小块空白处,舌苔已剥脱。

【疾病先兆】穿心舌属于伤阴的一种表现,常表示体内营养缺乏。小儿出现剥苔,则表示营养不足,主要是偏食造成体内某些营养素的缺乏,引起部分舌苔剥脱。这种儿童一般身体抵抗力很差,很容易得感冒或发烧。

【异常征兆】牛肉舌。即舌质暗红,舌苔光剥像牛肉一样。

【疾病先兆】牛肉舌常见于恶性贫血患者。

【异常征兆】腻苔。是舌中心及根部较厚，舌的边尖部稍薄，颗粒细小致密，紧贴舌上，揩之不去，刮之不脱，苔面罩着一层粘液像油腻状，苔质大多被其遮盖而不能见。如以放大镜观察，可见腻苔的丝状乳头数目及其分支均有增加，各乳头的角化树相互纠结缠绕，不易脱落，其中包埋着很多粘液及食物颗粒。

【疾病先兆】中医认为腻苔是阳气被阴邪所抑，机体内必有湿浊痰饮或食积顽痰遏郁的病理变化。如急慢性胃肠炎等病可至于此。

【异常征兆】霉苔。苔质与腐苔相似，也是浮而疏松，但舌面上的苔却不像腐苔那样平铺于舌面，而似灰白的糜点状或饭粒样儿，厚薄不一地堆积在舌上，故以此可作出鉴别。

【疾病先兆】霉苔多因体弱，或过量应用激素、免疫抑制剂以及广谱抗生素等，导致机体免疫功能低下，抵抗力极差，菌群失调，霉菌乘机生长繁殖所致。此苔一般先见于舌的一部分，以后可蔓延至全舌或整个口腔，病情大多严重。曾见到一个癌肿病例，手术后持续高热，经多种抗生素医治无效，舌上长出白色念珠菌的糜状霉苔，早上擦去，午后又长出，不久患者即去世。所以，霉苔对霉菌病的诊断有重要价值。

总之，腐苔一般多属热；腻苔则或为寒湿挟痰，或为湿热挟痰；霉苔则提示正气衰败，多属危象。

二、舌面诊病

舌面异常主要有如下几种表现：

【异常征兆】点刺舌。是指舌上有很多红刺群凸出舌面，好像草莓的果实一样。

【疾病先兆】点刺出现于舌尖或舌边，表示热盛，可见于各种发热感染性疾病或大面积烧伤病人；点刺出现于舌中，多为热毒更盛或热入血分，容易发生休克神志不清。失眠、便秘或夜间工作紧张的人，以及维生素缺乏、营养不良和大脑皮质功能失调等，也可出现舌面上的红色点刺，中医称为阴虚火旺。舌面点刺还有痛感，经休息，调整营养结构和使大便通畅后，点刺会较快消失。现代研究证实，点刺是舌上蕈状乳头增生或肥大所形成。

【异常征兆】裂纹舌。舌面上的裂纹有深裂、浅裂以及各个不同方向的裂沟和皱纹。浅裂就像一条条皱纹，深裂就像被刀割和剪碎一样，有不规则的裂沟。

【疾病先兆】此征兆可见于一些慢性消耗性疾患，以及营养不良性疾患和维生素B族缺乏症等所致的慢性舌炎病例，故常兼有舌痛、口干等现象。此外，长期的地图舌，有部分后来可转变为裂纹舌。中医认为，裂纹舌而见舌面干燥者，多为津液不足；兼有热盛者，还可见舌质红绛。

【异常征兆】光滑舌。舌面光而无津，也没有舌苔，平如镜面，望之发光，也称“镜面舌”。

【疾病先兆】不论何种疾病，凡见到这种舌象，都表明机体内有阴液消亡的征象，津液严重损耗。舌光而色红绛为热盛伤阴，舌光而色淡为气阴两伤。中医认为，舌面光平如镜是一种危重舌象，所以古人曰：“舌如镜面者，危”；“舌如去膜腰子者，危”。据中西医结合临床观察，光滑舌是舌上无苔无点，舌丝状乳头和蕈状乳头全部萎缩，是舌炎晚期的表现。光滑舌可见于维生素C严重缺乏、恶性贫血、高热长期不退、肝硬化和肺心病的衰竭期、慢性肾功能衰竭尿毒症、中毒性休克、脑性昏迷等疾病。研究证实，造成舌粘膜上皮细胞坏死的各种因素都可能导致舌光如镜。

【异常征兆】淤积舌。常常有人发现自己的舌尖或舌边上有散在的紫黑色淤斑或淤点，这种现象往往提示体内有“淤血停积”。

【疾病先兆】舌头上的淤点、淤斑，在青年女性中较为常见。她们大多有月经不调、月经色深，常有血块、痛经等症状，中医认为这是淤血郁阻的表现。运用调经活血的药物治疗，可使舌头微循环淤塞畅通，血流恢复正常，不仅月经不调和痛经病症能治愈，淤点、淤斑也会在舌上消失。不少肿瘤病人，舌上有淤点、淤斑，有时伴随青紫舌一起出现。据统计，恶性肿瘤患者出现紫舌的占50%左右，有淤点、淤斑的在20%左右，常见于肝癌、胃癌、鼻咽癌和白血病。因此，如果舌头上突然出现淤点、淤斑，应该进行详细检查。

三、舌体诊病

舌体异常主要表现在以下几个方面：

【异常征兆】肿胀舌。舌体增大，舌边有齿痕，称为舌胖大；胖大较甚则为肿胀，舌头塞满口腔，转动不灵，甚者可影响呼吸及语言。

【疾病先兆】中医认为舌胖提示气虚，或有水湿；舌胖而苔腻的多属痰湿或湿热。舌色鲜红肿胀，常是心胃有热；舌紫而肿，多因酒毒上冲；如舌肿连及口唇也肿大青紫的，这是血液凝滞，常因药物中毒或食物中毒所致。现代医学认为，舌头肿胀，主要与舌体的结缔组织增生，组织水肿，或血管、淋巴回流障碍等因素有关，临床多见于甲状腺机能减退、肢端胖大症、慢性肾炎尿毒症以及急性中毒的患者。部分患者咽部或颈部受压迫，如严重的喉头水肿，或甲状腺极度肿大者，舌头也会出现肿胀。

【异常征兆】瘦瘪舌。舌体变得枯瘦削薄，叫瘦瘪舌。

【疾病先兆】现代医学认为，瘦瘪舌主要因全身营养不良，使舌的肌肉及上皮粘膜萎缩所致。临床上多见于慢性消耗性疾病，多伴有全身消瘦，如严重的肺结核、肺源性心脏病合并感染及晚期癌肿等患者，其次如长期胃肠道功能障碍、维生素和蛋白质缺乏、恶性贫血等，也可使舌体变得瘦小。中医认为，舌肉与心脾两个肺腑有关，心脾虚则舌瘦瘪。如舌色淡白而瘦瘪的，为阴阳两虚，气血不足，不能充盈舌体，日久因舌体得不到濡养而瘦瘪；舌色红绛而瘦瘪的，则为阴虚火旺之故，阴愈虚，火愈旺，于是舌体发生枯瘪、消瘦等变化。无论新病、久病如见瘦瘪舌，疾病不可能轻浅；如瘦瘪而枯萎无津，舌色晦暗，则预后大多不良。

【异常征兆】裙边舌。舌头伸出来超过两边口角的范围，而且明显浮肿而娇嫩，加之舌边有牙齿压出来的齿印，犹如女同志裙子的边缘，这就是“裙边舌”。

【疾病先兆】裙边舌是由于体内营养不良，尤其是缺乏蛋白质，引起舌的水肿。舌组织的反映较一般器官灵敏，所以，可能此时身体其他部位存在水肿的表现。

【异常征兆】芒刺舌。即舌生芒刺。

【疾病先兆】中医认为，此为热毒内伏、心肺火盛、胃有实热所致，常见于高热和肺炎。如果经常地吃些粗渣滓等食物像甘蔗一类，舌乳头经不住连续刺激也会有芒刺，两者可从有无其他症状来区别。

【异常征兆】花剥舌。指舌苔部分剥脱，露出苦下的红色舌质。

【疾病先兆】有花剥舌的小儿大多有过敏体质，容易患奶癣、哮喘等过敏性疾患，他们常有偏食习惯，以不爱吃蔬菜为主，常有营养不良、贫血、维生素缺乏、肠寄生虫等。

四、舌质诊病

舌质异常主要从以下几方面来看：

【异常征兆】淡白舌。淡白舌的舌色，红少白多，按其红、白的比例不同，可分为两类：一类较正常人的舌色略淡，但仍可见有红色；另一类则舌色枯白，血色全无，连口唇、齿龈也苍白无华。淡白的舌体，一般多较正常肥大，舌面湿润多津，好像有过剩的水湿浸透于内，而显得浮胖娇嫩；在舌的边缘，可因受牙齿挤压而出现明显的齿印，像荷叶边那样围在舌头的两侧。

【疾病先兆】淡白舌是虚证和寒证的重要标志。如果看到舌色淡白，舌体并不肥大，与正常人大小相似，或舌体略见瘦小，舌面虽然润滑，但并不多津，兼有气短乏力，声音低微，自汗心悸，头晕耳鸣，口唇淡而无华，面色苍白或萎黄等症状，可以诊断为气血两虚症。

如果舌色淡白，舌体胖嫩，湿润多津，舌边有齿印，并有畏寒肢冷，浮肿嗜睡，大便溏薄，脉象沉迟等症状，可以诊断为阳虚内寒症。

现代医学证实，淡白舌多见于贫血及蛋白质缺乏、营养不良的患者。此外，慢性肾炎、甲状腺机能减退、低血压、晚期血吸虫病。低体温症、粘液水肿等也可伴有舌质淡白的表现。这些患者主要因为内分泌失调，新陈代谢降低，末梢血管收缩，血液充盈减少，血流较为缓慢，所以舌的颜色变淡。由于蛋白代谢障碍，蛋白总量不足，白蛋白降低，可使组织水肿，导致舌质出现浮胖娇嫩现象，就更使舌质变淡，显示出淡白而胖嫩的舌象。

【异常征兆】红绛舌。正常人舌质的色泽，淡红而润。如果舌质鲜红，以红色为主，称为红舌；如果舌红而颜色深暗，则较红色更进一层，就称为绛舌。由于绛舌在出现之前，多经过红舌的阶段，二者的临床意义和形成机理有类似之处，所以医生常常称红绛舌是火热上炎的象征，二者仅有热性程度的差别而已。

【疾病先兆】红绛舌，多由高热伤阴而引起，常发生在感染、中毒、维生素缺乏、脱水、贫血、昏迷等病理过程中。

临床上红绛舌常见于感染发热病例及一些慢性消耗性疾病，如流行性出血热、乙脑、败血症、胆囊炎、细菌性内膜炎及高热中暑的发热期或热退后，也可见于结核，癌肿等长期消耗性低热的病程中。干燥综合征、脱水、外科手术后水液平衡失调也可出现红绛舌。此外，一切使基础代谢升高的疾病，如甲状腺功能亢进、高血压、糖尿病等，也可使舌色发红。肝硬化腹水病人如过多地使用利尿剂，可造成体内失水和血清钾降低，使舌色红绛干瘪无津。如舌红而光，往往预示肝硬化病人即将进入肝昏迷状态，有利于医务人员及早采取防范措施。

【异常征兆】青紫舌。青紫舌有全舌青紫和部分青紫的区别。所谓全舌青紫，就是指全舌分布均匀的青色或紫色，或者是红绛之中泛现青紫色(紫中带青)，或是淡红之中混有青蓝色(青多于紫)。所谓部分青紫，则出现在舌的左侧或右侧，或者是左右两侧，沿着舌边与舌中央沟之间，有一条或两条纵行的青紫带；也有的仅是青紫淤点或斑块，而舌质的其他部分则不见青紫。

【疾病先兆】根据中医的文献记载和临床经验，青紫舌在寒证、热证中均可见到，在淤血证患者中也为常见，大致鉴别如下：

第一，热毒内蕴：舌质大多紫而带绛，舌上黄苔干燥、焦裂，或者舌紫肿大而生出大红点、或者焦紫起刺如草莓状，均属热内蕴之证。这类青紫舌大多由红绛舌转变而来。

第二，寒邪内伏：全舌大多淡紫带青，润滑无苔，舌质瘦小，或者舌淡紫而略带青筋，颜色转润，这是寒邪直中肝肾之证。这种青紫舌多由淡白舌转变而来。

第三，淤血阻滞后质青紫，色泽较暗，手摸时感到潮湿不干，或者舌边色青，病人感到口燥而漱水不欲咽下；或者舌体发蓝，或者舌头的边尖散见点状或片状的淤点、淤斑，这就是内有淤血的证据。

【异常征兆】杨梅舌。舌质红而有刺，类似杨梅，称为“杨梅舌”。

【疾病先兆】常见于猩红热或高热持续几天以上的患者。

【异常征兆】舌边发红。

【疾病先兆】常见于高血压，甲状腺功能亢进或正在发热。

【异常征兆】舌尖发红。

【疾病先兆】常因工作时间过长，经常失眠，心火过亢，致使消耗过多，体内缺乏维生素或其他营养物质所致。

五、舌体动态诊病

人的动作有轻柔灵活、呆重、木滞之分。舌肌的运动也有僵硬痿软、歪颤纵缩的异常表现。当舌肌的活动出现异常时,往往是疾病比较严重的征兆。

【异常征兆】僵硬舌。舌僵硬是指舌体既不肿胀、也不缩小,而活动强硬,失去平时柔和灵活的一种征象,也称"舌强"。由于舌体僵硬转动不灵,常伴随语言蹇涩,含糊不清,或不相连续。

【疾病先兆】舌强每见于一些较严重的疾患,如神志不清、抽搐等疾患。有的出现于猝然昏倒之后,常与半身不遂、口眼歪斜等症同时存在;有的出现于昏倒之前,是中风的紧急警报。从现代医学的角度看,舌体强硬往往是中枢神经系统出了故障,临床上发现此种舌象多见于流行性乙型脑炎、高热昏迷、肝昏迷、脑血管意外、脑震荡及脑挫伤等病的患者。少数也可能因舌上局部因素,如严重的舌溃疡或音上有干硬的厚苔堆积而使舌体转动不灵活,但很易与中枢神经病变引起的舌僵硬相区别。

【异常征兆】病软舌。舌头柔软是正常状态,但如果舌头痿软而无力,自由转动和伸出,则称之为痿软舌。

【疾病先兆】人体任何部位痿软,虽然有各种原因,但肌肉中的筋脉失养而废弛则是其中的主要原因,舌痿软而舌色淡白,多由心脾气血亏损,不足以濡养舌的筋脉而成;舌痿软而舌色红绛,则为热极伤津,或是阳虚火旺,而使胃和肾的气津两亏,舌的筋脉失养所致。舌痿软而舌色干无津,是肾阳已亏到极点的表现,病情险恶。

【异常征兆】歪斜舌。舌头伸出时,舌尖偏向一侧,或左或右,称为舌歪斜。

【疾病先兆】由于病侧的舌肌麻痹,无力收缩,稍一伸长,舌体就两侧不均而偏歪,所以左侧舌肌麻痹时舌尖就向左,右侧舌肌麻痹则舌尖偏向右。此症常见于中风,即脑血管意外。属局部性疾病的,则为舌下神经受压迫损伤或面神经麻痹等引起。此外,不明原因的舌歪斜,还应提高警惕,排除颅内的病变。

【异常征兆】颤动舌。舌体伸出时出现不自主的颤动。

【疾病先兆】由于肝阳上亢,热盛动风或气虚所致。因肝阳上亢、热盛动风的,多兼见舌色红绛;因气虚者,多兼见舌色淡白。据临床观察,舌体颤动可见于高热。甲状腺功能亢进、高血压及某些神经系统疾病。

【异常征兆】卷缩舌。所谓缩,是舌体收缩,不能伸长,有的不仅不能伸出口外，甚至难以抵齿。

【疾病先兆】这种情况，可见于先天性舌系带较短，由于系带牵拉而使舌不能伸出口外，只需作矫形手术把舌系带切断，舌头活动很快就会恢复。如因为疾病原因导致舌缩，多与舌痿软同时并见，舌头除卷缩不能伸出外，转动也失去灵活柔和。舌缩的病因多为阴阳离决的重危疾病，或是热极伤阴，或是阳气暴脱，临床可见于急性心肌梗塞的休克患者、肝性脑病、流行性乙型脑炎的深昏迷阶段，预后可虞。

【异常征兆】伸舌。舌常伸出口外，内收困难，或者不能收缩，流涎不止，也叫做舌纵，舌纵而舌色深红，舌体胀满，兼见神志不清，或嬉笑无常等。

【疾病先兆】这是由于痰热之邪扰乱心神所致。舌纵而麻木，则多为气虚。临床所见，患有甲状腺机能减退的儿童，舌常变大，伸在齿间，或挂在口外。

【异常征兆】弄舌。反复地将舌伸出口外，舐弄口唇者，称为弄舌。

【疾病先兆】属于心脾有热，为动风先兆或小儿智能发育不良。伸舌与弄舌的不同之处是，前者伸出而内收困难，后者能伸能缩，但反复将舌缩进吐出。

六、味觉诊病

味觉异常，又指进食时能感受到异于常人的味道；或不进食时口腔也有异常的味觉感受。味觉异常，是提示疾病的一种信息，应该引起医生和患者本人的注意。

中医认为，口舌的味觉可作为辨病的重要参考。大致可归纳成以下几种：

【异常征兆】口苦。

【疾病先兆】临床观察口苦多见于肝热证、肠胃热证等；在现代医学中则多为急性炎症的表现，而以肝胆疾病为多。癌症病人因甜味起点阈升高、苦味起点阈降低，所以吃甜的东西也会感到舌头发苦。

【异常征兆】口淡。

【疾病先兆】口淡多见于久病脾胃虚寒患者。外科大手术后病人食欲不振也会觉得口舌淡而无味。口淡在炎症感染中也常出现，但大多在疾病初起或消退期，前者为邪尚轻浅的表现，后者则属邪退正虚之象，其意义与口苦显然不同。肠炎、痢疾等消化系统疾病也常有口淡，辨证多属肠胃湿浊或挟寒邪，虽属实证，但要注意不宜过用苦寒凉性药物。

【异常征兆】口甜。

【疾病先兆】脾胃湿热郁阻、痰火内蕴的病人，口舌可有发甜的感觉，古人称之为“脾热口甘”。研究证明，消化系统功能紊乱可致各种酶的分泌异常，唾液中淀粉酶含量增加，可把淀粉分解成葡萄糖，刺激舌上味蕾而感觉口甜。

【异常征兆】口涩。

【疾病先兆】当舌头味觉细胞苦味阈降低，舌触觉感受异常时，可出现口涩。肝胆郁热伤阴或脾土衰败的患者，常有口舌干涩或枯涩无味的感觉。严重的神经官能症或通宵不眠之后，唾液腺分泌减少，也可感到口舌枯燥而涩。各种癌症后期多有味觉苦涩，中医认为是脾肾衰败，气血淤结。舌诊研究提示，癌症晚期患者舌微循环障碍，舌蕈状乳头萎缩，可使舌触觉异常，因此舌头有发涩的感觉，并和发苦并现。

【异常征兆】口酸。

【疾病先兆】口酸以脾虚肝旺者居多，常见于胃炎和消化性溃疡，与胃酸过多有关。有人测定口酸患者的唾液，其中乳酸、磷酸酶、碳酸酐酶含量较常人增高，pH 多偏于酸性。

【异常征兆】口咸。

【疾病先兆】口咸以肾虚为多。因中医认为“咸为肾味”，临床常见于肾阴不足或肾阳虚衰的神经官能症、慢性肾炎、慢性咽炎患者。有时测定口咸患者的唾液，可见钠、钾、钙、镁的氯化物含量增多，pH 多偏于碱性。

【异常征兆】口辣。

【疾病先兆】口辣是咸味、热觉和痛觉的综合。中医辨证以肾阴不足、肝火偏旺为多，其次为肺热；在高血压、神经官能症、绝经期综合征患者中时有所见；舌炎、舌红光剥者也常口辣。经测定，在室温 18℃ ~22℃时，正常人的舌温大多在 33℃ ~35℃之间，口辣患者舌温偏高，有时可达 36℃以上。此外，口辣患者的舌粘膜对咸味和痛觉都较敏感。

第七章　耳诊百病

耳与人体脏腑经络皆相关联，尤与肾、心关联最为密切。

通过望耳郭千克（外耳部分）来诊断疾病，在我国已有悠久的历史。在历代医学专著中，多有关于“察耳”“望耳”“观耳”“诊耳”等诊断疾病的记载。如《灵枢·本脏》说：“高耳者肾高，耳后陷者肾下，耳坚者肾坚，耳薄不坚者肾脆。”明·王肯堂的《证治准绳》也说：“凡耳轮红润者生；或黄、或黑、或青而枯燥者死；薄而白，薄而黑者，皆为肾败”。

耳郭皮肤是全身体表的一部分，耳郭是人体体表外窍中的重要显示器，是人体信息输出、输入最强、最集中的地方之一。中医学认为耳为宗脉之所聚，为心之客窍，肝脉络耳，胆经络于耳，肺经之结穴在耳中，脾不及（脾虚）则令人九窍不通。因此，现代把耳郭比喻为缩小了的人体身形，是人体各脏腑组织器官的缩影，人体各脏器、各部位于耳部皆有集中反映点，当体内脏腑器官组织发生病变时，在耳郭的特定部位就会产生相应的变化和反应。因此，通过望耳可以窥知内脏的疾患（图7-1，图7-2，图7-3）。

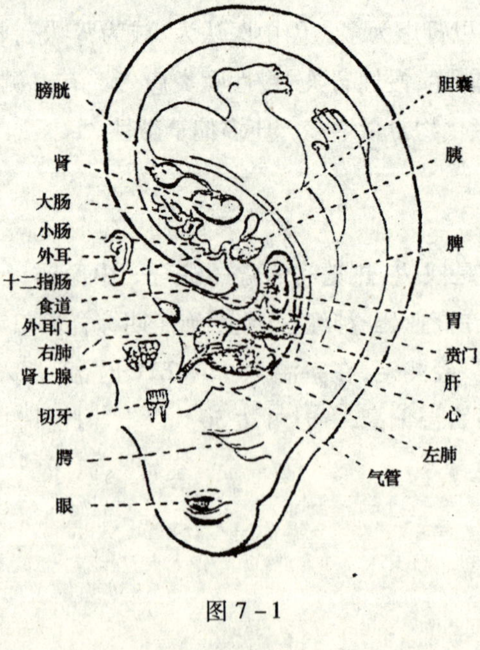

图7-1

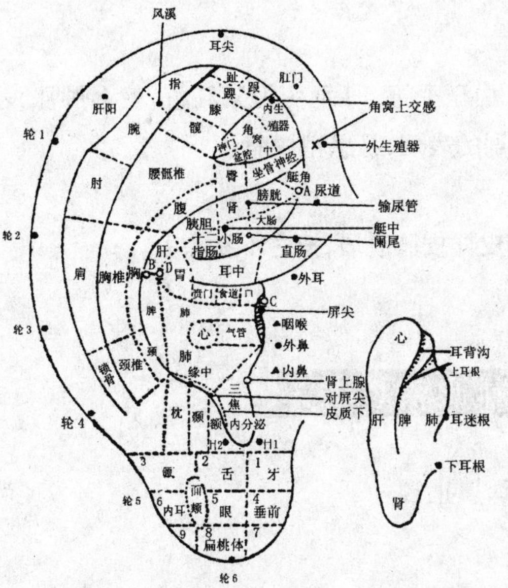

图 7－2

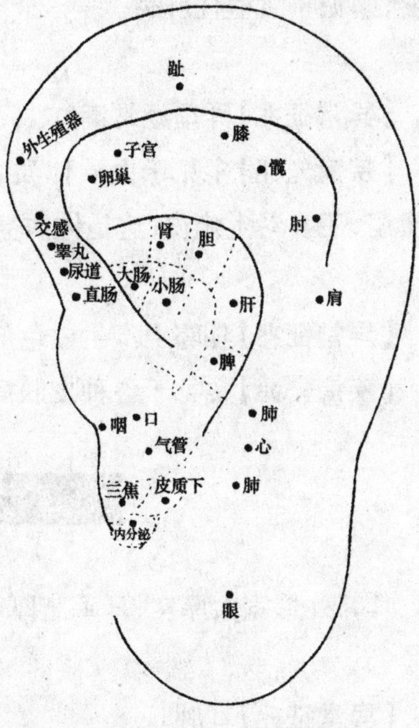

图 7－3

一、耳郭色泽诊病

耳郭色泽微黄而红润，属正常现象，是肾阴充足的表现。

【异常征兆】耳郭色白。

【疾病先兆】此多属寒证；全耳色白，常见于暴受风寒，或寒邪直中，亦见于贫血病；耳薄而白为肾败，见于垂危病人；耳厚而白者，为气虚有痰。

【异常征兆】耳郭青黑。

【疾病先兆】常见于剧痛患者，为肾水不足，或肾水寒极生火；耳与脏腑相关，纯黑为肾气将绝，也见于肾病实证；浅黑为肾病虚证；耳轮干枯、焦黑，多为肾精亏极的象征，可见于温病后期、肾阴久耗及下消证（糖尿病）；耳垂青色，为房事过多的表现。

【异常征兆】耳黄且伴耳肿彻痛。

【疾病先兆】多为风入肾脏；若忽然发热恶寒，脊强脊急如痉状，有类伤寒，为湿热下结于肾。微黄色主疾病将愈；浅黄色为胃气尚存，也见于湿邪中阻；若黄色过盛，则见于黄疸性肝炎。

【异常征兆】耳垂经常潮红。

【疾病先兆】多见于血质体质者。由于受寒，耳垂变为紫红色，就会肿胀发展为溃疡，还容易生痂皮，这是体内糖过剩的表现，易患糖尿病。

【异常征兆】耳郭上产生白色的糖皮样皮肤脱屑，擦之不易除去。

【疾病先兆】常见于各种皮肤病。

二、耳郭形态诊病

耳郭外形宽大厚实，耳垂肥厚下垂，属正常。

【异常征兆】耳肿。

【疾病先兆】为邪气实，多属少阴相火上攻，亦有阳明蕴热或上焦风热；耳枯萎皱薄，是肾气竭绝，属危候；耳轮甲错，为久病血淤或有肠痈。

【异常征兆】耳内长出小肉，形如樱桃或羊奶头，称为耳痔；若小肉头大蒂小，状如草，称为耳着；若小向如枣核细长，胬出耳外，触之痛者，称为耳挺。

【疾病先兆】三者皆因肝经怒火、肾经相火，或胃经积火，郁结而成。耳若跌破打落，可见两耳不对称，或上脱下粘，或下脱上粘，皆由外伤所致。

【异常征兆】耳疖、耳疮。生于外耳道，呈局限性红肿，突起如椒目者，称耳疖或耳疔；若外耳道弥漫性红肿，称为耳疮。

【疾病先兆】多因挖耳恶习，损伤耳道，风热邪毒外侵；或肝胆湿热循经上乘，蒸灼耳道而成。

【异常征兆】旋耳疮。耳道或耳郭周围肤色潮红、糜烂、渗液、结痂，兼灼热、瘙痒、疼痛。

【疾病先兆】若全身症状轻，仅发热烦躁或局部糜烂、灼痛、黄水淋漓较重者，为风热湿邪浸渍所致；若病程长，反复发作，局部呈苔藓状，增厚、粗糙、皲裂、上覆痂皮或鳞屑，伴有面色萎黄、神疲、纳差者，为脾虚血少，生风化燥所致。

【异常征兆】脓耳。指脓液自耳内流出，量多，质粘成脓性，耳道不红肿或红肿轻微。流黄脓为聤耳；白脓为缠耳；红脓为耳内毒；臭脓而黑为耳疮；清脓为震耳。

【疾病先兆】多因肝胆入盛，邪热外侵；或脾虚湿困，上犯耳窍；或肾元亏损，邪毒停聚所致。若急性脓耳，耳部流脓不畅，耳后完骨部疼痛、压痛，甚则肿起，或溃破流脓，称为耳根毒，又名耳后附骨痈，多因内、外火热邪毒炽盛所致。若脓耳日久，出现口眼歪斜者，称为脓耳目眼歪斜，多因脓耳失治，邪毒潜伏于里；或气血亏损所致。若脓耳日久，或流脓臭秽黑腐，突而脓量减少，兼见头痛、呕吐、壮热、神昏、抽搐、项强者，称为黄耳伤寒，多因血分淤热，或热入心包所致。

【异常征兆】耳壳流痰。指耳壳肿起而皮色不变，不热不痛，按之柔软，抽之有黄色粘液，抽后消肿，不久又起。

【疾病先兆】多因脾胃虚弱，风邪外犯，痰浊凝滞所致。

【异常征兆】断耳疮。指耳壳红肿热痛，继而成脓溃烂，甚至断落、缺损、畸形。

【疾病先兆】多为风湿搏于气血所致。

【异常征兆】望耳诊伤。耳壳上出现鲜红或紫色的丝状红筋或斑点，压之不散者，为诊伤耳征。

【疾病先兆】此征显于右耳示右侧半身有伤，显于左耳示左侧半身有伤；显于耳壳上半部，示背部有伤；显于耳壳下半部，示胸部有伤；在耳的上顶有黑或红色向外扩散的点，示左腋下有伤；在耳垂底有白色或黑色点，示右腋下有伤(图7-4)。

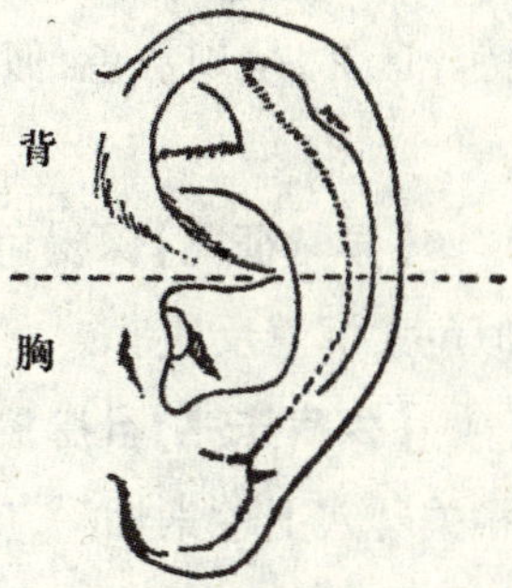

图7-4

三、耳郭阳性反应物诊病

望耳郭阳性反应物，即望耳郭皮肤上出现的变色、变形、丘疹、脱屑、血管变化色泽形态改变。

1. 变色

【异常征兆】红色反应。有鲜红、淡红、暗红色，可呈点状、片状、不规则反应。

【疾病先兆】鲜红色见于急性病症、疼痛病症；淡红、暗红色见于疾病的恢复期或病史较长的患者，如急性腰痛在肾区可呈片状红润；子宫颈炎伴有带症，三角窝区可呈大片红色反应伴脱屑；头晕在晕区呈条片状凹陷红润。

【异常征兆】白色反应。可见片状不规则的白色隆起，光泽发亮，片状苍白或中央呈点片状白色，边缘红晕，亦可见片状白色中小点片状不规则红润。

【疾病先兆】白色反应多见于慢性病，点白边缘红晕为慢性疾病急性发作，如慢性浅表性胃炎，胃区呈现片状不规则白色反应；风湿性心脏病心区呈片状白色边缘红晕；腹胀、腹水在腹胀区或腹水点见白色反应；慢性胃炎急性发作时，胃压呈片状白色中间点状或不规则红润。

【异常征兆】灰色反应。有淡灰、暗灰、灰色、如蝇屎色之分。

【疾病先兆】灰色多见于陈旧性疾病和肿瘤。如肿瘤在相关耳穴部位及肿瘤特异区Ⅱ，呈现灰色，似蝇屎状反应，压之退色。

【异常征兆】深褐色反应。慢性病变，病愈后在相应的耳穴上呈现色素加深，似色素沉着反应。

【疾病先兆】乳腺癌根治术后，在乳腺区可见深褐色反应；神经性皮炎患病在相关耳穴上色素加深，皮肤粗糙，纹理加深。

2. 变形

相关的耳穴出现隆起水肿、凹陷或点片状隆起并伴有线状或点片状凹陷等。变形反应常见于慢性器质性疾病。线状凹陷又称耳折征，其与冠心病的关系后文将详细讨论。

【异常征兆】隆起。常见结节状，小似芝麻、大如绿豆样硬结，高出于皮肤；或链珠状，三五个结节状硬结连在一起，高出于皮肤；或有片状、条片状、条索状隆起。

【疾病先兆】如结节状圆形隆起，常见各种头痛；链珠状隆起，常见肥大性脊柱炎；条索状隆起，为关节疼痛；片状隆起，见于腹胀；条片状隆起，见于肩背肌纤维炎。

【异常征兆】凹陷。可见点状、片状、线形凹陷。

【疾病先兆】点状凹陷，为耳鸣、散光；片状凹陷，见于胃、十二指肠溃疡；线形凹陷，见于冠心病、耳鸣、耳聋、缺齿等。

【异常征兆】点状、片状隆起。伴有点、片状凹陷或线形凹陷。

【疾病先兆】常见于屈光不正。

【异常征兆】耳穴皮肤粗糙不平、增厚或似皱折。

【疾病先兆】常见于皮肤病。

3. 丘疹

常见有点状丘疹和水泡样丘疹，高于周围皮肤。颜色上可分为红色丘疹、白色丘疹或白色丘疹边缘红晕，少数暗灰色丘疹，似鸡皮疙瘩，数目不等。丘疹反应常见于急慢性与质性疾病、过敏性疾病、皮肤病等。

【异常征兆】丘疹呈扁平样密集状改变似蚕子。

【疾病先兆】常见于结节样痒疹。

【异常征兆】丘疹呈白色点状或聚集样改变。

【疾病先兆】常见于胆囊结石、支气管炎、腹泻等。

【异常征兆】丘疹呈暗褐色改变，似鸡皮疙瘩。

【疾病先兆】常见于神经性皮炎。

【异常征兆】丘疹呈米字样排列改变。

【疾病先兆】常见于心律不齐，传导阻滞。

4. 血管充盈

耳穴血管反应，常见血管扩张、扭曲呈网状、条纹状、海星状、弧状、蝌蚪状或鼓槌状，其色泽为鲜红色、暗紫色和暗灰色。血管变化常见于心血管疾病、脑血管疾病、急性炎症性疾病和急性出血性疾病。

【异常征兆】血管扩张。

【疾病先兆】可呈扇叶状或条段状。扇叶状，常见于消化道溃疡、腰腿痛；条段状，常见于关节痛、支气管扩张。色泽鲜红，多为急性病、痛性病症；色泽暗紫，多为病愈恢复期。

【异常征兆】扭曲。

【疾病先兆】海星状，多见于溃疡病；环球状、弧状，多见于风心病；蛇好状、鼓槌状，多见于冠心病；梅花状，多见于肿瘤。

【异常征兆】网状。

【疾病先兆】血管呈网状改变，多见于急性炎症，如咽喉炎、扁桃体炎乳腺炎。

【异常征兆】血管中断。

【疾病先兆】血管主干充盈扩张，见中间呈条段状中断，常见于心肌梗塞。

5. 阳性反应物的特征

【异常征兆】点片状红润或充血，点片状白色边缘红晕，或红色丘疹，并有脂溢及光泽。

【疾病先兆】多见于急性炎症或慢性炎症的急发性发作。

【异常征兆】点片状白色、凹陷或隆起，白色丘疹，又无脂溢及光泽。

【疾病先兆】多见于慢性器质性疾病。

【异常征兆】结节状隆起，或点片状暗灰色，或呈蝇屎状。

【疾病先兆】多见于肿瘤。

【异常征兆】糠皮样脱屑（不易擦去）、丘疹、皮肤纹理增粗、增厚，呈深褐色。

【疾病先兆】多见于皮肤病。

【异常征兆】线条状圆形，白色半圆形，或暗灰色疤痕等。

【疾病先兆】多见于手术及外伤。总之，耳郭视诊的总原则为：急性病色泽多发红，慢性病色白凹或隆；易擦脱屑是炎症，鳞状结核皮肤病；手术疤痕色白条状月牙形，暗灰结节隆起见癌肿。

四、耳道内部诊病

耳道内正常时不痛不痒，少许耵聍分泌物随人体活动自然脱落出来。

【异常征兆】耳内瘙痒。

【疾病先兆】应该想到自己可能是感染上了外耳道霉菌病，并及早去医院求医，而不要用火柴棒、牙签等搔痒，以防造成外耳道外伤，并发外耳道炎及外耳道疖等症。

【异常征兆】耳垢增多。

【疾病先兆】应考虑是否患有糖尿病。前苏联医学家鉴于糖尿病患者耳部耵聍腺及皮脂腺分泌旺盛而形成较多耳垢，且其形成常与糖尿病的严重程度呈正比例关系，因此曾对120名可疑糖尿病与糖尿病患者的耳垢，用葡萄糖氧化酶法进行葡萄糖含量检测，结果发现健康人的耳垢中不含葡萄糖或者含量甚微，而糖尿病患者的耳垢中葡萄糖含量多在0.1微克以上。

【异常征兆】耳垢干湿。

【疾病先兆】一般来说湿性耳垢的人即所谓“油耳”，其体内血脂水平要高于干性耳垢的人，所以他们动脉粥样硬化发生率比后者高些。另外，湿性耳垢的妇女患乳腺癌的危险性要比干性耳垢者高一倍。湿性耳垢还可以预报腋臭狐臭，在有人统计的100例腋臭中，就有94例是湿性耳垢者，显示腋臭与湿性耳垢的关系十分密切。这也是由于腋臭与种族或遗传有关的缘故。

【异常征兆】耳道流脓。

【疾病先兆】可见于外耳道疖肿，或慢性中耳炎。外耳道疖肿，常为掏耳或外耳道炎未愈而引起；亦可因洗澡或游泳，耳道内进水后使表皮软化，细菌乘虚而入引起感染；有慢性病的病人有肾炎、糖尿病、慢性便秘患者亦易罹患此病。此病早期时，应使用抗生素控制感染；还可作耳部热敷或理疗；如疖肿成熟，则应切开排脓。慢性中耳炎系耳科最常见的疾病，多因急性化脓性中耳炎治疗不及时、不彻底或鼻咽部及邻近器官炎症反复发作所致。其特点是，长期或间接性流脓、鼓膜穿孔或耳聋。

五、听觉诊病

正常人类听力分析器所能感受频率范围为20～20000赫兹的声波，能分析两个差别很细微的声音，还能辨别声源的方位。

【异常征兆】耳聋。即听力障碍，按其程度轻重不同分为：

第一，轻度聋，听远距离的一般语音或近距离低声谈话有困难者（听力计检查，听阈在10~30分贝之间）。

第二，中度聋，听近距离一般语音有困难（听力计检查，听阈在30~60分贝之间）。

第三，重度聋，不能听到一般语音，仅能听到耳边的大声呼喊（听力计检查，听阈在60~90分贝之间）。

第四，全聋，对大声呼喊或其他巨大音响，完全不能听到（听力计检查，听阈在90分贝以上）。

【疾病先兆】①传音性耳聋：即外耳和中耳病变，使外界声音传入耳内发生障碍。耳垢栓塞、外耳异物、肿瘤、门锁等常常造成外耳道阻塞。而中耳病变则常常是由鼓膜穿孔，中耳积液、息肉、肉芽、中耳良性或恶性肿瘤等所致。

②感音性耳聋：耳蜗、听神经或听觉中枢发生病变，使患者不能听到外耳传入的声音。它又可分为先天性和后天性两类。先天性的可见于近亲结婚或家属中有耳聋的遗传史，另外孕期、产期的因素也会产生先天性耳聋；后天性的多见于急性传染病（如脑膜炎、麻疹、伤寒）、药物中毒、噪音损害、外伤等。另外，糖尿病、高血压、高胆固醇血症、肝病、肾病等引起血管硬化，产生内耳血循环障碍，致使内耳器官退变，能导致听力减退，甚至耳聋。

【异常征兆】耳鸣。是指周围环境本无相应的声源，而觉耳内却有某种声音。

【疾病先兆】神经衰弱性耳鸣：其特点是耳鸣的高音调与低音调不恒定，大多有两侧性，且常伴有头痛、头昏、失眠等症状。

【异常征兆】耳部疾患引起耳鸣。

【疾病先兆】这类耳鸣特点是多有耳病史，且在夜间呈加重趋势。另外，根据部位不同，可产生传导性耳鸣和感音性耳鸣两种。耳的传导部分为外耳、中耳。因此，当外耳道因耵聍、异物、炎症肿胀发生阻塞，耳膜充血、内陷、穿孔、中耳腔积液或感染、耳硬化症等，均可发生传导性的耳鸣。这种耳鸣的特征是单侧性，即在有病变的一侧，且耳鸣的音调较低，如“隆隆声”、“轰轰声”、“嗡嗡声”。耳的感应部分是内耳耳蜗，如发生内耳震荡、水肿（如美尼尔氏症）、听神经瘤等会刺激内耳耳蜗的螺旋器而产生耳鸣。此类耳鸣一般为双侧性，如只累及一侧耳蜗也可为单侧性耳鸣。耳鸣呈高音调，如蝉鸣声、嘶嘶声、汽锅放气声。根据刺激的突然发生或突然消失，耳鸣常呈间歇性，时有时无。

【异常征兆】颈部疾患引起耳鸣。

【疾病先兆】颈部肿瘤或颈部疾患压迫颈动脉时，可以引起同侧的耳鸣。此种耳鸣的特点为持续性、低音调，同时随着体位变动，耳鸣程度可有变化。

【异常征兆】药物中毒性内耳损伤引起的耳鸣。

【疾病先兆】大剂量奎宁、奎尼丁或氯喹等药物，可引起剧烈耳鸣，但停药后好转。常用的庆大霉素、链霉素、卡那霉素等药物，对听神经及前庭神经均有毒害作用，一旦发生药物性耳鸣、耳聋后，一般难以恢复。药物过敏或中毒造成的耳鸣，往往是高音调，且呈双侧性。不少药物中毒的病人，如链霉素、庆大霉素的早期中毒，就出现这种耳鸣。所以，这种耳鸣，是药物中毒的预兆，要警惕。一旦发生要立即停药，以免中毒加深，影响听力。婴幼儿使用链霉素等对听觉有损害的药物，更要谨慎。

【异常征兆】全身疾病引起的耳鸣。

【疾病先兆】肾脏病、肝胆疾病、糖尿病、结核病、慢性气管炎等，当它们在全身功能紊乱时，会出现耳鸣症状，但会随人的康复而恢复。全身性疾病引起的耳鸣和药物中毒引起的耳鸣特点相同，即高音调，呈双侧性。最近有新的资料表明，耳鸣可能是冠心病的先兆。身体虚弱引起的功能性耳鸣，即非器质性病变，它常由于血管壁张力不足，局部供血差所致，中医认为它是"肾虚"的表现。

此外，更年期综合征也可引起耳鸣，尤其睡眠差的病人更甚。但是，有少数耳鸣患者病因不明，需要定期观察、检查。尤其是单侧呈高音调耳鸣的病人（如一侧高音调耳鸣，有时是颅内核小脑角病变所致），更需要定期去神经科、五官科检查。以便得到准确诊断，及时治疗。

【异常征兆】幻听。幻听是指周围没有声音而听到有声音。迷信的人将它作为遇到"鬼神"而证明世界上存在鬼神的一种"证据"。其实，幻听和幻视一样，都是一种虚幻的知觉，即无客观事物作用于感官时而出现的知觉体验。在医学上称之为"幻觉"（包括听、视、味、触、内脏等幻觉和运动性幻觉）。

【疾病先兆】它是大脑功能紊乱和神经系统失调所引起的。幻听是精神病的常见症状，但正常人有时在极度疲劳、极度恐惧、极度饥饿、长期孤独、睡眠和某种药物作用等情况下也会产生幻听。

第八章 脸诊百病

面诊是以观察面部变化来诊断全身疾病的一种方法。它主要通过望面部各部位的色泽、斑点等来判断整体及各相应内脏的健康状况，从而诊断或预测疾病的发生和发展，给我们提供治疗和预防的根据。

面部的变化与内脏的疾病息息相关，当内脏发生病变时，面部即有所反映。因面部为脏腑气血的外荣，又为经脉所聚。从面部的望诊，不仅能诊察出面部本身病变，而且可以了解正气的盛衰及邪气的深浅，推测病情的进退顺逆，确定其预后。因此，面诊在诊断学上具有十分重要的意义。

颜面与内脏相应，是望颜面诊病的重要基础。中医认为，人体内外是统一的，体内五脏六腑气血盛衰皆能上映于颜面。下面介绍一下面部分属与脏腑的对应关系：

1. 把整个面部的名称分为：鼻——明堂，眉间——阙，额——庭（颜），颊侧——藩，耳门——蔽（图 8－1）。

2. 面部色诊分属部位为：庭属首面，阙上属咽喉，阙中（印堂）属肺，阙下（下极、山根）属心，下极之下（年寿）属肝，肝部左右属胆，肝下（准头）属脾，方上（脾两旁）属胃，中央（颧下）属大肠，挟大肠属肾，明堂（鼻端）以上属小肠，明堂以下属膀胱（子宫）（图 8－2）。

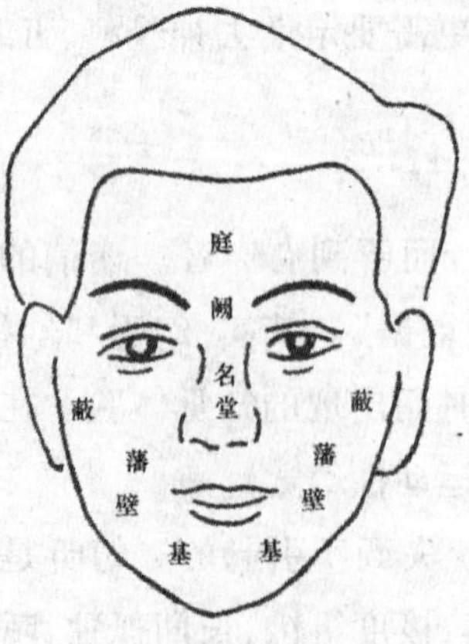

图 8－1

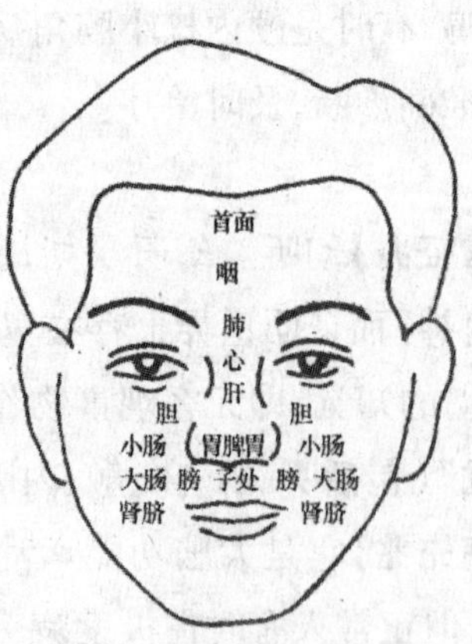

图 8－2

3. 把五脏与面部相关部位划分为:左颊属肝,右颊属肺,额属心,颏属肾,鼻属脾。

4. 还有一种五官分应五脏的划分法:即眼属肝,耳属肾,舌属心,唇属脾,鼻属肺。据此认为:喘息鼻张是肺病,唇黄者是脾病,两眦发育是肝病,舌卷短而颧赤者是心病,颧、颜、耳色黑者是肾病。

望颜面诊病不仅要仔细观察病人面部的神态,还要端详其面色、形态及特殊面容等。

一、面部色泽诊病

气色充盈、鲜明、荣润,神采奕奕,属正常。

【异常征兆】面色发青。

【疾病先兆】青色内应于肝,为足厥阴肝经之本色。主寒、主痛、主气滞、主血淤、主惊风等。

青色主要由气血运行不畅,经脉淤滞所致。如寒甚或痛极,可致经脉拘急,阻碍气血运行而致面色发青或青紫。阳气不足,不能温运血脉,气血运行迟缓,或气机壅滞,血行不畅,均可出现青色。

面色青紫,甚则青灰,可见于心阳暴脱、心血淤阻的真心痛发作时;面色口唇青紫,可见于肺气闭塞、呼吸不利时;某些心脏疾患,可导致面色、口唇持续青紫。

【异常征兆】面呈赤色。

【疾病先兆】赤色内应于心,为手少阴心经之本色。主热证。赤甚为实热,微赤为虚热。

【异常征兆】满面通红兼高热烦躁汗出。

【疾病先兆】多见于热性病热盛期。

【异常征兆】面红目赤,头胀头痛,烘热阵作。

【疾病先兆】多见于肝阳上亢或肝火上炎。

【异常征兆】午后颧红,潮热盗汗,五心烦热。

【疾病先兆】多为阴虚火旺,如久病、危重病患者,突然出现颧颊鲜红如妆,或如涂油彩，伴呼吸短促，汗出肢冷，脉微欲绝，为阴盛格阳，虚阳浮越的戴阳证，属真寒假热的危重征象。而肺病若见赤色，多属难治。

【异常征兆】面色发黄。

【疾病先兆】黄色内应于脾，为足太阴脾经之本色。主虚证、湿证。多因脾失健运，气血不充所致，或脾虚运化失司，水湿停滞所致，或水湿蕴结脾胃，熏蒸肝胆所致，或胆汁淤积肝胆，或感受疫毒等所致。

面色淡黄，枯槁不泽，肌肤失荣，形肉瘦弱者，称为萎黄，多因脾胃气虚、长期慢性失血、小儿疳积、虫证等致营血不能上荣所致。

面色黄而虚浮，称为黄胖，多因脾气虚弱，湿邪内阻所致。

面目肌肤一身尽黄，称为黄疸，多由脾胃、肝胆湿邪阻滞，或淤血内停日久等原因，导致胆液不循常道，外溢肌肤所致。

色黄而晦暗如烟熏者，称为阴黄，多由寒湿内停，困遏脾阳或淤阻日久而成。

色黄而鲜明如橘皮者，称为阳黄，为肝胆湿热蕴蒸所致。

发病急骤，面目深黄，伴高热神昏，发斑吐衄者，称为急黄或瘟黄，因感受时行疫疠所致。

【异常征兆】面呈白色。

【疾病先兆】白色内应于肺，为手太阴肺经之本色。主虚证、寒证、脱血、夺气。白为气血不荣之候。凡阳气虚衰，气血运行无力，不能上荣于面，或失血耗气，血脉不充，或暴吐暴下，阳气暴脱，或外寒侵袭，经脉收引等，皆可致面色发白。

面色淡白无华，口唇、爪甲均无血色，称为淡白，为营血不足之征；面色白而虚浮，称为㿠白，多为阳气不足，水湿泛滥。

面色白中带青，称为苍白，如伴见形寒腹痛，多为外感寒邪，或阳虚阴盛，阴寒凝滞，经脉拘急。

着急性病突然面色苍白，大汗淋漓，四肢厥冷，常为阳气暴脱的征候。

【异常征兆】面呈黑色。

【疾病先兆】黑色内应于肾，为足少阴险肾经之本色。主肾虚、寒证、痛证、水饮和淤血。肾为水脏，阳虚水饮不化，水气上泛，或阴寒内盛，血失温养，或肾精亏耗，或阴火内戕，或淤血内停日久，均可见黑色。

面色黧黑，肌肤甲错，多由淤血日久所致。

面色黑而干焦，提示肾精久耗。

面黑如煤，环口黧黑，为足少阴肾经之气绝。

眼眶周围见黑色，多见于肾虚水泛的水饮病，或寒湿下注的带下证。

面色黑而暗淡，多为阳衰阴盛之候。

面部黑褐斑，常见于老年人肾精虚衰，也可见于血淤、肝郁气滞、阴虚火旺等病证。

二、面部形态诊病

【异常征兆】面部浮肿。是指面部皮肤肿胀、光亮，按之凹陷不起。

【疾病先兆】浮肿有阴阳寒热虚实之分。如头面水肿，肿势较速，继则上下肢和腹部肿者，为阳水，多因肺气失宣，三焦壅滞，不能通调水道，下输膀胱所致；而肿势较缓，下半身先肿，继则胸腹头面肿者，为阴水，多因肺脾肾阳气虚衰，不能运化水湿所致。

【异常征兆】面削颧耸。亦称面脱，是指面部肌肉消瘦，两颧突出。

【疾病先兆】多为营养不足，体内精血极度消耗的表现。常见于各种慢性病的危重阶段，常伴有大骨枯槁，大肉尽脱。亡阳虚脱时，也可见此症。

【异常征兆】颜面抽搐。是指眼睑、嘴角及面颊肌肉的抽搐，通常仅出现于一侧。

【疾病先兆】一般多为风痰阻络，肝风内动所致，也有血虚受风而致的。

【异常征兆】口眼歪斜，面部一侧肌肤不仁，肌肉弛缓，健侧紧急，患侧额纹消失，不能皱眉，鼻唇沟变浅，口角下垂，目不能闭合，鼓腮时口角漏气，饮食语言不利，口眼向健侧歪斜。

【疾病先兆】多由风邪中络，或肝风内动、风痰痹阻经脉所致。

【异常征兆】颜面疔疮。是颜面部的急性化脓性疾病。其特征为疮形如粟，坚硬根深，形如钉状，病情发展，肿势逐渐增大，四周浸润明显，疼痛剧烈。由于发生部位的不同而名称各异。如生在眉心的，叫眉心疔；生在两眉棱的，叫眉棱疔；生在眼胞的，叫眼胞疔；生在颧部的，叫颧疔；生在颊车的，叫颊疔；生在鼻部的，叫鼻疔；生在人中的，叫人中疔；生在人中两旁的，叫虎须疔；生在口角的，叫锁口疔；生在唇部的，叫唇疔；生在颏部的，叫承浆疔等等。

【疾病先兆】多因脏腑蕴热，火毒结聚而成，或感受火热之气，或昆虫咬伤，经抓破染毒而生。

【异常征兆】颜面热疖。以夏季及小儿患此多见。表现为初起局部皮肤潮红，次日肿痛，但无根脚，范围有限，随见脓头，自溃流脓而愈。

【疾病先兆】多由感受暑热，不能外泄，阻于肌肤之间而成。

【异常征兆】面部粉刺。指面部起碎疙瘩，形如粟米，色赤肿痛，挤破流出白色粉汁。

【疾病先兆】多由肺经血热所致。

【异常征兆】面部雀斑。雀斑生于面部，色淡黄，碎点无数。

【疾病先兆】由热郁孙络，风邪外袭，逐渐形成。

三、望面分部诊病

1. 面部三区划分法介绍

根据日本医家的观点，眉以上的部位叫上亭，看与脑有关的疾病；眉以下至鼻下沿叫中亭，看与呼吸系统有关的疾病；鼻以下的部位叫下亭，看与消化系统有关的疾病(图 8－3)。

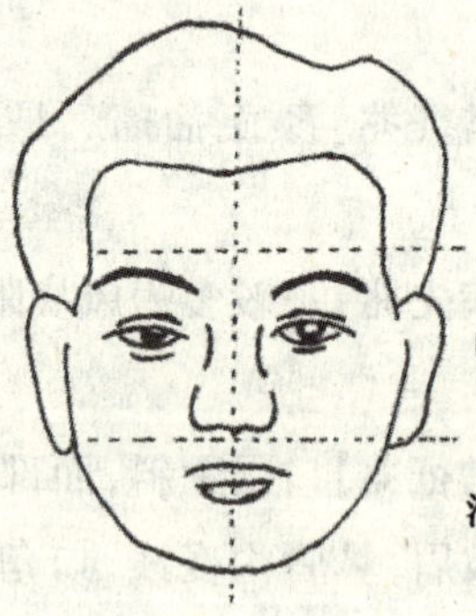

图 8－3

2. 面部诊断的要点

【异常征兆】眼外角出现青色的。

【疾病先兆】提示多数子宫有病变。

【异常征兆】颧骨高。

【疾病先兆】这种人一旦患了呼吸系统疾病或结核病，往往难以治愈。

【异常征兆】眼珠斜视。

【疾病先兆】眼珠向内斜视，易患脑溢血；向外斜视，易患癌症；两眼珠大小不一致，也易患脑溢血。

3. **望额诊病**

【异常征兆】额上部发黑。

【疾病先兆】多是死证象征。前脑叶的变化表现在额部,因此该处出现紫黑色斑点是病情严重的表现。横结肠有大便停滞时,额的上部会出现异常色泽。额部有光泽时疾病将好转,在额正中轻轻叩击敲打,身体就会觉得舒服。额部污浊有斑点,不是妊娠就是子宫有病,或是肺结核。

【异常征兆】太阳穴处有蚯蚓样青筋暴露。

【疾病先兆】多是患中风病的先兆。右侧太阳穴处有弯弯曲曲的青筋暴露的,是右侧盲肠部有大便停滞;左侧太阳穴处有弯弯曲曲的青筋暴露者,是左侧乙状结肠部有大便停滞。大便停滞会引起对侧的手足麻痹,男性为右侧,女性为左侧。

【异常征兆】额上部呈晦暗色,发际下沿看到污浊斑点。

【疾病先兆】多是已患了肾脏病的征候。额部微黑者,从尿中排出的毒素将凝固,在阳光照射下将变成黑色。

四、特殊面容诊病

人的面容应眉清目秀,两眼有神,皮肤富于光泽。若以鼻梁为正中垂直线,其长度中点(即头长中点)随年龄而异:出生时中点在眉间,两眼水平在中点之下,以后随年龄增大,面骨和鼻骨的增长,中点逐渐向下移动,至成年时中点与两眼水平相合。

【异常征兆】浮肿面容面。部浮肿,以手指按压其前额皮肤,可形成暂时性凹陷痕迹。

【疾病先兆】一般常见于肾病、心脏病患者,亦可见于糖尿病患者。

【异常征兆】假面具面容。面部表情呆板,好像戴上了一副假面具。

【疾病先兆】多见于脑炎、震颤性麻痹症患者。

【异常征兆】苦笑面容。面部肌肉痉挛呈苦笑状,牙关紧闭,四肢抽搐。

【疾病先兆】这是典型的破伤风面容。

【异常征兆】恐怖状面容。眼球突出,目光闪亮具惊惧的表情。

【疾病先兆】常见于突眼性甲状腺功能亢进患者。

【异常征兆】狮子状面容。面部皮肤结节状增生。

【疾病先兆】常见于瘤型麻风病患者,也见于淋巴细胞性白血病患者。

【异常征兆】二尖瓣面容。面色晦暗,双颊暗红,口唇紫绀,心慌气短(图 8-4)。

【疾病先兆】多见于风湿性心脏病、二尖瓣狭窄患者。

【异常征兆】满月面容。面如满月,皮肤发红,常伴痤疮和小须(图 8-5)。

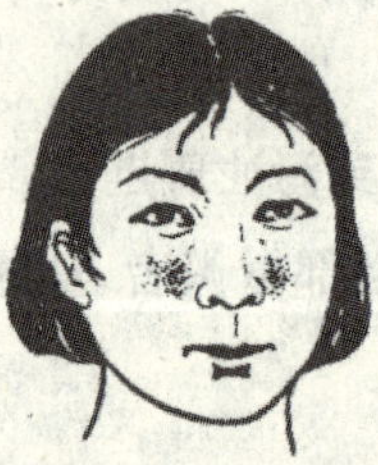

图 8-4

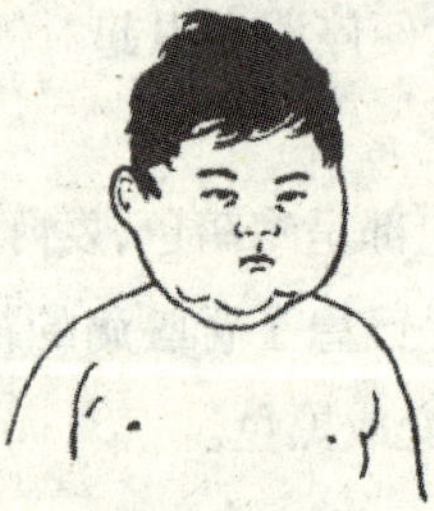

图 8-5

【疾病先兆】常见于皮质醇增多症(柯兴氏综合征)及长期应用肾上腺皮质激素的患者。

【异常征兆】半侧瘫痪面容。一侧面部表情动作完全丧失,前额无皱纹,眼裂扩大,鼻唇沟平坦,口角下坠。

【疾病先兆】常见于面神经麻痹症;如有上述征象,而无眼裂增宽,则可见于脑血管中枢性面瘫。

【异常征兆】半侧痉挛面容。半侧面部肌肉阵发性不规则抽搐,有时仅表现为眨眼性痉挛或口角抽搐。

【疾病先兆】多见于面神经瘫痪后遗症及三叉神经痛、中枢神经障碍的患者。

【异常征兆】毁坏性面容。毁坏性面容是指因患某种疾病而使正常面容毁坏。有的只是面容毁坏,有的则是五官等也受累,或毁坏愈合后形成不规则的收缩性疤痕。

【疾病先兆】一般常见于梅毒、寻常狼疮、麻风、恶性皮肤肿瘤、深部真菌病、雅司病等患者。

【异常征兆】“关公脸”面容。在患有高原病、肺源性心脏病或潜水病的时候，可以见到被称为“关公脸”的醉酒样面容。

【疾病先兆】这种征兆由于长期慢性缺氧引起的血液中红细胞异常增多所致。这时候，血液中的红细胞可比正常高1~2倍，医学上称之为真性红细胞增多症。

【异常征兆】恶病质面容。面容极度消瘦，表情痛苦，面色萎黄，颧骨高耸，眼窝深凹，皮肤弹性差。

【疾病先兆】常见于各种慢性消耗性疾病患者，如严重的结核病，或晚期癌肿。

【异常征兆】甲亢面容。面肌消瘦，眼球突出，烦躁易怒（图8-6）。

【疾病先兆】有可能是患有甲状腺功能亢进症。

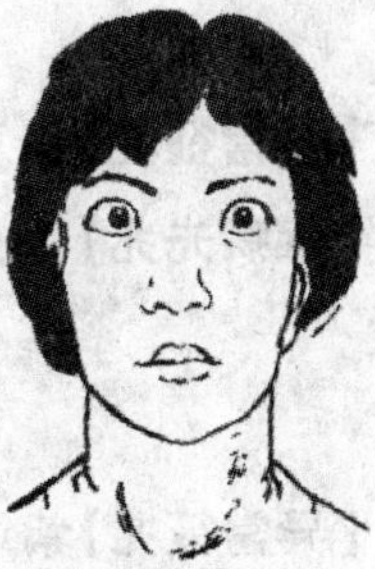

图8-6

【异常征兆】伤寒病面容。表情淡漠，反应迟钝，少气懒言，有时出现意识不清。

【疾病先兆】多见于肠伤寒、脑脊髓膜炎、脑炎等高热衰弱性疾病患者。

【异常征兆】麻疹面容。除有发热、咳嗽、喷嚏等症状外，面部出现两眼微红，怕光流泪，眼分泌物增多及流涕等。

【疾病先兆】为皮疹将出现前确诊为麻疹病的依据。

【异常征兆】黑变病面容。病损为淡褐色、深褐色或灰黑色点状色素沉着，可融合成大片，边缘不清，好发于前额、两颧、眼眶四周等处。

【疾病先兆】多由于长期接触焦油类物质、铅、砷及汞等物质所致。

【异常征兆】棕黑色面容。长期在室外工作，经风吹日晒，可形成棕黑色面容。

【疾病先兆】肝硬化或肝癌晚期，其棕黑色的面容中尚带青灰色，面色暗而无光。

【异常征兆】病危面容。表现为面容枯槁，面色苍白或铅灰，表情淡漠，目光无神，眼眶凹陷，鼻骨峭耸。

【疾病先兆】见于大出血、严重休克、脱水、急性腹膜炎等。

【异常征兆】急性病面容。面色潮红，兴奋不安，鼻翼翕动，口唇疱疹，表情痛苦。

【疾病先兆】见于急性热病如大叶性肺炎、疟疾等。

【异常征兆】慢性病面容。面容憔悴，面色灰暗或苍白，目光暗淡。

【疾病先兆】见于慢性消耗性疾病，如恶性肿瘤、肝硬化、严重结核病等。

【异常征兆】鹤发童颜面容。为老年人面容，指头发雪白，满面红润。

【疾病先兆】多提示患有动脉硬化症，红润的面容是浅表毛细血管微量出血所致。

【异常征兆】紫绀面容。口唇、面颊呈现青紫颜色。

【疾病先兆】多因血液中还原血红蛋白含量增多所引起，提示体内缺少氧气。幼年出现紫绀者，常见于先天性心血管疾病；中年以上出现紫绀者，多为严重的慢性呼吸系统疾病和心脏病。

【异常征兆】猩红热面容。面部充血潮红，口鼻周围相形之下显得苍白，称为环口苍白圈。

【疾病先兆】凡见一片潮红、环口苍白圈、杨梅舌、发热等，即可视为猩红热。

【异常征兆】眉间高起面容。

【疾病先兆】额骨眉间区的高起，一般在男性壮年期较明显，常见于南方一些地区。在病理状况下，可引起眉间明显隆起的病有：骨性狮面、肢端肥大症、巨人症、软骨发育不良症、小儿脑积水、佝偻病、麻风病、地中海性贫血、脑膜膨出等。

【异常征兆】斧头状面容。

【疾病先兆】是萎缩性肌强直的一个特征。由于面部表情肌、嚼嚼肌均萎缩，以致整个头面部外形轮廓（除五官外）几乎成皮包骨状态，正面看上去，呈上大下尖的斧头样形状。

五、笑容诊病

【异常征兆】苦笑。

【疾病先兆】常见于破伤风病人。由于破伤风病人张口困难，咀嚼肌抽搐，牙关紧闭，面部肌肉痉挛，从而表现为典型的苦笑面容。

【异常征兆】傻笑。

【疾病先兆】表现为特殊的憨里憨气地笑，多见于大脑发育不全和老年性痴呆等患者。病人虽然经常乐哈哈的，但由于智能障碍的影响，面部表情却给人以呆傻的感觉。

【异常征兆】痴笑。

【疾病先兆】多见于精神分裂症病人。这类患者由于大脑功能不全，笑时不分场合、地点、人员多寡，可以独自偷笑，亦可以是狂笑不止。

【异常征兆】怪笑。

【疾病先兆】多见于面部神经麻痹、瘫痪的病人。由于神经支配作用的减弱或丧失，造成患侧面部肌肉松弛，鼻唇沟变浅，笑时嘴角向健侧牵拉，口眼歪斜，表情怪样。

【异常征兆】假笑。

【疾病先兆】多见于患有隐匿性忧郁症的病人。本来他们内心的感情是忧郁的，却常对人报以假笑。有经验的医生往往会注意到，这种病人仅仅是用嘴角在笑，眼睛毫无快乐的闪光。

【异常征兆】狂笑。

【疾病先兆】多见于大量酗酒后大发酒疯，或癔病患者呈现的歇斯底里大笑时。

【异常征兆】强笑。

【疾病先兆】即强制性笑，它是一种无法克制地笑，多见于老年性弥漫性大脑动脉硬化和大脑变性等脑部器质性病变的患者。

【异常征兆】阵发性笑。

【疾病先兆】表现为阵发性不由自主地笑。多则每天发作几次或几十次,少则数天或数周发作一次,每次发作历时几十秒或数分钟。笑时癫病发作,笑后即正常,这是发笑性癫痫的特征。

第九章　头诊百病

望头诊病的方法，主要是在充足的光线下，通过望诊来了解头的外形（大、小、畸形等）、动态（仰头、垂头、摇头）等变化。除此之外，对小儿囟门的望诊亦占有十分重要的地位。

在小儿囟门望诊中，除要了解囟门的高突与凹陷之外，还应掌握小儿囟门的测量方法。测量囟门的大小，一般是检查前囟囟门的大小，以前的囟斜径表示，即测量对边中点连线的长度。例如出生时前囟为（1.5×2）厘米，记录时可写为某厘米×某厘米（图9－1）。

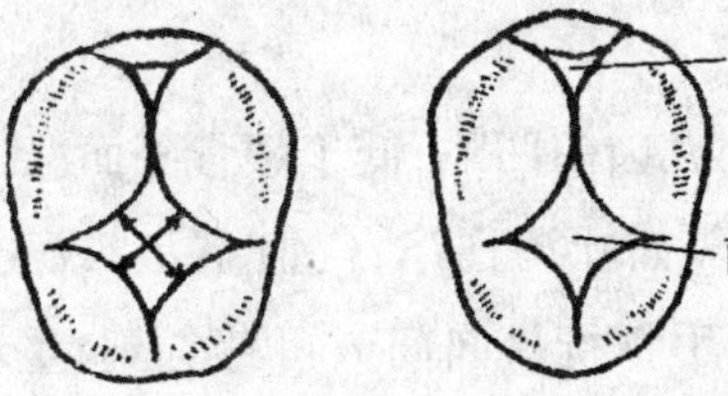

图9－1

正常人的头颅端正，颅骨各部匀称，大小适中，无畸形。正常时，前囟在新生儿初生时为2.0厘米×2.5厘米，生后2～3个月随头围增大而增大，以后逐渐缩小，于12～18个月时闭合。后囟在出生时已接近闭合，或仅可容纳指尖，最迟到出生后4个月闭合。

一、囟门闭合时间诊病

囟门（一般是指前囟门）和骨缝闭合的早晚，反映了颅骨骨化的过程是否正常。囟门过早或延迟闭合，都是一种病态的表现，中医认为两者均多因先天不足，后天亏损，骨失充养所致，有的则与病邪侵犯头颅有关。

【异常征兆】囟门早闭。

【疾病先兆】婴幼儿囟门关闭过早，多见于小头畸形，可能是脑小或颅骨骨化过早。由于囟门和骨缝过早闭合，禁锢了大脑的发育，因而孩子的智商便有不同程度的低下。一般认为，囟门过早关闭，常由于先天不足，或胎儿、孕妇经常照X线所致，也可能由于患脑炎等疾病后，大脑停止发育所造成。

【异常征兆】囟门迟闭。

【疾病先兆】婴幼儿囟门迟闭，囟门和骨缝该闭合而不闭合，且随着年岁增长而扩大、变宽，提示可能是颅骨生长发育迟缓（如甲状腺功能低下或佝偻病）或脑积水（脑异常增大）造成。因此，社会上某些人认为婴儿头大，囟门增宽是孩子聪明的象征是片面的。

二、囟门形状诊病

正常婴儿的囟门是平坦的，且随脉搏而跳动，如果用手抚摸囟门，有柔软和其下空虚的感觉。

【异常征兆】囟陷。指小儿囟门凹陷，低于颅骨平面。

【疾病先兆】大多为虚证，如吐泻伤津，气血不足，或先天精气不足，脑髓失充等都可导致囟陷。轻者需用手指抚摸囟门方可感觉到，重者望之即见。临床上常见于吐泻造成的脱水、重度营养不良和极度消瘦的婴儿。

【异常征兆】囟填。指婴幼儿囟门饱满高突，扪之表面紧张感十分明显。

【疾病先兆】多属实证，多因急性温热病火邪上攻，或风热、风湿等外邪侵袭，或颅内水停血淤等所致。提示颅内压增高，临床多见于颅内出血、脑膜炎、脑积水等疾病。

三、头形诊病

【异常征兆】大头。头颅均匀增大，颅缝开裂，头皮静脉变粗，用手指敲头，可听到似敲破罐子样的声音，见于小儿，又称解颅，常伴有面孔相对缩小，眼珠下视，神情呆滞，智能低下（图9－2）。

【疾病先兆】多提示肾精不足，水液停聚于脑。常见于先天性脑积水，多因脑发育畸形、炎症或颅内患肿瘤等原因所致。

【异常征兆】小头。头颅较正常婴幼儿狭小，头顶部尖突高起，颅缝闭合过早，头颅呈舟状、橄榄等多种异常形状，又称尖颅，常伴有智能低下（图 9－3）。

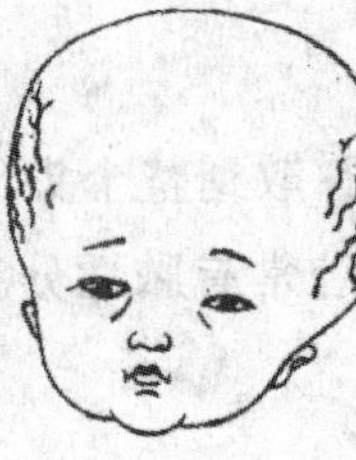

图 9－2

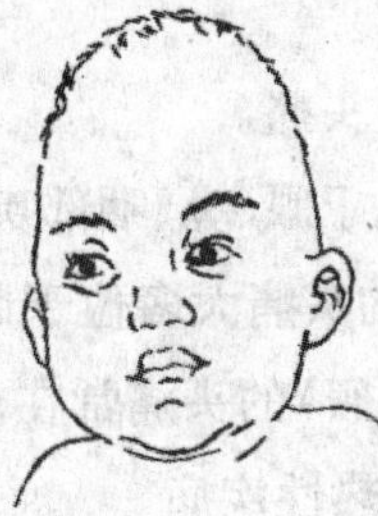

图 9－3

【疾病先兆】多因先天肾精不足，颅脑发育不良所致，也可因产程过长，颅脑损伤所致。

【异常征兆】方头。额部前凸，颞部向两侧凸出，头顶部扁平而呈方头型，称为方头，或称方颅。

【疾病先兆】多见于佝偻病。佝偻病是婴儿缺乏维生素 D 或钙磷代谢障碍、骨样组织钙化障碍等引起的骨软化症。

【异常征兆】尖头。表现为下颌小、鱼样嘴、上唇沟短、两眼间距宽、耳壳低、突鼻、高腭弓等，呈尖头形。

【疾病先兆】可见于某些先天性疾病，如先天性胸腺发育不全症、粘多糖的先天性代谢缺陷等。

【异常征兆】短头。头颅前后径短，枕骨扁平，眼小，两眼裂外侧上斜而内侧低，鼻梁扁平而宽，日常半张，舌常外伸。

【疾病先兆】这是先天性愚型的特殊头型。患儿除体格发育迟缓及有不同程度的智力低下外，常伴有其他先天畸形。

【异常征兆】扁头、畸形。头颅不坚，按之如有弹性感，长期仰卧者，可致扁头畸形；常向一侧卧者，头颅可呈不对称状，称为偏头畸形。

【疾病先兆】这两种头颅畸形，大多是由于先天肾精不足，或后天脾胃失调导致的颅骨发育不良。

四、头部感觉诊病

【异常征兆】前额头痛。

【疾病先兆】多见于眼、鼻、咽部疾病。

其中,眼病引起的头痛大多位于眼区,也有弥散到整个头部的,且多伴有视力减退;鼻炎及鼻窦炎(额)的头痛常在前额部,鼻腔常有脓性分泌物。此外,前额头痛还可见于贫血和发热性疾病。

【异常征兆】侧部头痛。

【疾病先兆】多见于耳部疾病,偏头痛以及瘟病等。60 岁以上的老人,太阳穴部位的头痛,可能是颅动脉炎症引起的。

【异常征兆】顶部头痛。

【疾病先兆】多见于神经衰弱等。

【异常征兆】枕部头痛。

【疾病先兆】多见于高血压、尿毒症、脑膜炎、癫痫和蛛网膜下腔出血等。

【异常征兆】全部头痛或位置不定的头痛。

【疾病先兆】多见于脑炎、脑震荡、动脉硬化和神经衰弱等。

第十章　胸诊百病

胸胁是人体外壳的一部分。内藏心、肺、肝、胆等脏腑，其中缺盆以下、至腹之上有骨处称为“胸”；胸骨体下端尖突称为“鸠尾”；肌肉部分称为“膺”；腋下至十二肋骨称为“胁”；左乳下心尖搏动处为“虚里”。

胸胁是藏纳脏腑的重要部位，内脏若有病变，胸部可及早反映出来，胸部内含膻中。中医认为膻中为气之海，是心主之宫城；加之虚里为心尖搏动处，虚里为宗气的外候，宗气即为心肺之气，鸠尾候心，所以膻中、虚里、鸠尾是预报心肺之气盛衰的重要部位。另外，胸胁部经脉密行，俞穴满布，十二经脉中除足太阳膀胱经外，其余十一经皆循及于胸，奇经八脉也大多行走于胸，所以，当经络及其相应脏腑发生病变时必然反映于胸胁(图 10－1)。

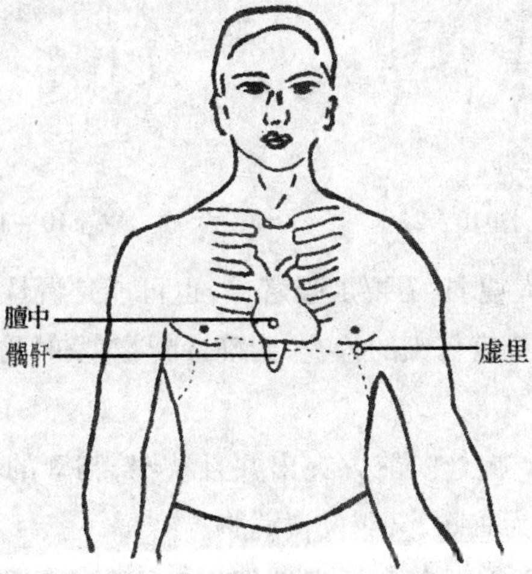

图 10－1

一、胸廓诊病

正常人胸廓外形两侧对称，呼吸时活动自如，均匀，快慢适中；胸廓宜坚满均匀，不凹不偏，无桶状，肋骨微露，间隙不膨出，肌肉丰腴。但正常人因年龄的不同，胸廓形态也有差别。如儿童的胸形呈桶状或圆柱形(前后径和左右径几乎相等)，成年时期则前后径较短而呈椭圆形，以后随年龄的增长又近于桶状。两侧肋弓在剑突部的夹角称为腹上角，也与体型有关。正常体型的腹上角接近于直角；瘦弱型的人，腹上角多呈锐角；短胖型的人，腹上角多呈钝角。

【异常征兆】圆桶状胸。胸廓的前后径增长，有时可与左右径相等，肋骨弓的前下斜度上抬，肋间隙增宽，有时饱满，整个胸廓呈圆桶形（图 10－2）。

【疾病先兆】常见于支气管哮喘，慢性支气管炎等所致的肺气肿患者。中医认为多由痰饮久伏或肺肾气虚、肺气壅滞不畅所致。

【异常征兆】扁平胸。胸廓的前后径不到左右径的一半，呈扁平状，且颈部细长，锁骨突出，称为扁平胸（图 10－3）。

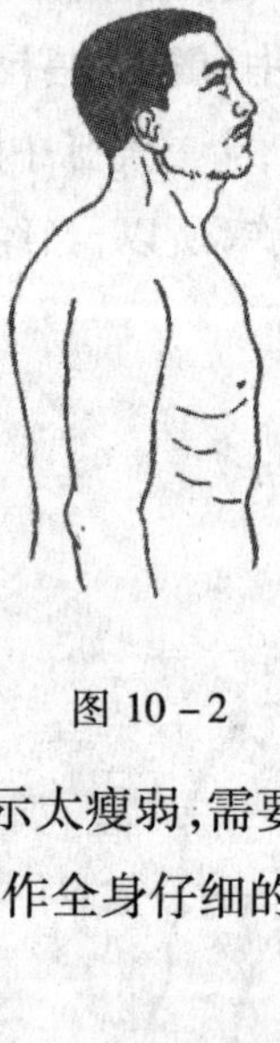

图 10－2

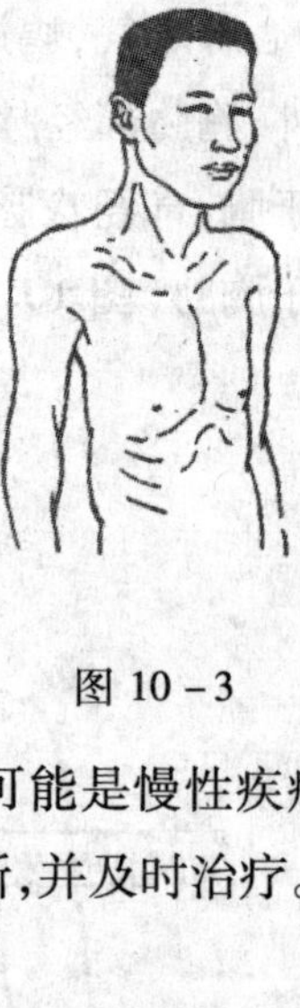

图 10－3

【疾病先兆】提示太瘦弱，需要加强营养，也可能是慢性疾病引起的，如肺结核等，这就需要到医院作全身仔细的检查，明确诊断，并及时治疗。

【异常征兆】鸡胸。胸骨向前方突出并且狭窄，胸廓的前后径比左右径还大，形如鸡的胸骨瘢突，称为鸡胸，又叫佝偻病胸。

【疾病先兆】这是因维生素 D 缺乏性佝偻病所致的骨骼改变的特有体征，此病多见于儿童和少年。中医认为此病多为小儿先天禀赋不足，肾之精气亏损所致或在幼儿肋骨稚嫩、尚易弯曲时，因久病喘咳，痰涎壅塞，肺气不畅所致。

【异常征兆】漏斗胸。胸骨下部内陷，胸廓呈漏斗形的，称为漏斗胸。

【疾病先兆】中医认为多由先天肾精亏损，或胸骨下部长期受压，或因慢性肺部疾病，长期吸气受阻所致。

【异常征兆】佝偻病串珠。在佝偻病患者,沿胸廓前面肋软骨与胸骨的移行部位有串珠状的隆起,称为佝偻病串珠。

【疾病先兆】中医认为造成佝偻串珠是因为疾淤久积,或肾精不足,骨体不坚,骨软变形所致。

【异常征兆】胸部单侧或局限性变形。

【疾病先兆】两侧对比,健侧较平坦,胸壁局限性突起,见于心脏扩大、心包积液、主动脉瘤、胸内或胸壁肿瘤等。胸廓单侧或局限性凹陷,可见于肺不张、肺结核、肺纤维化、肺萎缩、胸膜粘连等。一侧有代偿性肺气肿时,则较患侧隆起。

【异常征兆】胸部畸形。可因脊柱,特别是胸椎畸形所致,严重时表现为脊柱前凸、后凸、侧凸或侧后凸,使胸部两侧不对称,畸形胸肋间隙增宽或变窄,胸腔内器官与表面标志关系发生改变。严重脊柱畸形者,可引起呼吸、循环功能障碍。

【疾病先兆】胸部畸形。常见于脊椎结核、发育畸形、佝偻病等(图 10-4)。

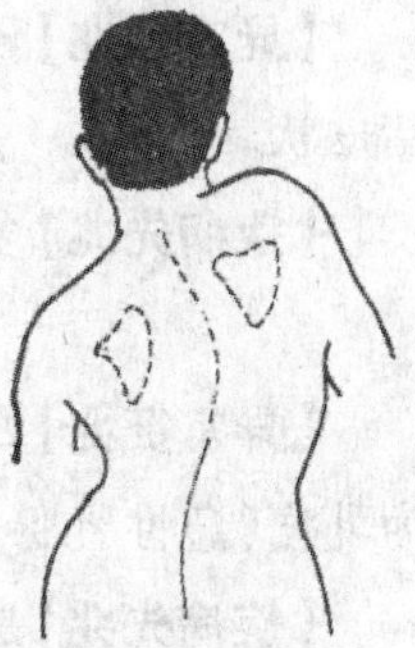

图 10-4

【异常征兆】胸廓运动。胸廓运动是呼吸功能的主要组成部分。正常成年人呼吸平均每分钟 14~20 次。

【疾病先兆】呼吸频率较正常人快,多见于中焦有病或腹部剧痛,或因肝硬化腹水,横隔不能下降所致,也可见于热邪壅肺的肺炎患者。呼吸时肩胛亦随着动摇,俗称"抬肩呼吸",严重者,可伴见张口呼吸。呼吸时头部上下点动,肩亦振动,称为"呼吸动摇振振",是呼吸极度困难的表现,多在濒死前出现。慢而深的呼吸,称为"吸远",是病在下焦,多见于神志不清或肾气不足时。

二、乳房诊病

正常人双侧乳房及乳头对称,儿童及男性乳房一般不明显,乳头位置约在锁骨中线第四肋间隙。妇女的乳房在青春期逐渐长大,呈半球形,乳头也逐渐长大呈圆柱形。孕妇及哺乳期乳房增大,向前突出或下垂,乳晕扩大,色素加深,乳房皮肤表面可见静脉曲张。

【异常征兆】乳房皮肤呈红色，并伴有肿、热、痛。

【疾病先兆】多为炎症所致；乳癌侵入皮肤淋巴管时，可呈深红色，但不伴有热痛；乳晕在首次妊娠后，范围即扩大，颜色较深；肾上腺皮质功能减退时，乳晕则呈明显棕色或褐色。

【异常征兆】乳头有分泌物。

【疾病先兆】表示乳腺导管有病变，血性分泌物多见于乳腺癌；分泌物清，呈蓝色或黄色，常为慢性囊性乳腺炎。

【异常征兆】乳房水肿后，可使皮肤毛囊及毛囊孔明显下陷，皮肤呈橘皮状或猪皮状。

【疾病先兆】多见于乳腺癌，也可见于炎症。

【异常征兆】妇女出现乳房红肿疼痛，乳汁不畅，局部压痛，伴有恶寒发热，称为乳痈（急性乳腺炎）。

【疾病先兆】是由于细菌侵入乳腺组织而引起的急性化脓性感染。这种病常发生于产后 3 ~4 周的哺乳产妇，初产妇尤为多见。中医认为本病多因肝气不舒，胃热蕴滞或乳头破碎，外感邪毒，壅积不散所致。

【异常征兆】妇女乳房内有肿块形如核桃或鸡卵，皮色不变，边缘清楚，活动度大，与皮肤不粘连，称为乳癖。

【疾病先兆】多因肝郁脾虚，气滞痰凝所致。本病多为良性，极少数可发生恶变，故以早期手术治疗为宜，或服中药治疗。

【异常征兆】中年妇女的乳房内有一个或几个肿块，与周围组织分界不清，逐渐和皮肤粘连，病程进展缓慢，几个月后肿块开始软化，形成脓肿，以后脓肿破溃，排出脓液。

【疾病先兆】此为乳房结核，本病在没有软化前最好手术切除肿块。

【异常征兆】乳房出现局部肿块，常发生在乳房外侧上方，即挨近腋窝的部位，用手触摸，感觉坚硬，但不光滑，开始很小，慢慢长大，疼痛不已，待与乳房皮肤发生粘连后，将出现“酒窝”征（即皮肤表面出现凹陷）或橘皮样改变，溃破后形如菜花，称为乳岩（乳腺癌）。

【疾病先兆】多由恚怒忧思，肝气郁结所致。本病如能早期发现，及早手术，治愈率较高。

三、胸部感觉诊病

【异常征兆】胸闷。胸骨后有闷胀不适感，只能隐约地感到胸部不适，既不能指出胸部不适的具体部位，也难以叙述不舒服的具体情况。

【疾病先兆】这有可能是食管癌的早期信号。有的胸闷还表现为心下痞塞，胸膈满闷，触摸无形，毫无痛感；这是胃部疾病在胸部不适的反映，多见于慢性胃炎、胃神经官能症、消化不良等患者。

【异常征兆】胸痛。

【疾病先兆】因胸壁轻微局部损害所致者，影响较小；但由内脏病变所致者，则应予以足够重视，因有些胸痛可能是危及生命的预兆。引起本病的主要原因有：

①感染因素：胸腔内感染，如肺炎、心包炎、胸膜炎、纵隔炎、食管炎、肌炎、肋软骨炎、肋间神经炎等均可引起胸痛。

②理化因素：胸腔内肿瘤；夹层主动脉瘤外膜的膨胀或压迫；气管、食管内异物和胸部挤压或挫伤所致肋骨骨折；肥厚性脊椎炎时增生性骨疣压迫脊神经后根；腐蚀剂引起的食管炎；毒气吸入引起的气管、支气管炎等。

③供血失常：冠状动脉粥样硬化后造成管腔狭窄或阻塞而引起心肌供血障碍，产生心绞痛或心肌梗塞；或严重贫血引起的绞痛等。

④植物神经功能失调：如心脏神经官能症、贲门痉挛所见的胸痛。

⑤腹腔脏器病变的反射：如肝炎、肝癌、胆道疾病等引起的下胸、上腹部疼痛，并向肩背部放射。

【异常征兆】背痛。

【疾病先兆】背痛与消化系疾病有着十分密切的联系，因为背是躯体的一大部位，其内廓有心肺，膈下有胃、胰、肝、胆。背部骨脉纵横，筋肉丰富，人体气血津液及脏腑在病理状态下，均有可能出现背部的症状，因而出现背痛。

【异常征兆】心慌。

【疾病先兆】单纯出现心慌，多见于心律失常。

如果心慌的同时伴尿量减少、双下肢浮肿，严重时浮肿可遍及全身，夜间不能平卧，一平躺就感到喘不上气，并常感小腹部及右上腹胀痛，且有食欲不振，这可能出现了心力衰竭。

常感到心慌，并伴心痛、头晕、夜间失眠、多梦、健忘等，如测量血压发现血压尚正常时，则可能为神经衰弱或植物神经功能紊乱引起。

女性常感心慌，胸闷，全身酸软，无力，面色苍白，结膜苍白，应考虑是否因贫血引起。如有月经过多、痔疮出血、钩虫病、长期营养不良等病史，就更支持这一诊断了。

儿童或青年人如近几周内患过流感、高烧等，病好了一段时间后，常出现心慌、胸闷、无力，这时要想到是否患了心肌炎（病毒性心肌炎多见），应及时到医院做心电图等检查。

【异常征兆】心悸。心悸是指病人自觉心跳快、重或不齐，伴有心前区不适的感觉。体格检查时可发现心跳增快或减慢，心律规则或不规则，并有心脏搏动增强现象。

【疾病先兆】出现心悸这种征兆可分为如下几种：

①病理性：多见于风湿性心脏病、高血压性心脏病、冠心病、心包炎、心肌炎、心功能不全等。

②心律失常：心动过速、心动过缓、心房颤动或各种早搏等均可引起。

③心脏神经官能症：由于植物神经功能紊乱、交感神经张力亢进、心搏增强所致。

④高动力循环状态：如甲状腺功能亢进、贫血、高热、低血糖。妊娠，均可使心搏增强，心率增快，心输出量增加，出现心悸症状。

⑤其他：如吸烟，饮酒，服用麻黄素、咖啡因、氨茶碱、阿托品。甲状腺素等药物使心率加快，而引起心悸。

第十一章 腹诊百病

腹诊是通过触摸腹部的变化,来诊察人体内脏的疾病。腹为人体内脏的重要外相,腹内藏诸多脏腑,是全身经脉循行最多,穴位分布最密的部位。因此当内脏发生病变时,在腹部相应穴位和部位就有所反映。所以腹诊为重要的诊法之一。

腹位于身体前部,上连胸,下接股,侧临肋,后有背,其性属阴,内藏脾、胃、肾、膀胱、大肠、小肠、女子胞等脏器,为内在脏器的屏障和宫城,有保护脏腑的作用。腹部大体分为心下、胃脘、大腹、小腹、少腹五部分。剑突下方称心下,上腹部相当于胃脘。脐周为大腹,下腹部系小腹,小腹两侧为少腹(图 11-1)。心下、胃脘、大腹部又名中焦,内居脾、胃;小腹、少腹部位又名下焦,内居肾、膀胱、大肠、小肠、女子胞等脏腑。虽各自的位置不同,但其气皆汇聚于腹,有濡腹润腹之功。并且,通过经络的联系,沟通了内在脏腑与外腹的联系,使腹部不同的区域,又分属不同脏腑(图 11-2)。因此脏腑靠腹护卫,腹赖脏腑生化气血充养,内外一体,相互依存,维护人体的正常生命活动。因为脏腑在腹内的分布各有一定位置,且与体表相对应,加之经络的内外循行联系,所以脏腑经络发生病变,必在腹的一定部位有所反映。

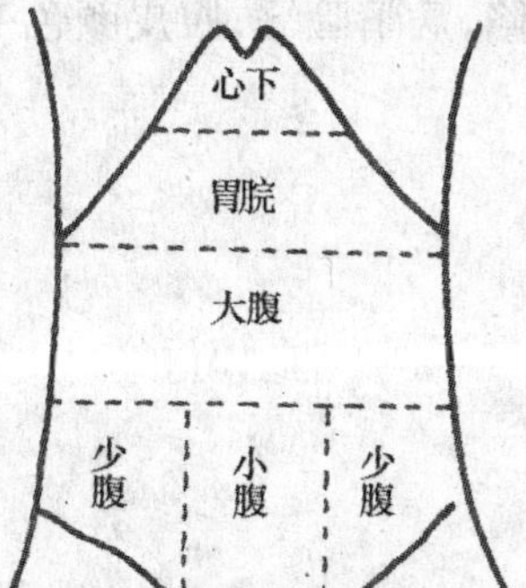

图 11-1

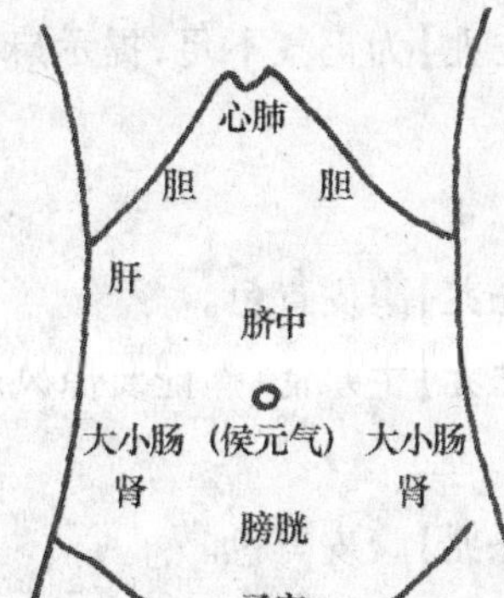

图 11-2

临床腹诊时,可让受检者仰卧于床上,两手放于身体两侧,头部垫起,大致与身体平衡。袒露胸腹,全身放松,体态自然,排空二便,心绪安宁。检查者立于受检者一侧,以心下、胃脘、大腹、小腹、少腹为序,循序渐进,由上而下,先左后右。观察腹部的外形、紧张度、皮肤色泽、性质,有无黄疸、皮疹、淤斑、伤痕、水肿、溃疡、青筋暴露等。

正常人腹部肌肤细密润泽,颜色如常,上腹稍低,下腹微丰,中间微凹,两旁略高,常与胸骨下端到耻骨联合的连线相平,脐孔稍凹陷。小儿及肥胖者腹部可稍凸起,身体瘦弱者可稍见凹陷。正常之腹部无膨满及紧张感,皮肤光洁,青筋不显露,无黄染、皮疹、溃疡、水肿、淤斑等。病理上常可出现以下几种情况:

一、色泽变化诊病

【异常征兆】腹皮色赤。

【疾病先兆】主热证,包括实热证与虚热证。局部皮肤焮红者,为疮疡或内痈。全身皮色如常,唯独腹皮色变赤,按之退色,放手则色红赤如故,为火热之邪壅聚于腹部的征象,常因胃肠溃破引起,常伴有剧烈的腹痛,腹皮按之疼痛,放手时疼痛更甚。

【异常征兆】腹皮变黄。

【疾病先兆】主黄疸(急、慢性肝炎)或虫积(如肠道蛔虫症)。

【异常先兆】腹皮变白。

【疾病先兆】为正气不足,提示麻疹毒邪内陷,病情险恶;腹皮颜色变白,又主虚证、寒证。

【异常先兆】腹皮青色。

【疾病先兆】主寒证、痛证及惊风。

【异常先兆】腹皮黑色。

【疾病先兆】主寒证、痛证、劳伤及淤血;外感时邪,腹皮卒然变青黑色者,为危证。

【异常征兆】腹皮颜色淡,且腰带部位呈褐色。

【疾病先兆】多属正常现象,亦可见于肾上腺皮质功能减退的肾阳虚患者。左腰部皮肤呈蓝色,为腹内出血外渗,见于急性出血性胰腺炎患者。脐周发蓝为腹内大出血的征象,称为 Cullen 征,见于急性胰腺炎、异位妊娠破裂的患者。腹部和腰部不规则的斑片状色素沉着,见于多发性神经纤维瘤。妇女妊娠后,在脐下正中线上有褐黑色线,常持续至分娩后才逐渐消退,此属正常生理变化。

二、形态变化诊病

【异常征兆】腹部凹陷。仰卧时前腹壁明显低于肋缘至耻骨的水平面,称为腹部凹陷。

【疾病先兆】腹部凹陷,腹壁松弛者,多为虚证。

【异常征兆】局部凹陷。

【疾病先兆】多由于手术后腹壁疤痕收缩所致,当病人立位或加大腹压(如咳嗽)时,凹陷与卧位时相同或更为明显;腹直肌分离或腹壁疝病人仰卧时可见局部凹陷,但当病人由卧位转为立位或加大腹压时凹陷反向外膨出。若上腹部及右肋部出现局限性凹陷,多见胃脘胀痛,为胃、十二指肠穿孔的早期征象。

【异常征兆】全腹凹陷。

【疾病先兆】病人仰卧时,前腹壁呈弥漫性的明显内凹。严重者,前腹壁凹陷几乎贴近脊柱,肋弓、髂嵴和耻骨联合显露,全腹呈舟状,称为舟状腹,多见于显著消瘦、严重脱水、恶病质等,如在慢性消耗性疾病的晚期、消化系统恶性肿瘤、糖尿病、垂体前叶功能减退及甲状腺功能亢进症的晚期病人。吸气时出现全腹凹陷,可见于膈肌麻痹和上呼吸道梗阻的患者。另外,早期急性弥漫性腹膜炎引起的腹肌痉挛性收缩、膈疝时腹内脏器进入胸腔等,都可导致全腹凹陷。

【异常征兆】腹部膨隆。仰卧时前腹壁明显高于肋缘至耻骨的水平面,称为腹部膨隆。

【疾病先兆】有的属生理状态,如妊娠、肥胖等;有的属病理状态,如腹水、气腹等。病理性腹部胀满、隆起、腹壁紧急者,多为实证;腹皮紧急光亮,抚之大热者,为内痈重症;腹皮因胀满或腹水而致腹大无纹者,为危证;腹膨满见于腹胀,未满心窝者病尚轻,已满心窝者病已重;麻疹患儿见腹胀满者,为逆证,难治。

【异常征兆】全腹膨隆。其外形可呈球状或蛙腹样。

【疾病先兆】引起膨隆的主要原因为肥胖和腹腔内容量增多,可见于下列情况:

①腹腔积液:当腹腔内有大量积液(腹水)时,在平卧位,腹壁松弛,液体下沉于腹腔两侧,腹部呈蛙腹状;在侧卧位,腹部向一侧下部显著膨出;在坐位则下腹明显隆起。常见于肝硬化、心功能不全、缩窄性心包炎、腹膜转移癌、肾病综合征和结核性腹膜炎等。

②胃肠胀气:由于胃肠道内大量积气可引起全腹膨隆,此时腹部呈球形,两侧腰部膨出不明显,转动体位时其形状无明显改变,多见于肠梗阻、肠麻痹等。

③巨大包块:如巨大的卵巢囊肿时,全腹膨隆呈球形。

④气腹:见于人工气腹等,此时腹部呈均匀性膨大如球形。

⑤其他:如妊娠晚期、肥胖症等也可呈现全腹膨隆,腹外形如球状。

【异常征兆】局部膨隆。为腹部局限性膨隆。

【疾病先兆】见于腹内有增大的脏器肿瘤、炎性包块、局部积液、局部肠曲胀气以及腹壁上的肿物和疝等。望腹时应注意局部膨隆的部位、外形、有无搏动和是否随体位改变等。

①右上腹膨隆见于肝肿瘤、肝脓肿、淤血性肝肿大和胆囊肿大积液等;上腹部膨隆见于各种原因所致的肝肿大、胃癌、胃扩张和胰腺囊肿等;左上腹膨隆多见于脾肿大;腰部膨隆见于患侧多囊肾、巨大肾上腺瘤、巨大肾盂积水或积脓;下腹部膨隆见于妊娠子宫、子宫肌瘤和尿潴留,后者在导尿后膨隆可完全消失;右下腹膨隆见于阑尾周围脓肿;女病人下腹部膨隆常见于卵巢囊肿;左下腹部膨隆见于左肾下垂并高度肿大、降结肠及乙状结肠癌。

②局部膨隆呈圆形者,多为囊肿、肿瘤或炎性包块;呈长形者,多为肠道病变,如肠梗阻、肠套叠或巨大结肠症等。

③局部肿块是在腹腔内或腹壁上,应予鉴别。其鉴别方法是:嘱病人两手托头,从仰卧位作起坐动作,使腹壁的肌肉紧张,如肿块更为明显,说明是在腹壁上,被腹肌托起而明显;反之,如肿块变得看不清楚或消失,说明肿块可能在腹腔内,被收缩变硬的腹肌所掩盖。

【异常征兆】臌胀。又称单腹胀,以腹部胀大,皮色苍黄,甚则腹部青筋暴露,四肢不肿或微肿为特征。

【疾病先兆】乃由气、水、血积于腹内所致。如病人平卧时腹部高于胸部,坐位及站立时腹部突出于身前,按之柔软无凹痕,叩之如鼓,无波动感者,为气臌,多因气结所致。如腹部坚满,皮色光亮,平卧如蛙腹,按之如囊裹水,腹壁有凹痕,叩之音浊,摇动有水声,有波动感,为水臌,多因水聚所致。如见腹上青筋显露,面颊、颈胸部出现红缕赤痕,是以血淤为主。本病腹部未见青筋者,虽胀易治;青筋暴露且腹臌胀者,难治。

【异常征兆】腹部体毛。男性胸骨前的体毛可向下延伸达脐部。男性阴毛的分布多呈三角形,尖端向上,可沿前正中线直达脐部;女性阴毛为倒三角形,上缘为一水平线,止于耻骨联合上缘处,界限清楚。

【疾病先兆】腹部体毛增多或女性阴毛呈男性型分布,见于皮质醇增多症和肾上腺性变态综合征;腹部体毛稀少见于垂体前叶功能减退症、粘液性水肿和性腺功能减退症。

【异常征兆】腹筋露张。指腹部出现青紫色的脉络怒张。

【疾病先兆】多见于久病体羸、血淤气滞之证。如果出现以脐为中心向上、下走行的青筋怒张,其血流方向正常,此为经脉不畅,气滞血淤于脉中,病情相对较轻;若出现以脐为中心,向上、向下、向左、向右走行的腹壁青筋怒张,血流以脐为中心呈放射状走行者,常伴见蟹爪纹和血丝缕(又称为蜘蛛痣),多因经脉阻塞,血流不畅,血液淤滞所致,病情较重,见于单臌胀(肝硬化腹水)患者。

【异常征兆】腹上凹陷而下部凸出呈袋状。

【疾病先兆】多是内脏下垂(胃下垂),为中气不足,无力升举所致。

【异常征兆】腹部动气高。

【疾病先兆】主虚亦主热;其动散而不聚者,为脏气大虚之象。

【异常征兆】腹部包块时起时无者。

【疾病先兆】为体内有虫积;腹中有块冲起,有头足者,为寒痛。

【异常征兆】腹中蠕动。

【疾病先兆】腹部见到明显蠕动者,多为脏腑功能紊乱,属于病态。若蠕动见于胃脘部分,由左胁下近处开始,缓慢地向脐的右上方移动,形成宽大的波形,一起一伏,周而复始者,为病在胃,多为胃下口狭窄梗塞,水谷难通,可使人食入即吐,大便燥结如羊屎,形容枯槁。若蠕动见于脐周,其形近乎平行排列,此起彼伏,状如索条或粗或细，腹部隆起者，为病在肠，多为肠中梗塞不通，常并见呕吐不已、大便矢气尽无、腹中剧烈疼痛等症。

【异常征兆】皮疹。

【疾病先兆】腹部皮肤出现斑、丘疹，多见于急性热病患者，或由风邪、湿热毒邪侵犯肌肤所致。

三、腹部感觉诊病

腹内居有重要的脏器，如上腹正中为胃脘，上腹当脐为足太阴脾经之所属，膀胱、胞宫位于小腹，足厥阴肝经循经少腹，肝胆经脉过两胁，大肠、小肠环绕腹中。所以，腹部感觉异常，往往是腹内脏器发生功能性或病理性改变的一个征象。

【异常征兆】腹胀。

正常人潴留于胃肠道内的气体有100~150毫升，主要分布于胃和结肠内。胃肠道内气体约有70%来自吞咽的空气，自血液弥散进入胃肠道者约占20%，食物残渣经细菌发酵分解而产生者占10%，当进入胃肠道产生的气体总量超过胃肠道所吸收与排出的气体总量时，病人有腹部胀满感，体格检查可见腹部膨隆，X线摄片可见胃肠大量积气，临床上称为腹胀。

【疾病先兆】根据各种征兆，可能出现以下疾病：

①胃部疾病，包括急慢性胃炎、溃疡病、胃下垂。急性胃扩张、幽门梗阻、胃酸缺乏、胃癌等；肠道疾病，包括急慢性肠道感染（细菌性痢疾、阿米巴痢疾、肠结核）、完全或不完全性肠梗阻、习惯性便秘、肠寄生虫病、胃肠神经官能症等。

②肝脏疾病，包括急慢性肝炎、肝硬化、原发性肝癌等；胆道疾患，包括慢性胆囊炎、胆石症等；胰腺疾病，包括急慢性胰腺炎、胰腺癌等。

③急性腹膜炎、结核性腹膜炎等。

④充血性心力衰竭、心绞痛、心律失常、肠系膜动脉硬化症、肠系膜血管栓塞等。

⑤各种严重感染引起的败血症、毒血症、中毒性肺炎、伤寒等。

【异常征兆】腹泻。正常人大便每日1~2次，或2~3日1次，成形而无脓血。若排便次数增多，超出原有的习惯、频率，粪便稀薄，容量或重量增多，或含有脓血粘液称为腹泻。病程在2个月以内的为急性腹泻，在2个月以上者为慢性腹泻。

【疾病先兆】

(1)急性腹泻有以下几种疾病引起：

①急性肠道传染病：如霍乱、副霍乱、急性菌痢或阿米巴痢疾等。

②细菌性食物中毒：如沙门氏菌、金黄色葡萄球菌、嗜盐菌、内毒杆菌等食物中毒。

③毒性食物与药物：发芽的马铃薯、河豚鱼、毒蕈、硫酸镁、新期的明、利血平及化学毒物如有机磷等农药中毒。

④肠道变态反应：进食鱼、虾、乳类等食物发生过敏。

⑤饮食不当：进食过多的生冷与油腻食物。

(2)慢性腹泻主要由以下几种疾病引起：

①慢性肠道感染：慢性细菌性痢疾、阿米巴痢疾、血吸虫病。肠结核及其他肠道寄生虫病。

②慢性胃肠道疾病：慢性胃炎、胃酸缺乏症、局限性肠炎、溃疡性结肠炎及小肠吸收不良。

③肝、胆、胰系疾病：肝硬化、胆道疾病、慢性胰腺炎等。

④肠道肿瘤：结肠癌、结肠其他恶性肿瘤、小肠淋巴瘤。

⑤其他：甲状腺功能亢进、糙皮病、结肠过敏、功能性腹泻等。

【异常征兆】腹痛。

【疾病先兆】很多疾病都能引起此症，要判断腹痛由何种疾病引起，应注意腹痛时间、部位、性质，以及腹痛者的年龄及性别。

(1)根据腹痛时间来看：

①突然发生的腹痛，见于胃十二指肠溃疡穿孔（常在饱食之后）、肠梗阻、胆道蛔虫等。

②逐渐加剧的腹痛，见于急性胆囊炎、急性阑尾炎等。

③酒后或寒冷刺激后痛，见于胃肠平滑肌痉挛或胃炎。

④暴饮暴食后上腹痛，见于急性胃炎、急性胰腺炎等。

⑤空腹痛，见于肥厚性胃炎、十二指肠溃疡。

⑥进油腻后诱发上腹痛；见于胰胆疾病。

⑦排尿时腹痛，见于膀胱炎、膀胱结石。

(2)根据腹痛部位来看：

一般腹痛的部位和压痛点，往往相当于病变器官的部位。

①上腹部痛多见于急性胃炎等胃部疾患。

②右上腹部痛多见于胆囊炎、胆石症等胆道疾患。此外，右上腹痛还应考虑肝炎甚至肺炎的可能性。

③右下腹部痛多见于阑尾炎、肠结核等回盲部疾患。

④左上腹痛多见于胰腺炎。

⑤左下腹痛多见于痢疾、肠炎等结肠疾患。

⑥侧腹痛多见于肾结石、急性肾盂肾炎等肾脏疾患。

⑦脐周围痛多见于虫痛、肠梗阻等小肠疾患。

⑧先有局部痛而后向全腹发展，多见于阑尾、胃、肠、胆囊穿孔而并发弥漫性腹膜炎。

（3）根据腹痛性质来看：

①阵发性腹痛（腹痛常突然发生，持续数分钟或数小时后慢慢缓解，间隔一定时间再次出现，如海潮一样有涨有落）：常见于腹腔内某一器官阻塞不通，如输尿管结石、胆结石、肠梗阻等。

②持续性腹痛（即一开始腹痛后就持续不停，痛的程度可轻可重）：常见于炎症及内出血。如急性胰腺炎表现为左上腹持续性腹痛；弥漫性腹膜炎则表现为满腹持续性腹痛。

③持续性腹痛伴有阵发性加剧：多表示已并发梗阻或在梗阻的基础上已并发炎症。如胆道蛔虫，胆石症并发感染，机械性肠梗阻已发生绞窄、坏死，都具有持续性疼痛伴有阵发性加剧的症状。

急性阑尾炎的疼痛也可呈持续性而伴有阵发性加剧，并在阑尾部位有压痛，有时还会出现反跳痛和腹壁肌紧张。

④绞痛：多见于胆石症、肾结石和胆道蛔虫症。如胆石症表现为右上腹部绞痛；肾结石则表现为病侧腰部绞痛；胆道蛔虫症表现为阵发性剧烈绞痛，并伴有钻顶感，间歇期可完全不痛。

⑤刀割样腹痛：多出现在胃或胆囊穿孔，这种腹痛是由酸性的胃液或碱性的胆汁刺激和腐蚀腹膜所致。

⑥烧灼性腹痛：见于胃、十二指肠溃疡，这种腹痛有反酸现象，且具有慢性、周期性、节律性及与饮食有关等特点。

⑦腹部隐痛：沿结肠部位呈局限性、间歇性隐痛，可能是大肠癌第一个报警信号。因此，凡是30岁以上的人，有腹部不适、隐痛、气胀、大便习惯改变时，应及时去医院检查，明确诊断。

⑧转移性腹痛：如急性阑尾炎起病时为上腹部痛，经过数小时转到以右下腹痛为主；胃穿孔开始为胃脘痛，随胃内容物流到右下腹部，便引起右下腹疼痛。

⑨放射痛(一般疼痛部位多与器官病变所在部位一致,放射痛是指沿着相应脊神经把疼痛反映至其他部位的一种疼痛):可见于胆囊、肾脏、输尿管、胰腺病变。如胆囊及膈病变常放射至右肩;肾脏病变向腰背部放射;输尿管病变向耻骨上及会阴部放射;胰腺病变则向背部放射。

(4)根据腹痛者年龄、性别来看:

①儿童经常腹痛应警惕肠蛔虫症及肠套叠。

②儿童脐周围疼痛,多数是肠蛔虫病。

③青壮年腹痛以溃疡病、阑尾炎居多。

④中老年腹痛应防恶性肿瘤。

⑤女性患者下腹部疼痛,则多由内生殖器疾病引起,如卵巢囊肿扭转、急性输卵管炎、宫外孕等。

⑥女青年月经前下腹部疼痛,常见于痛经。

⑦进入初潮期的少女出现不明原因的腹痛,应该想到处女膜闭锁之可能。

⑧体型较胖的中年妇女,右上腹绞痛时,应考虑胆石症的可能性。

第十二章 脐诊百病

脐为任脉之要穴，名曰“神阙”。脐居大腹中央，内通五脏，外达四旁，且前贯任脉，后应督经，脐又位处中州，根系于肾、命门，故为人身之重要枢纽。

脐，任脉贯行于中，督脉气应于后，任、督又各为阴经之海及阳经之海，总统诸经，故神阙脐能通应阴阳、内连人体诸经百脉。脐又为冲脉循行之域，冲乃经脉之海，且任、督、冲一源而三歧，三脉经气相通，皆达于脐，可见脐与冲、任、督的关系甚为密切。

脐又与人体十二经络攸关。脐，地处人体中枢，为经络通行之枢要，许多经络皆贯脐或挟脐而行，如手太阴肺之经脉，“起于中焦”；足阳明胃经，“其直者，下挟脐”。其他，手阳明大肠经、足太阴脾经、手少阴心经、足少阴肾经、足厥阴肝经、手厥阴心包经、阴跷、阴维脉等经络的循行，皆近脐。此外，奇经八脉纵横串于十二经之间，具有横溢蓄经的作用，可见脐内联于全身经脉，通过各种经气的循行，交通于五脏六腑，外达四旁，前主中州，后应肾、命门，实为人体气血相贯的一大枢纽。

从解剖生理来说，肚脐在胚胎发育过程中，为腹壁的最后闭合处，和全身皮肤比较，肚脐无皮下脂肪，屏障功能最弱，外皮与筋膜和腹膜直接相连，有丰富的血管网，因此对外界的冷、热等气候变化很敏感，肚脐的变化也就容易反映机体的病理变化。

以上说明脐与人体脏腑密切相关，若脏腑经络有病均可反映于脐，故通过脐诊可测知人体脏腑经络的盛衰状况和内脏的病理变化。

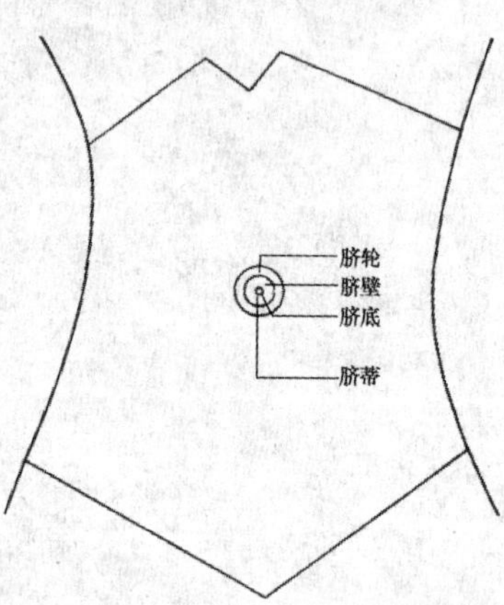

图 12－1

望脐的时候，应让患者仰卧或直立，两腿伸直，两手放置于身体两侧，以使肚脐部位处于自然伸展的状态。医生位于患者的一侧或正前方，以观察肚脐（包括脐轮、脐壁、脐底、脐蒂等，及其周围的红赤、暗黑等色泽改变，肚脐的各种形态（如突出、凹陷、圆形、三角形、倒三角形等）改变，肚脐上有无出血、分泌物及分泌物的性状等（图 12－1）。

正常人脐与其腹壁相对平或稍凹陷（婴幼儿脐窝较丰满、可稍高出于腹壁表面），其形状多为圆形，看上去结实、丰满，无出血及分泌物，脐动和缓有力，深藏不露，常常无所觉察。另外，形体较瘦或腹壁脂肪较薄者或少年之人肚脐稍突出，形体肥胖或腹壁脂肪较厚的人肚脐较深凹。

一、色泽诊病

【异常征兆】脐轮瘦薄，脐口不圆，色泽不正，按之枯涩。

【疾病先兆】说明人体脏腑精气不足，禀赋素薄，体质虚弱。一般而言，肚脐直径在2.0厘米以上的为大圆脐，1～2厘米的为中等脐，小于1厘米的称为小脐。

【异常征兆】肚脐颜色㿠白无光泽。

【疾病先兆】提示人体肺气虚、心阳不足或血虚，常与肚脐下陷、腹凉同时出现。

【异常征兆】肚脐颜色红赤，甚至有疮疖。

【疾病先兆】提示心火重，热毒内蕴，或心火下移小肠，热积腹中，或腑气不通，阳明热毒内蕴，毒溢于脐。

【异常征兆】肚脐色黑。

【疾病先兆】为人体肾阳衰微、命火败绝的凶讯。亦为暴病将卒和久病生机将绝的征兆，临证险恶。

【异常征兆】肚脐发黄，并有油性分泌物渗出，且发痒。

【疾病先兆】为湿热蕴积脾胃或肝胆湿热之象，常因感受湿热外邪或过食肥甘酒肉，内生湿热所致。

【异常征兆】肚脐色发青或呈青蓝色。

【疾病先兆】为体内有寒积、水饮或风寒内伏中焦脾胃，或为痛证。

【异常征兆】肚脐色紫，色泽晦枯，或见淤斑。

【疾病先兆】为体内有淤积之象，腹腔症积和盆腔肿瘤尤可反映于脐。

二、形态诊病

【异常先兆】肚脐与肉相离。

【疾病先兆】多为元气败脱之兆，病险。

【异常征兆】脐边青黑色，肚脐突出，腹肌紧张，角弓反张。

【疾病先兆】为脐风险证，多见于婴儿，为婴儿出生断脐时感染风毒所致，病情严重，应及时抢救。

【异常征兆】脐凹。

【疾病先兆】多见于体质虚弱及慢性虚性病患者，如泄泻、癌症病后期等，或见于久泄元气将脱及暴吐之后。而肚脐突然内陷为正虚邪闭之凶兆，多见于小儿温疫染身、毒邪内陷之证。

【异常征兆】脐位下移。

【疾病先兆】为肾虚中气不足的表现，多兼见腹壁松弛虚软，提示内脏下垂，如胃腑下垂、肝肾下垂及脱肛、子宫脱出等。

【异常征兆】脐位上移。

【疾病先兆】为气逆气滞的反应，如肺胃之气上逆，或肝气升发太过，或肝郁气滞等。此外，内有症瘕积聚亦可牵提致肚脐上移，脐上移的腹壁常呈紧张拘急状，临证诊病时需与望腹合参。

【异常征兆】向上形肚脐。

【疾病先兆】具有这种肚脐的人，不论男女，多半他们的胃、胆囊和胰脏的情况不佳。

【异常征兆】向下形肚脐。

【疾病先兆】这种肚脐表明患有胃下垂、便秘等疾病，亦要注意慢性肠胃病及妇科疾病。

【异常征兆】偏右形肚脐。

【疾病先兆】易患肝炎、十二指肠溃疡等疾病。

【异常征兆】偏左形肚脐。

【疾病先兆】其人肠胃不佳，宜注意便秘、大肠粘膜病变等症。

【异常征兆】浅小形肚脐。

【疾病先兆】具有这样肚脐者,不论男女,身体都较为虚弱,他们体内的激素分泌不正常,经常会感到浑身乏力。气功出偏差者和有精神障碍者的肚脐,常见这样的形状。

【异常征兆】海蛇形肚脐。因静脉扩张使肚脐的周围如海蛇缠绕一般。

【疾病先兆】这种肚脐是肝硬化等肝脏疾病常见的征兆。

【异常征兆】脐痈。肚脐微痛微肿,渐渐高突,或肿大如茄,皮色或红或白,触之痛剧,此为脐痈。

【疾病先兆】多因局部不卫生,感染邪毒所致。一般溃后脓出稠厚而无臭味者为顺,容易收口;若溃后脓出臭秽,甚或夹有粪汁,可致久不收口,内生窦管,脐孔部胬肉高突,脐孔正中下方有条索状硬结,此为脐漏或肠漏形成,又称漏脐疮。脐中时出黄色粘液,不痛而痒者,多属脾胃湿热脐漏;脐中脓水清稀,不痛不痒者,多属气血俱虚脐漏;脐漏日久不愈,或热毒感染而成脓漏者,可引起抽风而死亡,因此临床上应及早治疗。

【异常征兆】脐湿。脐带脱落以后,脐中湿润久而不干,或微红肿突。

【疾病先兆】乃脐部为水湿或尿湿浸渍,感染秽毒所致。如不及时处理,可转成脐疮或脐痈。脐凹出现粘液样分泌物者,多为感受湿热所致;出现水样分泌物,且具有尿臊味者,多为先天性畸形,脐尿管未闭所致。

【异常征兆】肚脐周围脉络扭曲、扩张,或细络密聚,兼脐突腹胀。

【疾病先兆】多为肝脾血淤,常见于臌胀病(肝硬化)。脐周皮肤直径2.5厘米紫色斑块,结合上腹部肝动脉收缩期吹风样杂音的,可确诊为肝癌。

【异常征兆】脐下悸动。

【疾病先兆】多责之于肾气亏虚,冲脉为病。如脐下跳动,口吐涎沫,小便不利,多由素体阳虚,或汗出多而伤阳,阳虚不能制水,水蓄下焦而悸动;如脐下跳动,连及脐部,伴有气喘,时时太息者,为肾不纳气;脐下悸动,多由肾气素亏,气不摄纳,鼓动于下;或为表证妄汗妄下,气血大亏,以致肾气不纳,动于下焦而成。

第十三章　四肢诊百病

从经络循行来看，手三阴经从脏走手，行于手臂内侧；手三阳经从手走头，行于手臂外侧；足三阳经从头走足，行于足的外侧；足三阴经从足走腹胸，行于足的内侧。由于十二经脉中每一条经脉都循行于四肢，因而十二经脉及其相应脏腑发生病理变化时即可表现于四肢。由于四肢与脏腑经络的密切关系，四肢能反映机体多方面的病变情况，故四肢特别是上肢，在中医望诊方面占有仅次于头面的重要地位。

望四肢诊病时，令被检查者挽起袖裤，必要时解衣脱裤，充分暴露四肢，以观察四肢有无瘦削、肿大、痿软、瘫痪、强直、拘急、抽搐、振颤、青筋突起、内翻与外转等情况。

正常人的四肢肌肉丰实，骨骼坚固，筋腱柔韧，运动协调，活动自如，无关节肿大、瘫痪、拘急等病理现象，亦无左右粗细或长短不匀及畸形，肌力适中。肘关节伸直时，上臂与前臂之间有一个 5 ~ 15 度的外翻角；两腿直立并拢时，两膝关节应靠拢。

一、形态诊病

【异常征兆】四肢畸形。肘关节伸直时，上臂与前臂之间的外翻角增大，称为肘外翻；外翻角减小，则称为肘内翻。下肢直立位两足并拢时，两膝关节不能靠拢，且向外弓出，以致两腿呈“O”形者，为膝内翻，又称“O”形腿；如直立位两膝靠拢时，两小腿斜向外方，踝关节不能靠拢，两下肢呈“X”形者，称膝外翻，又称为“X”形腿。

【疾病先兆】膝内、外翻多因为肾精不足，骨失充养所致，临床上多见于佝偻病。膝肘变形亦可见于外感热病，热极生风，筋脉拘急，或外伤的后遗症。外伤后四肢或关节剧烈疼痛，伴有四肢位置异常、关节畸形、活动受阻，大多是脱臼或骨折的表现。

【异常征兆】四肢瘦削。指上、下肢的肌肉萎缩，枯瘦如柴的症状。

【疾病先兆】常见于痿证、鹤膝风等。多由脾胃虚弱、气血亏虚而致。若四肢瘦削以肩臀部尤为明显，上肢无力，下肢行走如鸭步，多见纳差倦怠等症，证属脾胃虚弱；若四肢瘦削伴有头晕眼花、心悸气短等症，则为气血亏虚。此外，若身体虚弱，或久病之后，出现四肢枯瘦，伴有四肢无力而颤抖、腰膝酸软、五心烦热，多属肝肾阴虚；伴有形寒肢冷、溲清便溏、阳痿遗精，属脾肾阳虚。此症若见于小儿，则多由于先天不足、后天失养、致肾精不足、髓海失充、筋骨肌肉失荣所致，往往伴有五迟（立迟、行迟、发迟、齿迟、语迟）、五软（头软、项软、手足软、肌肉软、口软）之症。

【异常征兆】关节肿大。

【疾病先兆】关节肿大，可能是以下疾病的表现。

①四肢关节肿大变形（肘、腕、指、髋、膝、踝等关节），并伴有酸痛、活动不利，为风寒、湿热诸邪侵袭引起的痹证（类风湿性关节炎）；或由于痹证日久、气血不足或肝肾亏损，邪聚于关节而致。

②若腿胫消瘦、独膝肿大、形如鹤膝、皮色不变者，称为鹤膝风。多因足三阴亏损，风寒湿邪乘袭，痹阻于膝所致。若小儿见此症状，则为先天禀赋不足，阴寒之邪凝聚于膝而成。

③若四肢关节逐渐肿胀变粗、疼痛、活动受限和肌肉萎缩，多发于山区及丘陵地带，俗称柳拐子病（大骨节病）、算盘子病，多因水土中精微缺乏，致正气亏虚，复感风寒而为患。

④若关节肿大，焮红热痛，溃破流脓，为关节痈证（脓肿），如肘痈、膝痈等，多因邪热结聚，营卫不和，气血壅滞而致。

【异常征兆】下肢青筋突起。指下肢的筋脉怒张隆起，称为筋瘤（下肢静脉曲张）。多发于小腿内侧或后侧，呈青紫色树枝状或带状或蚯蚓状弯曲、怒张，立位时更加明显，常伴有胀重感，好发于久立工作或担负重物的劳动者或妊娠妇女。

【疾病先兆】多由湿热或寒湿淤滞，或气虚血淤致络道受阻，积久成形而病。下肢青筋突起，伴有下肢红肿、灼热疼痛、肢体酸困者，为湿热淤滞；伴有下肢肿重、麻木冷痛，阴寒天气加重者，为寒湿淤滞；伴见下肢肿胀，劳累后加重者，为气虚血淤。

【异常征兆】附骨疽。为毒气深沉，附着朽骨的深部脓疡。多发生于四肢长骨，以局部肿大，附筋着骨，推之不移，疼痛彻骨，破溃后脏水淋漓不尽，不易收口，形成漏管，损伤筋骨为特点。此病儿童多发，由于患病部位不同而名称有异。如生在大腿外侧的称附骨疽;生在大腿内侧的称咬骨疽;生在手足腿膊等处,溃破后出朽骨的称多骨疽等。

【疾病先兆】多因余毒湿热,留于筋骨;或跌打损伤,复感毒邪,凝滞筋骨;或风寒湿邪,阻于筋骨而致。

【异常征兆】四肢痿软。

【疾病先兆】①四肢筋脉弛缓,软弱无力,甚则出现手不能握物,足不能任身,肘、腕、膝、踝等关节如觉脱失,肌肉萎缩者,多见于痿证,且以下肢痿较为多见,故又称痿頳。常因肺热伤津,或湿热侵淫,或脾胃虚弱,或肝肾亏虚,或外伤淤血阻滞而致。

②若腿脚软弱无力,麻木,酸痛,或拘急,或肿胀,或萎枯,或胫红肿、发热者,称为脚气,又称脚弱,多因外感温邪风毒,或饮食厚味所伤,积湿生热,流注于脚;或壅阻经络,或耗损津血而成。

③四肢痿软见于小儿者,又称软脚瘟、软风、痿疫,多见于5岁以下小儿,以1~2岁的发病率最高,具有传染性和季节性(以夏秋季多见)发病的特点,四肢痿软多于发热后出现,由湿热阻络,气虚血淤而致。至于小儿软瘫(又名弱症、软症)中的手足软,则多由于胎儿时期禀赋不足,或出生后后天失养而成。

【异常征兆】四肢瘫痪。指四肢不受控的症状。轻者手足虽能运动,但肢节缓弱,必须扶持尚能运动;重者四肢痿废,完全不能运动。可由痿证加重发展而来。

【疾病先兆】此多因肝肾亏虚,气血不足,风、寒、湿、热、疾等邪气乘袭而致;也可因肝郁血虚或外伤血淤而为患。如果患者多愁善感,喜悲伤时易哭,一遇激怒则突发四肢瘫痪,然四肢肌肉虽久病亦多不瘦削,且肌肤润泽者,即为肝郁血虚所致。

【异常征兆】偏枯。或称半身不遂,常伴有瘫痪侧的面部口眼歪斜,日久可有患肢枯瘦,麻木不仁,多见于中风后遗症。

【疾病先兆】多由气虚血滞所致,或由肝阳上亢,致脉络淤阻而成。若两下肢重着无力,难于站立和行走,或兼麻木、走窜痛,但上肢却一般正常者,称为截瘫,属于风痱一类,多因外伤及脊椎病变引起。

【异常征兆】四肢强直。指四肢筋肉强硬,伸直而不能屈曲;或四肢关节僵硬,不能屈伸。

【疾病先兆】多由外邪阻络,或肝阳化风所致。若四肢强直,伴有头项强硬,发热恶寒者，为风邪入侵所致。若肢节强直，不能屈伸，或走窜痛、或冷痛、或热痛、或酸痛的，多为风寒湿热痹阻肢节，时久而成，分别称为风痹（行痹）、寒痹（痛痹）、湿痹（著痹）和热痹。若上下肢过伸而强直，手腕掌却屈曲，手指并拢，或半身不遂，神志不清，兼见头晕头痛、耳鸣目眩者，证属肝阳化风，多因遇忤激发而骤致。

【异常征兆】四肢拘急。指四肢筋脉拘紧挛急，屈伸不利。

【疾病先兆】多因风寒外袭，或湿热侵淫所致，或寒湿蕴结所致，或热盛伤阴所致，或肝血亏虚等，导致经气不利，筋脉失养而成。

【异常征兆】转筋。肢体筋脉牵掣拘急，如扭转急痛，常见于小腿部，甚则牵及阴囊与腹部的，称为转筋，俗称抽筋。

【疾病先兆】多由血气不足、风冷或寒湿侵袭而致。此症若见于霍乱之上吐下泻之后，又称为吊脚痧，多为阳亡液脱之重证，病情危险。

【异常征兆】鸡爪风。指手指挛急，不能伸直，腕部以上活动如常。

【疾病先兆】多由阴血不足，筋失所养所致。若手指挛急卒发且手指剧痛者，大多为寒凝脉急所致；手指挛急呈间歇性出现，常随情志状态的改善而缓解者，为情志异常、气机不畅所致。

【异常征兆】抽风。指四肢不自主地频频伸缩，抽动不已。

【疾病先兆】常见于痉证、辅证、破伤风、惊风等病证中，多为风动之象，外风、内风皆可导致。若四肢抽搐，伴见发热恶寒，项背强直等，多由风邪闭阻经络（外风），气血运行不利；或于创伤之际，风毒之邪入侵，营卫不得宣通所致。四肢抽搐，伴有壮热烦渴、神昏谵语、角弓反张者，为热极生风；伴眩晕欲仆、头痛如掣者，为肝阳化风；伴见腰膝酸软、五心烦热，颧红盗汗者，为阴（血）虚生风；此均属内风所致。此外，中毒也可致四肢抽搐，但没有药物及化学工业品等接触中毒史。

【异常征兆】小儿急惊风。小儿四肢抽搐有力。

【疾病先兆】多因感受邪热，化火生风；或痰热内盛，引动肝风；或卒受惊恐，神志不宁而致。

【异常征兆】小儿缓惊风。小儿四肢抽搐缓慢无力。

【疾病先兆】常因热病伤阴，肝肾不足，阴亏风动而致；或脾胃虚弱，肝木侮土，脾虚生风而致。

【异常征兆】手足抽搐。婴儿手足抽搐，发作较频，但是缓解后即如常儿。

【疾病先兆】多发于春季，常因外感与惊恐而诱发。主要由于先天禀赋不足，后天喂养失调，以致脾肾双亏，生化乏源，筋脉失于濡养，复感风邪而成。

【异常征兆】经行抽搐。妇女四肢抽搐，每逢月经来潮即发，经后即愈。

【疾病先兆】多为血虚不能养筋所致。

【异常征兆】痫证。指突然昏倒后出现四肢抽搐，伴见口吐涎沫，两眼珠上翻，牙关紧闭，或口中发出类似猪羊的叫声，移动时可苏醒，除感觉疲劳外，一如常人，时有反复发作。

【疾病先兆】多因惊恐或情志失调，饮食不节，劳累过度，伤及肝、脾、肾三经，使风痰随气上逆所致。

【异常征兆】妊娠风痉。指四肢抽搐发生于妊娠妇女临产前或临产时。

【疾病先兆】多因平素肝肾阴虚，怀孕后阴血养胎而更虚，阴虚而阳亢，导致肝阳上亢，肝风内扰，虚火上炎，引动心火，风火相煽而成。

【异常征兆】痉证。指四肢抽搐，兼见项背强直，甚或角弓反张。

【疾病先兆】多由邪壅经络，或热盛伤阴，或阴血亏虚，或淤血阻滞而致。若患者出现痉象，并见颜面肌肉痉挛而呈苦笑，反复发作的，是患破伤风的迹象。多为创伤之后，风毒之邪乘袭于肌腠经脉，致营卫不得宣通所致。若痉证发生于妇女产后，则每因产后血虚，复感风寒或不洁邪毒，阻于经络而成。

【异常征兆】四肢振颤。指手或足振摇颤动或蠕动的病症。临床上以手颤为多见，而足颤常伴发于手颤。

【疾病先兆】多由肝阳化风，或风痰阻络，或风寒湿侵，或脾虚、血虚、阴虚引动内风所致。四肢振颤多发生于成年人，也可偶然见于小儿。多表现为手颤不已，平举更甚，状若怯惧，每因惊恐伤肾，累及于肝，筋脉失养而致。此外，常饮冷酒之人，多患手颤，这主要是由于酒能致生湿热，冷饮又伤脾胃，滋生寒湿，寒热搏结于手部，致筋脉失却约束而成。

二、性状诊病

【异常征兆】四肢浮肿。

【疾病先兆】有水肿和气肿之分。如果肌肤肿胀而有水色，按之凹陷可起，或不容易起，或不起的，为水肿。可由风水泛滥，或水湿浸渍，或湿热下注，或寒温下阻，或脾阳不振，或肾阳衰微而致。若肢肿出现于头面或眼睑浮肿之后，按之凹陷易起，来势迅速的，为风水泛滥；四肢浮肿，按之没指，伴见全身浮肿，肢体困重者，为水湿浸渍。两足浮肿，按之凹陷，皮色光亮者，为湿热下注所致；两足胫肿大，按之凹陷不起，下肢重着无力者，见于脚气病，多因于寒温下阻，或由于脾阳不振，水湿之邪袭入经络，勇遏气血，不得疏通而致；下肢浮肿，按之凹陷不易恢复，伴纳差便溏，神倦肢冷者，为脾阳不振之象；下肢浮肿，按之凹陷不起，伴腰部冷痛酸重，心悸，气促者，为肾阳衰微之候。

妇女妊娠晚期出现脚部浮肿，渐及下肢，延至周身头面，皮薄光亮，压痕不易起者，称为子肿，又称脆脚。多因平素脾肾阳虚，复因胎体渐长，气机不畅，运化敷布失职，水湿泛滥，流于四肢而成。若产后四肢浮肿，按之凹陷不易起者，可因气虚血亏，或气滞血淤，或脾肾阳虚，或湿热下注而致。

若四肢皮肤肿起而郁胀，按之即起，皮色不变者，称为气肿，多因气滞湿郁所致。若一侧或两侧下肢俱肿，表面肥厚粗糙，状如橡皮者，称为橡皮肿，为感染丝虫病引起。

四肢外伤骨折之后，患处肿胀，皮色不变，或有暗红或青紫的淤斑者，为络脉损伤，营血离经，淤滞于肌肤，阻碍津液之运行所致。

【异常征兆】下肢红肿。指下肢红肿且形成大片，微肿作痛，按之感觉灼热。

【疾病先兆】乃因肾火内蕴，湿热下注所致。病轻者七日开始病退，病重者伴见寒热头痛，胸闷呕恶，便秘溲赤等症。

【异常征兆】足胫枯燥。足胫枯燥，皮肤粗糙，伴见挛痛麻木，食减便秘，小便黄赤，且时作干呕。

【疾病先兆】乃由风热偏盛，损伤津血所致。

【异常征兆】手足出汗。手足心常有汗，至冬天寒冷时尤为严重。

【疾病先兆】多为湿热内淫，阳胜其阴所致。若妇女两手皮肤皲裂，手掌红热，汗出淋漓，月经不调者，多为失血久病，耗伤阴血，致心肝阴血亏虚所致。

第十四章 手诊百病

手诊是通过观察手和手指的形态，以及手掌各部位的不同色泽、掌纹等变化，来判断人体内脏疾病的诊断方法。

在人的手部汇集了人体中的六条经脉，能充分反应气血运行、人体内脏生理、病理变化。一旦人的脏腑发生疾病，很快在手部就有所反映。如《灵枢》曰："病手太阳（小肠）者，手小指次指之间热……"。从经络俞穴角度看，手上集中了身体中与所有器官有关的经穴，据文献记载，人手上有 344 个穴位和 14 条气脉，并且都与一定脏腑相对应，即整个身体有无异常变化，都可以反应到手上的一定部位。

一、手掌诊病

手掌，位于上肢的末端，为手三阴经与手三阳经的交会之处，是反映人体阴阳失调与否的重要部位。现代生物全息研究发现，手掌和手臂、大腿、小腿、足掌等一样，是人体全身脏腑、器官的缩影，人体各组织器官的病变均可在手掌上体现出来，因而诊察手掌可以了解各脏腑组织器官的生理、病理状况。

【异常征兆】脱疽。手指皮肤色紫黑，破后形成溃疡，疼痛剧烈，奇臭难闻，可导致手指坏死脱落的疾病，称为脱疽。

【疾病先兆】多由寒湿、湿毒侵淫或阴虚火旺所致。

【异常征兆】朱砂掌。手掌大小鱼际及指端腹面皮肤颜色鲜红，压之褪色，皮肤变薄者，称为朱砂掌。

【疾病先兆】多为淤血郁阻肝脏所致；若两手掌青络较多，则多为阳虚阴寒内盛而成。

【异常征兆】鹅掌风。手掌心燥痒，继起白皮，皮肤枯槁燥裂，能自掌心延及遍手，但不侵犯手背者，称为鹅掌风。

【疾病先兆】多因血燥生风所致。

【异常征兆】疥疮。手丫生小粒如芥子，瘙痒难忍，逢热更剧，搔破后出血或流黄水，结成干痂，久之化脓，痒痛并作。

【疾病先兆】临床上有干疥、湿疥和脓疥之分，均由风湿蕴毒化生而致。

【异常征兆】手指螺干瘪陷下。

【疾病先兆】多因呕吐、泄泻及水液暴脱引起，常见于霍乱患者。

二、指型诊病

【异常征兆】方指。指端平直，棱角分明，形成方头。

【疾病先兆】一般表示身体健康。若指见淤暗，则表示患有神经衰弱、结石等症。此种人情绪不稳，易急躁，有爆发力，指腹易渗汗，易患感冒及呼吸道感染等疾病。

【异常征兆】汤匙指。手指末节顶端宽大，整个手指状若汤匙。

【疾病先兆】这种指的人易患高血压、心脏病和脑血管病，糖尿病出现合并症者亦可见。

【异常征兆】细长指。指形细长，颜色偏苍白，指显无力。

【疾病先兆】提示脾胃功能不好，情绪易抑郁且多愁善感，有偏食倾向，甲状腺机能低下者也易见此状。

【异常征兆】竹节指。各指关节突出，使整个手指形如竹节，故称竹节指。

【疾病先兆】提示易患呼吸、泌尿系统疾病。生殖系方面也应注意，也易隐伏一些疾病。有这种指的人情绪多不稳，好攀比与自傲，具有独立性。

【异常征兆】壁虎指。末节指关节突出，指节端部又形成尖缘，手指似壁虎的头身故得名。

【疾病先兆】提示易患心脏病。且呼吸系统亦受累，应多加注意。

【异常征兆】鼓槌指。整个末节指节圆粗突出，指端棱角较分明，指背皮肤粗糙，形同鼓槌，故称鼓槌指。

【疾病先兆】有这种指的人易患慢性呼吸系统疾病及循环系统疾病。

【异常征兆】圆锥指。指形圆长，指端稍尖，形如圆锥样。

【疾病先兆】一般表明身体健康，但抵抗力并不强，较易患胸部疾患，若感冒易从咽喉肿痛开始自觉。这种指的人情绪较稳定。

【异常征兆】菱形指。指中间关节粗大突出，整个指形成中间宽两头窄细的菱形，故称菱形指。

【疾病先兆】有这种指的人易患神经系统疾病、骨质脆化、耳疾等。

【异常征兆】粗短指。指短而粗，指与掌的比例小，中长比在 2/3 以下，大鱼际发达，其他指根亦饱满。

【疾病先兆】提示身体健壮，爆发力好，但易患高血压、肝病及肾病。

【异常征兆】斜弯指。末节指节偏斜不正，多见于小指和食指。

【疾病先兆】遗传病或生殖机能障碍者多见此种指，也可见于其他系统器官的重症。

三、手型诊病

【异常征兆】原始。手外形短而弯曲，指结如树根一样厚硬粗糙，指背三约纹原始型深而杂乱，掌背青筋浮露，皮肤色泽较深。

【疾病先兆】这种手形的人一般体力较好，即使有病也很轻微，但精神容易紧张，易动肝火，易发生高血压倾向，也容易患呼吸系统方面的疾病。

【异常征兆】竹节。手外形修长，骨关节较高，手背三约纹比较明显，皮肤颜色较深，手背筋肉和血管隆起。

【疾病先兆】这种手的人善于思考，但往往因过度用脑而致体力较差，呼吸、泌尿、生殖等系统功能多较弱。

【异常征兆】圆锥。手型和指型均细长，指头较尖，形态纤细柔软，肤色较白，指背三约纹轻淡，青筋隐而不露，肌肉柔软富有弹性。

【疾病先兆】有这种手形的人，其脾胃功能多较差，易患消化系统疾病，中晚年容易发生风湿痹痛症。

【异常征兆】汤匙。手指尖不像一般人由粗渐细，反而是粗大如汤匙，筋骨结实有力，掌指厚而方。

【疾病先兆】这种手形多见于体型高大的人，提示健康状况良好，但性情急躁，所以容易患高血压、糖尿病等疾病，尤其是手掌背青筋粗浮者更易出现。

【异常征兆】鼓槌形。其手形与汤匙形相似，但其指尖多为病后逐渐粗大，指根相对较小，手掌相对薄弱。

【疾病先兆】这种手形多见于先天性心脏病患者，以及由心脏病引起的循环系统疾患和肺结核后期患者。

【异常征兆】柔弱形。手指柔弱无力，指、掌薄而略带弯曲，指端较尖，皮肤白，手背青筋较明显。

【疾病先兆】有这种手形的人，一般健康状况较差，神经衰弱，胆怯。易患呼吸系统疾病，泌尿和生殖系统功能也较弱。

四、手掌颜色诊病

正常人手掌呈淡红色或粉红色，且色泽光润，富有弹性，握持有力。如果排除因气候、精神及掌部受物理性或化学性刺激等的影响，一旦颜色变深或变浅，则健康状况必定出现异常。

【异常征兆】手掌呈白色。

【疾病先兆】提示有肺脏疾病。

【异常征兆】晦暗无华。

【疾病先兆】提示有肾脏疾病。

【异常征兆】掌呈紫色。

【疾病先兆】提示血液循环异常。

【异常征兆】掌呈蓝色。
【疾病先兆】提示肠道功能障碍。

【异常征兆】掌呈绿色。
【疾病先兆】提示贫血或脾胃病。

【异常征兆】掌呈金黄色。
【疾病先兆】提示肝脏疾患。

【异常征兆】掌呈绛红色。
【疾病先兆】提示心火旺盛。

【异常征兆】淡白或青暗色。
【疾病先兆】提示患有贫血、郁血、高血压、低血压、心脏病、痛风、潜出血等病症，若掌中三大主线亦呈此色，则更证实这一病理意义。

【异常征兆】掌色不鲜明，掌上青筋突张者。
【疾病先兆】多提示易患痔疾。

【异常征兆】手掌出现红色网状毛细血管。
【疾病先兆】提示维生素 C 缺乏。

【异常征兆】小鱼际与大鱼际部位成片状斑驳红赤或绛红色。
【疾病先兆】提示其人在某个时期曾患过肝炎，故又称肝掌。

【异常征兆】掌呈紫暗。
【疾病先兆】说明病情已迁延或肝细胞大部分已遭损害。

五、常见异常纹诊病

手掌上出现异常纹，一般具有疾病诊断意义。不同民族、不同地方、不同国家、不同人种的生存状况、遗传基因不同，病种及人的体质、抗病能力、病程长短、病程中各种因素的变化也不同，反映到手掌上的异常纹必定是各种各样的。人们在长期临床实践中总结出的异常纹主要有以下八种，这些异常纹出现在哪个部位就表明哪个部位发生了病变。

【异常征兆】米状纹。多由三、四条短纹组成米状或米状变形。

【疾病先兆】米状纹表明某脏器存在气滞血淤现象，出现在胆区，预示着胆结石；出现在心区，预示将发生心绞痛，并表明病程长，病情较重。

【异常征兆】十字纹。由两条短线或一长一短组合而成，正十字的含义比斜十字大。

【疾病先兆】十字纹表明某脏器功能失调，某部位发生炎症。较之米状纹，十字纹预示病情较轻，且处于疾病早期，或提示病情好转，疾病将愈。

【异常征兆】三角纹。由二条或三条短线与主线相交而成。

【疾病先兆】三角纹表明存在冠心病隐患，它说明的病情比米状纹轻，比十字纹重，有向米状纹发展的趋势。

【异常征兆】岛纹。纹线如岛形，其范围可大可小，可独立，可连续，可相套，应当细心辨别。

【疾病先兆】岛纹一般提示肿瘤和炎性肿块的存在，岛纹越小越有意义。过大的岛纹则只预示所在区域代表的脏器虚弱。

【异常征兆】环形纹。掌纹如环，其环心中多另有杂纹，需从总体观看才能发现，属于少见纹种。

【疾病先兆】环形纹与外伤有关，受到较重外伤一般可在掌上留下环形纹。

【异常征兆】井字纹。由四条短线组成的四角形，这种纹发展下去会变成米状纹或井、米状纹同存。

【疾病先兆】井字纹一般与慢性炎症有关，它表明炎症时间长，但变化缓慢，不发生实质性的变化，如出现在胆区，提示有炎症，无结石。

【异常征兆】方形纹。由四条短线组成长方形或正方形的纹理。

【疾病先兆】方形纹为各种疤痕（手术、外伤等诸因所致）的掌纹表现。

【异常征兆】星状纹。呈五角星状,这种纹很少见。

【疾病先兆】星状纹多提示缺血型脑血管意外病变,一般发生于五六十岁,出现偏瘫的比率极高。但愈后情况较好,死亡率低。

有的人手上可能八种纹并存,也可能只有一两种,但真正在临床上多见的是这八种纹的混合存在,互相交错,互相粘连,互相套合。如:环形纹中有米状及井状纹;岛纹中有横纹、十状纹。

方位划分法中有十状、X状纹等,观察时要仔细,分清主次。分辨主次的办法是:取整体不取局部,取深不取浅,取大不取小,重在看消长趋势。因为,纹显而清晰者,病已形成,不易痊愈;深而细微者,病刚犯体,或病人尚无自觉病状。有些是病已去而纹未消失的阶段,这种纹,只供参考无临床实用价值。有些纹理由清晰变浅淡,近于消失,表明旧疾对身体的损害正在消失,仅提示过去患过某些病。纹理由浅淡变清晰,或异常纹数增多、变长、变深均说明疾病正在发展,不可不防。如在心脏区看到十状纹,周围有杂纹生成时,想到十状纹将发展成米状纹,病人会向心绞痛发展,需向患者提出忠告,防患于未然。

通过掌纹准确诊病需要很长时间摸索,须经过反复分析、判断和若干去粗取精、去伪存真的过程,才能逐步准确揭示某一病变。

第十五章　足诊百病

足诊是中医用手按压足部一定部位，根据其压痛点所反映的脏器的区域，来判断相应脏器是否有病，或根据观察足部不同的形态来推测疾病的方法，称为足诊。足诊包括足反射区诊法、足部信息诊法两大类。

望足掌诊病在临床上主要应用于以下诸方面：

一、肿胀诊病

【异常征兆】足背肿胀，活动后加重，休息后减轻。

【疾病先兆】多为脾虚水湿下注所致，亦见于水肿病（肾炎）的初期。如果久居潮湿的地方，引起足背浮肿，行走时感觉沉重，多为感受湿邪所致，可逐渐发展为脚气肿胀。

【异常征兆】脚趾开始肿胀，然后逐渐向膝上延伸。

【疾病先兆】多半为心脏病的征兆；脚和脸部都浮肿的，是肾病的征兆。

二、形态诊病

【异常征兆】脱疽。为足趾周围皮肤由紫变黑，逐步蔓延，渐至腐烂，流出败水。溃处肉色不鲜，气味剧臭，疼痛异常，到夜晚更加严重。腐烂蔓延开来，可使五趾相传，渐见罹患关节坏死，自行脱落，疮面久久不收敛的疾病。

【疾病先兆】多由严寒涉水，寒湿下浸，以致寒凝络痹，血行不畅，阳气不能于足所致；或由于过食膏粱厚味、辛辣炙煿之物，致火毒内生，侵袭于足所致；或因为房事过度，邪火灼伤，水亏不能制火等，以致火毒内生蕴结，筋脉阻塞，气血凝滞而成。

【异常征兆】足丫湿气。俗称湿气，指脚丫潮湿，作痒难忍，往往搓至皮烂疼痛，流出血水，其痒方止，但到第二天又痒，是一种多年难愈的疾病。严重者腐烂疼痛，足趾浮肿，流脓淌水，臭味难闻，行走不便，称为臭田螺，又叫烂脚丫。

【疾病先兆】多因湿热下注，水液浸渍所致。

【异常征兆】足生鸡眼。指足生老茧，根陷肉里，顶起硬凸，疼痛，妨碍行走的疾病。又名肉刺，俗称鸡眼。

【疾病先兆】多因穿窄鞋远行，或走崎岖道路，伤及血脉所致。如果擦伤在足跟旁的，形如枣栗，肿起色亮，可以化脓，称为土栗。多因擦伤后风热邪毒外袭所致。

【异常征兆】甲疽。俗称嵌爪，为足趾甲嵌入肉内，甲旁肿胀，行走疼痛，能引起破烂，胬肉高突，甚至脓液侵入甲下，须等待爪甲脱落，才能痊愈的疾病。

【疾病先兆】多因体虚正气不足，加之肝气郁结，脉道阻塞，气血凝滞所致。

【异常征兆】足底疔。为足掌中心生疔疮，初起局部无头，麻木作痒，继之焮热疼痛，红肿明显，随着肿势的逐渐扩大，疼痛剧烈而呈搏动性，其痛连心，继则脓出黄白稠粘，逐渐肿退痛止的疾病。

【疾病先兆】多由脏腑火毒凝结所致。另外，如针头、竹木等刺伤，感染毒气，阻于皮肉之间，留于经络之中，也引起本病。

【异常征兆】足部烂疔。指足掌部皮肤破损处胀痛，伤口周围呈暗红色，旋即迅速蔓延成片，状如丹毒，并有高热头痛、神昏不清，继则灼热肿痛剧烈，皮肤上形成一个大水疱，溃破之后，流出淡棕色浆水的疾病。如果身热逐渐消退，患处红肿消失，腐肉与正常皮肉分界明显，并在分界处流出稠脓的，为转机之象，病将痊愈；如果身热不退，患处腐烂及肿势继续蔓延不止的，为这证，说明病情恶化。

【疾病先兆】本病多因皮肤破损，接触潮湿泥土，感染毒气，毒聚肌肤而成；或因湿热火毒炽盛，蕴蒸肌肤，均致毒滞血凝，热盛肉腐而成。

【异常征兆】皲裂疮。为足底皮肤枯燥裂开疼痛的疾病。

【疾病先兆】多因摩擦、压力、破伤和浸渍所致。

【异常征兆】子肿。妇女妊娠晚期出现脚掌部浮肿，渐及下肢，延至周身头面，皮薄光亮的，称为子肿。如果以指按压，其压痕不容易起的，又称为脆脚。

【疾病先兆】多因平素脾肾阳虚，复因胎体逐渐生长，气机不畅，运化敷布失职,水湿泛滥,流于足部而成。

【异常征兆】脚掌纹路十分明显。

【疾病先兆】为患有精神忧郁症的征兆。

【异常征兆】五个趾甲都跷起。

【疾病先兆】为精神压力过重的征兆。

【异常征兆】女性的脚拇趾腹侧皮肤有网状粗纹,且有针孔状损害。

【疾病先兆】可能患有性腺内分泌失调的各种症状,如月经不调、性欲减退等。

【异常征兆】脚趾腹侧有不自然的凹凸现象。

【疾病先兆】多为药物使用过多的表现;从侧面看,如果第二趾、第三趾的关节曲起,提示可能会有胃肠疾病。

【异常征兆】脚的跟骨横卧,脚心突出,称为平板脚。

【疾病先兆】多提示身体状况不佳。

【异常征兆】俯卧时,左右两脚尖都向外转时感到舒服、安稳,而向内侧转时感到难受(正常人如果两脚同时向外转会感到难受,也放不稳)。

【疾病先兆】若见于左脚尖外转型的人,提示可能左腿有病,或患有心脏病,且常常是左心有病;若见于右脚尖外转型的人,提示右侧肾脏和心脏有病,且颈部容易生淋巴结核。

【异常征兆】俯卧时,左右两脚尖长短不一致。

【疾病先兆】提示可能容易患感冒和胃病,女性还易患痛经。

【异常征兆】仰卧时,脚尖向前伸得很长,即脚尖不能向躯干方向收,只是向前伸的人(正常人脚尖可向躯干方向收)。

【疾病先兆】提示肺脾性不好,容易患肺气肿。

【异常征兆】女性仰卧时,两脚掌不能正常合到一起。

【疾病先兆】提示容易患子宫癌、子宫肌瘤、子宫转位、痛经、难产、不孕症、性功能减退等妇科疾病。

【异常征兆】仰卧时，一只脚倒向外侧。

【疾病先兆】易患同侧腋下淋巴腺肿胀。

【异常征兆】两脚尖向外张开，不像正常的姿势那样呈笔直直立。

【疾病先兆】容易患盗汗。

【异常征兆】脚腕粗大。

【疾病先兆】常见于肾病。右脚腕粗的人，提示右肾有病，这种人面色紫暗，与静脉系统受阻有关，常因右心有病所致；左脚腕粗的人，提示左侧肾有病，这种人面色红润，与动脉系统有关，是左心有病的显示，易患动脉硬化等疾病。

第十六章　甲诊百病

指甲诊，是以观察十指指甲的甲质不同的形态变化，以及观察指甲的血气形态、色泽变化，来诊断机体脏腑器官疾病或病变程度的方法。

关于指甲与脏腑的定位关系，据有关报道认为，大拇指甲主管全身，食指甲主要反映大脑、心脏的生理病理变化，中指甲重点反映胃、肝、胆、胰、脾、肠道等消化系统的病理变化，无名指甲主管胸部、肺、纵膈、心内膜的病理变化，小指甲主要反映肾脏、腰部疾病和男性生殖系统的病理变化。新近上海王文华认为，人的十指甲在全身也是一个相对独立的部分，也包含着全身的信息。当把五指并拢，对掌空握、十指相对的时候，便可发现指甲的分布，恰像一个人体，五官俱全，身躯呈蜷缩状，类似一个胎儿的缩影。它以指甲近端为背侧，远端为腹侧；以拇指甲为头、颈，食指甲为胸、背，中指甲为腹、腰，脏腑器官基本各居其中，它的手、肘在食指甲，臀、膝在无名指甲，足踝在小指甲，并且两侧对称。

正常人的指甲甲板可呈长方形、方形、梯形或铲形，甲面饱满，平滑、光洁、润泽、半透明，内泛红润之色，色泽均匀，坚韧而有一定弹性，厚薄适当，其上有极细的平行纵纹。甲板平均长度为12.8毫米，宽度不等，厚约0.50～0.80毫米。其根部有一乳白色的半月弧（半月甲），前部有淡红色的弧线，后面接甲皱襞，两侧接甲沟，弧线隐隐可见，半月弧嫩白，一般不超过总长度的1/4，边缘整齐。向甲体加压时变白色，停止加压时立即恢复淡红色。小儿指甲较成年人薄而软，老年人指甲变得厚脆或干枯或有棱纹不平滑，亦属正常现象。

了解了正常指甲的上述特征后，就可以从指甲的异常变化中察知疾病，其主要内容有以下几方面：

一、指甲色泽诊病

中医学认为，指甲下之血色，也与面色相同，如果按之不散，或散而久不复聚的，为血死之征象。现在一般认为血色恢复慢的为气滞或血淤，不复红的多是血亏，不散的是淤血。

【异常征兆】指甲软萎晄白,压之白而无华。

【疾病先兆】多是气血亏虚。一般色苍白者为虚寒,多因脾肾阳衰;色淡白者,多为血虚或气血两虚。

【异常征兆】指甲白蜡色,无光华。

【疾病先兆】正是溃疡病出血所致,或有钩虫病等慢性失血症的表现。

【异常征兆】指甲外表经常是白色。

【疾病先兆】表示身体里的血液不太充足,是贫血象征。

【异常征兆】指甲下大部分显白色,正常的粉红色减少到只有靠近指尖的那一小条。

【疾病先兆】这可能是肝硬化的征兆。

【异常征兆】毛玻璃样白色指甲的远端部分呈红褐色。

【疾病先兆】可见于慢性肾功能不全而出现的高氮质血症。

【异常征兆】指甲上有两根横贯的白色线。

【疾病先兆】往往提示血中的白蛋白减少,多见于慢性肾病的低蛋白血症。

【异常征兆】甲板表面出现点状或丝状白斑。

【疾病先兆】常为营养障碍,多为慢性肝病、肝硬化、肾脏疾病的象征。

【异常征兆】指甲平时为灰白色。

【疾病先兆】可能是肺结核晚期和肺源性心脏病心力衰竭的征兆。

【异常征兆】甲半月及指甲扁平苍白。

【疾病先兆】为甲状腺功能低下的征兆。但全白甲有的可能是先天性的,有的则是职业性的。在老年人指甲上出现白色斑块和纵向条纹,呈周期性出现,这是老年人指甲常见的变化,不是病态,不必担心。

【异常征兆】爪甲红赤。

【疾病先兆】多主热,一般为气分有热;若色鲜红,则多为血分有热;若红而见紫或色绛者，为风热毒盛，邪犯心经；红紫且暗或紫绛者，为死血淤滞。但爪甲色红见于饮酒、洗澡之后的，为正常现象。

【异常征兆】靠近甲根为鲜红色，而甲体中部，前端为淡白色。

【疾病先兆】大多患有咳嗽、咯血症。

【异常征兆】接近指甲尖那一半呈粉红色或红色，而接近护膜那一半呈白色。

【疾病先兆】可能是慢性肾衰的征兆。

【异常征兆】指甲全是绯红色。

【疾病先兆】为早期肺结核及肠结核的象征。如果压迫指甲，血色恢复快的病轻，血色恢复慢的病程较久。

【异常征兆】指甲下出现红斑点或纵向红色条纹。

【疾病先兆】说明毛细血管出血，可能是由于高血压、皮肤病、心脏感染或一些潜在的严重疾病的存在。

【异常征兆】指甲周围出现红斑。

【疾病先兆】提示可能是皮肌炎或全身性红斑狼疮。

【异常征兆】指甲前端出现横向红色带。

【疾病先兆】提示胃肠道有炎症或心瓣膜脱垂、房室间隔缺损。

【异常征兆】指甲呈深红色，压之色不变。

【疾病先兆】提示可能某内脏器官有严重的炎症存在。

【异常征兆】指甲变黄。

【疾病先兆】一般表示其肝脏有问题，多为黄疸型肝炎，也可见于慢性出血性疾患。

【异常征兆】如果看到形同用锤打过的黄铜模样的指甲。

【疾病先兆】这是由一种自身免疫性脱发症所导致的，这种病可使人部分或全部脱发。

【异常征兆】指尖周围出现黄色。

【疾病先兆】要警惕患有恶性黑色素瘤的可能。甲状腺机能减退、肾病综合征和胡萝卜素血症、甲癣等病，均可引起黄甲。

【异常征兆】青色。

【疾病先兆】中医认为，爪甲色青，多为寒证；实证见青紫色，为心血淤阻；虚证见青紫色，多属恶候，预后不良。

急腹症患者四肢厥冷，其指甲会突然变青色；胎儿死于腹中的孕妇，指甲会持续性发青。此外，有人曾观察到，指甲出现青色淤斑，可提示中毒或早期癌病；指甲呈青紫色，多见于先天性心脏病或大叶性肺炎、重度肺气肿等肺脏疾病。

【异常征兆】指甲呈现紫色。

【疾病先兆】这是心脏病、血液病的一个特点，反映血液内缺氧或某些成分异常。若紫色与苍白色交替出现，可见于肢端动脉痉挛症。

【异常征兆】指甲呈一片黑色，或褐色，或者呈雀斑状。

【疾病先兆】最常发生于大拇指和大脚趾，尤其是出现指甲及其周围组织也呈褐色或黑色时，提示可能患有一种恶性肿瘤——黑色素瘤，应特别引起注意。

【异常征兆】指甲根部生长出数根黑色线条(通常只长到指甲的中部)。

【疾病先兆】提示体内正在或已经发生了癌变，应立即去医院进一步检查，明确诊断，及早治疗。

【异常征兆】爪甲部分或全部变绿，压之不退色。

【疾病先兆】为绿脓杆菌感染或绿色曲霉菌感染的人，有时能使爪甲变成绿色，并伴有爪分离及甲沟炎，称为“绿甲综合征”。另外，长期接触肥皂、洗涤剂的女工也可发生绿甲。

【异常征兆】指甲呈现灰色。

【疾病先兆】可见于全身性疾病、粘液性水肿、类风湿性关节炎或偏瘫患者。营养不良，指甲会变厚或萎缩，且有色素沉着或呈灰色。当拇指甲下端呈灰色波浪状时，常见于青光眼。

【异常征兆】指甲根部呈蓝色半月状。

【疾病先兆】可以意味着病人患有血液循环受损、心脏病或雷诺氏综合征，有时也与风湿性关节炎或自身免疫性疾病红斑狼疮有关。

二、指甲形态诊病

【异常征兆】干枯甲。

【疾病先兆】爪甲干枯多主肝热。另外，心阴不足，肝血亏损，血运不畅也可见到干枯甲。爪甲干枯常属凶候。另有一种“鱼鳞甲”，爪甲干枯如鱼之鳞，多为肾气衰竭，或脾失健运，气化不行，水液滞留所致。

据报道，爪甲干枯脱落与十二指肠球部溃疡有关。有人曾遇一辨证为肝气犯胃的十二指肠球部溃疡患者，症状严重发作时，双足大拇趾甲内侧颜色发生改变，趾甲增厚干枯，用手一剥一块块脱落，但无疼痛不适，爪甲干枯无光。每逢冬季发病时都有类似的爪甲荣枯改变。溃疡病缓解后，爪用亦恢复正常。故以为爪甲的荣枯变化，可作为溃疡病发作之先兆。

【异常征兆】萎缩甲。甲体萎缩，状如初生虫翅。

【疾病先兆】多属心阴虚损，血行障碍；或为疠风大毒所致。

若见于先天性甲发育不良症，则多因先天禀赋不足，精血亏损，甲失润养而成。

【异常征兆】剥离甲。甲板与甲床逐渐分离，如剥竹笋状，故又称竹笋甲。初起指甲游离缘处发白变空，后向甲根部逐渐蔓延，呈灰白色，无光泽，变软薄，多发于手指，单发或多发。

【疾病先兆】多由失血过多，营血亏损所致；或素体肝血不足，肝经血燥，气血不济，阴阳失调，气机不畅，以致爪甲失于荣润。常见于消化道出血及其他出血症、营养不良等致贫血；亦有因外伤或甲癣所致者。

【异常征兆】脱落甲。指（趾）甲自行脱落，又称代甲或暴脱甲。

【疾病先兆】多因患瘭、疽、蛇疔、脱疽、疠风等病所致。排除外科疾患的病后致脱，不再复生者为危候，提示命门火衰，身体虚弱至极，难以恢复。

【异常征兆】脆裂甲。甲板不坚,失去韧性,易于断裂,且呈层次分离的,称脆裂甲。如从中央裂成两片的,称纵裂甲。

【疾病先兆】多因血行障碍所致,或血虚风燥,不能荣润爪甲,以致质脆易裂。常提示易患循环系统疾病或痴呆症。亦见于外伤或甲癣患者。

【异常征兆】软薄甲。生理的软或薄,甲不失其坚韧之性;病态的软薄,爪甲失去韧性,失去其保护功能,甲下色淡,半月不整,甲皱亦不整齐。

【疾病先兆】此多为气弱血亏,血行障碍,以致阴精不布,爪甲失养。提示易患失血症和钙质缺乏症,或因患疠风、久痹所致。

【异常征兆】粗厚甲。指(趾)甲远端或侧缘日渐增厚,甲体表面失去光泽,呈灰白色,表面高低不平,质粗增厚,变脆枯槁,呈粉状蛀蚀或缺损,甲板下生污黄色斑,常伴有足丫湿气,为粗厚甲。

【疾病先兆】多因气虚血燥而受风,以致爪甲失去荣养而枯厚。亦有水湿浸渍或湿毒外侵,阻遏气血所致的。见于鹅爪风或甲癣患者。

【异常征兆】钩状甲。甲板向指端曲屈,中间隆起呈山尖状,甚则形如鹰爪,故又称鹰爪甲或鹰爪风,其甲面粗糙不平,呈黑色、灰黑色或黑绿色,不透明,无光泽。

【疾病先兆】多有外伤诱因,或属先天禀赋而得,但总因气郁血淤,阻滞络脉,不能濡养爪甲而致。常见于风痹、筋挛患者。

【异常征兆】勺形甲。甲板变薄发软,周边卷起,中央凹下,状如小勺,称为勺形甲,或称反甲,其甲下色偏苍白,甲皱不整齐,甲面有时出现小白点,多发于手指,少发于足趾。

【疾病先兆】多因气虚血亏,或肝血不足,或脾失健运,营养不良,以致爪甲失养。提示易患贫血,营养不良。常见于大病之后,或脾胃体虚,身体羸弱,或患症瘕、积聚以及久痹之人。

【异常征兆】横沟甲。甲板表面上出现凹陷之横沟,多少不等,使甲表面凹凸不平,甲面透明度降低,称横沟甲。

【疾病先兆】多因邪热肺燥,气津不布,或肝气郁结,或气虚血淤,以致爪甲失养。常提示肝功能异常,伴甲下淤血者多为外伤。

【异常征兆】嵴峪棱甲。由甲板向远端起纵行嵴棱，数目多少不等，往往平行，形成纵沟，使表面凹凸不平，又称为纵沟甲。

【疾病先兆】多因肝肾不足，肝阳上亢，或气血双亏，或甲床损伤，以致阴阳失调，气血失和所致。有此种甲的人易患营养不良症、过敏症和呼吸系统疾病。近期有人研究报道，纵棱甲多见于心、肺、肝等脏器的慢性疾患，病多在血分；横棱甲（与指甲生长方向垂直）多见于外感、瘟疫等急性病，病多在气分。

【异常征兆】长甲。甲面修长，对光观察甲面一般有轻微的纵行沟纹，正视光洁度较好，甲下色明润稍淡，半月较正常，甲与皮肤交界处的甲皱有时起倒刺。

【疾病先兆】多提示呼吸系统较弱，胃肠功能易紊乱，情绪不稳定。

【异常征兆】短甲。甲面短，甲面长度占末节指节背侧距的1/3左右，甲色甲下色正常，半月很小，有时隐于甲皱中。

【疾病先兆】这种甲一般显示健康状况良好，身体强壮，爆发力好，但情绪不稳定，易烦易怒，不加调节易患高血压及肝病。

【异常征兆】圆甲。甲面紧扣左右肉际，与甲上端肉际缘共同构成半圆形甲，甲皱一般不整齐，甲色甲下色较正常。

【疾病先兆】这种甲提示爆发力强，身体强壮，情绪下稳，易患眩晕症、偏头痛及代谢病。

【异常征兆】卵甲。甲面边缘与顶端围成卵形，整个甲面四周曲线缓和无棱角，对光观察甲面上有轻微的纵向纹，甲色和甲下色及半月正常。

【疾病先兆】提示身体健康，但情绪不稳定，不满足感强，易患胃病及头痛、失眠等症。

【异常征兆】窄甲。甲面左右横径小，两侧肉际较宽，左右径长为甲长的1/3。认真观察时，甲色不均匀，也易出现较轻微的横向条纹。

【疾病先兆】提示易患颈腰椎病、骨质增生及心脏病。

【异常征兆】阔甲。甲面横径大，顶端更显，甲根部凹大，半月相应偏长，甲面对光可见纵横条纹，但较轻微，甲色和甲下色尚正常。

【疾病先兆】提示易患甲状腺机能变异性疾病、生殖功能低下症等。

【**异常征兆**】方甲。此甲横径不及阔甲，甲长不及末节指节的一半，甲显方形，甲色、甲下色和半月正常。甲面有时亦现红斑，甲下色红紫相同。

【**疾病先兆**】提示易患循环系统疾病，如患心脏病的可能性比较大。

【**异常征兆**】梯甲。甲上端横径小于根部横径，甲面长度适中，整个甲面如梯形，甲色、甲下色和半月较正常；有时半月可呈三角形或呈梯形（图 16－1）。

【**疾病先兆**】此甲提示易患呼吸系统疾病，如肺炎、支气管炎等。

【**异常征兆**】三角甲。甲上端横径大于甲根部横径，半月多呈三角形，甲色、甲下色大致正常，有时甲下色易出现白紫相间，按压甲面后甲下色恢复较慢（图 16－2）。

【**疾病先兆**】有此种甲的人易患中风病和脑血栓。

【**异常征兆**】黑线甲。甲面上出现一条或几条细而黑的纵行线，甲下色不均匀，甲皱不整齐，半月泛红偏斜（图 16－3）。

【**疾病先兆**】有此种甲的人其内分泌功能失调、妇女经期不稳、行经腹痛、脑力和体力消耗过大。

【**异常征兆**】凸甲。此种甲的甲面中央明显凸起高于四周。甲顶端部下垂，像贝壳或倒覆的汤匙，对光观察时发现甲面上有凹点，甲色和甲下色偏白，半月色偏粉红（图 16－4）。

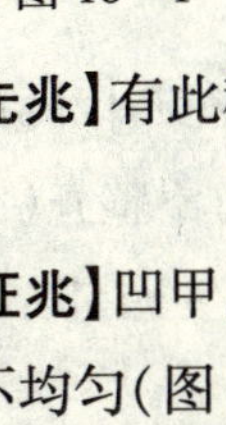
图 16－1

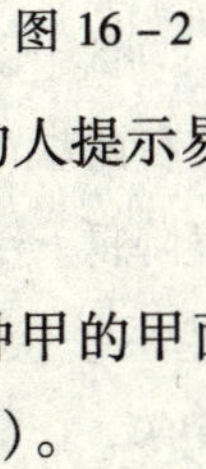
图 16－2

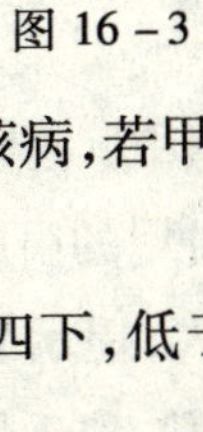
图 16－3

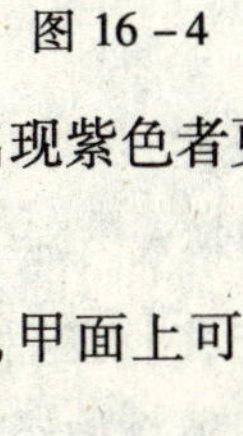
图 16－4

【**疾病先兆**】有此种甲的人提示易患结核病，若甲根部出现紫色者更应注意。

【**异常征兆**】凹甲。这种甲的甲面中央凹下，低于四周，甲面上可见凹点与纵纹，甲下色不均匀（图 16－5）。

【**疾病先兆**】有此种甲的人，其肝肾功能不佳，易于疲劳，精力不充沛，也易患不育症。

【异常征兆】串珠甲。这种甲的甲面出现纵向凹凸不平的串珠样或甲面向内有串珠样斑点(图 16－6)。

【疾病先兆】有这种甲的人,提示其营养不良,或肠道吸收功能障碍,体内微量元素缺乏及消化器官发生局部病变等。

【异常征兆】偏月甲。这种甲的甲半月偏斜不正,而不再形成半月形,甲下色粉红,或粉红中出现苍白暗区(图 16－7)。

【疾病先兆】有这种甲的人,提示其体力消耗大,或营养吸收不良,体内入不敷出而造成机体抵抗力下降。

【异常征兆】缺月甲。这种指甲没有半月(图 16－8)。

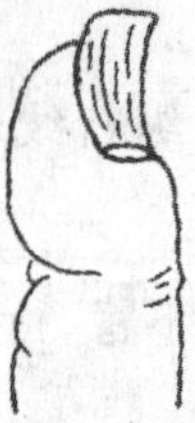
图 16－5

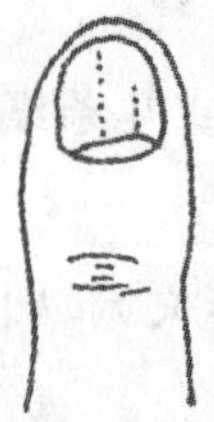
图 16－6

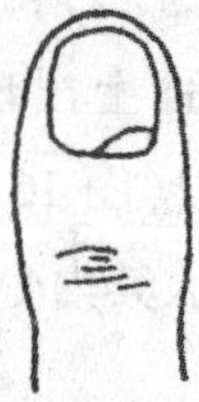
图 16－7

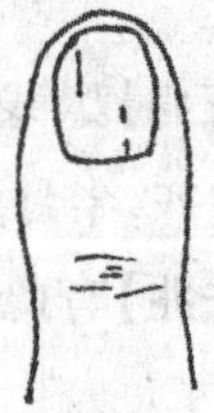
图 16－8

【疾病先兆】如果拇指有,余下的各指没有,且甲下色淡黯呈粉红色,提示近期饮食起居失常,情绪紧张,身体疲乏,机体抵抗力减弱。如果所有指甲均没有半月,则提示这种甲的人易患循环系统疾病及血液病。

【异常征兆】筒状甲。这种指甲内卷如筒状,按压后颜色变苍白,松开后苍白色变化不明显(图 16－9)。

【疾病先兆】此种甲多见于久病体虚或安逸少劳的人,多是气血两虚,机体抵抗力很弱,容易患绝症和重症。

【异常征兆】倒甲。又称嵌甲。这种甲的左右两端深嵌于左右肉际中,形成镶嵌状,如同甲倒刺入肉际中。这种甲的甲面透明度降低,半月有时不整齐(图 16－10)。

【疾病先兆】有这种甲的人,提示易患神经系统疾病,产生循环系统障碍。如神经官能症、植物神经功能紊乱、先天性心脏病等。

【异常征兆】柴糠甲。这种甲的甲面光泽黯且自远端两侧增厚,变脆枯槁,呈黄朽木色、粉状蛀蚀或缺损，表面高低不平（图 16－11）。

【疾病先兆】有这种甲的人，提示循环功能障碍，肢端不得荣养而受风湿侵袭。多见于脉管炎、肌肉萎缩、甲癣等。

【异常征兆】云斑甲。在指甲的中心部呈现条状或细块状、边缘不整齐的白色云斑，称为指甲云斑（图 16－12）。

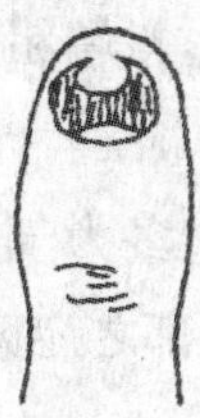
图 16－9

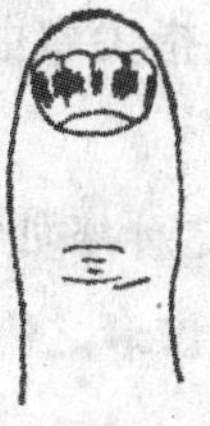
图 16－10

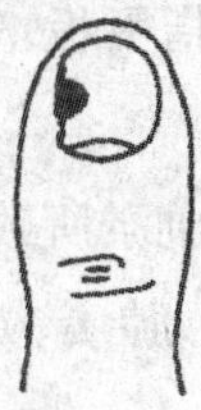
图 16－11

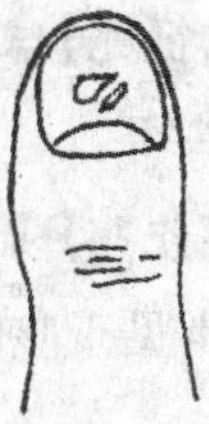
图 16－12

【疾病先兆】这种甲多见于小儿，多提示体内有蛔虫。指甲云斑大、颜色浓者，提示蛔虫也多；相反，指甲云斑小、颜色稀淡者，提示蛔虫也少。

【异常征兆】花甲。在儿童拇指、食指的指甲上，呈点状如大头针头大小、形圆的白色斑，与指甲红白相间，称为花甲（图 16－13）。

【疾病先兆】亦为蛔虫病的征象。白色斑大、色浓、出现的指多者，提示蛔虫亦多；反之，白色斑小、色稀、出现的指少者，提示蛔虫亦少。

【异常征兆】红斑甲。甲面上有红斑红点，甲下色紫暗或红白相间，半月不规整，甲皱不整齐（图 16－14）。

【疾病先兆】提示易患循环系统疾病，如心内膜炎、慢性出血症、血小板减少等。

【异常征兆】花斑甲。甲面光洁度不好，甲色不明润，有隐黄暗斑块，亦有微现的纵纹（图 16－15）。

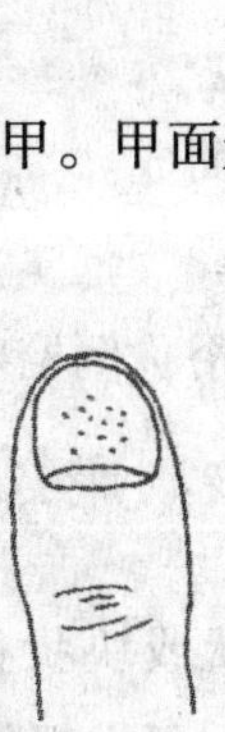
图 16－13

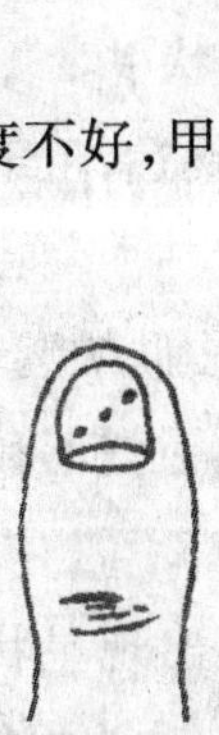
图 16－14

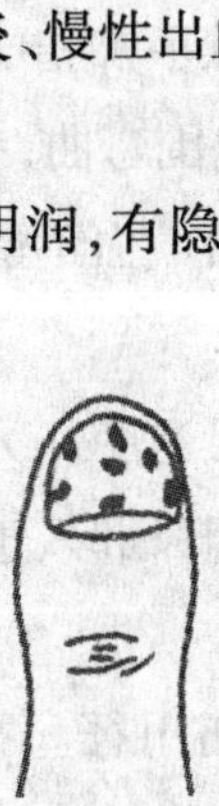
图 16－15

【疾病先兆】提示患有消化系统疾病，并伴肠道蛔虫症，或长期神经衰弱，易于疲乏倦怠。

【异常征兆】扭曲甲。指甲扭曲变形，失去光泽，称为扭曲甲。

【疾病先兆】多因肝气虚，或血不荣筋，以致爪甲失荣。

【异常征兆】球形甲。指甲板增亮，并向指尖弯曲，呈球面，指端粗大如蒜头，故又称蒜头甲。

【疾病先兆】多为气虚血淤所致。若压之孙络如细丝涌沸，多为气机郁滞，血行淤阻。常见于咳喘、痰饮、肺痿、劳瘵、心阳虚衰之胸痹以及肝郁之症瘕积聚。

【异常征兆】瘪螺甲。指甲瘪缩，甲床苍白，称为瘪螺甲，俗称瘪螺痧。

【疾病先兆】多因大吐、大泻、大汗，以致气津暴脱，或暴病亡阴之重笃者，津涸液竭，致指甲瘪缩。

【异常征兆】啃缺甲。小儿自咬甲缘，以致缺损，称为啃缺甲。

【疾病先兆】多为泔积或内有虫积。

【异常征兆】胬肉甲。甲皱襞增殖，贯入甲床，胬肉盘根，甲板缺损，称为胬肉甲。

【疾病先兆】为血不循经，赘生胬肉。

【异常征兆】杵状甲。指、趾末端肥大，甲板亦明显向纵、横方向增大，呈凸状膨出，向指、趾尖端包围弯曲，称为杵状甲。

【疾病先兆】多由气血不能循行畅达，阻于络脉而成。

【异常征兆】手足逆胪。为甲根皮肤皱襞剥起，俗称倒枪刺。

【疾病先兆】乃因风邪入于腠理，血气不和之故。

【异常征兆】报伤甲征。指甲下出现星状、片状或块状且按之不散的淤血斑点，其颜色呈暗红、青紫、黑色或黄色，称为报伤甲征，可以报伤。

【疾病先兆】若甲下斑点按之即散，则为假性甲征，无诊断意义。若伤征在拇指甲，示伤在头部；伤征在食指甲，示伤在“血脏部”（锁骨以下，膈肌以上）；伤征在中指甲,示伤在“心肝部”(膈肌以下,脐以上);伤征在无名指甲,示伤在“肠肚部”(脐以下,耻骨联合以上);伤征在小指甲,示伤在“命门部”(耻骨联合以下)。同时,每一指甲又可分为东、西、南、北、中五个方位,以表明受伤的相应部位。以拇指为例,如报伤甲征在拇指甲正中,示头部正中有伤;在东方,示头部左侧上部有伤;在西方,为右侧上部有伤;其他各指类推。若报伤甲征贯穿任何一指的南、北、中三个方位,为伤在背脊的相应部位;从东或西方伸延到甲沟,为伤在背部之左侧或右侧(图 16－16)。

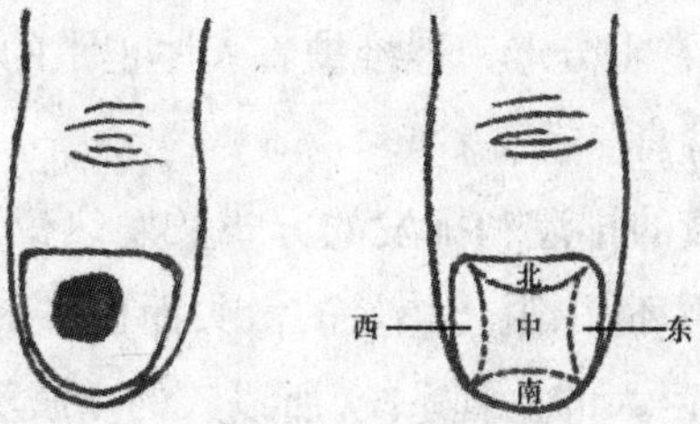

图 16－16

第十七章　肤诊百病

皮肤是人体最大的器官，覆盖全身，为人体第一道外围，是人体抵御外界有害因素侵袭的第一道防线，它十分严密地维护着人体正常的生理活动，保护着体内的各种器官不受外界的损害。

皮肤不仅能通过汗液的排泄和挥发的方式散发热量调节体温，而且也能降低汗腺的活动和表层血液循环，以阻止热量的散失而保护体温。皮肤有高度发育的感器、丰富的感觉神经和巨大的血管系统，所以人的皮肤不仅是体内外各种信息的交换场所，而且是人体精血的重要贮存器官。中医学认为，皮肤为机体之屏障，十二经脉、奇经八脉将五脏六腑与表皮肤紧密联系起来。人体大约有 70 多种疾病包括皮肤病，在病情发生和发展过程中随时向人们发出警报。这些病症主要有雷诺氏病、大叶性肺炎、肺结核、黄疸、心脏病、胃癌、恶性肿瘤、脑膜炎、肝硬化、扁平疣、湿疹、牛皮癣、糖尿病等。

一、皮肤色泽诊病

正常人的皮肤颜色微黄透红，富有弹性，干湿适中，柔韧光滑。

【异常征兆】皮肤苍白，同时牙床、口唇、粘膜（通常是睑结膜）都呈现苍白色。

【疾病先兆】提示气血不足，多数是患了贫血症。但单纯皮肤苍白不一定是贫血，如寒冷刺激，长期于夜间、隧道或井下工作，或长期居住卧室不见阳光，也会使皮肤变得苍白。

【异常征兆】皮肤上出现大小不等、形状不一、边界清楚的白色斑片（边缘色素往往稍深）。

【疾病先兆】这是患了白癜风，中医称为白驳风，认为因风湿侵袭，气血淤滞，血不荣肤所致。白癜风开始多在易受摩擦及阳光照晒等暴露部位出现，如颜面、颈、腰背、腹、前臂伸面与手指背部等。它可长期局限于躯体的某部位，部分也可自愈，但多数病例往往逐渐增多、扩大。一般夏季发展快，冬季则发展较慢或停止蔓延。本病影响美容，但对健康无影响。

【异常征兆】全身皮肤呈白色，连毛发也变白。

【疾病先兆】这是患了白化病。白化病是皮肤、毛发和眼睛色素缺乏的一种常染色体劣性遗传性皮肤病，常有家族史。

【异常征兆】儿童面色萎黄而生白斑，白色或灰白色，境界不鲜明，大小如钱币，圆形或椭圆形，上覆细薄糠状干燥鳞屑。

【疾病先兆】此为蛔虫斑，提示体内有蛔虫。

【异常征兆】皮肤发黄，同时爪甲及眼睛的眼眦部分也呈现黄色，明显地超出常人之黄。

【疾病先兆】多半是患了黄疸病，如黄疸型肝炎、胆囊炎、胆石症等。中医将黄疸病分为阳黄、阴黄两大类。

阳黄。指黄色鲜明如橘子色，伴有汗、尿色深黄如黄柏汁，口渴而舌苔黄腻。一般多因脾胃或肝胆湿热所致。

阴黄。指黄色晦暗如烟熏，伴有畏寒、口淡苔白腻等，多因脾胃为寒湿所困。

【异常征兆】局部皮肤突然发红，色如染脂涂丹，伴局部皮肤肿胀作痛，全身发热恶寒。

【疾病先兆】这是“丹毒”。由于其发生部位的不同，而有多种名称。如生于头部的，称为“抱头火丹”；发于全身，游走不定的，称为“赤游丹毒”；生于腿腹部的，称为“流火”等。多因心火偏旺，或风、热乘袭，或肾火内蕴、湿热下注等因素所致，在小儿则与胎毒有关。

【异常征兆】手指或足趾破溃后，见四肢皮肤上出现一条红丝，迅速向躯干走窜。

【疾病先兆】这被称为“红丝疔”，是由热毒走窜经络所致。现代医学认为，皮肤呈现红赤，显示出红细胞的含量偏高，或心脏、肝脏及肠出现了问题。

【异常征兆】皮肤青紫，局部肿痛，压之不褪色者。

【疾病先兆】多属皮下出血所引起的血肿，初期色青紫，日后逐渐转为紫红、紫黑色。如果颜色转为黄褐色，肿痛消退，为疾病将愈之征象。

【异常征兆】皮肤发蓝。

【疾病先兆】提示可能患有心脏病和肺病。如果腹部出现蓝色纹路,提示可能患有肾上腺皮质功能亢进症。

【异常征兆】皮肤黄中显黑,黑面晦暗。

【疾病先兆】这被称为"黑疸",系黄疸之一,多从黄疸病转变而来。因其多由房劳过度,色欲伤肾所致,所以又称为"女劳疸。"

【异常征兆】皮肤发黑并出现黑色斑块。

【疾病先兆】提示有可能缺少肾上腺素。

【异常征兆】皮肤变黑变粗。

【疾病先兆】这常是胃癌的危险信号。患者的皮肤之所以变黑变粗,是由于癌细胞释放出的一种物质造成的。尽管诸如垂体异常、糖尿病等一些疾病的患者皮肤有时也变黑变粗,但均不如胃癌的皮肤变化典型。

二、皮损形态诊病

【异常征兆】色斑。斑为不突出皮肤,呈点、片状或网状皮损,边缘多清楚。

【疾病先兆】如果斑点成片,或红或紫,平铺皮下,为阳斑,多见于外感热病,热入营血,迫血外溢而发。若斑点大小不一,色淡红或紫暗,隐隐稀少,发无定处,但不见于面、背部,出没无常,兼见诸虚症状,此为阴斑,由内伤血热或气虚不能摄血而发。

【异常征兆】皮肤上出现蜘蛛痣的色素斑。

【疾病先兆】可见于肝硬化。蜘蛛痣的特点是痣的中央有一小红点,周围放射出许多细红丝,痣的直径约0.2~2厘米,用尖硬物压迫痣的中央,蜘蛛网状即消失,尖硬物移去又可重新出现,蜘蛛痣的数目各人不同,少的可以只有几个,多的可达几百个。

【异常征兆】风团。皮损呈团块样隆起,大小形状不一,堆积成块或融合成片,多骤然发生,退后不留斑痕,俗称"风疙瘩"。

【疾病先兆】凡风团游走不定，时隐时现的，属风邪；红赤的，属热邪或阴虚；紫暗或暗红色的，为血淤；白色的，为感受风寒，或阳气虚弱。

【异常征兆】抓痕。为抓搔后在皮肤上遗留的线状损害，它既可发生在正常皮肤上，又可见于已有损害的皮肤上。

【疾病先兆】如果抓破表皮后再结血痂的，为内热；抓后遗留白线的，为风盛或内有燥邪。

【异常征兆】痂皮。为皮肤溃破后，由渗出物干燥凝结在创面上的一层覆盖物。

【疾病先兆】带有脓性物的痂叫脓痂，是热毒未消的结果；带有血性的痂叫血痂，提示血热未除；橘黄色的痂，叫浆痂，提示湿热未尽。

【异常征兆】水疮。皮肤表面隆起，小如米粒，大如棋子，内含清亮或混浊液体，其疱壁薄，容易破裂，破后呈糜烂面，可散在单发，也可簇集成堆。

【疾病先兆】红色小水疱多属湿热；大水疱多属湿毒或热毒；深在性小水疱多受脾胃湿热或感受寒湿。

【异常征兆】脓疱。皮肤表面发生隆起含脓液的小疱，呈黄色或乳白色，单发或遍及全身，溃破后溢脓结痂。脓疮可以初起即是，也可由水疱转化而成。

【疾病先兆】前者多由毒热侵淫所致，其疱如痘粒，壁薄色黄，红晕明显，脓液流溢，常引起新脓疱的发生；后者多为湿毒凝结所致，发生于大片潮红的皮肤上，疱如粟粒，壁薄易破，破后糜烂、渗出、不易干涸。

三、感觉异常诊病

1. 瘙痒感觉

【异常征兆】皮肤瘙痒处生有米粒大直至豌豆大的半球形疹，早期质硬，后渐变软，挑破后可挤出白色乳酪样物质。

【疾病先兆】多半为传染性软疣。

【异常征兆】若皮肤瘙痒处生有帽针头或稍大一点的扁平丘疹，表面光滑，常有损害。

【疾病先兆】可能为扁平疣。

【异常征兆】若皮肤瘙痒处生有小片状红斑，并很快形成脓疱，周围有红晕，且搔抓时可使感染播散到身体的其他部位而产生新的脓疱。

【疾病先兆】这很可能是患了脓疱疮。

【异常征兆】皮肤瘙痒处先自头部开始，后向下蔓延，致使头皮屑增多，犹如鼓皮，或有不甚明显的红斑。

【疾病先兆】可能为皮脂溢性皮炎。

【异常征兆】皮肤瘙痒处初起于头皮或四肢伸侧，皮损覆盖银白色鳞屑，剥去鳞屑可见到淡红色发亮的半透明薄膜及点状出血。

【疾病先兆】可能患上了银屑病。

【异常征兆】皮肤瘙痒处在足或手上，有时呈水疮型或擦烂型损害或鳞屑角化型损害。

【疾病先兆】则常常是手足癣，其中手癣俗称“鹅掌风”，足癣俗称“脚气”。

【异常征兆】皮肤瘙痒处在指缝、腕屈面、腋窝前缘、肘部屈侧、股内侧。女子乳房下、小腹、男子生殖器等处（幼儿也可见于颜面及头部），且出现红色丘疹、水疱，并可看到条状黑线。

【疾病先兆】有此等症状可能为疥疮。

【异常征兆】皮肤瘙痒初发于颈项部，或眼睑、骶部、四肢伸侧和外阴等处，并渐渐出现扁平的圆形或多角形坚实的丘疹，搔之微有脱屑。

【疾病先兆】这可能是患上了神经性皮炎，中医称之为牛皮癣、顽癣、摄领疮等。

【异常征兆】瘙痒。

【疾病先兆】①皮肤瘙痒，提示可能为阻塞性黄疸、糖尿病、甲状腺病等引起。

②部分慢性肾炎，进入尿毒症期，可出现全身性皮肤瘙痒。

③神经衰弱、大脑动脉硬化的病人，常可发生阵发性瘙痒。

④肛门皮肤瘙痒，提示可能有痔核、肛瘘、肛裂、直肠炎、肠道寄生虫病等疾病。

【异常征兆】女子阴部瘙痒。

【疾病先兆】引起女子阴部瘙痒的疾病很多,简要介绍如下:

①滴虫性阴道炎:这是由微生物滴虫感染而引起的阴道炎症。其常见症状为白带增多且颜色淡黄、污浊,带泡沫有臭味,有时为乳白色或黄白色稀薄液体,有时为黄绿色脓性泡沫白带,其次则为外阴有瘙痒、灼热、疼痛之感。

②霉菌性阴道炎:此病为霉菌感染而引起的阴道炎症。白带增多,水样或凝乳样、软膏样,或有白色片状物和屑粒状、豆腐渣样,外阴严重瘙痒,灼痛,坐卧不定,痛苦异常,是这种病的主要症状。

③老年性阴道炎:老年妇女绝经后阴道萎缩,致病菌侵入。繁殖而引起的阴道炎症,较常见。白带增多,外阴瘙痒,灼热感,或盆腔坠胀不适为常见伴发症状。

④外阴白斑:这是女外生殖器部位粘膜或其近旁皮肤表面以增殖为主的一种特殊形式的慢性炎症。

引起女阴白斑的原因有慢性炎症的刺激,如慢性阴道炎。盆腔炎、宫颈炎,长期分泌物增多,外阴潮湿,局部受刺激而发生病变。机械性刺激如长期穿用质地硬的紧身裤和其他机械性摩擦,频繁无止的性交等;性激素改变以及慢性上皮营养不良,均可引起阴部上皮活动能力紊乱,导致白色病变的产生。

⑤阴虱病:有的妇女发现股内侧或腰部有如蚕豆大的青灰色斑块,压不褪色,在不断搔抓后可引起局部湿疹,出现糜烂、渗液、结痂等现象,有时还可继发成毛囊炎,长期阴痒,这种症状如久治不愈,有可能是一种性接触传染病——阴虱病。

阴虱长有一对细长的前足,两对钩状巨爪,可紧握住人体阴毛的根部或附着于阴阜表面,在性接触时直接传播,少数也可以通过内裤、床垫或便盆间接传播。

阴虱长期寄生在阴毛根处不易被发现,用放大镜找寻,可发现一些小粒状黄点及铁锈色或淡红色的虱卵。这是与白色的头虱卵相区别的显著标志。

阴虱病不仅在农村广泛存在,近年来在不少大城市也都有发现。因其皮疹有时不明显,加上许多人不认识此病,或者不好意思让医生检查,因而常被延诊或误诊。

⑥假性湿疣:假性湿疣多见于20~30岁女性,其皮疹主要发生在两侧小阴唇内侧和阴道前庭部。皮疹呈多发性集合性颗粒状白色或淡红色,宛如鱼卵样,表面光滑,触之有颗粒感。也有的呈丝状、乳头状和息肉状。患者多无自觉不适,有的感觉局部瘙痒。假性湿疣患者通常都有白带增多的现象,为白色或无色透明状,一般无明显异味。为了区别于尖锐湿疣,可在皮疹部位用5%醋酸涂布,如果不变色即为假性湿疣,反之,即为尖锐湿疣。另外,还可以作乳头瘤病毒抗原检查,假性湿疣者均为阴性。

假性湿疣的病因尚不清楚,有人认为属生理变异或者与女阴及阴道存在念珠菌有关。另有人则认为,假性湿疣是慢性病症所致,可能是由于阴道分泌物长期刺激的结果。

⑦糖尿病:糖尿病是以血糖持久增高为特征的全身性疾病,是一个高患病率、高致残率和高死亡率的疾病,因而被认为是威胁人类健康的主要疾病之一。

【异常征兆】男子阴部瘙痒。

【疾病先兆】男子阴部瘙痒除了阴虱之外,还有以下四种:

①阴囊湿疹:此类湿疹在急性期患部皮肤潮红,出现小疙瘩,继而增生肥厚、浸润样变,间有糜烂、渗出与裂隙,瘙痒无比。此症系由肝经湿热所致,宜取清热祛风和湿进行治疗;慢性期多兼血虚风燥,直取养血祛风进行治疗,局部外用鸡蛋清二个与绿豆50克研细末调糊状敷患部也有较好疗效。

②过敏性皮炎:此类皮炎常因穿化纤内裤、药物或饮食而引起。局部多为固定性红斑型、湿疹皮炎样型病变。表现瘙痒难忍。一旦发现致敏物后,应立即停止使用并避免再接触。对此类皮炎,外部治疗可选用肤轻松霜、20%的樟脑软膏。内服常用抗组织胺类药物、钙剂等。

③疥疮:此疮因疥虫引起,常因家庭或单位来客等集体接触疥疮患者而感染。可发生在阴茎、阴囊、大腿内侧,皮疹为丘疹或疱疹,亦常出现奇痒搔抓后的豆大硬结样。夜间遇热更甚,常影响睡眠。亦可因搔抓而出现抓痕、血痂,并可继发感染,产生脓胞、疖肿等。治疗较难,可选用硫磺软膏涂抹,亦可选用其他药。

④股癣:仅限于大腿内侧靠近生殖器及臀部,是霉菌性皮肤病。皮损为钱币形红斑,边缘四周有丘疹、水疱、结痂、鳞屑等,夏发冬愈。可选用各种癣药水予以治疗。

2. 疼痛感觉

皮肤疼痛多因皮肤病引起,根据疼痛时伴有的其他症状,可以判断皮肤病的性质。

【异常征兆】皮肤局部疼痛,或伴随局部淋巴结肿大,尔后1~3天后在疼痛部位发生密集成簇的小米粒大小的水疱疹,疱液澄清,逐渐混浊,数群水疱常沿皮神经排列呈带状。

【疾病先兆】则应考虑带状疱疹。

【异常征兆】皮肤疼痛发生于冬季,且在手、足、面等外露处,初期苍白、麻木,继而水肿或青紫形成淤斑。

【疾病先兆】有此征兆可能为患了冻疮。

【异常征兆】皮肤疼痛发于足掌接触鞋底的着力点或手指、足趾、受压和摩擦部位,且痛处出现蚕豆大或豌豆大、淡黄色至深黄色不等,呈圆锥形角质增生体,其基底向外略高于皮面,表面光滑有明显皮纹、质坚实稍透明,一般皮肤损害可有数个,对称发生。

【疾病先兆】有此等症状者,多为患了鸡眼,中医称为"肉刺"。

【异常征兆】皮肤疼痛发于冬季,且在手指、手掌、足跟、足踝、足底外缘等皮肤角质层厚或经常摩擦的部位出现多处浅在裂纹,皮肤干燥粗糙,裂纹有时深达真皮及皮下组织。

【疾病先兆】此症通常为手足皲裂。

3. 麻木感觉

【异常征兆】按之不知,掐之不觉。

【疾病先兆】这可能是皮肤内的神经炎所致,也可能由于颈椎病等疾病引起。

【异常征兆】左臂内侧及小指麻木。

【疾病先兆】为冠心病的征象。

【异常征兆】大拇指及食指发麻。

【疾病先兆】常为中风的先兆。

【异常征兆】手足、肌肤局部麻木、干燥,皮肤起糠状白屑,肌肉萎缩,眉毛脱落,鼻梁塌陷。

【疾病先兆】多为麻风病所致。

第十八章　皮纹诊百病

在人类和灵长类动物手掌和脚蹠的皮肤表层有许多特殊纹线走行，称为皮纹。肤纹由嵴和沟两部分组成，嵴纹是指皮肤表面凸起的条状纹理，嵴上有汗腺开口；沟纹由两条嵴纹之间的下凹部分组成。由于嵴和沟的走向和分布不同，便构成了各种皮纹的特征。在皮纹中往往有三个部分平行的崎纹相交于一点，构成各约120°的三个角，称为三角区，是描述皮纹特征的一个重要指标。

我国是将皮肤理论最早应用到医学的国家，早在2000多年前的《内经》中就已经注意到了皮肤纹理的重要意义，并已用之于临床诊断。如《灵枢·五变》说"粗理而肉不坚者，善病痹"。但自此以后，民间虽有手相学的流行，在医学书籍中却极少有观皮纹诊病的记录。

近几十年的研究表明，手足皮纹对疾病的反映是多方面的。手足部位均有五脏六腑的投影区，手掌和足掌部皆有人体脏腑较全面的缩影（图18－1，图18－2）。

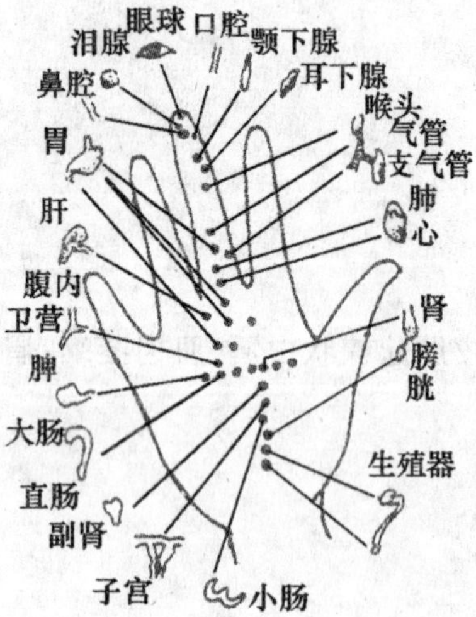

图18－1

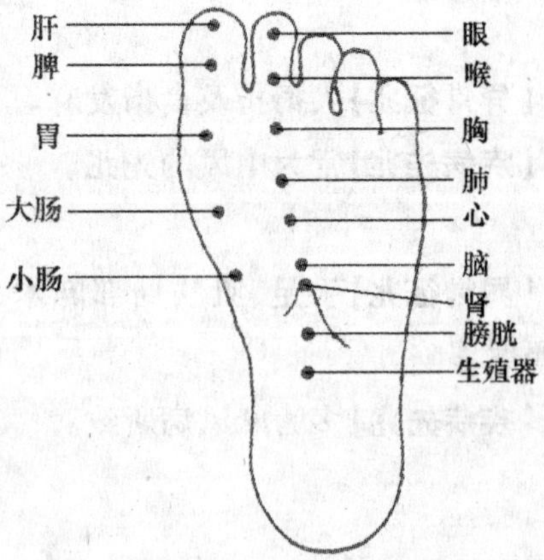

图18－2

一、指纹形态诊病

指纹为手指第一节的皮肤纹形，它有三种主要类型，即弓形纹、箕形纹和斗形纹（图 18－3，图 18－4）。其划分依据形纹理走向及有无三角区。斗形纹（又称为涡形纹）呈同心圆型或螺旋形，其左右下方各有一个三叉；箕形纹象簸箕，开口向一侧，只有一个三叉，若开口向小指侧，称尺箕；开口向拇指侧，称挠箕；两个箕形纹绞在一起，称双箕形纹；弓形纹是指指纹呈高低不同的弓形并横过指腹，无三叉。所谓三叉是指来自三个方向的脊线相交成“人”形的指纹结构。

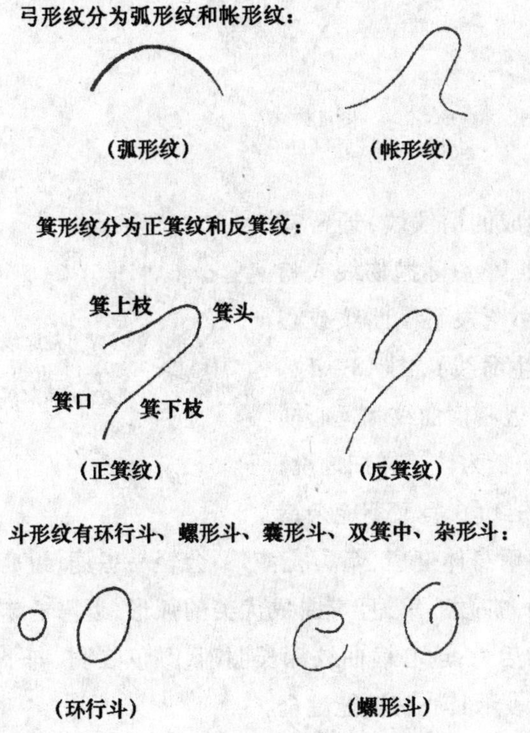

图 18－3

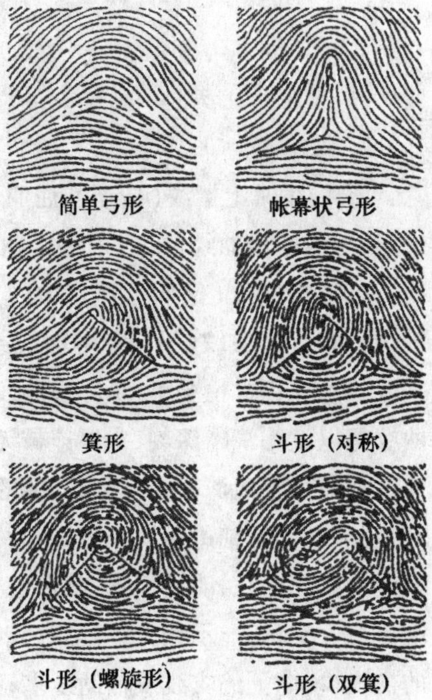

图 18－4

二、掌纹形态诊病

1. atd 角

在手掌上除拇指外，其他四指的指节基部（劳动后产生老茧的部分）各有一个“丫”形的三叉，依次称为 a、b、c、d 指三叉，而在靠近腕的一方有一个明显的倒“丫”形三叉，称为“t”（图 18－5）。如果将 a—t—d 三个三叉线以线相连，则在 t 的部位能构成一个夹角,称为 atd 角。用量角器可以测出夹角的度数,以双手度数计算,一般正常人的夹角小于40度(一说正常为小于48度)。如果大于40度就视为异常。在这里决定度数大小的是 t,倒"丫"形三叉位置越高则角度越大,它是一个重要的健康指标。大多数染色体病人都有高位的倒"丫"形三叉(图 18-6)。如唐恩氏综合征(先天性愚钝)者 atd 角为81度,杜纳氏综合征者为66度。

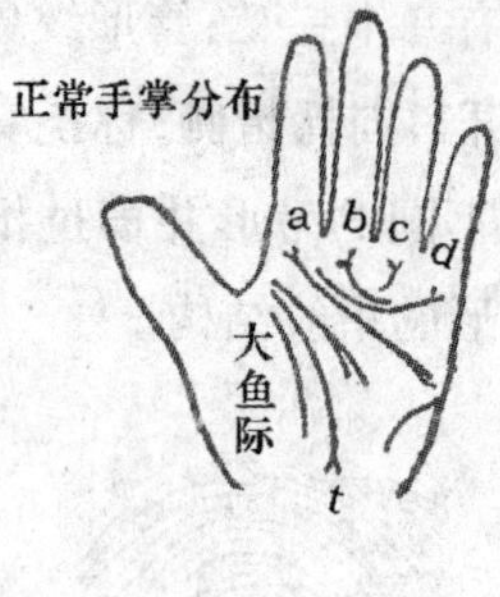

图 18-5

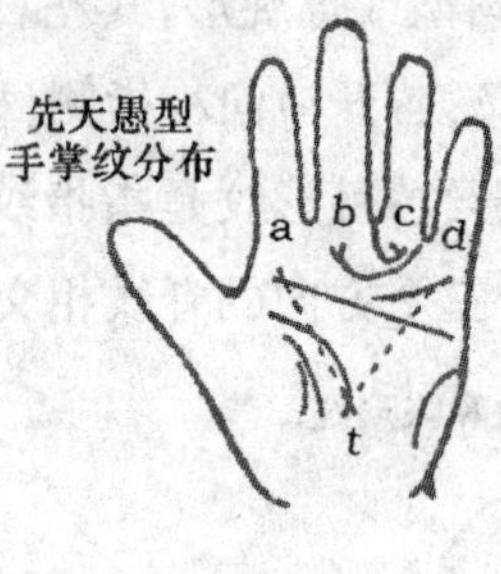

图 18-6

2. **掌褶纹**

人的手掌上褶纹(指手掌屈肌形成的褶纹线)通常有三条,即近心横曲纹(又叫近侧横曲纹、小鱼际抛物线或脑线)、远心横曲纹(又叫远侧横曲纹、小指根下横曲纹或心脏线)、鱼际横曲纹(又叫鱼际曲线或生命线)(图 18-7)。一般认为在正常情况下,鱼际横曲纹、近心横曲纹和远心横曲纹都以纹路清晰深刻,头尾连带无间断为佳。详细地说,鱼际横曲纹粗而深长,呈现出淡淡的粉红色,且又不庞杂错乱,线端渐形变细进而消失者,则常提示身体健康,精力充沛,不会轻易患病;近心横曲纹粗深而长,明晰不断,颜色红润,略微下垂,且弯曲成优美的弧形,近掌心末端可有分支者,显示其身体健康,充满活力;远心横曲纹深长明晰,颜色红润,向下的支线少,向上的支线或辅助线多,则表示其心脏功能健全。

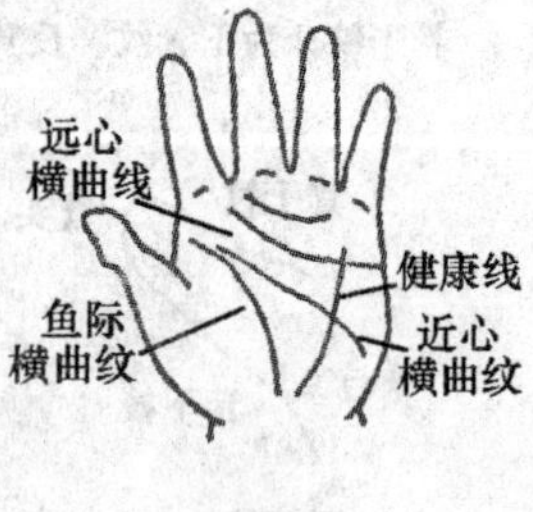

图 18-7

除了上面三条纹线外,还有一条健康线,对于预测疾病也十分重要。它起于鱼际横曲纹(但以不接触鱼际横曲纹为准),斜行向小指方向延伸到远心横曲纹上。它的形状与鱼际横曲纹、远心横曲纹和近心横曲纹不同,线越长越深,健康状况可能越差。一般而言,身体健康的人很少有健康线。此线大多见于脑力劳动者或体弱者身上,而体力劳动者或身体强壮的人手上很少出现此条纹线。因此,健康线以不出现为佳,即使有,也应以细线、连续不断,且不与鱼际横曲纹接触者为好。

三、鱼际横曲纹诊病

【异常征兆】鱼际横曲纹的起点，被一些纵线切断（图 18－8），鱼际横曲纹和近心横曲纹上出现许多小眼（图 18－9）。

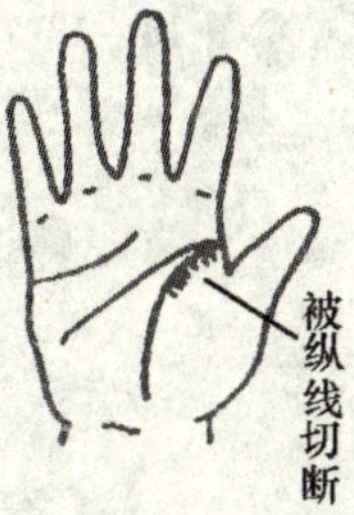

图 18－8

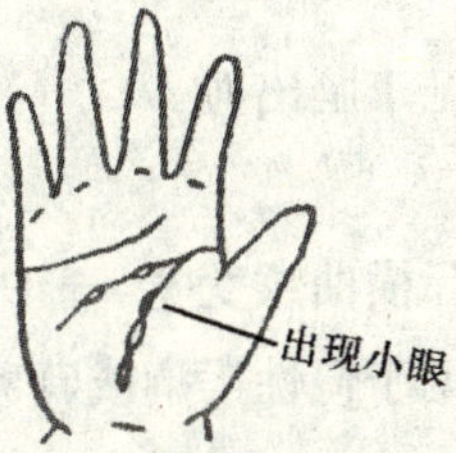

图 18－9

【疾病先兆】常见于肺结核。

【异常征兆】鱼际横曲纹末端有较大的开口（图 18－10）。

【疾病先兆】常见于风湿病。

【异常征兆】鱼际横曲纹的末端似三角线，有的手心有十字形（图 18－11）。

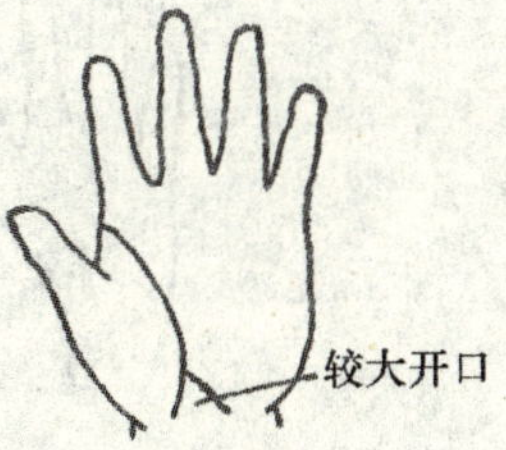

图 18－10

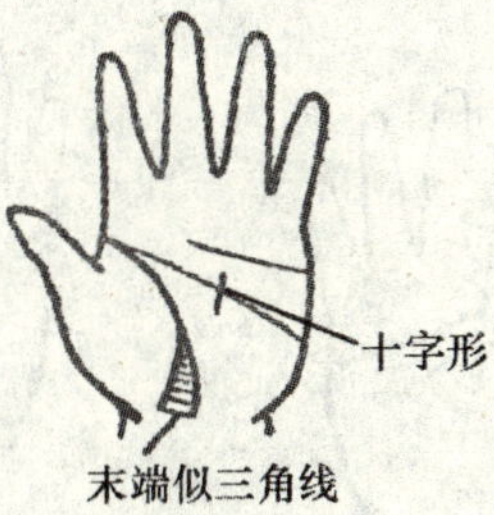

图 18－11

【疾病先兆】常见于心脏病。

【异常征兆】鱼际横曲纹在末端突然截断，如同刀切一般（图 18－12）。

【疾病先兆】常表示随着年龄的增长，易患中风症（包括脑溢血）。

【异常征兆】鱼际横曲纹线浅而淡，鱼际横曲纹、远心横曲纹和近心横曲纹都带有褐色小块，即使用手按压，颜色也不改变（图 18－13）。

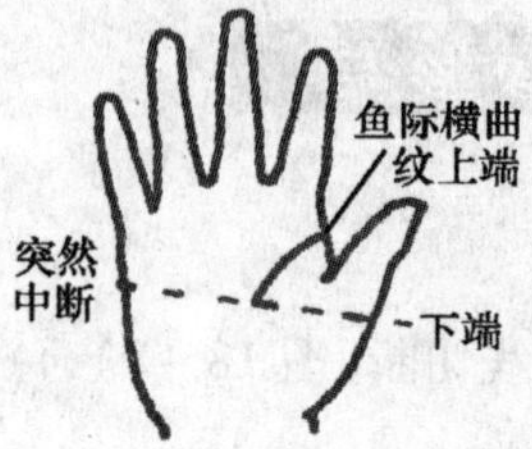

图 18－12

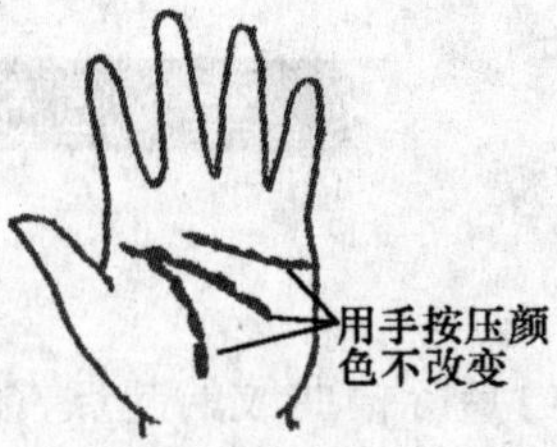

图 18－13

【疾病先兆】常见于脑出血。

【异常征兆】鱼际横曲纹变宽。

【疾病先兆】常见于慢性泻痢或营养不良。

【异常征兆】鱼际横曲纹不成弧形，而且以直线往下延伸，或成波形（图 18－14）。

【疾病先兆】常见于糖尿病。

【异常征兆】鱼际横曲纹在途中呈波状（图 18－15）。

【疾病先兆】常表示心血管虚弱，易患动脉硬化症或心肌梗塞。

【异常征兆】鱼际横曲纹整条呈链锁状（图 18－16）。

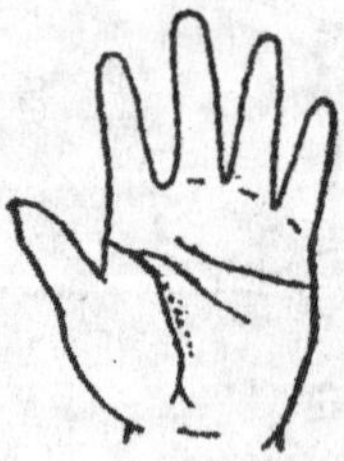
图 18－14

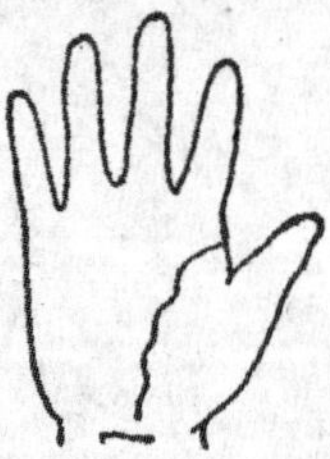
图 18－15

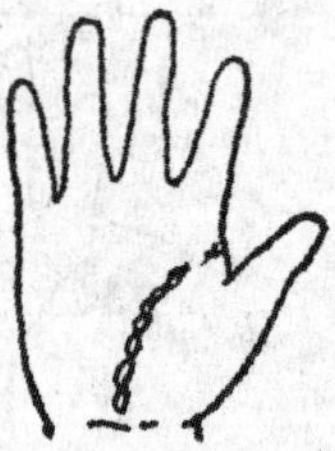
图 18－16

【疾病先兆】常表示人体体质虚弱，容易生病，有的则一生可能会遭受慢性病的折磨。慢性病中，常以胃、肠等消化系统的疾病居多。若上端部分呈链锁状，提示幼年与青年时期的不健康状况；若下端呈链锁状，提示中年与老年的不健康状况。

四、近心横曲纹诊病

【异常征兆】近心横曲纹的起端一直延伸到掌边，名为“悉尼线”(以澳大利亚的悉尼市发现较多而命名)(图 18－17)。

【疾病先兆】国外曾有报道说它与白血病等有关，国内也有人观察到白血病和其他癌症患者中，有悉尼线的为数不少。因此，近心横曲纹是悉尼线的。应特别注意在日常生活中积极预防癌症。

【异常征兆】近心横曲纹终于无名指的下端，并在此处出现一个大眼。

【疾病先兆】提示有大脑神经的病变。

【异常征兆】近心横曲纹、鱼际横曲纹和远心横曲纹末端有切断纹线(图 18－18)。

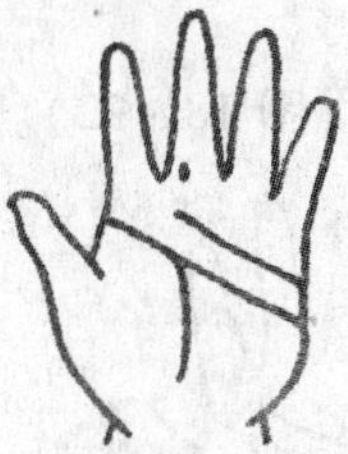

图 18－17

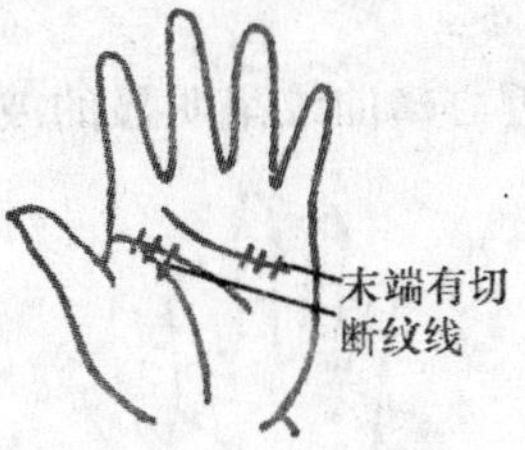

图 18－18

【疾病先兆】常见于肺病。

【异常征兆】近心横曲纹沿着小鱼际往下延伸，中途被切断，并生出许多纵线，同时，在小指的根部生出许多纵线(图 18－19)。

【疾病先兆】常见于膀胱炎。

【异常征兆】近心横曲纹粗细不一，或细、或被切断(图 18－20)。

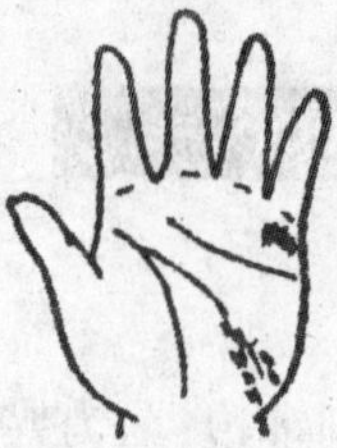

图 18－19

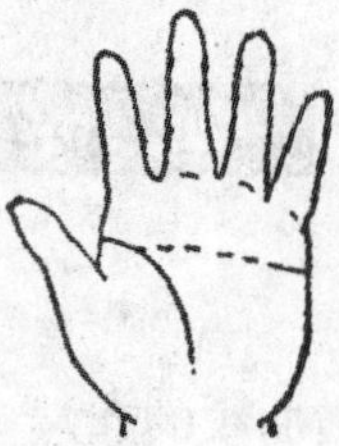

图 18－20

【疾病先兆】常见于脑出血。

【异常征兆】近心横曲纹隐隐约约，十分浮浅。

【疾病先兆】很可能是大脑神经有病。该线不明显或干脆没有的，可能是智能不发达的人。

【异常征兆】近心横曲纹往拇指丘方向弯曲（图 18－21）。

【疾病先兆】可能会患精神病。

【异常征兆】近心横曲纹呈明显的波浪状纹时（图 18－22）。

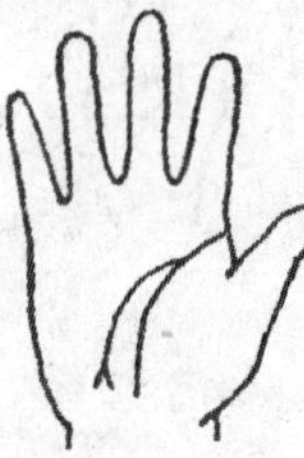

图 18－21

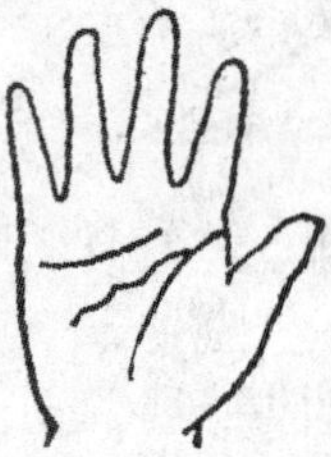

图 18－22

【疾病先兆】常提示易患神经系统疾病。

【异常征兆】近心横曲纹上出现小眼（图 18－23）。

【疾病先兆】常表明大脑有病。

【异常征兆】近心横曲纹上出现黑点或污点（图 18－24）。

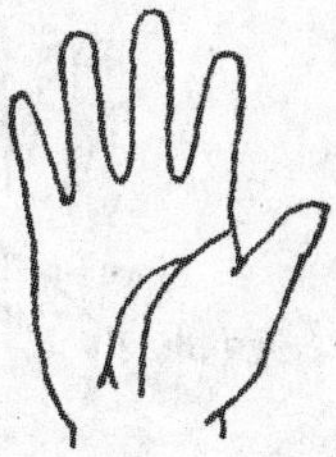

图 18－23

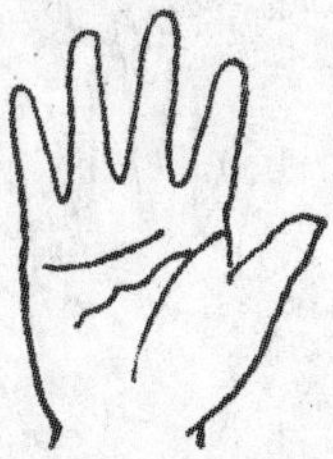

图 18－24

【疾病先兆】可能脑中有肿瘤。

五、远心横曲纹异常诊病

【异常征兆】远心横曲纹的始端有两条条纹（图 18－25）。

【疾病先兆】常见于痛风病。

【异常征兆】远心横曲纹的末端被刀切成肋骨状（图 18－26）。

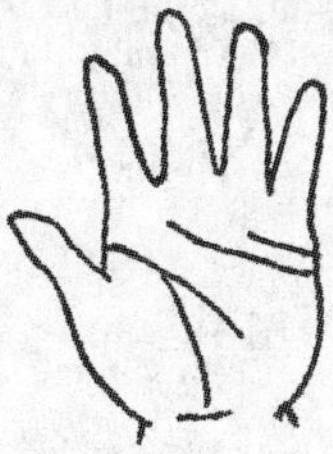

图 18－25

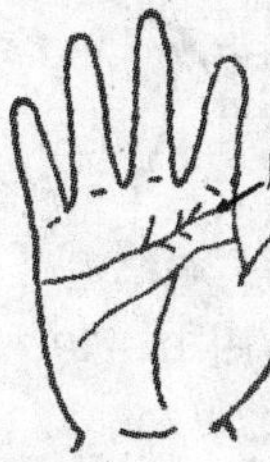

图 18－26

【疾病先兆】常见于肺结核。

【异常征兆】远心横曲纹在无名指下方位置，被两条短直而粗重的线直切（图 18－27）。

【疾病先兆】常见于高血压病。

【异常征兆】远心横曲纹的下端出现很多毛状虚线（图 18－28）。

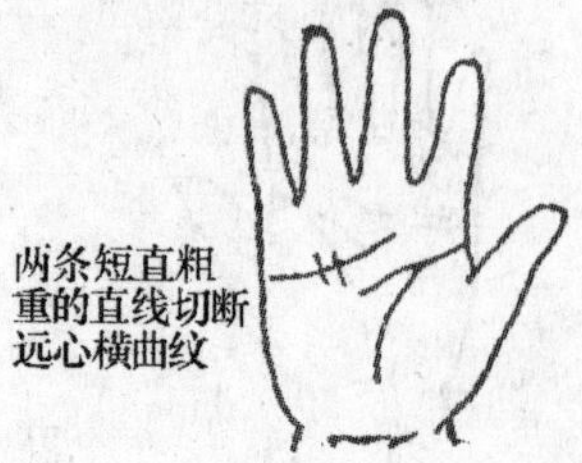

图 18－27

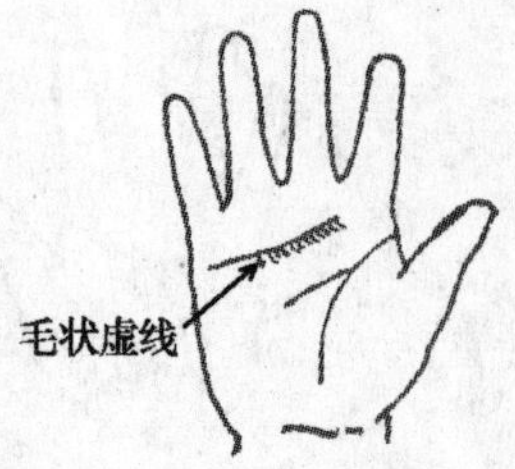

图 18－28

【疾病先兆】常提示心脑血管系统有病变。

【异常征兆】远心横曲纹发生断裂，若在中指或无名指的下方发生断裂现象，而且断口较大（图 18－29）。

【疾病先兆】常提示易患循环系统或呼吸系统疾患；若在小指的下方发生断裂现象且断口较大时，常提示易患肝脏方面的疾患（图 18－30）。

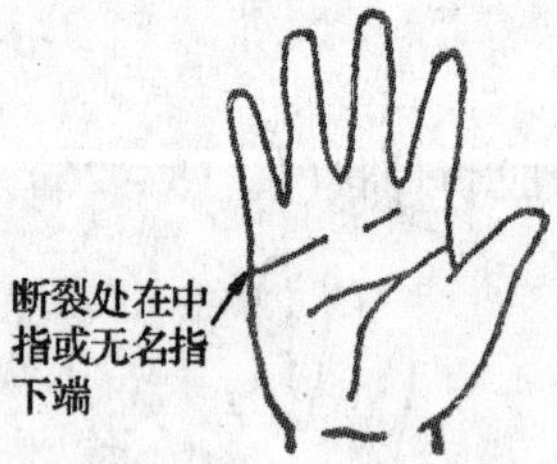

图 18－29

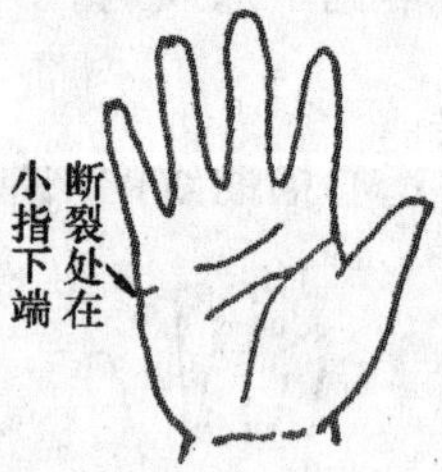

图 18－30

【异常征兆】远心横曲纹很淡并为扭曲波浪形，出现切断纹（图 18－31）；或远心横曲纹与近心横曲纹或鱼际纹之间，夹着几根斜线（图 18－32）。

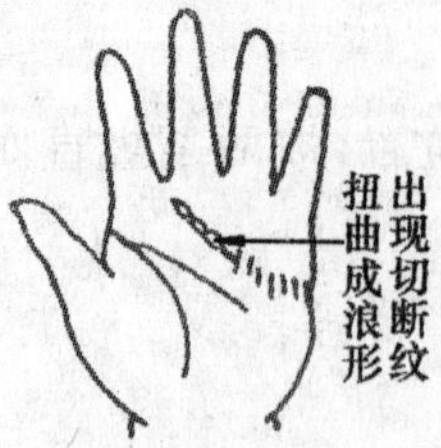

图 18－31

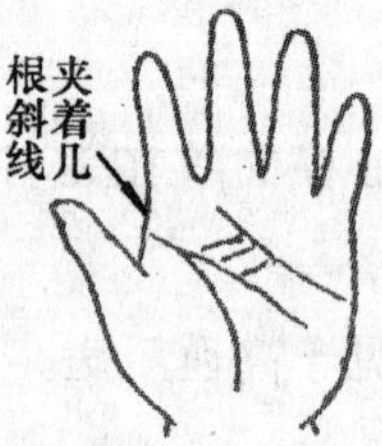

图 18－32

【疾病先兆】常见于心脏病。

【异常征兆】远心横曲纹上出现纵线（图 18－33）。

【疾病先兆】表示易患咽喉炎,且有得喉癌的倾向。

【异常征兆】远心横曲纹过长。

【疾病先兆】表示易患神经性肠胃病。

【异常征兆】远心横曲纹上出现小眼(图 18－34)。

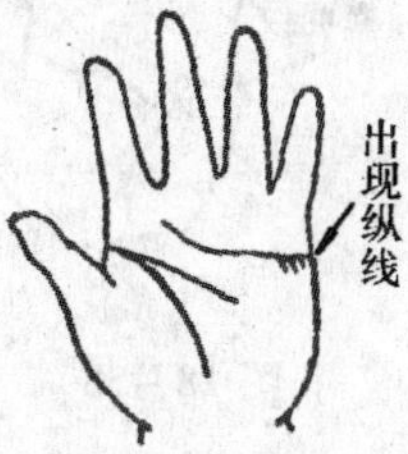

图 18－33

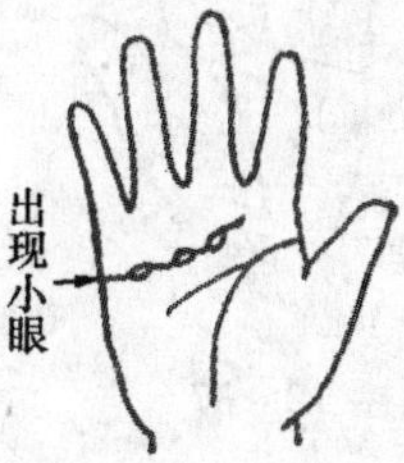

图 18－34

【疾病先兆】常见于神经衰弱。

六、健康线诊病

【异常征兆】手掌中央出现短的健康线(图 18－35)。

【疾病先兆】可见于心脏病,如果它和它附近的颜色呈晦暗色(浅灰色)、暗红色、褐色、红色(浅粉红色可视为正常)等,常提示消化系统极有可能发生病变。

【异常征兆】健康线短而深,切过远心横曲纹和近心横曲纹的当中(图 18－36)。

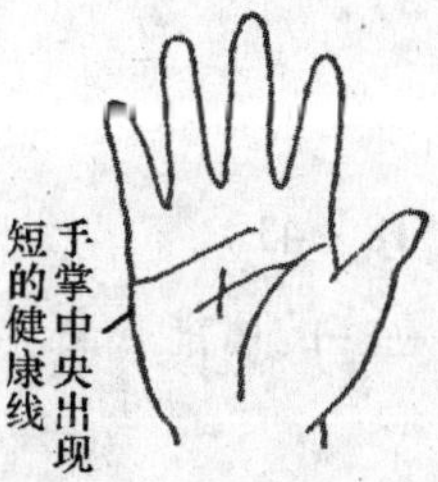

图 18－35

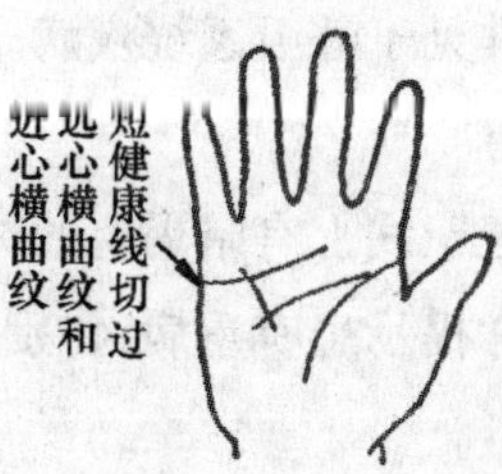

图 18－36

【疾病先兆】常提示大脑有病变。

【异常征兆】健康线触及鱼际横曲纹(图 18－37)。

【疾病先兆】常见于心血管疾病。

【异常征兆】健康线穿过鱼际横曲纹(图 18－38)。

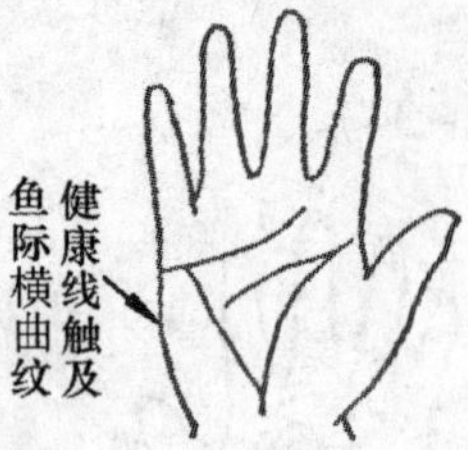

图 18－37

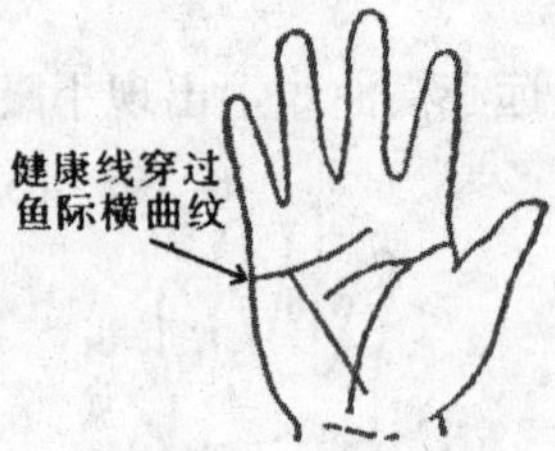

图 18－38

【疾病先兆】常提示脏腑衰弱,特别是心脏衰弱。

【异常征兆】健康线形成断断续续的线条(图 18－39)。

【疾病先兆】常提示肝脏有病。

【异常征兆】健康线有很多小眼并呈链锁状(图 18－40)。

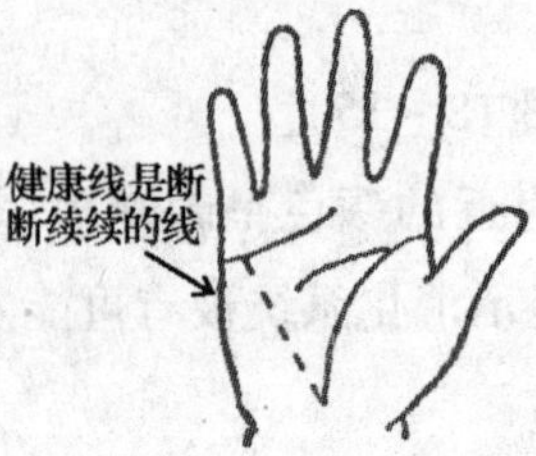

图 18－39

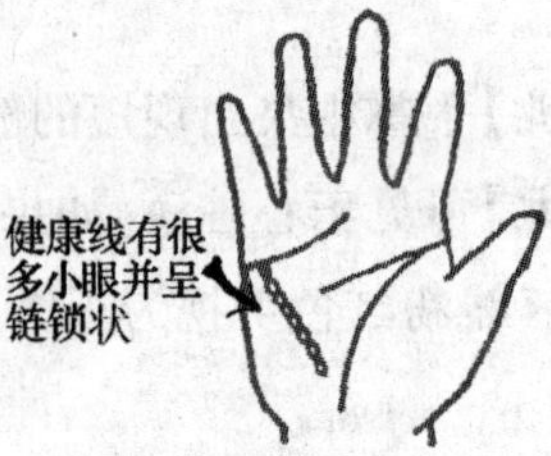

图 18－40

【疾病先兆】常见于呼吸系统疾病。

【异常征兆】健康线上有暗褐色的斑点(图 18－41)。

【疾病先兆】常提示患有重病,特别要警惕癌症的可能。

【异常征兆】健康线与远心横曲纹相接处为暗红色(图 18－42)。

【疾病先兆】常提示可能患心脏病。

【异常征兆】健康线纹理不清,或有中断(图 18－43)。

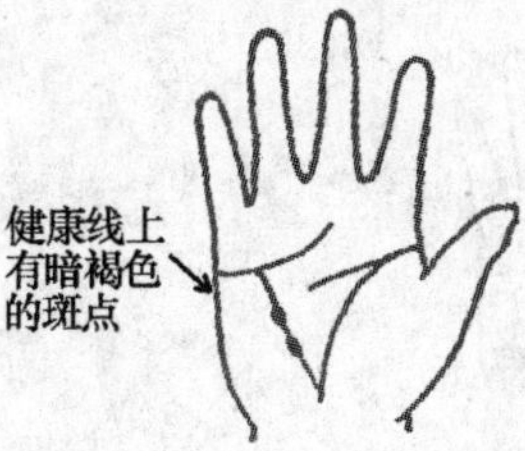

图 18－41

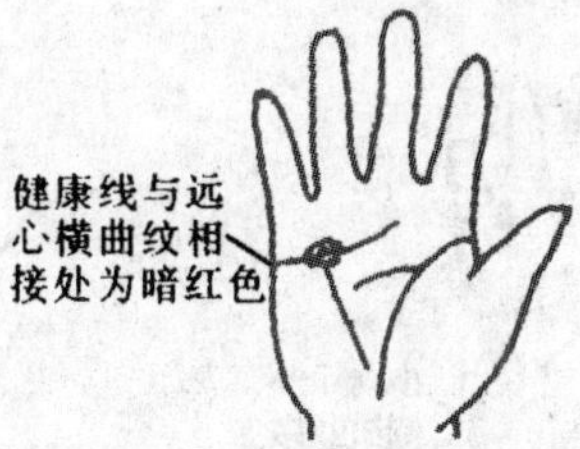

图 18－42

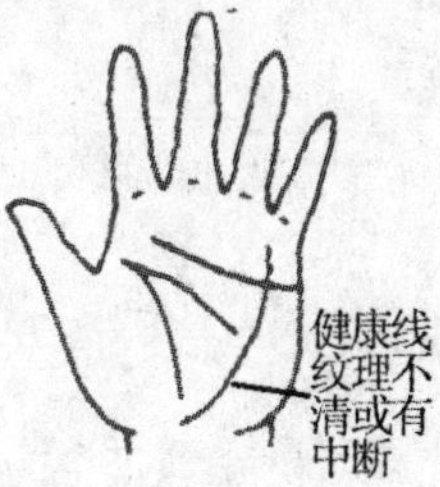

图 18－43

【疾病先兆】可能是患有早期的肝炎。

七、其他纹理色泽诊病

【异常征兆】小鱼际下方鼓起，并有横纹(图 18－44)。

【疾病先兆】常见于肾脏病。若淋浴后手纹增多，表示心脏病、肾脏病引起的浮肿。

【异常征兆】小鱼际处有横线或弧形短线(图 18－45)。

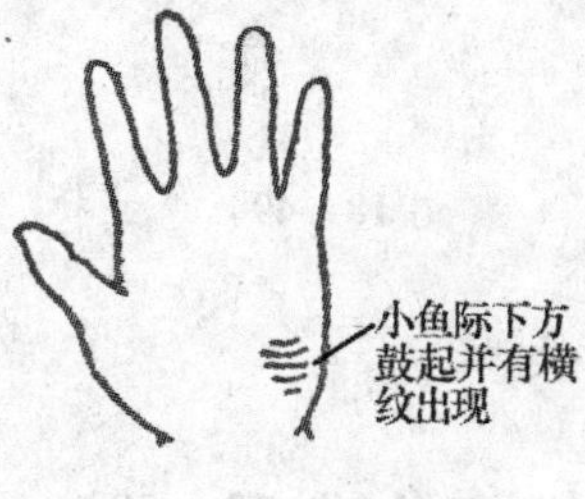

图 18－44

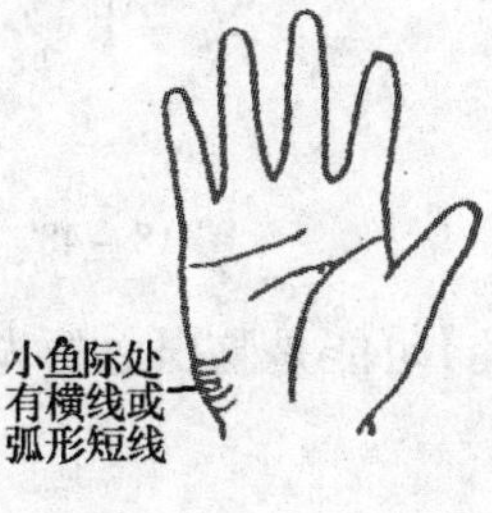

图 18－45

【疾病先兆】常见于糖尿病。

【异常征兆】小鱼际外侧皱纹多(图 18－46)。

【疾病先兆】常见于肠胃病。

【异常征兆】高血压患者如果整个手掌呈红茶色。

【疾病先兆】为脑出血的先兆。

【异常征兆】整个掌面呈暗红色或紫色的斑点(图 18－47)。

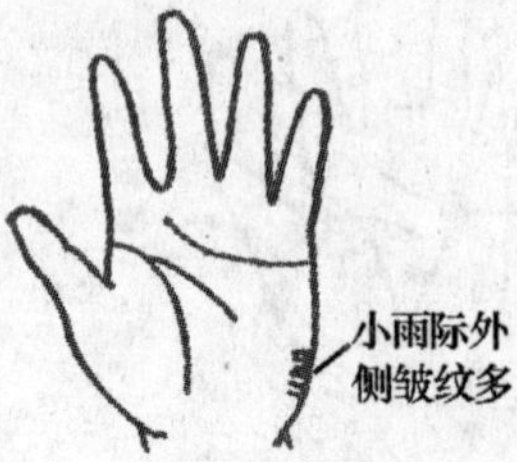

图 18－46

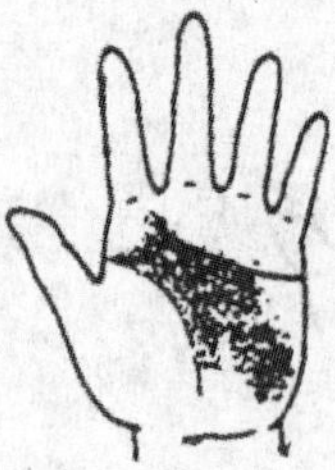

图 18－47

【疾病先兆】常见于肝病。

【异常征兆】在手掌中央出现十字形的线条(图 18－48)。
【疾病先兆】常见于心脏病。

【异常征兆】食指丘比其他丘高(图 18－49)。

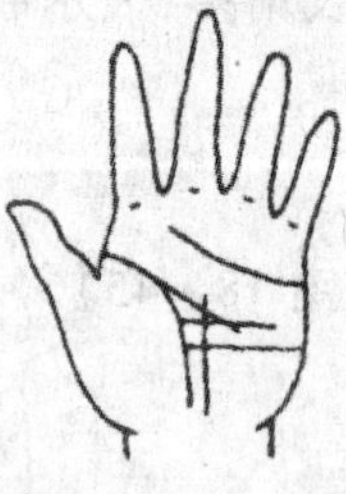

图 18－48

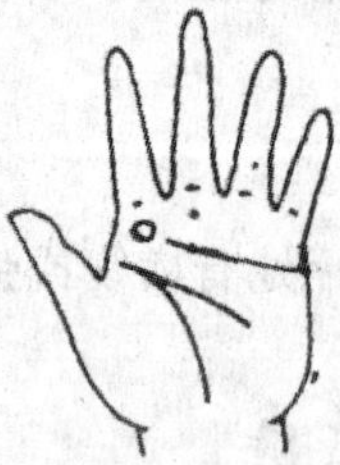

图 18－49

【疾病先兆】可能是脑出血的先兆。

【异常征兆】从手腕到小鱼际出现黑色或暗紫色(图 18－50)。

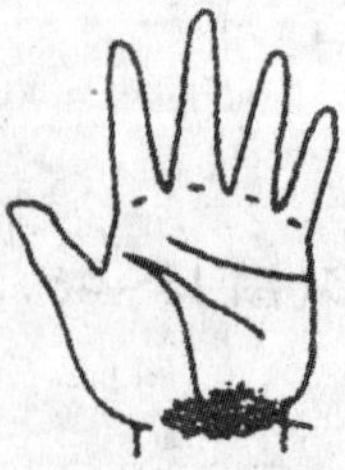

图 18－50

【疾病先兆】表示因风湿而引起腰痛。

【异常征兆】①远心横曲纹很淡，有的呈波浪形，有的呈铁丝缠绕状(图 18－51)。

②远心横曲纹上出现许多纵线(图 18－52)。

③在远心横曲纹和鱼际横曲纹之间，夹着几根斜线(图 18－52E)。

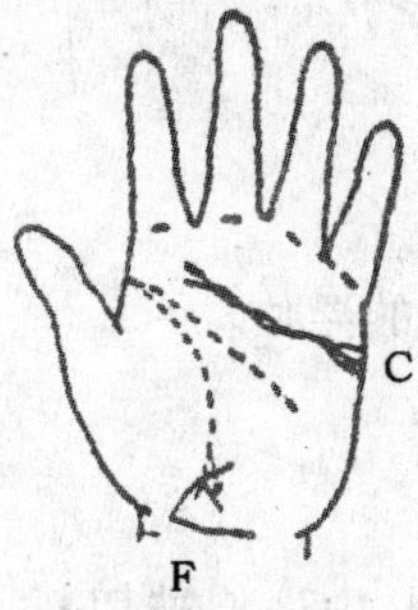

图 18－51

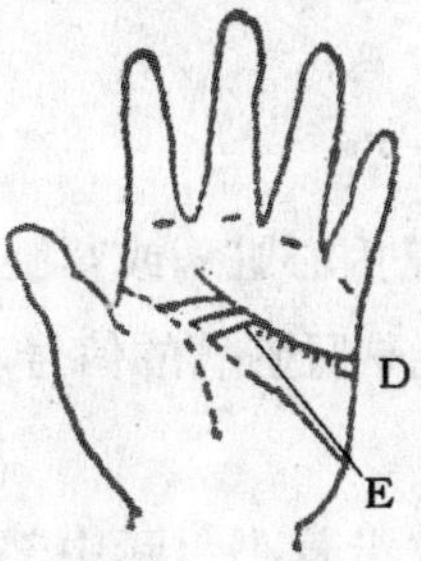

图 18－52

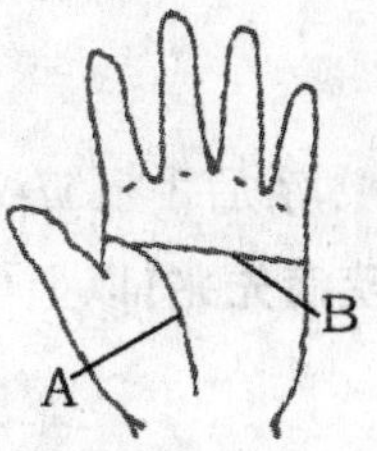

图 18－53

④鱼际横曲纹的末尾出现三角洲似的线条。

【疾病先兆】以上四种征兆，均多见于心脏病患者。

【异常征兆】①鱼际横曲纹浅而色淡，看上去较宽，但较松弛(图 18－53A)。

②近心横曲纹粗细不一，或细或断断续续(图 18－53B)。

③鱼际横曲纹、远心横曲纹和近心横曲纹都带有褐色小斑块，即使用手按压，其颜色也不改变(图 18－54)。

④中指下面和小鱼际下面的星状线或杂线纹很多，患者整天感到昏昏沉沉、头胀、头晕、头痛(图 18－55)。

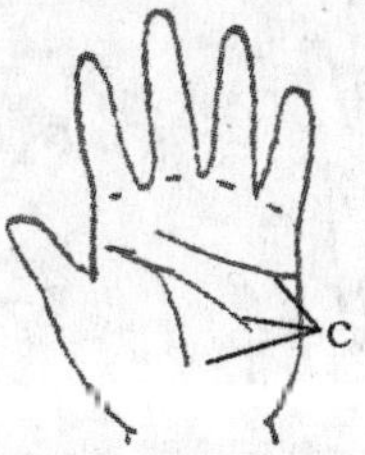

图 18－54

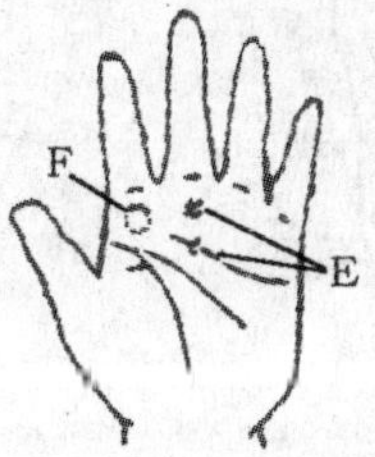

图 18－55

【疾病先兆】这些均是脑出血的光兆。

【异常征兆】①因肾脏病而出现浮肿，小鱼际下面就会鼓起(图 18－56)。

②在小鱼际上出现横线(图 18－57)。

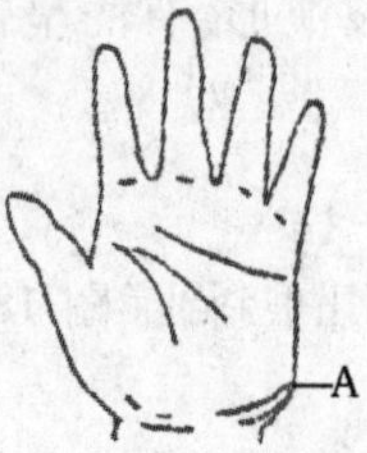

图 18－56

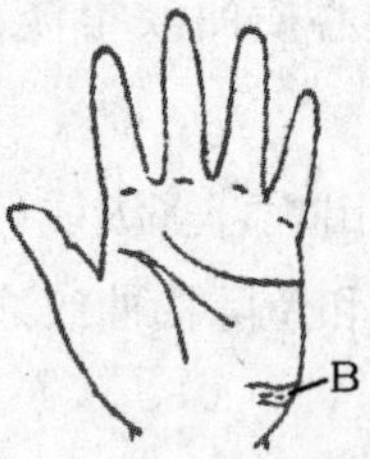

图 18－57

③沐浴后手上皱纹增多，是因心脏病或肾脏病而引起的浮肿。

【疾病先兆】以上征兆可能是肾脏病的信号。

【异常征兆】①近心横曲纹沿着小鱼际中部往下延伸，中途似被切断，并生出许多纤细的线条（图 18－58A）。

②在小指的根部生出许多纵线（图 18－58B）。

【疾病先兆】以上现象，常见于膀胱炎患者。

【异常征兆】①指尖纤细、体质较弱（图 18－59）。

②手掌中间呈褐色（图 18－60B）。

③小鱼际外侧皱纹多（图 18－60C）。

④手指指尖凉而苍白。

⑤鱼际横曲纹变宽（图 18－60E）。

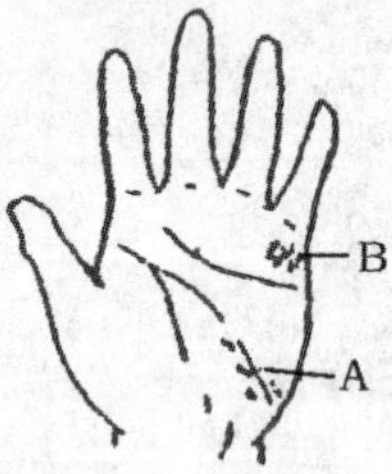

图 18－58

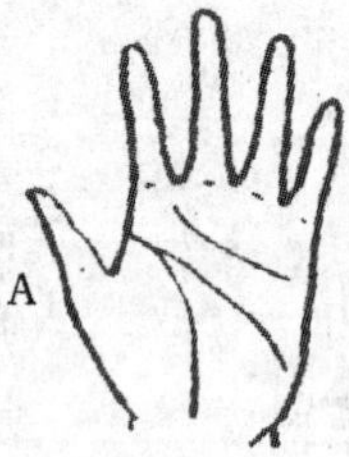

图 18－59

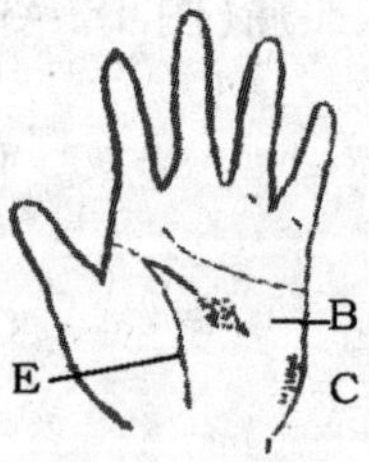

图 18－60

【疾病先兆】可能是慢性腹泻，或营养不良，消耗大于吸收，脾胃虚弱，气血两亏。

【异常征兆】①小鱼际处有横线或弧形短线（图 18－61A）。

②长期糖尿病患者，鱼际横曲纹不成弧形，而是以直线往下延伸，或呈波浪纹形（图 18－61B）。

【疾病先兆】糖尿病人多有此征兆。

【异常征兆】手掌的肌肉比较光滑，手指关节肿大，经常感到疼痛（图 18－62）。

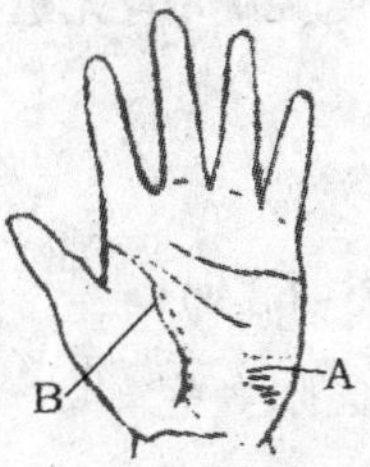

图 18－61

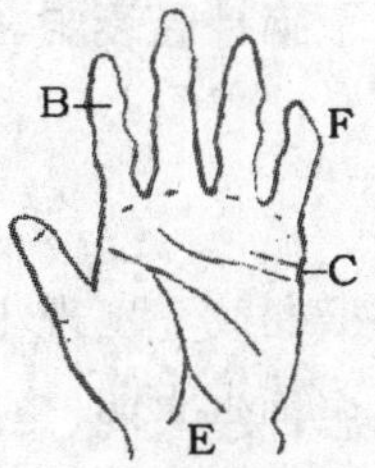

图 18－62

【疾病先兆】多是类风湿关节炎，或风湿性关节炎。

【异常征兆】①鱼际横曲纹的起点，出现一些纵线（图 18－63C）。

②远心横曲纹的末端增生一些小褶纹，呈互生性的树枝状（图 18－63D）。

③鱼际横曲纹和近心横曲纹上出现许多小眼（图 18－63E）。

【疾病先兆】以上三种征兆，均提示有肺结核病。

【异常征兆】①手掌变为鲜红或紫红色，小指和无名指有青筋暴露（图 18－65A）。

②远心横曲纹上出现纵线（图 18－65B）。

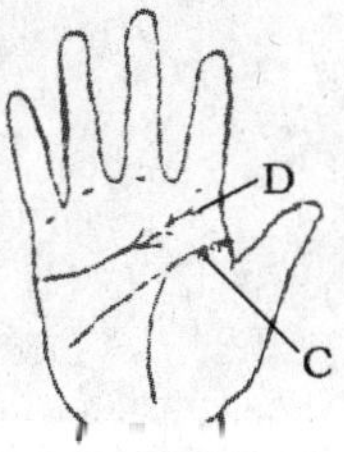

图 18－63

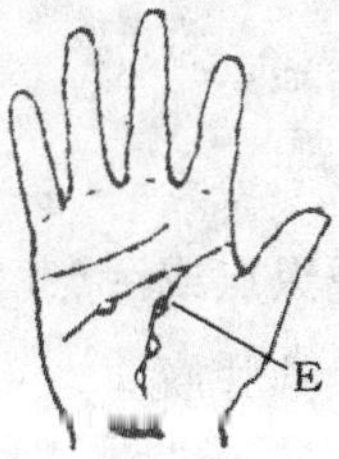

图 18－64

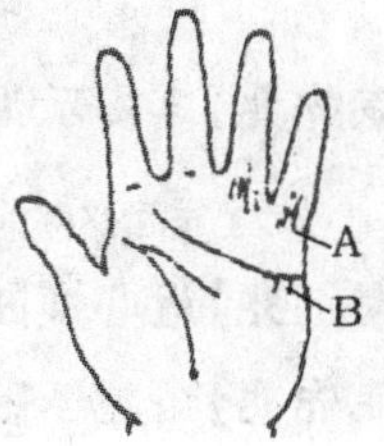

图 18－65

【疾病先兆】感冒咽炎和喉头癌病人有上述征兆。

【异常征兆】近心横曲纹上出现裂缝（图 18－66）。

【疾病先兆】有此征兆者易患头痛、头晕、记忆力减退、惊恐不安等。

【异常征兆】近心横曲纹上出现小眼（图 18－67）。

【疾病先兆】提示脑神经功能障碍、头痛、头晕等。

【异常征兆】近心横曲纹隐隐约约，模糊不清。

【疾病先兆】多见于脑神经衰弱、脑神经轻度障碍；若无近心横曲纹者，多为智力低下或智力发育不良。

【异常征兆】远心横曲纹上出现小眼（图 18－68A）。

【疾病先兆】表明患神经衰弱、急躁、烦闷、失眠等症。

【异常征兆】近心横曲纹往拇指丘方向弯曲（图 18－68B）。

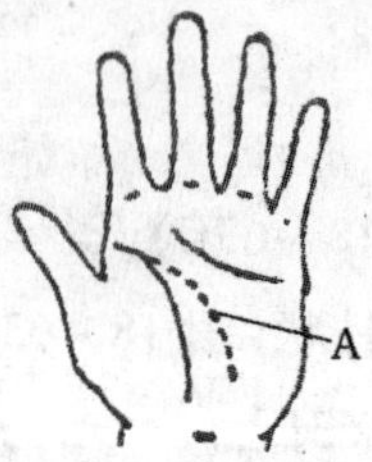

图 18－66

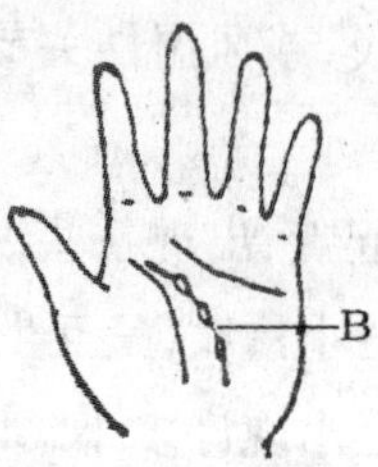

图 18－67

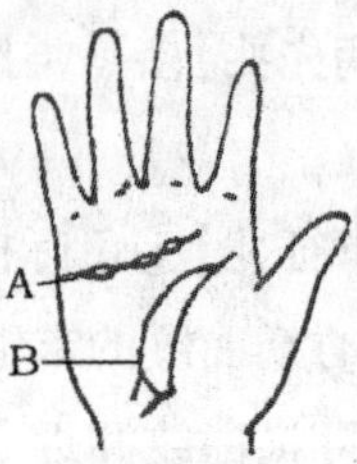

图 18－68

【疾病先兆】多为精神病之先兆。

【异常征兆】近心横曲纹的起点位于鱼际横曲纹的中间，它向下延伸（图 18－69）。

【疾病先兆】多提示为内向性精神病。

【异常征兆】近心横曲纹上出现黑点或污点（图 18－70）。

【疾病先兆】可见于脑病患者及脑肿瘤。

【异常征兆】在手腕下面 1 厘米和手腕内侧 1 厘米处，可以感到搏动（图 18－71A）。

【疾病先兆】多为妇科病之先兆。

【异常征兆】小鱼际松弛，血色不鲜明（图 18－71B）。

【疾病先兆】是生殖系统功能低下的征兆。

【异常征兆】鱼际横曲纹上有鱼形小眼，小鱼际处有许多横向纹线（图 18－72C）。

【疾病先兆】表明子宫功能很差，易患不孕症。

【异常征兆】小指弯曲（图 18－71T）。

【疾病先兆】表明卵巢功能差，易患不孕症、闭经、月经不调等。

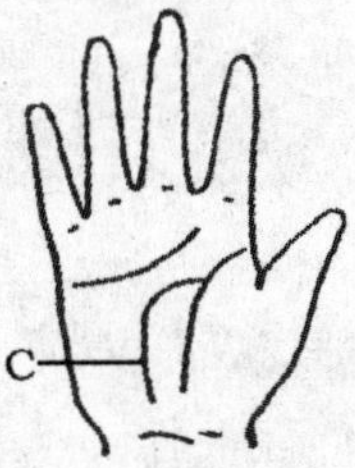

图 18－69

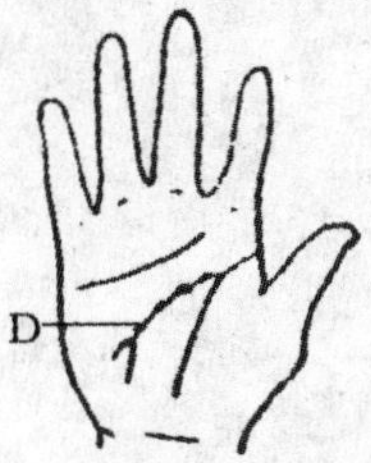

图 18－70

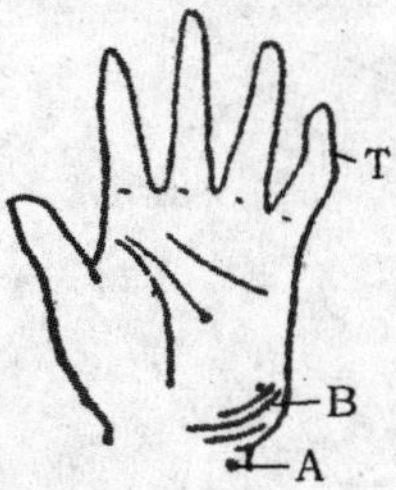

图 18－71

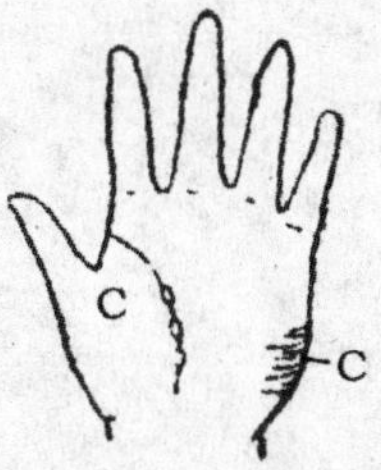

图 18－72

下　篇

常见疾病防治

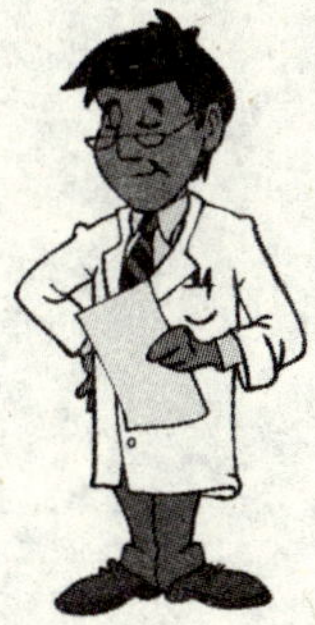

本篇介绍呼吸系统、心脑血管系统、血液系统、消化系统、泌尿系统内分泌、代谢系统等多科常见疾病内科、外科、妇科、五官科的多种常见疾病，以及传染病、皮肤病的中医诊疗、护理及预防措施。

第一章　呼吸系统疾病

一、肺结核

肺结核是由结核杆菌引起的慢性肺部感染，临床分原发型肺结核、血行播散型肺结核、浸润型肺结核及慢性纤维空洞型肺结核与结核性胸膜炎5个类型。咳嗽、胸痛、咯血、潮热、盗汗、消瘦、血沉增速为其主要临床特征。结核菌属于分支杆菌属，染色具有抗酸性，所以又叫抗酸杆菌。能引起人结核病的有两种，即人型结核菌和牛型结核菌，以人型为主。结核菌从病人或带菌者的呼吸道分泌物排出，并随灰尘飞扬于空中传与他人，尤其是开放型肺结核患者，其痰液更是主要的传播来源。其次，咳嗽、喷嚏也可污染空气。属于中医"肺痨"等范畴。

【诊断】

病情轻者无明显症状，常在体检时被发现。部分患者有结核中毒症状如低热、乏力、盗汗、食欲缺乏、月经失调等，重症患者可有寒战、高热。并可见咳嗽、咯血（咯血量不等）。有空洞形成合并感染时出现黏液脓性痰，及消瘦、衰弱、贫血、心悸、呼吸困难等。病程迁延多年者，多并发肺气肿、肺心病。肺部体征在早期病变小或位于肺组织深部，可无异常。若病变范围较大，患者肺部呼吸运动减低，叩诊呈浊音，有时有湿啰音，慢性纤维空洞性肺结核伴纤维组织增生和收缩则胸廓下陷，震颤减弱，气管移位，叩诊浊音，而对侧可有代偿性肺气肿特征。

【治疗】

1. 汤药

(1)肺阴亏虚：干咳，痰少粘白，或带血丝，口干咽燥，舌质红，苔薄，脉细数。治法：滋阴润肺。方用月华丸加减：沙参、麦冬各15克，生地、熟地各10克，百部、獭肝各8克，川贝、茯苓、山药各20克，三七5克，阿胶烊化8克。

(2)阴虚火旺：咳呛气急，咯血，痰少粘白或黄，口干咽燥，午后颧红，潮热骨蒸，盗汗，舌红或绛，苔薄黄或剥，脉弦细数。治法：滋阴降火。方用百合固金丸合秦艽鳖甲散加减：百合10克，麦冬、玄参、生地各15克，鳖甲、知母各12克，秦艽、柴胡、地骨皮、青蒿、川贝各20克。

(3)气阴两虚:咳嗽气短,咯痰清稀,偶有咯血,自汗盗汗,或食少腹胀,便溏,舌质红嫩,苔薄,脉弱而数。治法:益气养阴。方用保真汤加减:党参、太子参、黄芪、白术、茯苓、炙甘草各15克,天冬、麦冬、生地、当归、白芍各10克,地骨皮、黄柏、知母、白及、百部各8克。

(4)阴阳两虚:咳逆喘息,痰呈泡沫状或带血,形寒自汗,声嘶音哑,形体消瘦,或伴有浮肿,腹泻等症,舌质淡而少津,苔光剥,脉微数或虚大无力。治法:滋阴补阳。方用补天大造丸加减:人参、黄芪、山药各15克,杞子、龟版、紫河车各10克,麦冬、五味子、当归、白芍、地黄各12克。

每日1剂,水煎服。

2. 单验方

(1)壁虎适量。放瓦上焙干研细,装入胶囊(无胶囊者用同量壁虎粉),贮瓶备用。每次3~4粒,每日3次,小儿每次1~2粒,每日3次,小孩服药粉困难者,亦可每次用壁虎1只,剁碎炒鸡蛋食,每日2次。连服3个月为1疗程。治疗期间不加用任何抗结核药物。适用于肺结核病者。

(2)紫河车粉30克,百部、明党参、白及各120克,鸡蛋壳90克,冰糖1000克。上药除冰糖、白及外,皆以微火焙干或晒干,各研为细末,过细箩筛如极细面粉。白及含大量胶质,极难成粉,需拌以净砂烈火拌炒,炒至微黄褐色后,筛去砂粒。将上5味药粉混合,加水适量,同时加入冰糖,以沙锅煎熬成糊状膏即可。每日2~3次,每次服1大茶匙。适用于肺结核气阴两虚而有咯血者。

【护理】

1. 病灶处于高度活动状态时应卧床休息,或住院治疗。毒性症状消失,病灶活动减退时,可以适当恢复轻微活动。休息时间一般为3~6个月。

2. 饮食要易消化而富于营养,适当进食动、植物蛋白质及富于维生素的蔬菜等。忌烟酒及辛辣、发病食物。

3. 肺结核病人应隔离,病人用过的餐具要定期消毒;病人的痰及口鼻分泌物等要用化学消毒方法进行处理。

【预防】

1. 进行卡介苗接种,提高人体免疫力,降低发病率。

2. 定期进行健康检查,早期发现和治疗病人。

3. 认真执行结核病的管理和隔离、消毒工作制度。

二、流行性感冒

流行性感冒是由流感病毒引起的急性呼吸道传染病,病原体为甲、乙、丙三型流行性感冒病毒，通过飞沫传播。本病传染性强，具有“变异”特性，不断产生新的亚型，而易感者普遍存在，造成暴发性流行。

流行性感冒起病急骤，轻重不一。可有急起高热，全身症状较重而呼吸道症状并不严重，表现为畏寒、发热、头痛、乏力、全身酸痛等。上呼吸道症状可有鼻塞、流涕、干咳、咽痛等。尚可见到恶心、呕吐、腹泻为主（胃肠型）的流感患者。体检病人呈急性病容，面颊潮红，眼结膜轻度充血和眼球压痛，咽充血，口腔黏膜可有疱疹，发热症状可持续3～5天，体温可高达40℃。

【诊断】

（一）临床表现

起病急骤，轻重不一。可有急起高热，全身症状较重而呼吸道症状并不严重，表现为畏寒、发热、头痛、乏力、全身酸痛等。上呼吸道症状可有鼻塞、流涕、干咳、咽痛等。尚可见到恶心、呕吐、腹泻为主（胃肠型）的流感患者。体检病人呈急病容，面颊潮红，眼结膜轻度充血和眼球压痛，咽充血，口腔黏膜可有疱疹，肺部听诊仅有粗糙呼吸音，偶闻胸膜摩擦音。

（二）主要类型

1. 典型流感：其临床表现已如上述。

2. 轻型流感：起病急、发热轻，全身症状与呼吸道症状均轻。

3. 肺炎型流感：即流感病毒性肺炎，24小时内病情迅速加重，高热、乏力、烦躁、剧咳、呼吸困难、发绀，可有血痰，双肺密布湿性啰音和喘鸣，脉快细弱。病死率较高。

【治疗】

1. 汤药

（1）卫气同病：微恶风寒、壮热、肢体酸楚、口渴、面红目赤、咽痛、尿赤、舌红、苔薄白、脉浮数等。治宜表里双解。用柴葛解肌汤加减：柴胡、黄芩、白芍、桔梗、白芷各10克，葛根12克，板蓝根15克，石膏30克，羌活，甘草各6克，生姜3片，大枣3枚。日服1剂，分3次服。

（2）热郁肌腠：壮热不退，胸胁苦满、口苦、咽干、目赤、口渴、大便燥结、舌红、苔薄黄而干、脉弦数有力等。治宜辛凉和解，清热解毒。用增损大柴胡汤加减：柴胡、薄荷、陈皮、黄芩、白芍、枳实、大黄、牛蒡子、花粉、二花、连翘各10克，黄连6克，板蓝根15克。日服1剂，分3次服。

2. 中成药

（1）银翘解毒片，每次4片，日3次（适用于轻型流感）。

（2）速效伤风胶囊，每次2粒，每日3次。

(3)板蓝根冲剂,每次1包,日3~4次。

【护理】

高热、中毒症状较重者,应予以输液与物理降温,密切观察病情,及时处理并发症。

【预防】

1. 流感流行期间,暂停参加集体活动,接触者应戴口罩。

2. 流感活疫苗或减毒活疫苗预防接种。

3. 野菊花、贯众各15克,板蓝根30克,水煎服。

三、支气管哮喘

支气管哮喘(简称哮喘),是由于支气管腔气道高反应性狭窄造成的,属于一种慢性气道炎症疾病,是一种免疫性炎症,其特点是气道可逆性狭窄并导致呼吸困难,它的临床表现为气急、咳嗽、咳痰、呼吸困难、肺内可听到哮鸣音,尤其是呼气时哮鸣音更加明显。引起哮喘发作的过敏原有很多,如花粉、尘螨、动物皮屑、霉菌孢子、屋尘等。它们进入人体,会启动一系列免疫反应,加之哮喘病人自身免疫功能和自己分泌的肾上腺皮质激素不足(中医肾虚范畴),促使炎症物质引起气管平滑肌痉挛收缩,管腔狭窄,黏膜出现炎症细胞浸润和水肿,分泌物增加,阻塞气道,患者出现胸闷、咳嗽、喘息和呼吸困难等。哮喘发作时可用平喘药物缓解,也可自行缓解,哮喘发作后恢复的正常,可以完全没有症状,好发于冬春秋季节,属于中医"哮症"等范畴。

【诊断】

部分患者有过敏史或季节性发作史。轻度咳嗽,胸部紧闷感,常突然发作,鼻痒、流涕、继之干咳、呼吸困难、迫坐和哮鸣,发作数小时乃至数日。当哮喘发作持续24小时以上而且严重,经一般舒张支气管药物、吸氧、祛痰以及小剂量肾上腺皮质激素治疗无效时,称哮喘持续状态,可导致呼吸衰竭。

体征方面有胸部膨满,叩诊呈过度清音,肺下界下降,呼吸延长和满布哮鸣音。心率增快,紫绀明显,出大汗。

【治疗】

1. 汤药

(1)冷哮:呼吸急促,喉中哮鸣如水鸡声,胸膈满闷如窒,不得平卧,咳吐稀痰,面色青灰或苍白,背冷,口不渴,或渴喜热饮,或兼发热恶寒,头痛,舌苔白滑,脉浮紧。治宜温肺散寒,解哮平喘,方用小青龙汤加减:麻黄、杏仁、法夏、地龙、五味子、僵蚕、蝉蜕各10克,桂枝6克,细辛、干姜、全虫各3克,鹅管石、茯苓、白芍、丹参各15克。日1剂,水煎服,每次100~150毫升,每日3次。

(2)热哮:呼吸急促,喉中哮鸣,胸高气急,声如曳锯,张口抬肩,不能平卧,胸闷烦躁,痰黄而稠,不易咯出,呛咳不利,或发热面赤,口渴冷饮,大便秘结,舌红苔黄,脉滑数。治宜宣肺清热,降气平喘,方用麻杏石甘汤加味:麻黄、杏仁、川贝母、黄芩、僵蚕各10克,生石膏40克,芦根、鱼腥草各30克,桑白皮、地龙、陈皮、浮海石各12克,甘草6克。日1剂,水煎服,每次100~150毫升,每日3次。

(3)肺脾气虚:咳嗽短气,痰白清稀,面色苍白,自汗畏风,食少便溏,舌淡苔白,脉濡弱。治宜健脾益气,培土生金。方用六君子汤合玉屏风散加减:党参、白术、法夏、炙麻黄、僵蚕、防风、陈皮各10克,黄芪、茯苓各15克,生姜、大枣各6克。日1剂,水煎服,每次100~150毫升,每日3次。

(4)肺肾两虚:久病哮喘,咳嗽短气,自汗畏风,动则气促,呼多吸少,腰酸耳鸣,舌苔薄白,脉细弱。治宜补肺益肾,止咳平喘。方用《金匮》肾气丸加减:熟地、山药、淫羊藿、茯苓、党参各15克,萸肉、炮附子、炒杜仲、法夏各10克,丹参30克,陈皮12克。日1剂,水煎服,每次100~150毫升,每日3次。

哮喘之证,长期不愈,频频发作,后期出现阳气衰虚者,可用四逆汤与服,如面色青紫,可加入桃仁、红花活血化淤类药;如阳虚液脱,则宜回阳救阴,益气生脉,加人参、麦冬、五味子同用。病重势危者,急用四逆加人参汤送服黑锡丹(吞服3克)合人参蛤蚧散,以扶正救脱镇摄肾气。

2. 针灸:风寒束肺者,针刺平喘、宣白、足风府、京骨、昆仑,其中宣白隔生姜灸3壮,壮如麦粒大。痰热阻肺者,针刺平喘、清金、定喘、公孙、清泉。肺肾气虚者,针刺定喘、太溪、气关、固精、公孙、平喘,其中气关、公孙、隔附片灸。

3. 敷贴法:白芥子、玄胡索各20克,甘遂、细辛各10克,共研细开,加麝香0.6克和匀,在夏季三伏中,分3次用姜汁调敷肺俞、膏肓、百劳等穴,约1~2小时去之,每10日敷1次。

4. 单验方

(1)沉香1.5克,侧柏叶3克,共研为细末,临睡前顿服,七天为1疗程。适用于哮喘气逆者。

(2)醋100毫升,红糖33克,水煎,一次20毫升,每日3~4次。适用于冷哮证。

(3)荨麻根适量,煅存性,研极细末,以生豆腐炖温,蘸食,每日3~4次。适用于哮喘反复发作者。

【护理】

1. 发作期应卧床休息。病室内应空气新鲜，阳光充足，禁止吸烟。

2. 缓解期应注意避免风寒，室内保持温暖。

3. 饮食宜清淡，少食多餐，勿过太饱。

4. 有面色食白、大汗淋漓、明显紫绀、神志昏朦、痰声漉漉、呼吸表浅、血压下降者，要及时进行抢救。

【预防】

1. 积极寻找病因，以确定变态反应原，避免再次接触或食入。

2. 及时治疗过敏性鼻炎，上呼吸道感染等疾病，以除去可能引起的隐性病灶。

3. 应用核酪或哮喘菌苗，增强机体抗病能力。

4. 加强体质锻炼，如打太极拳等。

四、急性支气管炎

急性支气管炎是由病毒、细菌感染、物理和化学刺激或过敏反应等对支气管及气管粘膜造成的急性炎症，常继发于上呼吸道感染之后。大多由上呼吸道感染时病毒或细菌向下蔓延引起，也可由某些理化因素或过敏原刺激造成。急性支气管炎可由病毒引起，也可由细菌如流感杆菌、肺炎双球菌和链球菌等引起，或者是病毒和细菌合并感染。流行性感冒、麻疹、百日咳、佝偻病、营养不良、变态反应、鼻炎、咽炎、钩虫等，均为本病的诱因。

本病多发于寒冷季节。受凉和过度疲乏可削弱上呼吸道的生理性防御机能，造成感染而得此病。成人发病以腺病毒、流感病毒引起者为多，儿童发病则以呼吸道孢疹病毒或流感病毒引起者为多见。物理和化学性刺激如冷空气、粉尘、某些刺激性气体等，均可引起发病。本病属于中医“咳嗽”等范畴。

【诊断】

初起有发热、畏寒、头痛、全身不适等感冒症状，多于2~3天即缓解。并有刺激性干咳伴少许黏液，偶带血丝，出现脓痰为细菌感染征象。常伴胸骨后钝痛、胸闷。年老体弱者或原有心肺疾病者，可诱致原发病加重。

胸部听诊呼吸音增粗，散在干湿啰音，用力咳嗽或咳痰后，啰音性质与部位易改变或消失。

【治疗】

1. 汤药

(1)风寒束肺：恶寒发热，咳嗽咯白稀痰，伴鼻塞，头痛，身痛，舌苔薄白，脉浮紧。治宜疏风散寒,宣肺止咳。方用杏苏散合三拗汤加减:苏叶、桔梗、麻黄各6克,杏仁、前胡、法夏、枳壳、陈皮各10克,甘草3克,生姜3片。日1剂,水煎服,每次100~150毫升,每日3次。小儿酌减。

(2)风热犯肺:发热,微恶风寒,咳嗽咯吐黏痰或黄稠痰,伴头痛,鼻流黄涕,口渴咽痛,舌苔薄黄,脉浮数。治宜疏风清热、肃肺化痰。方用桑菊饮加减:桑叶、菊花、桔梗、杏仁、黄芩各10克,连翘15克,薄荷、甘草各6克。日1剂,水煎服,每日3次,每次100~150毫升。

(3)燥热伤肺:干咳少痰,不易咯出,或有形寒身热等表证,舌红苔薄黄,脉数。治宜疏风清热、润肺止咳。方用桑杏汤加减:桑叶、杏仁、黄芩、象贝母、炒栀子、沙参各10克,茅根、芦根各15克,甘草3克,日1剂,水煎服,每日3次,每次100~150毫升。

2. 中成药:风寒束肺者,可用风寒感冒冲剂,每次15克,每日3次冲服;若兼咳嗽,用杏苏止咳露,每次20~30毫升,每日3次口服。风热犯肺者,可用银翘解毒片,每次3片,每日3次口服。咳嗽痰黄者,用川贝止咳膏10~20毫升,每日3次口服,或用痰咳净,每次0.3~0.5克,每日3~5次含化。

3. 针灸:风寒咳嗽者,针刺宣白、清风、金门、定喘等穴,每日1次,中强刺激,留针10~15分钟;其中宣白,清风可隔生姜片灸。风热咳嗽者,针刺清风、宣白、足通谷、气府等穴,每日1次,中强刺激,留针10~15分钟。

【护理】

1. 发热、恶寒、咳嗽者应休息。

2. 注意口腔清洁,每天晨起刷牙漱口。

3. 适当补充营养,多饮水,多食蔬菜及水果等。

【预防】

1. 戒烟,减少有害的烟雾、粉尘、刺激性气体的吸入。

2. 及时治疗鼻咽部慢性炎症等。

3. 积极锻炼身体,增强体质,避免感冒。

五、慢性支气管炎

慢性支气管炎,简称慢支,是指气管、支气管粘膜及其周围组织的慢性非特异性炎症。临床上以咳嗽、咳痰或伴有喘息及反复发作的慢性过程为特征。患者每年发病持续三个月,连续两年以上,并排除其他心肺疾患,方可诊断。病情若缓慢进展,常并发阻塞性肺气肿,甚至肺动脉高压、肺源性心脏病。它是一种常见病,随着年龄增长，患病率会有所增加，尤以老年人多见。在寒冷地区、大气污染严重地区及长期吸烟人群的发病率较高。病变发展可并发肺气肿，肺动脉高压和慢性肺源性心脏病。根据临床表现，慢性支气管炎可分为单纯型支气管炎和喘息型支气管炎，前者主要表现为反复咳嗽、咯痰，后者除上述症状外，伴有明显哮鸣症状。本病属于祖国医学“咳嗽”、“喘症”、“肺胀”等范畴。

【诊断】

咳嗽、咳痰，一般在晨起及睡前咳嗽咳痰较多，寒冷季节加重，痰可为白色黏痰或泡沫，伴有感染时，则痰为黏液脓性，痰量也增加。喘息性慢性支气管炎伴有喘息和哮鸣音；并发阻塞性肺气肿时，可伴有活动后气促。

急性发作期常有散在的干湿啰音，喘息型可听到哮鸣音，并发肺气肿时则有肺气肿征。根据临床表现，本病可分为急性发作期、慢性迁延期、临床缓解期、无喘息者为单纯型，兼有喘息为喘息型。

【治疗】

1. 汤药

（1）痰湿犯肺：咳嗽反复发作，痰多色白而黏，胸脘痞闷，食少腹胀，大便时稀，舌苔白腻，脉弦滑。治宜燥湿化痰，方用二陈汤合三子养亲汤加减：法半夏、陈皮、苏子、莱菔子、川朴、杏仁各 10 克，茯苓 15 克，白芥子、苍术各 6 克。日 1 剂，水煎服，每次 100～150 毫升，每日 3 次。

（2）痰热阻肺：咳嗽喘气，痰黄稠不易咯出，胸闷口苦，或有咽痛，舌苔黄腻或黄白相间，脉滑数。治宜清肺化痰，方用麻杏石甘汤加减：炙麻黄、甘草各 6 克，瓜蒌皮、陈皮、杏仁、川贝母、黄芩各 10 克，生石膏、鱼腥草、蒲公英各 30 克，芦根 20 克。日 1 剂，水煎服，每次 150～300 毫升，每日 3 次。

（3）肺脾气虚：慢性缓解期，可见有气促，动则汗出，食欲缺乏，肢体乏力，大便稀溏，受寒则咳喘发作加重，舌苔薄白，脉细弦。治宜益气健脾，方用六君子汤加减：党参、茯苓各 15 克，陈皮、法夏、白术、款冬花、煨白果、五味子各 10 克，砂仁、甘草各 6 克，炒三仙各 8 克。日 1 剂，水煎服，每次 100～150 毫升，每日 3 次。

（4）肺肾气虚：咳嗽反复发作，经久不愈，动则气喘，呼多吸少，畏寒肢冷，痰稀色白，舌苔白滑、脉细无力。治宜补肾纳气，方用《金匮》肾气丸加减：熟地、山药、萸肉、补骨脂、五味子、炒地龙、苏子、陈皮各 10 克，熟附片 6 克，肉桂 3 克，茯苓、淫羊藿、丹参各 15 克。日 1 剂，水煎服，每次 100～150 毫升，每日 3 次。

2. 中成药：咳嗽痰白者，用杏苏露 10～20 毫升口服，每日 3 次；或咳嗽片一次 3 片，每日 3 次。咳嗽痰黄者，用川贝止咳露 10～20 毫升，每日 3 次；或蜜炼川贝枇杷膏 10～20 毫升，每日 3 次；或痰咳净，每次 0.3 克，每日 3 次。咳嗽伴有发热恶寒者，可用牡荆油丸，每次2粒，每日3次；鱼腥草素，每次3片，每日3次；或板蓝根片3~5片，每日3次。

3. 针灸：取穴孔最、丰隆、肺俞、定喘、膻中；耳针可取穴神门、平喘、肾上腺等，中强刺激，每日1次，每次留针15~20分钟。

4. 食疗：①百杏粥：取鲜百合50克，杏仁10克（去皮尖，打碎），粳米50克，共煮稀粥，加白糖调味温服，1日2次。适用于咳嗽肺燥，心神不安者。②黄胡粥：芡实100克（打碎），胡桃仁20克（连皮研碎），大枣20个（泡后去核和皮），粳米200克，煮粥，1日2次服食。适用于慢性咳喘，肺脾肾虚者。

5. 敷贴法：白芥子、玄胡各21克，甘遂、细辛各12克，共研为末，每次取三分之一量，以姜汁调为糊状，于初伏、二伏、三伏各敷贴于肺俞、心俞、膈俞，每次4~5小时。适用于慢支咳喘反复发作者。

【护理】

1. 急性发作期须卧床休息。

2. 咳喘发作期，宜采取坐位或高枕卧位，以减轻呼吸困难。

3. 饮食宜清淡，富有营养。忌食生冷、油腻、辛辣或咸的食物。

【预防】

1. 预防感冒：可使用流感疫苗，或用中药贯众、板蓝根、野菊花等煎服，对预防感冒有一定作用。

2. 消除致病因素：戒烟、保暖，注意通风，避免有害及刺激性气体，消除烟尘。

3. 积极锻炼身体，增强体质，改善肺功能，如慢跑、呼吸体操、耐寒锻炼等，均可根据情况采用。

六、支气管扩张症

支气管扩张症是常见的慢性支气管化脓性疾病，是继因支气管及其周围组织的急、慢性炎症或支气管周围有牵引管壁扩张的因素，使支气管壁受损引起扩张而致病。临床表现以慢性咳嗽，大量脓痰及间断咯血为主要特征。大多数继发于呼吸道感染和支气管阻塞，尤其是儿童和青年时期麻疹、百日咳后的支气管肺炎，由于破坏支气管管壁，形成管腔扩张和变形。临床表现为慢性咳嗽伴大量脓痰和反复咯血。男性多于女性。属于中医“咳嗽”、“咯血”等范畴。

【诊断】

长期咳嗽，咳脓性痰，痰量多者，一日达数百毫升，放置后分三层：上层为泡沫，中层为黏液，下层为脓性物和坏死组织。病程中反复咯血，且有大咯血者。反复感染和咯血可使病情日趋加重。少数患者的病变引流较好，感染不重，故除咯血外，无明显咳嗽咳痰，称为“干性支气管扩张症”。轻者患者体征不明显，仅能听到部位固定而持久存在的湿啰音；可有杵状指、趾。久病后引起肺气肿、肺纤维化，呼吸功能不全，并有相应的体征出现。

【治疗】

1. 汤药

(1)风热犯肺：咳嗽剧增，咳声重浊，咯吐白稠或黄稠痰，发热口渴，舌红苔黄，脉浮数。治宜疏风清热，化痰止咳，方用桑菊饮加减：桑叶、菊花、川贝母、杏仁、黄芩、桔梗各10克，连翘、芦根各15克，甘草6克。日1剂，水煎服，每次100～150毫升，每日3次。

(2)痰热壅肺：咳嗽痰多黄而黏稠，有热腥味或吐血痰，胸胁胀闷，发热口干，舌红苔黄厚腻，脉滑数。治宜清热化痰，方用《千金》苇茎汤合小陷胸汤加减：芦根、冬瓜仁、薏苡仁、鱼腥草各30克，瓜蒌仁、浙贝母、桃仁、法夏、黄芩、竹茹、陈皮各10克，茯苓15克。日1剂，水煎服，每次100～150毫升，每日3次。

(3)肝火犯肺：咳嗽痰中带血，或咯血鲜红，胸胁胀闷或疼痛，烦躁易怒，口苦咽干，舌红苔黄少津，脉弦数。治宜清肝泻肺，凉血止血，用泻白散合黛蛤散加减：桑白皮、白及、旱莲草、仙鹤草、青黛各15克，海蛤粉、白茅根、银花各30克，黄芩、郁金、陈皮各10克。日1剂，水煎服，每次100～150毫升，每日3次。

(4)阴虚肺热：咳嗽痰少而黄稠，痰中带血，午后潮热颧红，五心烦热，盗汗，舌红少苔，脉细数。治宜滋阴清热，凉血止血。方用百合固金汤加减：百合、生地、丹参、仙鹤草、白茅根、芦根各15克，沙参、麦冬、桔梗、川贝母、黄芩、陈皮各10克。日1剂，水煎服，每次100～150毫升，每日3次。

2. 单验方

(1)鲜芥菜梗适量捣汁，冲开水徐徐饮下。如无鲜品，亦可用干品水煎饮服。适用于咳嗽咯血者。

(2)大黄5克，油桂3克，生赭石30克。前二味研为细末，然后用生赭石煎汤冲药末内服。适用于支气管扩张咯血者。

(3)三七、白及各60克，共研为细粉，薏苡仁600克。用薏苡仁60克熬稀粥，加药面粉12克，搅匀服之。每日早餐各1次。孕妇忌服，并忌辛辣刺激之物。适用于支气管扩张咯血者。

【护理】

1. 合并感染有发热、咳嗽、咯吐脓痰或咯血时应卧床休息。

2. 饮食宜富有营养，可进食高热量、高蛋白、高维生素食物。

3. 注意口腔清洁，晨起、睡前、饭后用复方硼砂液或洗必太液漱口。

4. 若排脓不畅者，要采取各种办法引流。

【预防】

1. 戒烟，避免吸入刺激性气体。

2. 积极防治呼吸道感染，特别是小儿麻疹、百日咳、支气管肺炎等。

七、急性扁桃体炎

急性扁桃体炎是腭扁桃体的急性非特异性炎症。往往伴有一定程度的咽黏膜及其他咽淋巴组织的炎症，是一种常见的咽部疾病，多发于儿童及青年。本病按其病理概念及临床表现分为急性充血性扁桃体炎和急性化脓性扁桃体炎。前者多由病毒引起，全身和局部症状均较轻。但后者临床表现较重。局部较常见的并发症为扁桃体周围炎或扁桃体周围脓肿。急性扁桃体炎起病较急，先有怕冷，继之发热，有时体温高达39℃以上。咽痛明显，吞咽时加剧，伴有头痛，全身酸痛等。检查可见咽部急性充血，双侧扁桃体充血肿大，表面常有黄白色炎性分泌物，多呈点状，有时可融合成片，但局限于双侧扁桃体。颌下淋巴结常肿大，并有压痛。少数患者可引起并发症。炎症向周围组织扩散，可导致扁桃体周炎或脓肿；全身并发症则以风湿热、心肌炎、急性肾炎、关节炎较为常见。

【诊断】

1. 急性充血性扁桃体炎：全身和局部症状均较轻。检查见扁桃体充血、肿胀，表面无脓性渗出物。常有邻近部位的黏膜炎症。与急性上呼吸道感染不易鉴别。

2. 急性化脓性扁桃体炎：潜伏期约为3～4日，咽痛开始于一侧，继则双侧咽部均明显疼痛，吞咽时疼痛加剧。患者有全身不适、恶寒、发热、四肢疼痛等症状。另外，某些患者可有同侧耳痛及耳鸣和听力减退现象。检查咽部充血，扁桃体红肿，表面有脓性渗出物，并可连接成片如伪膜状，但易于拭去，不留出血创面。两侧下颌角下淋巴结常有肿痛。

【治疗】

1. 汤药

(1)肺经风热：初起咽喉干燥、灼热、疼痛、吞咽不利。伴头痛、发热、微恶风寒、周身不适或有咳嗽、鼻塞、流涕等。舌质稍红，苔薄黄，脉浮数。治法：疏风清热，清利咽喉。方药：银花、连翘、黄芩、牛蒡子、桔梗各15克，荆介、防风、赤芍、玄参、浙贝、花粉、桑皮各12克，甘草9克，水煎服，每日1剂，1日2次。

(2)肺胃热盛：咽喉疼痛剧烈，吞咽时尤甚，或痛连耳窍，饮食难入，痰涎壅盛。

全身并见壮热,面赤,口渴引饮,咳嗽痰黄,口臭,大便秘结,小便黄。舌红苔黄,脉洪数。治法:泻火解毒,利咽消肿。方药:黄芩、栀子、连翘、二花各15克,荆介、防风、牛蒡子、玄参各12克,薄荷、生大黄各9克,甘草6克。咳嗽痰黄者,酌加浙贝、前胡各12克;咽干甚者,加芦根、花粉各15克。上药共煎,每日1剂,每日2次,可凉服。

2. 单验方:西月石5克,顶腰黄、煅人中白0.5～1克,白芷末0.5～1克,百寿老梅片0.1克,薄荷末0.1克。上药研极细末,使药物和匀,研药粉反出亮光为佳。将药末吹至患处,每4小时1次。

3. 针灸:取合谷、内庭、曲池、天突、少泽、鱼际穴。每次选3～4穴,强刺激泻法,每日1次。

4. 外治:用锡类散、冰硼散吹喉,每2小时1次。

【护理】

1. 注意休息,多饮水。

2. 进流质饮食或软食。

【预防】

1. 对急性扁桃体炎患者,应进行隔离,以免传播病原。

2. 搞好环境卫生,室内应光线充足,空气流通,保持适宜温度、湿度。

3. 积极锻炼身体,增强抵抗力。

八、慢性扁桃体炎

慢性扁桃体炎多由急性扁桃体炎反复发作,或因扁桃体隐窝引流不畅,细菌在其内部繁殖而成为慢性炎症。另外,邻近病灶如鼻腔及鼻窦感染,某些急性传染病后也可导致本病发生。慢性扁桃体炎患者因受扁桃体隐窝内细菌和毒素的影响,可能产生各种并发病。如心脏病、肾炎、风湿性关节炎等。故应引起重视。本病相当于中医的"虚火乳蛾"。祖国医学认为其主要病因病理为脏腑虚损、虚火上炎。

慢性扁桃体炎扁桃体肿大,肥大的扁桃体可使吞咽困难,说话含糊不清,呼吸不畅或睡眠时打鼾。咽痛反复发作、咽部异物感,下颌淋巴结肿大。全身可有头痛、四肢乏力、容易疲劳或低热等。检查可见扁桃体及腭舌弓慢性充血,或扁桃体表面隐约可见条索状瘢痕。少数患者隐窝口有时有黄白色干酪样物排出,常有臭味。

【诊断】

1. 慢性扁桃体炎可无特殊症状。有时有咽部干燥、发痒、微痛、灼热及异物感。

某些病人可有口臭。在扁桃体过度肥大的患儿，可妨碍呼吸、吞咽和共鸣功能。

2. 检查时可见扁桃体表面凹凸不平，有瘢痕。挤压舌腭弓时有脓栓或脓液自扁桃体隐窝口溢出。扁桃体及舌腭弓均呈慢性充血状，有时可触及下颌角淋巴结肿大。

【治疗】

1. 汤药

(1)虚火上炎：咽部微痛，微痒不适，时有干燥，伴见午后潮热，甚则口干舌燥，虚烦失眠，腰膝酸软，便燥溲黄。舌红少津，脉细数。治法：养阴生津，清利咽喉。方药：百合、生地、熟地、当归各 12 克，桔梗、贝母、白芍各 10 克，麦冬、玄参各 20 克，甘草 9 克。

(2)气虚痰凝：症见咽部微痒微干，异物梗阻感，时有疼痛。伴见面色不华，易感冒，咳嗽有少许白痰，声音低怯，腹胀纳差。舌淡胖，苔白腻，脉缓略滑。治则：益气健脾，化痰利咽。方药：党参 20 克，白术、贝母各 15 克，云苓、陈皮、法夏各 12 克，生牡蛎 30 克，炙甘草 9 克。水煎服，每日 1 剂，1 日 3 次。

2. 单验方：丝瓜 1 个，海带 30 克，蒲公英 25 克，水煎服，每日 2 次。

3. 外治

(1)健民咽喉片、草珊瑚含片等。含服 1 片，每 2 小时 1 次。

(2)扁桃体肥大者，可用 1 × 1 厘米紫铜小烙铁，置酒精灯上加热后，蘸麻油迅速烙于扁桃体表面，待局部发白，立即移开。每次烙 5 ~ 10 烙，每周 1 次。

【护理】

对急性扁桃体炎患者进行隔离。

【预防】

1. 积极治疗急性扁桃体炎及邻近病灶。

2. 少食煎炒炙爆食物，多饮食清润之品。

3. 加强体质锻炼，提高自身抵抗力。

第二章　心脑血管系统疾病

一、心绞痛

心绞痛是冠状动脉供血不足，心肌急剧的、暂时的缺血与缺氧所引起的临床综合征。主要表现为阵发性前胸压榨性疼痛。有时放射至左颈、左肩和左臂。常发生于劳动或情绪激动时，持续数分钟，休息或用硝酸甘油片后消失。主要病因是冠状动脉粥样硬化引起冠脉管腔狭窄。本病属中医学“胸痹”“真心痛”范畴。

心绞痛不限于仅代表由心肌缺血所引起的疼痛表现，而是包括了由心肌缺血所引起的诸多其他不适症状，如极度疲乏、胸闷不适和呼吸困难等被视为心绞痛的等同症状。典型心绞痛的发作是突然发生于胸骨体上段或中段之后压榨性、闷胀性或窒息性疼痛，疼痛范围常不是很局限的，而是约有拳头和手掌大小，可波及心前区。甚至横贯前胸，界限不很清楚。常放射至左肩、左臂内侧达无名指和小指。或向上放射至颈、咽、下颌骨、牙齿、面颊，偶见于头部。向下放射至上腹部，少数也可放射至双腿及脚趾。向后放射至左肩胛骨和向右放射至右肩、右臂，甚至右手指内侧，但相对少见。一般而言，每次发作的疼痛部位是相对固定的。心绞痛最常见的诱发因素是体力活动或情绪激动。此外，饱餐、便秘、寒冷、吸烟、心动过速或过缓、血压过高或过低、休克等也可诱发。心绞痛呈阵发性发作，疼痛出现后常逐步加重，在5分钟内逐渐消失，很少超过15分钟，如超过15分钟应考虑急性心肌梗死的可能。

【诊断】

1. 心绞痛的症状：典型心绞痛是突然发生的位于胸骨体中上段之后的压榨性或窒息性疼痛，可放射到左肩，左上肢前内侧，可达无名指和小指，被迫停止任何工作，疼痛持续1～5分钟，很少超过15分钟，休息或含服硝酸甘油片（1～3分钟；偶至5分钟）疼痛迅速缓解。发作诱因有体力活动、情绪激动、受寒、饱餐、吸烟等。变异型心绞痛的疼痛部位、放射部位及性质不典型，但仍有数个特点是符合上述典型症状。

2. 其他表现：表情焦虑、出汗、肤色苍白，血压可略升高或降低，心率可快可慢，心尖区可闻及收缩期杂音、第四心音，还可出现心律失常。

【治疗】

1. 汤药

(1)寒凝心脉:卒然胸痛如绞,形寒,感寒痛作加剧,胸背彻痛,面色苍白,四肢厥冷,出冷汗,气短心悸,脉沉迟,舌苔白。治法:祛寒活血,宣搏通阳。方药:当归12克,桂枝10克,甘草、通草各5克,细辛1.5克,大枣8枚。

(2)痰浊闭阻:胸闷如窒而痛,痛引肩背,气短喘促,肢体沉重,形体肥胖,痰多,苔浊腻,脉滑。治法:通阳泄浊,豁痰开结。方药:全瓜蒌、薤白、法半夏各12克,陈皮10克,白蔻仁3克,干姜5克。

(3)心血淤阻:心胸疼痛较剧,如刺如绞,痛有定处,入夜更甚,日久不愈,时有心悸不宁,舌紫暗或有淤斑,舌下脉青紫,脉涩,或有结代。治法:活血化淤,通脉止痛。方药:桃仁12克,红花、当归、生地、牛膝、赤芍、枳壳各10克,川芎、桔梗、柴胡各5克,甘草3克。

(4)心肾阴虚:胸痛时作,或灼痛,或兼胸闷,心悸盗汗,心烦不寐,腰酸膝软,耳鸣,头晕,舌红津少,或有紫斑,脉细数或细涩。治法:滋养心肾,活血通络。方药:熟地15克,山药12克,枸杞、茯苓、山茱萸各10克,炙甘草3克。

上方,水煎服,每日一剂。

2. 中成药

(1)冠心苏合丸:口服,轻度发作时服1丸,甚者每次1丸,发作时加服1丸,日服3次。温开水送服,适用于痰浊闭阻者。

(2)救尔心:口服,每次5丸,日服2次,温开水送服,适用于心血淤阻者。

(3)冠心片:口服,每次6~8片,日服3次,温开水送服,适用于心血淤阻者。

(4)心脉通:口服,每次10片,日服2次,温开水送服,适用于心血淤阻者。

(5)复方丹参片:口服,每次3片,日服3次,适用于心脉淤阻者。

(6)活心丸或速效救心丸:口服,每次1丸,日服3次,发作时舌下含服1~2丸,能缓解疼痛。

3. 单验方

(1)冠心康复汤:丹参25克,生蒲黄20克(包煎),生山楂15克,郁金、法半夏、薤白各10克,瓜蒌仁12克,枳壳6克,川芎5克,琥珀(冲服)、桔梗各4克。煎服日1剂。2个月为1疗程。适用于痰浊闭阻兼血淤者。

(2)冠心欢:五灵酯、蒲黄、桂心、细辛、丹参、远志。研末装入胶囊,每日4~6次,每次1.5克。适用于心血淤阻者。

(3)人参、三七各等份研末,每服3克,日服2次。适用于心血淤阻者。

4. 外治

外贴冠心膏（薤白、瓜蒌仁、法半夏、陈皮、桂枝、檀香、丹参、川芎、当归、石菖蒲、乳香、没药、丁香、冰片，诸药等分剂量，用麻油熬成膏剂）于内关、神门、通里、三阴交、膻中。每次贴2～3个穴位，贴48小时后撕去，休息24小时后再贴。贴20次为1疗程。

【护理】

1. 加强心理护理，解除病人精神紧张，应适当休息。要戒烟禁酒。

2. 初发或发作频繁者，应短期卧床休息，严密观察病情如神志、脉搏、呼吸、血压等。不要随意搬动病人。夜间易发者，常因噩梦而诱发者，应睡前服镇静剂。

3. 饮食宜少量多餐，清淡易消化食物，肥胖者应限制食量。要保持大便通畅。

【预防】

1. 预防动脉粥样硬化的发生与发展，包括合理膳食，生活要有规律，积极治疗高血压、高血脂，戒烟等措施。

2. 养成良好的生活、卫生习惯，尤其是饮食卫生，戒除或纠正各种不良嗜好，如烟、酒、肥腻食物等。生活起居规律，保持心情舒畅，避免愤怒、忧伤等情绪波动，保证充足睡眠，活动适度。

3. 静息时心电图已有明显心肌缺血改变者，或已发生过心绞痛患者，宜适当减轻工作。

二、高血压病

高血压病又称原发性高血压，是以动脉压升高尤其是舒张压持续升高为特点的全身性、慢性血管疾病。本病病因尚不十分清楚，长期精神紧张、有高血压家族史、肥胖、饮食中含盐量高和大量吸烟者发病率高。临床上以头晕头痛、耳鸣健忘、失眠多梦、血压升高等为基本特征。晚期病人常伴有心脑肾等器质性损害。

高血压病是一种以体循环动脉压升高为主的全身性疾病，可伴有血管、心、脑、肾等器官的病理性改变。血压是血液对血管壁的侧压力，这种压力持续维持在正常水平以上者称为高血压。成人的正常血压大约在120/80毫米汞柱（毫米汞柱）。前面的数字表示收缩压，即心脏将血液泵向动脉时受到的最高压力；后面的数字代表舒张压，是动脉在等待下一次心跳时的最低压力。当血压读数持续显示在140/90以上时，即为高血压。本病多属于中医学“肝阳”、“肝火”、“肝风”范畴。

【诊断】

（一）临床表现

1. 高血压的判断标准：目前采用1978年世界卫生组织建议的判别标准。即成人正常血压：收缩压≤18.6帕斯卡(140毫米(克)，舒张压≤12.0帕斯卡(90毫米(克)。成人高血压：收缩压≥21.3帕斯卡(160毫米(克)和/或舒张压≥12.7帕斯卡(95毫米(克)。临界高血压指血压数值介于上述二者之间。

2. 缓进型高血压病：多为中年后起病。起病隐匿，病情发展慢，病程长。早期可无症状，或有头痛、头昏、头胀、失眠、耳鸣、健忘、烦躁、注意力不集中、乏力、心悸等症状。症状的轻重与血压增高程度并不一致。晚期可出现心、脑、肾等靶器官受损，如脑动脉硬化，脑血管意外，高血压性心脏病，冠心病，心力衰竭，肾动脉硬化症及肾功能不全。

3. 急进型高血压病：表现与缓进型基本相似，但更明显，多见于青、中年。血压显著升高，舒张压常持续在17.3帕斯卡以上。视力多迅速减退，有眼底出血、渗出或视乳头水肿。病情急骤发展，常于数月至1～2年内出现严重的心、脑、肾损害，发生脑血管意外，心力衰竭和尿毒症，其中肾脏损害最明显，死因多为尿毒症。

4. 高血压脑病：是指血压在短期内明显升高时，出现中枢神经功能障碍征象。临床表现有严重头痛、呕吐和神志改变，较轻者仅有烦躁、意识模糊，严重者可发生昏迷、抽搐。收缩压、舒张压均高，但舒张压增高更明显。

(二)主要类型

1. 临界性高血压：指血压超过正常范围，但未达到高血压标准。表现为血压波动较大，有时可正常，有心悸、脉压增大等。

2. 高血压急症：少数高血压病人，可在短期(数天)内，血压急剧增高，表现为恶性高血压，高血压危象，或发生高血压脑病。

3. 老年性高血压：为60岁以上患者，主要是收缩压增高，容易发生心力衰竭，或血压波动性较大，有时出现体位性低血压等。

【治疗】

1. 汤药

(1)肝阳上亢：头痛，头胀，眩晕，急躁易怒，面红目赤，口干口苦，尿黄便结，舌红苔少黄，脉弦数有力。治法：平肝潜阳。方药：天麻、桑寄生、杜仲、山栀、黄芩、益母草、朱茯神、夜交藤各10克，钩藤、川牛膝各12克，生石决明18克。

(2)肝肾阴虚：腰膝酸软，头晕耳鸣，目涩口干，盗汗，舌红少苔，脉细数或细弦。治法：滋补肝肾。方药：熟地24克，山药、山茱萸各12克，茯苓、丹皮、泽泻各9克。

(3)阴阳两虚：偏肾阳虚则头晕目眩，耳鸣失聪，面色苍白，气怯神疲，腰肢酸楚，畏寒肢冷，大便溏薄，阳痿、滑精，舌胖嫩，脉沉弱；偏肾阴虚者则除肢冷、便溏、阳痿或滑精外，还有手足心热，虚烦不得眠，舌质红，脉细数或呈结代。治法：偏肾阳虚者,温补肾阳;偏肾阴虚者,滋补肾水。方药:偏肾阳虚者:熟地、杜仲各12克,淮山药15克,肉桂、附子各6克,山茱萸、炙甘草各10克,丹参30克。偏肾阴虚者:熟地、山药、枸杞子、山茱萸、龟版各10克,炙甘草6克,茯苓15克,元参、葛根各12克。

各方,水煎服,每日1剂。

2. 中成药

(1)杞菊地黄丸:口服,每次2丸,日服2次。适用于肝肾阴虚、阴虚阳亢者。

(2)心脑静:口服,每次4克,日服2次。适用于肝阳上亢者。

(3)血平片:口服,每次3片,日服3次。适用于肝阳上亢者。

3. 单验方

(1)白蒺藜、青葙子、青木香、川牛膝、桑寄生各10克,水煎服。

(2)海带20克,草决明15克。水煎煮汤,每次75毫升,日服2次。适用于肝阳上亢型高血压兼血脂增高者。

(3)海蜇皮30克,荸荠60克,煮汤饮用。每次100毫升,日服2次。适用于阴虚阳亢型高血压病患者。

4. 推拿按摩:取揉、推、分筋和理筋手法,于前额、后枕、侧颞、头顶、顺督脉和脊椎旁揉推。局部触及条索状物且压痛明显者,取弹拨和静压手法。

5. 外治

(1)神阙敷药:吴茱萸、川芎各半,混合研为细末,密贮备用。治疗时将神阙穴用酒精棉球擦干净,取药粉5~10克纳入脐中,上盖用麝香止痛膏固定,3天换敷1次。

(2)外敷膏贴脚心:蓖麻仁50克,吴茱萸20克,附子200克。混合研为细末,加生姜150克,共捣如泥,再加冰片10克和匀,调成膏状,每晚贴两脚心(涌泉穴)七日为1疗程。

6. 食疗

(1)鲜芹菜500克,蜂蜜50毫升。将芹菜捣烂榨汁,加入蜂蜜中。每次服1/3,日服3次,服时微微加温 。或常以芹菜佐餐亦可。

(2)海参30克加水炖烂,入冰糖适量。午饭前空腹食用,每日1剂,疗程不限。

(3)荸荠500克,白萝卜500克,捣汁去渣,入蜂蜜适量,1日内分两次服完。

(4)芹菜500克,苦瓜90克,水煎服。

7. 气功:采用仰卧姿势,头部垫枕头,口眼轻闭,四肢自然伸展,两手随意分置身旁,两足平伸。排除一切杂念,心平气和,集中思想,默数呼吸。自然而不费力气,采用鼻吸口呼法,通过鼻腔缓慢吸气,呼气时,口唇略微缩小,空气从口中慢慢呼出,以延长呼气时间,有利于血管松弛,血压下降,最后达到气意合一的境地,即意念和呼吸合一,全身松静自然。

【护理】

1. 早期高血压病人可参加劳动,但不要过度劳累,要有充分睡眠,戒烟酒。

2. 长期高血压伴有心、脑、肾的症状时应卧床休息。

3. 给病人安排舒适的环境,对病人要关心,使其精神愉快。

【预防】

1. 合理安排生活和工作,注意劳逸结合,避免过于疲劳、紧张;饮食有节,勿嗜烟酒;防止肥胖。

2. 加强体质锻炼,如练气功、太极拳等。脑力劳动者,适当进行体育锻炼,有助于消除疲劳,预防血压升高。

3. 定期健康检查,早发现,早治疗。

三、心肌梗死

心肌梗死是冠状动脉闭塞,血流中断,使部分心肌严重持久性缺血而发生局部坏死。病因主要是冠状动脉粥样硬化基础上并发血管腔内血栓形成,出血或动脉持续性痉挛,使管腔完全闭塞,血流中断。临床上有剧烈较久的胸骨后疼痛、心肌酶活力增高及进行心电图变化。本病属中医学"真心痛",有并发症者,可并入"厥症"、"脱症"范畴。

【诊断】

1. 症状

(1)疼痛:类似心绞痛,但程度剧烈、持续时间长(数小时或数天),休息或含服硝酸甘油片多无效。病人常烦躁不安、出汗、恐惧。少数病人一开始即表现为休克或心力衰竭。

(2)心血管系统表现:心律失常、心力衰竭、休克。

(3)胃肠道症状:恶心呕吐、上腹胀痛。

(4)其他:发热、心悸、乏力、头晕等。

2. 体征:心音减弱,可出现第三、第四心音及收缩期杂音、闻及心包摩擦音(梗塞后1~2天)。

【治疗】

1. 汤药

(1)心脉淤阻:心前剧痛、心悸憋气、胸闷心烦,舌质紫暗或有淤斑、淤点,脉弦。治宜活血化淤止痛。方用失笑散加味:五灵脂、蒲黄、红花、郁金、枳壳各10

克，延胡索12克，檀香3克，丹参30克。

(2)痰热痹阻：心区持续剧疼，心烦呕吐，口干口苦，舌质红，苔黄腻，脉滑数。治宜清热化痰通络。方用黄连温胆汤加味：瓜蒌、丹参、茯苓各15克，竹茹、半夏、枳壳、郁金、川芎、陈皮各10克，甘草6克，大枣5枚，黄连5克。

(3)阳气衰微：持续心痛，气短胸闷，汗出肢冷，水肿尿少，舌淡而胖，脉微细。治宜益气温阳活血。方用四逆汤加味：人参9克，制附片、干姜、桂枝、茯苓、泽泻、川芎、炙甘草各10克，丹参15克。

2. 单验方

(1)通痹消胀汤：全当归、木通、枳壳、薤白、桃仁、大黄(后下)各10克，莱菔子30克。水煎服，必要时隔0.5~2小时再服。适用于本病兼腹胀者。

(2)通冠汤：枳壳、陈皮各12克，乌药、桂枝各10克，炙甘草、法半夏各9克，茯苓、黄芪各20克，丹参30克，全瓜蒌、薤白各15克。水煎服，每次100~150毫升，日服2次。适用于心脉淤阻者。

3. 食疗

(1)桃仁粥：桃仁10克，粳米50克，先将桃仁去尖、研烂，煮取汁和粳米煮粥。适用于心脉淤阻者。

(2)山楂、扁豆角各20克，加水煮烂，入韭菜30克，并以红糖调味服食，每日1次。适用痰热痹阻者。

(3)荸荠、海蜇头(洗去盐分)各30~60克，煮汤饮之，每日2~3次，适于痰甚者。

【护理】

1. 急性心肌梗塞者要绝对卧床休息，一般为2~4周，根据病情逐渐下床活动。病人大小便、饮食、洗脸等应有护理人员协助进行。大便应保持通畅，勿使病人用力，以防意外。

2. 注意心理护理，随时了解病人思想情况，消除恐惧和忧虑。同时要严格限制探视。

3. 严密观察病情变化，尤其要加强夜间巡视，及早发现并发症。

4. 注意饮食卫生，宜清淡易消化的饮食，发病初给流质，以后视病情逐渐增加至半量至全量半流质饮食。

【预防】

1. 预防动脉粥样硬化，积极治疗高血压、高血脂和糖尿病。

2. 戒烟，经常进行体育锻炼。

3. 及早发现，积极治疗心肌梗死前驱症状，包括休息、扩张冠脉血管药的应用，适当抗凝治疗等。

四、风湿性心脏病

风湿性心脏病是一种常见的心脏疾病,简称风心病。它是风湿病累及心内膜、心肌、心包,亦称为风湿性心炎。该病是患风湿热后引起的慢性心瓣膜损害,形成瓣膜口狭窄或关闭不全,导致血液动力学改变,最后心功能代偿不全,由于心瓣膜病变,加重了心脏负担,严重者充血性心力衰竭。本病在代偿期多无明显症状;失代偿期可出现心悸、气促、呼吸困难、口唇紫绀、咯血、胸痛、头晕、水肿、咳嗽、心障、压迫症状等,严重时出现心力衰竭和房颤。本病我国发病率较高,多见于20~40岁的人,女多于男,约有1/3的病人以往无明显风湿热史。

中医学认为风湿性心脏病多属于"怔忡"、"喘证"、"水肿"、"心痹"等范畴。其病机主要是风寒湿邪内侵,久而化热或风湿热邪直犯,内舍于心,乃致心脉痹阻,血脉不畅,血行失度,心失所养,心神为之不安,表现心悸、怔忡,甚而阳气衰微不布,无以温煦气化,而四肢逆冷,面色㿠白,颧面暗红,唇舌青紫。水湿不化,内袭肺金,外则泛溢肌肤四肢或下走肠间,见到浮肿,咳嗽气短,胸闷脘腹痞胀,不能平卧等证。

风湿性心脏病是风湿热后所遗留下来的心脏病变,以心脏瓣膜病变最为显著,临床上以单纯二尖瓣病变最为常见,占70%~80%,二尖瓣合并主动脉瓣病变次之,占20%~30%。

二尖瓣狭窄

【诊断】

1. 症状:自觉乏力、心慌、气短、喘气、咳嗽、咯血,严重者可出现呼吸困难,咳出粉红色泡沫痰,甚至大咯血。

2. 体征:两颧呈紫红色,口唇发紫(二尖瓣面容)。心尖区闻及舒张期隆隆样杂音,第一心音增强,肺动脉瓣第二心音亢进、分裂。

二尖瓣关闭不全

【诊断】

1. 症状:自感疲劳、乏力、心悸、呼吸困难,活动后加重。

2. 体征:心尖区闻及响亮、吹风样全收缩期杂音,杂音常掩盖第一心音,肺动脉第二心音亢进、分裂。

【治疗】

1. 汤药

(1)气血亏虚:面色苍白或萎黄,心悸,动则尤甚,气短,汗出,脉细或濡细,舌质淡胖或有齿印。治宜益气养血。方用归脾汤加减:淮小麦 30 克,党参、黄芪、当归、桂圆肉各 10 克,枣仁、炙甘草各 9 克,桂枝 6 克,大枣 5 枚。

(2)肺络淤阻:两颧紫红,唇指青灰,头晕乏力,心悸怔忡,气急咳嗽,甚则咯血,或见心痛,舌质青紫或有淤斑,脉细数或结代。治宜活血化淤。方用桃红饮加减:赤芍、丹参、龙骨各 15 克,桃仁、郁金各 10 克,红花、当归各 9 克,炙甘草 6 克。

2. 中成药

(1)人参归脾丸:口服,每次 1 丸,每日 2 次,温开水送下。

(2)柏子养心丸:口服,每次 1 丸,每日 2 次,温开水送服。

(3)血府逐淤丸:口服,每次 1 丸,每日 2 次,温开水送服。亦可用复方丹参片口服,每次 3 片,每日 3 次。

(4)济生肾气丸:口服,每次 2 ~ 3 克,每日 1 ~ 2 次,姜盐汤、枣汤或温开水送服。

3. 单验方

(1)女贞子、旱莲草各 8 克,太子参 20 克,水煎服,每次 100 毫升,日服 2 次。适用于肝肾阴虚者。

(2)党参 10 克,茯苓、薏苡仁各 30 克,水煎服,每次 100 毫升,日服 2 次。适用于脾虚湿困者。

(3)炙黄芪、黄精各 30 克,甘草 6 克,水煎服,每次 80 ~ 100 毫升,日服 3 次。适用于气阴两虚者。

4. 针灸:选穴内关、间使、心俞、厥阴俞。有风湿活动者加大椎、风池穴。

【护理】

1. 风心病者,如心功能良好,没有显著症状时不需特殊治疗。

2. 平时注意避免剧烈活动和过度疲劳。活动度应控制不发生心慌气短为宜。

3. 预防感冒受凉,防止风湿活动避免心脏损害加重。经常患咽喉炎者,可于冬春好发季节每月肌注长效青霉素 120 万单位,以清除链球菌感染灶。

4. 注意药物副作用,如阿司匹林最好在饭后服用,可减少胃肠反应。服用洋地黄等强心药物时,要注意心率、恶心、呕吐、心律不齐等强心药中毒表现,要经常复查心电图。

5. 如果出现房颤,用地高辛控制心率,若突然变得整齐而缓慢,并不见得是好事,应赶快去医院治疗。

6. 对强心药和利尿药的调整,应在医生指导下进行。

【预防】

主要是积极防止风湿热的再发生,即使瓣膜病变已经形成,仍应全力防治风湿热的复发,以免加重心脏的损害和并发症的发生。

五、脑动脉硬化症

动脉硬化症指脑动脉粥样硬化、小动脉硬化、玻璃样变等动脉管壁变性所引起的非急性弥漫性脑组织改变和神经功能障碍,临床上表现为神经衰弱症候群、动脉硬化性痴呆、假性延髓麻痹等慢性脑病征群。本病易合并主动脉、冠状动脉、肾动脉和周围动脉硬化。多见于50岁以上的人,男性多于女性。本病分属于中医学的“眩晕”、“头痛”、“虚损”等病症。

【诊断】

1. 症状:逐渐起病,自诉眩晕,头痛,耳鸣,脑鸣,疲乏无力,注意力不集中,记忆力减退,嗜睡或失眠多梦;多疑固执,肢体麻木,震颤,性情孤僻,反应迟钝,理解力或判断力差,严重时痴呆。

2. 体征:眼底检查动脉变细,反光增强,重者可呈银丝状。有时可见黄色的胆固醇斑点,动静脉的比例增大,可有明显的交叉压迫现象。体检可发现其他器官和周围动脉硬化。

【治疗】

1. 汤药

(1)心脾两虚(神经衰弱症候群):头晕头痛,倦怠乏力,心悸失眠或嗜睡,健忘,情绪不稳,四肢发麻,舌淡胖苔薄,脉弦细。治以益气健脾,养血安神。方用益气聪明汤加减:黄芪、丹参各20克,党参、茯苓、葛根、熟地、枣仁各15克,当归、川芎、蔓荆子、远志、大枣各12克,白术、白芍、龙眼肉、黄柏各10克,升麻、甘草各5克。

(2)心肾两虚(动脉硬化性痴呆):表情淡漠,性情孤僻,自言自语,反应迟钝,多疑固执,健忘失眠,头晕耳鸣,二便失调,舌红苔薄,脉细数无力。治以滋肾养血,交通心肾。方用六味地黄丸合生脉散加减:熟地、丹参各20克,山药、茯苓、当归、川芎、麦冬各12克,山萸肉、泽泻、丹皮、五味子、女贞子、阿胶、菊花、远志各10克,肉桂、黄连各3克。

(3)肝肾阴虚(假性延髓麻痹):言语不清,语声低微,饮食发呛,步态不稳,甚则四肢搐搦,震颤麻痹,眩晕痴呆,气短乏力,二便失控,舌红少津,脉弱或弦细。治以滋肾柔肝,熄风定搐。方用大补元煎加减:熟地、鳖甲各30克,白芍、怀牛膝、僵蚕各15克,山萸肉、杜仲、麦冬、石菖蒲、郁金各12克,枸杞子、五味子各10克,全蝎6克,蜈蚣3条。

2. 中成药

(1)人参归脾丸,每次服1丸,日服2次。

(2)杞菊地黄丸,每次服1丸,日服2次。

3. 针灸:取神门、心俞、三阴交、四神聪。脾虚加脾俞、足三里;肝火,加肝俞、太冲;肾虚,加肾俞、涌泉。

【护理】

精心护理,防止肝炎和尿路感染的发生。

【预防】

1. 注意劳逸结合,生活规律化。

2. 保持心情舒畅,避免情绪激动;低脂饮食,限制动物脂肪和含胆固醇较多的食物。

3. 多食蔬菜、水果和豆制品等,忌烟酒。

第三章 血液系统疾病

一、白血病

白血病是造血系统的恶性疾病，俗称“血癌”，是国内十大高发恶性肿瘤之一，其特点为造血组织中某一类型的白血病细胞在骨髓或其他造血组织中的发生恶性增生，并浸润体内各脏器、组织，导致正常造血细胞受抑制，产生各种症状，临床表现以发热、出血、贫血、肝脾、淋巴结肿大为特点。

白血病有急慢性之分，急慢性之比为3.8：1，在急性白血病中，急性粒细胞白血病占55.9%，急性淋巴细胞白血病占23.9%。其发病与吸烟、饮食、免疫能力、营养缺乏等因素有关。粒细胞性白血病多见于成人，淋巴细胞岷性白血病常见于儿童和青少年。急性淋巴细胞性白血病以侵犯3～4岁幼童为常见。

我国白血病患者约为3～4人/10万人口，小儿的恶性肿瘤中以白血病的发病率最高。据调查，我国<10岁小儿白血病的发病率为2.28/10万，任何年龄均可发病，男性的发病率高于女性。随着医学技术飞速发展，“血癌”不再难缠，只要及时发现、及时治疗，白血病完全可以治愈。

【诊断】

1. 发热：持续原因不明的长期发热，热型不一。

2. 出血：急性白血病约有80%的患者有出血。出血部位以皮肤、黏膜最多。

3. 贫血：几乎所有患者都有贫血，随病情发展日趋严重。

4. 其他症状：患者可出现肝脾肿大，肌肉、骨关节疼痛，胸骨有压痛，齿龈肿胀、糜烂、经久不愈等症。

【治疗】

1. 汤药（以下药量为成人量，小儿酌减）

（1）当归、丹参、赤芍、沙参各20克，川芎10克，麦冬15克，板蓝根、山慈姑各50克，山豆根30克。水煎，每日1剂，分3次服（主治急性白血病）。

（2）山药、山慈姑各24克，牛蒡子6克，鸡内金、元参各12克，白术9克，煅牡蛎、鳖甲、半枝莲各30克。水煎，每日1剂，分3次服（主治慢性白血病）。

(3)生地40克,生石膏、玄参、金银花、连翘、蒲公英、地骨皮、天花粉各30克,丹皮、知母、石斛各20克,赤芍15克,生地榆60克,生大黄粉3克,三七粉6克。水煎,每日1剂,分3次服(适用于白血病高热、出血、昏迷)。

2. 中成药

(1)犀黄丸、醒消丸,每日2次,每次各3克。

(2)牛黄解毒丸(片),每次2~6片(1丸),每日2~4次。

(3)六神丸,每次30粒,每日3次。儿童酌减。

3. 单验方

(1)青黛,装入胶囊中内服。每次服3~6克,每日3次。

(2)何首乌、白芷各10克,水煎服,每日1剂。

(3)红枣20枚,柿叶7片,水炖服;或单用柿叶60克,水煎服,每日1次。

【护理】

1. 对病人精神上的支持是护理工作的重要环节。应通过细致的思想工作消除病人的恐惧和焦虑。处处关心病人,取得病人信任。

2. 对在化疗中出现的恶心、呕吐、皮疹、口腔溃疡、感染、水肿、腹泻、发热、腮腺炎等,应及时对症处理。

3. 宜进食易消化富有营养的食物。

【预防】

1. 不要多接触X射线或其他有害的放射线。与X线接触的工作人员应搞好劳动保护,加强预防措施。

2. 慎用氯霉素、保泰松、细胞毒类抗癌药及免疫抑制剂类等。

3. 戒烟、不酗酒。

4. 加强营养,积极参加体育活动,保持心情舒畅,增强免疫力。

5. 多吃具有防癌抗癌作用的食品。

二、缺铁性贫血

缺铁性贫血是体内贮存铁的缺乏而影响到血红蛋白的合成所引起的小细胞低色素性贫血。本病发生率甚高,是贫血中最常见的一种,各种年龄均可发病,尤以妇女(特别是孕妇)和婴幼儿中发病率最高。亦可见于消化道疾患的病人。病因为慢性失血(月经增多、痔疮出血、钩虫感染等)及需铁量增加或铁吸收不良等。根据其临床表现,本病当属于中医学的“虚劳”、“萎黄”、“黄胖病”等病症的范畴。

【诊断】

1. 病史:有引起缺铁的病史,如慢性失血、吸收障碍、营养不良和铁需要量增加等。

2. 症状:发病缓慢,有面色苍白,疲乏无力,头晕心慌,耳鸣眼花,失眠,记忆力减退,气短,食欲缺乏,恶心呕吐,晕厥等。

3. 体征:皮肤黏膜苍白,甚至视乳头苍白、水肿。严重者可出现口腔炎、舌炎、口角皲裂,皮肤干燥、皱裂,毛发干燥脱落,指甲扁平、脆薄及反甲,皮肤发黄浮肿等。

【治疗】

1. 汤药

(1)气血不足:心悸,心烦,健忘,少寐,头晕眼花,面色苍白,唇甲色淡,舌质淡嫩,脉细弱。治法:补血、养心、安神。方用归脾汤加减:当归12克,龙眼肉、阿胶(烊化)、炙甘草、茯神、远志、枣仁、木香各10克,鸡血藤、熟地、黄芪、党参各30克,白术15克,生姜3克,大枣10枚。

(2)肝肾不足:眩晕,目昏眼花,失眠多梦,筋骨酸痛,爪甲不荣,肌肤甲错,妇女月经量少或闭经,舌淡苔白,脉弱或弦细。治法:补血养肝。方用四物汤加减:熟地30克,白芍、当归、川芎、阿胶(烊化)、合欢皮、陈皮各10克,首乌(制)、龙齿各15克,鸡血藤25克。

(3)脾胃虚弱:面色苍白,反甲,食少,倦怠,头昏眼花,舌淡苔白厚,脉弱。治法:健脾胃,补气血。方药:党参、黄芪各30克,当归、茯苓各15克,陈皮、升麻、柴胡、甘草各10克,白术12克,鸡血藤60克。

以上方药,水煎服,每日1剂。

2. 单验方

(1)小温中丸:苍术、川芎、香附、六曲、针砂醋煅。每次服1.5~3克,每日3次。用于脾阳虚者。

(2)煅绿矾、炒黄豆,以1:2研细末,枣汤泛丸。每服9克,每日2次。用于贫血水肿者。

【护理】

1. 坚持补充铁剂,随时依据血象检查调整药量。

2. 口服铁剂从小量开始,在进食中或饭后服,以减少胃肠道反应。

3. 营养不良性贫血,可多进食菠菜、红枣、黑木耳、鸭血等含铁丰富的食物。

【预防】

1. 注意小儿喂养,及时添加辅助食品,纠正偏食习惯。

2. 积极治疗造成贫血的各种原发病。

3. 对胃切除或次全切除的患者及时补充铁剂。

三、再生障碍性贫血

再生障碍性贫血简称再障或 AA，是由多种原因引起的骨髓干细胞、造血微环境损伤以及免疫机制改变，导致骨髓造血功能衰竭，出现以全血细胞减少为主要表现的疾病。其主要病理为红髓的脂肪化，主要临床表现为进行性贫血、出血，反复感染及全血细胞减少。它分为原发性与继发性二种。继发性再障多与物理、化学及生物因素有关；原发性再障与机体本身造血干细胞缺乏、骨髓微环境缺陷及免疫因素有关。各年龄组均可发病，以青壮年居多，男性多于女性。本病与中医学的"虚劳"、"血症"等密切相关。

【诊断】

1. 急性型：多见于儿童和青壮年，起病急骤，常以贫血或出血发病，少数以感染发病。贫血严重，出血广泛，除皮肤、黏膜出血外，常有内脏出血，如呕血、便血、尿血、子宫出血，眼底出血及颅内出血。发热及感染严重，体温多在 39℃ 以上，感染部位多为口咽、呼吸道、皮肤化脓性感染及败血症等。感染与出血相互影响，是导致死亡的主要原因。

2. 慢性型：成人多于儿童，起病多缓慢，常以贫血发病。出血部位较少，程度也轻，常见者为皮肤黏膜出血和齿龈出血，女性可见子宫出血，感染少见，且较轻。

【治疗】

1. 汤药

(1)气血双亏：面色苍白，出血，反复感染，气短乏力，动则气促，食少脘闷，舌质淡，苔白，脉虚无力。治法：补益气血。方药：党参、当归、熟地、大枣各 30 克，黄芪 60 克，赤芍 20 克，阿胶、龙胶内各 15 克，陈皮、白术各 12 克，川芎、茯苓各 10 克，甘草 6 克。水煎服，每日一剂。

(2)肝肾阴虚：面色苍白或萎黄，鼻衄齿衄，反复感染，发热，眩晕，耳鸣，心悸气急，腰痛腿酸，足膝无力或伴口干，咽痛，手足心热，舌红，苔少或无苔，脉细数。治法：补益肝肾。方药：当归、熟地、旱莲草、桑葚子各 30 克，白芍、枸杞、山萸、首乌各 15 克，川芎、黄精、甘草各 12 克。水煎服，每日一剂。

(3)脾肾阳虚：面色苍白或萎黄，出血反复感染，怕冷，四肢不温，失晕眼花，耳鸣，精神萎靡，心悸气急，舌质淡胖，舌边齿痕，脉细弱或浮大无力。治法：温阳补肾，健脾益气。方药：熟地、山药、菟丝子、当归、制附片各 30 克，枸杞、鹿角胶、肉苁蓉各15克,山萸20克,肉桂3克,甘草10克。水煎服,每日一剂。

2. 单验方

(1)黄芪、党参、何首乌各30克,生地、熟地、女贞子、菟丝子各15克,白术、茯苓、当归各10克,炙甘草6克,水煎服,每日1剂,用于慢性型。

(2)一叶秋碱16毫克肌注,每日一次,1.5~2个月生效,疗程不少于4~6个月。

【护理】

1. 注意营养,少食辛辣助热的食物,不饮烈性酒。

2. 注意口腔卫生,不去人群多的场所,预防感冒或交叉感染。

3. 刷牙、洗澡动作宜轻。

4. 可配合练太极拳及气功,增强体质。

【预防】

1. 严格掌握能影响造血系统药物的使用,必须使用时要常查血象。

2. 对于有毒化学药品接触及与电离辐射接触的工作人员加强防护措施,定期去医院检查。

四、阵发性睡眠性血红蛋白尿

阵发性睡眠性血红蛋白尿(简称PNH)是一种获得性红细胞内在缺陷引起的慢性溶血性贫血。发病年龄大多在20~40岁,男女均可发病,临床上以贫血和阵发性血红蛋白尿为特点。

【诊断】

1. 贫血:起病缓慢,贫血程度轻重不一。大多贫血较重,伴有轻度黄疸及肝脾肿大。

2. 血红蛋白尿:睡眠后突然排出如浓红茶或酱油色样小便,间歇发作,可频发(2月以内发作一次)或偶发(2月以上发作一次),也可因精神紧张、劳累、感染、输血、服乙酰水杨酸或维生素C等药物诱发,严重时有高热、腰痛、腹痛。

3. 静脉血栓形成:常有四肢、肠系膜、肝及门脉系等静脉血栓形成。伴有腹痛四肢疼痛等。

【治疗】

1. 湿热内蕴:睡眠后出现酱油色尿,发热,寒战,腰腹痛,溶血性贫血,倦怠乏力,食少恶心,目黄尿赤,舌红,苔黄腻,脉滑数。治法:清热利湿。方药:茵陈、泽泻、板蓝根、茅根各30克,白术、茯苓、猪苓各15克,栀子、甘草各10克。

2. 脾肾阳虚：睡眠后出现血红蛋白尿，发热，溶血性贫血，面色晦暗，气短懒言，精神疲乏，四肢无力，腰冷便溏，舌润，苔白，脉细弱。治法：补脾温肾。方药：茵陈、黄芪、附片各30克，白术15克，补骨脂、菟丝子、鹿角胶各10克，肉桂6克。

以上药方，水煎服，每日一剂。

【护理】

1. 提供一个舒适、安静、空气清新的环境。

2. 鼓励患者自我调养。

3. 注意保持室内清洁，定期消毒，以避免交叉感染。

五、特发性血小板减少性紫癜

特发性血小板减少性紫癜（简称ITP）是一种自身免疫性出血综合征，自体免疫性血小板减少性紫癜，系血小板减少症中最多见的疾病。本病与机体免疫功能有关。临床分为急性型与慢性型两种，急性型病程多在6个月以内；病情迁延不愈，6个月以上或反复发作者，称为慢性型ITP。

【诊断】

1. 急性型：多见于儿童，病前1～2周常有上呼吸道感染史，起病急，出血重：出血点遍及全身，紫癜，鼻出血，齿龈出血，便血，尿血甚至颅内出血，但无关节腔内出血及深部血肿；多数患者自行缓解痊愈，少数转为慢性。

2. 慢性型：多见于成年人，病前无明显诱因，起病缓慢，出血较轻，反复发生皮肤粘膜的出血，女性患者月经增多。病程长，易复发，可伴贫血，脾脏轻度肿大；部分病人，经各种治疗，难以奏效者，称难治型ITP。少数患者最终转为再生障碍性贫血或白血病。

【治疗】

1. 热迫血妄：皮肤瘀点，瘀斑，色紫红，下肢多见，或衄血、尿血、便血、伴发热，口渴，尿黄，舌质红，苔薄黄，脉弦数或滑数。治法：清热解毒，凉血消瘀。方用清营汤加减：水牛角、生地、赤芍、紫草各30克，丹皮15克，侧柏炭、山栀、连翘各10克。

2. 阴虚火旺：皮肤瘀点，瘀斑，时轻时重，衄血，伴头晕，乏力，心烦，手足心热，或潮热，盗汗，舌质红，少苔，脉细数。治法：滋阴降火，宁络止血。方用玉女煎加减：女贞子、旱莲草、生地各30克，侧柏叶15克，阿胶、丹皮、知母、茜草各12克，白芍10克，玄参20克，童便1杯（冲服）。

3. 气不摄血：紫癜色暗淡，呈散在性出血，时起时消，反复发作，过劳加重，神情倦怠，心悸气短，舌质淡，苔白，脉弱无力。治法：益气摄血，补脾养血。方用归脾汤加减：黄芪、党参、当归各30克，熟地20克，白术、茯苓、陈棕炭各12克，赤芍15克，炙甘草、血余炭各10克。

以上各方，水煎服，每日1剂。

【护理】

1. 饮食宜软而细。如有消化道出血，应给予半流质或流质饮食，宜凉不宜热。

2. 脾虚可稍多进肉、蛋、禽等滋补品，但亦要注意不要过于温补。

3. 有热可给蔬菜水果、绿豆汤、莲子粥，忌用发物如鱼、虾、蟹、腥味之食物。

4. 本病为药物过敏或有过敏史者，应在用药时注意避免使用致敏药物。紫斑多有皮肤瘙痒者，可用炉甘石洗剂或九华粉洗剂涂擦。

5. 注意皮肤清洁，避免过敏防抓破感染。

【预防】

1. 预防感冒，密切观察紫斑的变化，如密度、颜色、大小等，注意体温、神志及出血情况，有助于了解疾病的预后和转归，从而予以及时的处理。

2. 避免外伤，出血严重者须绝对卧床休息。

3. 慢性患者，可据实际情况，适当参加锻炼，避免七情内伤，保持心情愉快，饮食宜细软，如有消化道出血，应进半流质或流质，忌食烟酒辛辣刺激之物。

4. 斑疹病痒者，可用炉甘石洗剂或九华粉洗剂涂擦，注意皮肤卫生，避免抓搔划破皮肤诱发感染。

六、白细胞减少和粒细胞缺乏症

外周血白细胞总数持续低于4.0×109/升，中性粒细胞百分数正常或稍低称为白细胞减少症。粒细胞绝对数低于1.5×109/升，称粒细胞减少症。中性粒细胞绝对值低于0.5×109/升时，称为粒细胞缺乏症。本病多与理化因素及感染等有关。

【诊断】

1. 有服用某些药物史（安乃近、消炎痛、异烟肼、磺胺、氯霉素、抗肿瘤药等）；有放射线照射史和接触有毒物质史；或某些感染史（伤寒、流感、水痘、肝炎等）。

2. 白细胞减少症：有头昏、无力、食欲减退、低热等非特异表现，亦可出现反复口腔溃疡、肺部及泌尿系感染。

3. 粒细胞缺乏症：发病突然，畏寒、高热、咽痛、全身衰竭。口腔、咽峡、直肠、肛门、阴道可有坏死性溃疡，迅速发生脓毒血症及败血症。

【治疗】

1. 汤药

(1)脾肾阳虚:头晕耳鸣,倦怠乏力,食欲不振,腰痛肢软,畏寒,便溏,舌质淡嫩,苔白滑,脉沉无力。治法:双补脾肾,益气扶阳。方药:生黄芪、党参、生苡仁、赤小豆、红枣各30克,茯苓20克,当归、鸡血藤、补骨脂、焦白术、女贞子、枸杞子各15克,仙茅或仙灵脾12克,炒白芍10克,炙甘草5克。

(2)气血两亏:头晕乏力,面色萎黄,少气懒言,心悸失眠,自汗盗汗,低热不退,舌淡而嫩,脉细弱。治法:补益气血。方用当归补血汤加减:生黄芪24克,党参、生苡仁、赤小豆、茯苓各30克,当归20克,焦白术12克,鸡血藤、炒白芍、补骨脂、红枣各15克,炙桂枝、炙甘草各6克,防风3克,五味子9克。

以上方药,水煎服,每日1剂。

2. 针灸:取大椎、足三里、三阴交、关元、肾俞、肝俞、脾俞、膈俞等穴位,每次取2~4穴,留针15分钟。

【护理】

1. 密切观察易发生感染的部位,如口腔、咽喉、会阴部、肛周等处是否有红、肿、热痛。

2. 观察痰液、尿液、大便的颜色、性状。

3. 做好清洁、消毒、灭菌工作。

4. 鼓励病人每天洗淋浴,必要时用1:2000的洗必泰溶液擦洗全身,大小便后及时清洗会阴部,做好肛周护理,必要时用1:5000的高锰酸钾溶液坐浴,每次30分钟,每日2~3次。

【预防】

1. 加强口腔护理,用生理盐水或朵贝氏液嗽牙。如若发生口腔粘膜改变及咽喉不适等,即改用中药口康含嗽,每次含漱时间不少于5分钟。

2. 摄入低菌饮食,如不吃生水果、蔬菜,尽量食用蒸、煮炖的食物,必要时食用无菌饮食,餐具用煮沸消毒或高压灭菌。

3. 注意耳鼻卫生,勿用手指挖外耳道、鼻孔,同时用抗生素滴耳鼻,每日3次。

4. 避免损伤皮肤、粘膜,如不扯胡须,不用剃须刀刮胡须、不用手指搔抓皮肤、不用肛表测体温和其他损伤性的操作。

5. 保持大便通畅,防止因便秘损伤肠粘膜。

第四章　消化系统疾病

一、痔

痔是直肠下端粘膜下肛管皮肤下的静脉丛扩大、曲张而形成的静脉团。直肠肛管位于人体下部,长期的立坐位使下部静脉回流困难;直肠静脉无静脉瓣以及直肠上、下静脉丛壁薄等都是痔形成的基础。任何增高腹内压力的因素,如习惯性便秘、肝硬化腹水、排尿困难、盆腔肿瘤、妊娠等,都能使静脉回流受到影响,以致直肠静脉丛充血而扩张。直肠下端和肛管的慢性炎症,使静脉壁纤维化,失去弹性,也是痔发生的因素。

在我国民间,有“十人九痔”之说,是一种常见病、多发病。男女均可发生,多见于成年人。根据部位不同,可分为内痔、外痔和混合痔3种。内痔位于肛门齿状线以上,由直肠上静脉丛扩大、曲张所致;外痔位于肛门齿状线以下,由直肠下静脉丛扩张、迂曲所致;因直肠上、下静脉丛彼此吻合相通,齿状线上、下的静脉丛均扩大、曲张,称为混合痔。

【诊断】

一、临床表现

1. 便血:为内痔或混合痔最常见的症状。排便时或排便后肛门滴血,色鲜红,与粪便不相混,一般不伴疼痛,大便习惯无改变。

2. 痔核脱出:内痔或混合痔发展到一定程度即能脱出肛门外,临床上可分为二度。Ⅰ度内痔,一般不脱出,仅有便血;Ⅱ度内痔,排便时脱出,便后可自行回纳;Ⅲ度内痔,经常脱出,不能自行回纳,需用手法推回。

3. 疼痛:局部剧烈疼痛是血栓外痔的特点,同时局部有暗紫色皮下结节。当内痔或混合痔出现感染、血栓形成及痔核脱出嵌顿而出现水肿、感染、坏死时可出现疼痛甚则剧痛。

4. 瘙痒:黏液流出肛门外刺激周围皮肤,引起瘙痒甚至皮肤湿疹。

5. 肛门镜检:记录痔核的大小、数目、部位。

（二）主要类型

1. 内痔：是直肠上静脉丛的曲张静脉团块，位于齿线以上，表面为直肠黏膜所覆盖。好发于结石位的3、7、11点处。

2. 外痔：是直肠下静脉丛的曲张静脉团块，位于齿线以下，表面为肛管皮肤所覆盖。单纯外痔见于肛门周围，常因静脉内血栓形成而突出在外。

3. 混合痔：由于直肠上、下静脉丛互相吻合，互相影响，因而痔块位于齿线上下，表面同时为直肠黏膜和肛管皮肤所覆盖，成为混合痔。

【治疗】

1. 汤药

（1）肠风下血：血出如箭，或点滴而下，血色鲜红，舌红，苔薄，脉数。治法：清热凉血祛风。用槐角丸6克，1日3次。

（2）湿热下注：便血，血色污浊，或痔核脱出嵌顿，肿胀疼痛。口干，便秘，溲赤，苔黄，脉弦滑或数。治法：清热利湿，化淤止血。方用五炭止血汤：当归炭、地榆炭各12克，荆芥炭、玄胡、虎杖、生大黄各10克，陈棕炭、血余炭各5克，每日一剂，水煎分2次服。

（3）气虚下陷：痔核脱出不纳，肛门有下坠感。气短懒言，食少乏力，舌淡，脉弱。治法：益气升提。方用补中益气丸6克，一日3次。

（4）气血两虚：便血，痔核脱出。头晕目眩，面色㿠白，神疲心悸，舌淡脉细。治法：益气补血。方用八珍汤加减：党参、当归、地榆炭各15克，茯苓、白芍各12克，白术、川芎、仙鹤草各10克，炙甘草6克，水煎，每日一剂，分2次服。

2. 针灸：取穴二白（双）、长强、承山（双）。大便出血和痔痛时，针刺上述穴位都能镇痛止血。

【护理】

1. 施行各种痔疮手术后，嘱病人当天不宜大便，以免引起出血或痔核外翻嵌顿。

2. 术后疼痛者可给服优散痛0.5～1克；或针刺内庭、承山，留针15～30分钟；并可用热水袋敷患处，或以温水坐浴（上枯痔散不宜坐浴）。

3. 术后睡眠不安，可给予鲁米那0.06～0.09克，或安眠丸6～9克（朱砂12克，茯苓18克，研匀，装入胶囊，每只胶囊3克）。

4. 小便困难者，可在下腹部放置热水袋热敷，并多饮开水；或针刺三阴交、关元、中极，宜泻法，留针15～30分钟；以上无效的则行导尿术。

5. 大便2～3天不通或困难者，可在临睡前给酚酞片0.1～0.2克，但手术后24小时内禁服通便药。

6. 病人如有头晕，嘱多卧床休息，大小便时应搀扶，以免跌伤等意外。偶发生晕厥时，应立即卧床休息，头低位且保暖。

7. 枯痔钉疗法宜多饮开水，注意病人有无高热、腹痛、呕吐、口腔破碎等中毒现象，如有应及时解毒处理；如痔核脱出肛外，要随时还纳。

8. 施内痔结扎手术者，嘱其不要拖拉肛门部存留的线端，以免引起出血。

9. 不论何种疗法，在痔核脱落阶段，嘱病人大便时勿久坐，以免引起出血。

10. 如遇肛门部微微出血，可立即用消毒棉花压迫创口出血点，或以棉球蘸肾上腺素液压迫出血点，或以明胶海绵局部压迫，仍出血不止者则立即请医生处理。

11. 如遇大出血时，应及时请医生抢救，同时准备好止血、输液、输血等器械，以备急救用，并做重病护理，如病人绝对卧床休息，测血压、脉搏、呼吸，每 1 ~ 2 小时 1 次。

12. 病人每晨尽早排空大便，以便检查及换药。

【预防】

1. 要养成每天定时大便的习惯，保持大便通畅。

2. 养成良好的生活习惯，不暴饮暴食，少吃辛辣刺激性食物，多喝开水，多吃蔬菜，以帮助大便的正常排泄。

3. 每晚睡觉前最好用热水洗涤肛部，既可保持清洁，又可促进血液运行正常。

4. 每天必须有适当的运动和休息，使气血运行正常。

二、胃下垂

站立时，胃的下缘达盆腔，胃小弯弧线最低点降至髂嵴连线之下，称为胃下垂。本病多见于女性、瘦长无力体型者，也可见于经产妇、慢性消耗性疾病患者和长期卧床少动者。其基本病理是横膈位置低，膈肌悬吊力不足，膈胃、肝胃韧带松弛，腹内压下降及腹肌松弛。

胃下垂多见于体型瘦长、体质虚弱、腹壁松弛、腹肌薄弱者。产生的缘由，主要是由于悬吊、固定胃位置的肌肉和韧带松弛无力以及腹部压力下降，使胃整个位置降低、胃蠕动减弱。妇女产后，腹压突然下降，或瘦长体型、慢性消耗性疾病，以及长期从事站立工作或卧床少动的人，容易患此病。

轻度胃下垂患者一般无不适感觉，下垂明显者常见腹部不适、饱胀重坠感，每于餐后、站立或劳累后症状加重，伴有食欲不振、恶心、嗳气、消化不良、便秘等现象。胃下垂严重时，可同时伴有肝、肾、结肠等内脏下垂的现象。

本病在祖国医学中属“胃缓”范畴。

【诊断】

1. 轻度下垂者一般无症状，下垂明显者有上腹不适，饱胀，饭后明显，伴恶心、嗳气、厌食、便秘等，有时腹部有深部隐痛感，常于餐后、站立及劳累后加重。

2. 长期胃下垂者常有消瘦、乏力、站立性昏厥、低血压、心悸、失眠、头痛等症状。

3. 上腹压痛不固定，可随体位改变；某些患者触诊时可听到脐下振水声，也有少数下垂明显者同时有肝、右肾及结肠下垂征象。

【治疗】

1. 汤药

(1) 中虚气陷：形体消瘦，食少乏力，面色萎黄，气短懒言，脘腹坠胀，下连腰胯，站立尤甚，舌淡苔白，脉缓弱。治宜健脾强胃、补中益气。用补中益气汤加减：黄芪30克，党参15克，白术、当归、陈皮、升麻、茯苓各10克，枳实、柴胡、甘草各6克。每日1剂，水煎服。

(2) 脾胃虚寒：食少，上腹不适，倦怠乏力，面色萎黄，形寒肢冷，腹痛肠鸣，大便溏泄，舌淡苔白，脉沉迟。治宜益气健脾，温中散寒。用附子理中汤加味：附子、白术、党参各10克，干姜、蔻仁、甘草各6克。每日1剂，水煎服。

2. 单验方

(1) 补胃散：鲜猪肚1个，洗净，正面朝外。白术片半斤，用水浸透，将白术入猪肚内，两端用索线扎紧，放入大瓦罐内，加水一罐（罐内须垫碎瓷片，以免猪肚贴在罐底上），置小火上煮1日，将白术取出晒干，焙枯研成极细末。每日1次，每次3克，空腹开水送下，5剂为1疗程。轻症1疗程可愈，重症连用3疗程。适于各种胃下垂。

(2) 行气理肠汤：木香、厚朴、大腹皮、槟榔、莱菔子、枳壳各30克。日1剂，加水2000毫升，文火煎浓缩至250～300毫升，分2次服。24日为1疗程。用于肝胃不和、胃脘胀满、嗳噫频作者。

3. 针灸

(1) 耳针：选用毫针柄，在耳壳“胃肠区”按压，寻找敏感点，在此点上加压2～3分钟，每日1次。

(2) 艾灸：取气海、关元、足三里、胃俞等穴施灸。

4. 气功：卧位呼吸法：患者取仰卧位，臀部适当垫高或将床脚垫高5厘米，先吸再呼，停闭，重复进行。吸气时舌舐上腭，默念字句的第1个字，呼气时落舌，默念第2个字，停闭时舌不动，默念其余的字，默念字句可为“胃上升”、“胃体上升”等。

【护理】

1. 体质瘦弱者积极进行体育锻炼，每日起床前和入睡前做仰卧起坐活动，增强腹肌张力。

2. 少吃多餐，食后可作短时间平卧休息，注意减少站立和过度劳累。

【预防】

1. 情绪乐观，劳逸适度，饮食有节，适当锻炼。

2. 避免多次腹部手术和多孕多产，积极治疗消耗性疾病。

三、肝硬化

肝硬化是一种常见的慢性肝病，是由一种或多种病因长期作用，引起肝脏弥漫性损害。常见病因有病毒性肝炎、慢性酒精中毒、血吸虫病、药物或化学毒物、遗传和代谢性疾病等。病理特征为广泛的肝细胞变性、坏死，导致网状支架塌陷、结缔组织增生，以及肝细胞的结节状再生，三者反复交错进行，肝脏正常小叶结构和血液循环逐渐被破坏和改建，最终失去正常形态而变硬。本病多见于 20 ~ 50 岁男性，病程长，进展缓慢，可隐伏数年或数十年（平均 3 ~ 5 年）。在祖国医学中属“胁痛”、“症积”、“臌胀”等范畴。

【诊断】

本病隐匿期或功能代偿期可无明显临床表现或症状较轻；到失代偿期则出现一系列症状、体征。

1. 肝功能减退引起的临床表现：

（1）营养障碍：疲乏、消瘦、面容憔悴、皮肤枯糙、水肿及贫血。

（2）内分泌失调：男性性功能减退、睾丸萎缩，并有乳房发育；女性则月经失调、性欲减退等。皮肤出现蜘蛛痣、肝掌及色素沉着。

（3）凝血障碍：鼻出血、牙龈出血、贫血及皮下淤斑。

（4）胆红素代谢障碍：早期多数黄疸较轻微，晚期黄疸持续与加深，均为病情严重的表现。

（5）消化功能及解毒功能障碍：早晚期病人均可见食欲缺乏、恶心呕吐、嗳气、腹胀、腹痛等。

2. 门脉高压引起的临床表现有：①脾脏肿大，脾功能亢进；②静脉曲张，常见食管、胃底静脉曲张，腹壁静脉及痔静脉曲张；③腹水常隐袭的经过数月形成，部分患者可合并肝性胸水。

3. 触诊：早期肝脏可肿大，质地柔软、平滑或结实，而晚期则缩小、质坚硬，表面不平呈粒状或结节状。

【治疗】

1. 汤药

(1)气滞湿阻:腹胀按之不坚,胁下胀满或疼痛,饮食减少,食后作胀,嗳气不爽,小便短少,舌苔白腻,脉弦。治法:疏肝理气,行湿散满。方用柴胡疏肝散合胃苓汤加减:柴胡、枳壳、香附、泽泻、厚朴、炒二芽各 10 克,丹参、焦山楂各 15 克,赤芍、茯苓各 30 克,白术 12 克,大黄 6 克。

(2)湿热淤结:腹大坚满,胁腹攻痛,面色萎黄,甚则黯黑,或目黄肤黄,烦热口干,小便短赤,大便秘结或溏垢不爽,舌质紫红,苔黄腻,脉弦数。治法:清热利湿,活血化淤。方用清肿化淤汤加减:茵陈、赤芍、丹参、白茅根各 30 克,大黄、栀子、桃仁、红花、炮甲珠、青皮各 10 克,泽泻、白术各 12 克,牡蛎 18 克。

(3)脾肾阳虚:腹部胀满,入夜为甚,脘闷纳呆,神疲怯寒,下肢浮肿,小便短少,面色苍黄或白,舌质淡紫,脉沉细而弦。治法:健脾温肾,化气行水。方用附子理中汤合五苓散加减:附子、炒二芽各 10 克,党参、白术、泽泻、川朴、郁金各 12 克,茯苓、赤芍各 30 克,车前子 15 克,炮姜 6 克。

(4)肝肾阴虚:腹大坚满,甚则青筋暴露,形体消瘦,面色黧黑,口干心烦,鼻衄或齿衄,小便短赤,舌质红绛少苔,脉弦细数。治法:滋养肝肾,凉血化淤。方用一贯煎合膈下逐淤汤加减:麦冬、当归、桃仁、红花、丹皮、柴胡、延胡索各 10 克,生地、金玲子各 12 克,枸杞子、焦山楂各 15 克,白茅根 30 克,甘草 6 克。

以上各方,水煎服,每日 1 剂。

2. 单验方

(1)莱菔子粉、鸡内金粉、沉香粉各 1.5 克,和匀,1 日分 2~3 次吞服,用治肝硬化胀气。

(2)半边莲、玉米须各 30 克,每日 1 次,水煎服。用于消腹水。

3. 气功:适用于未合并进行性肝损害者。

(1)功能代偿期患者先要床上练松静内养功,俟适应“得气”后,再增加耐力性功法;体质有所改变后,可给予强力性功法。

(2)有出血倾向者,可练静功。

(3)有腹水者练静功内养,忌强练动功,冒进蛮干。

4. 食疗

(1)薏苡仁 60 克,加水适量,煮烂成粥,加白糖适量,用治肝硬化腹水。

(2)黑豆 2000 克,藕粉 500 克,干小蓟、干生地各 100 克,干桑葚子、何首乌各 200 克,共磨粉,每日用 100 克,做成熟食食之,连服数日,用治脾功能亢进有衄血者。

【护理】

1. 对本病失代偿期患者应密切关注:①准确记录总体液平衡与尿量;②测量并观察体温、血压、体重、腹围;③观察精神状态,有无扑翼样震颤出现等;④观察有无黑便及出血倾向等。

2. 解除患者焦虑心理和悲观情绪,树立战胜疾病的信心,积极配合治疗。

3. 饮食宜多样化,宜进高热量、高蛋白质、高维生素、容易消化而无刺激性的软质食物,并根据病情需要调配相应食谱。

【预防】

1. 积极预防和治疗慢性肝炎、血吸虫病、胃肠道感染。

2. 慎用损肝药物。功能代偿期患者可适当参加轻便工作,散步、做保健操、太极拳等;失代偿期患者,应以卧床休息为主。

四、胆石症

胆石症是指胆道系统(包括胆囊与胆管)的任何部位发生结石的疾病,其临床特点取决于结石是否引起胆道感染,胆道梗阻。一般表现右上腹或中上腹疼痛,开始表现为钝痛,逐渐为剧烈疼痛,疼痛常放射右肩胛或右肩部,痛时大汗淋漓,面色苍白,恶心呕吐。治疗原则基本同“胆囊炎”。

【诊断】

1. 胆囊结石:可无症状,或仅有上腹不适,饭后饱胀感,厌油腻食物等,体征甚少。结石移动或嵌顿于胆囊管时,有剧烈绞痛,若无急性炎症,数分钟或数小时后自行缓解。有时出现胆囊积水,体检可扪及肿大的胆囊。

2. 胆管(胆总管、肝内胆管)结石:其表现为腹痛、寒热及黄疸,即所谓胆道三联征。起病急,上腹持续性胀痛伴阵发性绞痛,几小时后出现寒颤、高热,12 ~ 24小时后常有黄疸出现,痛可向右肩放射,常伴恶心呕吐。原发性胆管结石可有胆囊肿大。因有反复发作倾向,故黄疸具波动性。

【治疗】

1. 汤药

(1)湿热型:脘胁阵痛或窜痛,痛引肩背,伴寒热往来,口苦咽干,不思饮食,恶心呕吐,腹胀或便秘,尿黄或身目发黄,舌质红,苔黄腻,脉滑数或洪数。治法:清热燥湿,通里止痛。方用清胰Ⅰ号汤合茵陈汤加减:龙胆草、茵陈各 15 克,木香、延胡索、白芍各 12 克,大黄(后下)10 克,栀子 9 克。水煎服,日 1 剂。

(2)热毒型:脘胁疼痛,腹胀腹痛,痞满拒按,伴有高热,口干渴,恶心呕吐频作,或手目发黄,大便秘结,小便黄,苔黄腻或干,至灰黄,舌质红绛或紫有淤斑,脉弦数或细数;危重者四肢厥冷,脉微欲绝,或四肢抽搐。治法:清热解毒凉血,重者回阳固脱。方用清胰Ⅱ号合黄连解毒汤加减:大黄、芒硝、木香、厚朴、延胡索、牡丹皮各10克,栀子、赤芍各12克。水煎服,日1剂。

2. 中成药:胆舒胶囊,1次3粒,1日3次。

3. 针灸

(1)体针取胆囊穴、足三里、中脘、胆俞。

(2)耳针取皮质下、交感和胰胆穴。

【护理】

1. 轻症病人可进流质或低脂半流质饮食,有呕吐者应禁食。

2. 局部可用热敷。

3. 密切观察体温、脉搏、血压、腹痛情况,了解病变程度及转化。

【预防】

1. 保持心情舒畅。

2. 饮食有节,宜清淡易消化食物,忌暴饮暴食、生冷、油腻、辛辣、醇酒等。

3. 肥胖体质注意降脂减肥。

4. 饭后避免马上静坐。

五、肠梗阻

肠梗阻即肠有部分或全部被堵塞,使消化过程无法完成的一种症状,是外科常见的病症。导致肠梗阻的原因有好几种,其中最常见的是绞窄性疝、粘连性肠堵塞,或组织束缚(通常由先前的某种炎症或外科手术造成)等。不过,肠梗阻也可能是由诸如结肠癌等赘生物造成的。有时部分健康的肠会打结或绕缠,这种情形叫做肠扭转。在极少数的情形下,肠梗阻还可能是由于一枚误吞的硬币或骨头等无法消化的物体造成。

【诊断】

(一)临床表现

1. 症状

(1)腹痛:机械性肠梗阻表现为阵发性绞痛,疼痛多在腹中部,也可偏于梗阻所在的部位。如果腹痛的间歇期不断缩短,以至为剧烈的持续性腹痛,则应警惕绞窄性肠梗阻可能。单纯性麻痹性肠梗阻,腹痛不显或完全没有绞痛,腹部高度膨胀时则持续性胀痛或不适。

(2)呕吐:早期呕吐呈反射性,吐出物为食物或胃液。此后,呕吐随梗阻部位高低而异,梗阻部位愈高,呕吐出现愈早、愈频繁,吐出物为胃及十二指肠内容;低位肠梗阻呕吐出现迟而少,吐出物可呈粪样;结肠梗阻时,呕吐到晚期才出现;麻痹性肠梗阻时,呕吐多呈溢出性。

(3)腹胀:较迟出现。高位肠梗阻腹胀不明显;低位肠梗阻及麻痹性肠梗阻腹胀显著,遍及全腹;结肠梗阻时,如回盲瓣关闭良好,则腹周膨胀显著;腹部隆起不对称,是肠扭转等肠梗阻的特点。

(4)肛门停止排气排便:仅完全性肠梗阻才有此症状。但在发病初期,尤其是高位肠梗阻,仍可自行或灌肠后排气排便,某些绞窄性肠梗阻,则可排出血性黏液样粪便。

2. 体征

(1)视诊:机械性肠梗阻可见肠型和蠕动波,肠扭转时腹胀多不对称;麻痹性肠梗阻则腹胀均匀。

(2)触诊:单纯性肠梗阻可有轻度压痛,无腹膜刺激征;绞窄性肠梗阻时可有固定压痛和腹膜刺激征;蛔虫性肠梗阻可在腹中部触及条索状团快。

(3)叩诊:绞窄性肠梗阻时,腹腔有渗液,移动性浊音可呈阳性。

(4)听诊:肠鸣音亢进,有气过水声或金属音,为机械性肠梗阻表现;麻痹性肠梗阻时,则肠鸣音减弱或消失。

(5)指诊:直肠指诊如触及肿块,可能为直肠肿瘤;极度发展的肠套叠的套头;或低位肠腔外肿瘤。指套染血便提示肠绞窄。

(二)主要类型

1. 按发生原因可分为三类:机械性肠梗阻、动力性肠梗阻、血运性肠梗阻。

2. 按肠壁有无血运障碍可分为两类:单纯性肠梗阻、绞窄性肠梗阻。

3. 按梗阻部位可分为高位和低位两种。

4. 按梗阻程度可分为完全性和不完全性肠梗阻。

5. 按发展过程快慢可分为急性和慢性肠梗阻。

【治疗】

1. 汤药

(1)麻油(香油)或豆油半斤内服。

(2)腹痛便秘者可服调胃承气汤(芒硝15克(冲服),大黄15克,甘草10克,水煎内服)。

2. 针灸:包括体针、耳针、电针及穴位注射,取穴如下:腹痛选取中脘、天枢、内关、合谷、足三里、腹结、大肠俞、脾俞、次谬;呕吐选取上脘、中脘、下脘、足三里、曲池、内关透外关;麻痹性肠梗阻可选穴位注射,取双足三里,注射新斯的明,每侧0.25毫克。

【护理】

1. 禁饮食,半卧位。

2. 持续胃肠减压,做好口腔护理。

3. 密切观察病情,包括精神状态、体温、脉搏、血压、腹痛、腹胀、肠鸣音及排气、排便等情况。

【预防】

1. 腹膜腔炎症和手术者应早期应用抗生素,以免引起炎症,发生粘连性肠梗阻。

2. 青少年应注意饮食卫生,每半年口服1次驱蛔虫药,以预防蛔虫性肠梗阻。

3. 勿暴饮暴食,食后忌冷饮。

六、慢性胃炎

慢性胃炎是胃黏膜上皮遭到各种致病因子的经常反复侵袭,发生持续性慢性炎症性病变,由于黏膜特异的再生能力以致黏膜发生改建,最后导致胃固有腺体萎缩,甚至消失。本病的发生随年龄增长而增加,年龄越大,发病率越高,特别是50岁以上的更为多见,男性高于女性。其发病率居各种胃病之首。最常见的是慢性浅表性胃炎和慢性萎缩性胃炎。其主要临床表现为食欲减退、上腹部不适和隐痛、嗳气、泛酸、恶心、呕吐等。病程缓慢,反复发作而难愈。

目前认为幽门螺杆菌是导致慢性胃炎的主要原因,而饮食不节、精神因素、胆汁反流等则是导致本病重要诱因。本病属中医“胃脘痛”、“心下痞”、“嘈杂”等范畴。

【诊断】

1. 上腹疼痛:多位于剑突下,可为隐痛、胀痛或钝痛,常因饮食不节、情志刺激等因素加重。

2. 消化不良:见食欲缺乏、食后腹胀、嗳气,伴恶心、呕吐等。

3. 慢性萎缩性胃炎可伴贫血、消瘦、舌炎及腹泻等。

4. 触诊时剑突下有压痛,急性发作时压痛尤为明显。

【治疗】

1. 汤药

(1)寒凝气滞:胃痛暴作,得热则减,畏寒喜暖,口不渴,舌苔白,脉弦紧或弦迟。治法:温胃祛寒,行气止痛。方用良附丸加味:良姜、吴萸、苏叶各6克,香附、干姜、广香、法夏、甘草各10克,白术12克。

(2)饮食积滞:胃脘胀满,疼痛拒按,嗳腐吞酸,呕吐则舒,厌食口臭,大便不爽,舌苔厚腻,脉滑。治法:消食化滞,和胃降逆。方用保和丸加减:神曲、山楂、莱菔子、陈皮、法夏、连翘、香附、枳壳各10克,茯苓12克,炒二芽各15克。

(3)肝郁气滞:胃脘胀满,攻撑作痛,痛连两胁,胸闷嗳气,善太息,每因烦恼郁怒而痛作,舌苔薄白或黄,脉弦。治法:疏肝理气,和胃止痛。方用柴胡疏肝饮加减:柴胡、香附、枳壳、川芎、陈皮、玄胡、甘草、玫瑰花、栀子、茯苓各10克,白芍15克,黄连6克,吴茱萸3克。

(4)淤血阻络:胃脘刺痛,痛处固定,拒按,或呕血,黑便,舌质紫暗或有淤斑,脉涩。治法:活血化淤,通络止痛。方用失笑散加味:五灵脂16克,蒲黄、玄胡、伏龙肝、仙鹤草、茯苓、丹皮各10克,丹参、白菱各5克,白术12克。

(5)脾胃虚弱:胃脘隐痛,绵绵不断,喜暖喜按,得食则减,纳少神疲,手足欠温,大便溏薄,舌质淡,脉细弱。治法:益气健脾,和胃理气。方用加味异功散加减:党参、白术各12克,白芍、茯苓各15克,甘草、法夏、良姜、香附、厚朴、生姜、大枣各10克。

(6)胃阴不足:胃脘隐隐灼痛,烦渴思饮,口燥咽干,食少消瘦,大便干结,舌红少苔,脉细数。治法:养阴生津,健脾益胃。方用益胃汤合竹叶石膏汤加减:沙参、麦冬、白芍、丹参各15克,生地、乌梅、竹叶、法夏、甘草、麦芽、大枣、厚朴各10克,生石膏20克。

上述各方,水煎服,每日1剂。

2. 单验方

(1)姜黄18克,炒香附15克。碾细末,每服2~3克,治胃脘气滞作痛。

(2)百合30克,丹参20克。水煎空腹服,治虚热胃痛。

(3)鸡内金粉烘干后研末拌白砂糖少许,每次3~5克,每日2次,饭前1小时冲服,增强胃肠蠕动,促进消化。

(4)乌贼骨粉,每次3克,每日3次。适用于泛酸、吞酸明显者。

(5)荔枝核烧焦:每3克加木香0.5克,共为细末,热汤调下,治疗胃寒气滞疼痛。

(6)百合30克,丹参20克,水煎空腹服,抗虚热胃痛。

3. 针灸

(1)针刺:选内关、中脘、足三里、脾俞、胃俞等穴,暴痛实证用泻法,久痛虚证用补法。适用各种胃脘痛。

(2)艾灸:中脘、足三里、神阙等。适用于虚寒型胃痛。

4. 推拿按摩

(1)摩腹:于中脘部施以环形抚摩 10~15 分钟。

(2)按揉足三里穴和胃俞穴,各 100 次,每日 1~2 次。

(3)循足太阳经按擦皮肤 1~2 分钟,每日 1~2 次。

5. 食疗

(1)白扁豆粥:炒白扁豆 50 克,粳米 100 克,加水煮至烂熟服,用于脾虚纳呆者。

(2)玉竹 15 克,沙参 10 克,炖老鸭 1 只,每周 1 次,用于胃阴虚者。

(3)姜橘土豆汁:鲜土豆 100 克,生姜 10 克。榨汁加鲜橘汁 30 毫升调匀,烫温,每次服 30 毫升,适用于胃寒气滞型疼痛。

【护理】

1. 胃炎发作病人,应注意休息,避免劳累。

2. 给予营养丰富易消化而无刺激性食物,饮食不宜过冷过热,进食要细嚼慢咽,尽量不吃零食。

【预防】

1. 保持心情舒畅,生活有规律。

2. 积极治疗鼻腔、口腔、咽喉等部位的慢性感染。

3. 慎用、忌用对胃黏膜有损伤的药物,如阿司匹林、消炎痛、磺胺、保泰松等。

七、急性肠炎

急性肠炎是由于饮食不当,进食发酵分解或腐败污染的食物所致肠道的急性炎症,其致病菌多为沙门氏菌属,由于微生物对肠黏膜的侵袭和刺激,使胃肠道的分泌、消化、吸收和运动等功能障碍,最终导致粪便稀薄,排便次数增加,临床上与急性胃炎同时发病者,又称为急性胃肠炎。

本病主要表现为上消化道病症及程度不等的腹泻和腹部不适,随后出现电解质和液体的丢失。

患者多在夏秋季突然发病,其发生多由于饮食不当,暴饮暴食,或食入生冷不洁的食品所引起的。并多有误食不洁食物的病史,有呈暴发性流行的特点,病人多表现为恶心、呕吐在先,继以腹泻,每日大便 3~5 次甚至数十次不等,大便多呈水样、深黄色或带绿色、恶臭,可伴有腹部绞痛、发热、全身酸痛等症状。

本病多发于夏秋季节,在祖国医学中属于"泄泻"范畴。

【诊断】

1. 腹痛、腹泻:多在进食后数小时突然出现,腹泻每日数次至 10 余次,呈黄色水样便，夹未消化食物，一般无黏液脓血。腹痛多位于脐周，呈阵发性钝痛或绞痛。病变累及于胃，有恶心呕吐、上腹不适等。

2. 伴发热、头痛、周身不适、四肢无力等全身症状。呕吐、腹泻严重者，可有脱水、酸中毒，甚至休克。

3. 触诊腹部有压痛，脐周较明显，肠鸣音多亢进。

【治疗】

1. 汤药

(1)寒湿内盛：泄泻清稀或如水样，腹痛肠鸣，脘闷食少，或兼寒热、头痛、身困、口干不欲饮，小便短少，苔薄白，脉濡缓。治宜散寒化湿，健脾止泻。用藿香正气散加减：藿香、紫苏、陈皮、半夏、茯苓、大腹皮、苍术、白术、炙甘草各 10 克，桔梗、厚朴、生姜、大枣各 6 克。每日 1 剂，水煎服。

(2)湿热下注：腹痛即泻，大便急迫，臭秽，肛门灼热，小便短赤。舌红苔黄腻，脉滑数。治宜清热利湿，理肠止泻。用葛根芩连汤加味：葛根、黄芩、黄连、茯苓、木香、白芍各 10 克，滑石 30 克，甘草 6 克。每日 1 剂，水煎服。也可用香连丸每次 6 克，每日 3 次。

2. 单验方

(1)炒车前子研末，每次 6 克，每日 3 次，开水冲服。治暴泻不止，小便不通。

(2)车前草、马齿苋、蒲公英各 30 克，每日 1 剂，水煎服，主治发热恶寒、腹痛泄泻者。

(3)胡椒粉填满肚脐，纱布敷盖，隔日更换 1 次，主治寒湿泄泻。

3. 针灸

(1)穴位注射：硫酸阿托品注射液 0.5 毫克加生理盐水至 2 毫升，垂直刺入双侧足三里穴，得气后每侧注入药液各 1 毫升，每日 2～3 次。若 1 次即愈，不注射第 2 次。小儿和老年人剂量酌减。

(2)耳针疗法：取小肠、大肠、交感、神门等穴，针刺或埋针。

4. 食疗

(1)石榴皮、干姜各 9 克，红糖 30 克。水煎服。

(2)大蒜每次 2～3 枚，每天 2 次食服。

【护理】

1. 重症患者应卧床休息，禁食 6～12 小时，以后渐进流质、半流质。水泻量多者应多饮淡盐水。

2. 呕吐物及粪便应妥善处理，防止交叉感染。

3. 注意观察腹泻次数、量、时间及伴发症状等，腹泻严重者应记录出入量。

【预防】

1. 加强饮食卫生，养成良好的个人卫生习惯。

2. 加强食品、肉类管理，扑灭鼠、蝇、蟑螂等，防止食品污染。

八、直肠脱垂

直肠脱垂是肛管、直肠粘膜、直肠全层和部分乙状结肠向下移位脱出肛门外的一种疾病。各种年龄均可发病，但以儿童和老年人多见。儿童多发生在1~3岁，成年多见于身体瘦弱，肌肉松弛的人。

【诊断】

（一）临床表现

1. 排便时有肿物自肛门脱出。初期脱出不多，便后可自行复位，如继续发展就必须用手托回，甚至在任何腹压增加的情况下，如咳嗽、走路等可以随时脱出，严重的经常处于脱出状态。直肠脱垂常分为三度，一度脱垂为直肠黏膜脱出，脱出物呈淡红色，呈环状，长约3~5厘米，触之柔软，无弹性，不易出血，便后可自然回复；二度脱垂为直肠全层脱出，长5~10厘米，呈圆锥形，淡红色，表面为环状而有层次的黏膜皱壁，触之较厚，有弹性，肛门松弛，便后有时需用手回复；三度脱垂为直肠及部分乙状结肠脱出，长达10厘米以上，呈圆柱形，触之很厚，肛门松弛无力。

2. 经常脱出的肠黏膜因受刺激而发生充血、水肿，甚至糜烂溃疡、出血等。

3. 完全脱垂的，常有肛门部坠胀及排便未净的感觉，或有下腹胀痛及尿频等。严重时可发生肠壁绞窄、坏死。

（二）主要类型

1. 部分脱垂，又称为黏膜脱垂。

2. 完全脱垂。又可分为滑动型及套叠型两类。

【治疗】

1. 汤药：宜补气、升提、固涩，方用补中益气汤（党参、黄芪各12克，升麻6克，当归、白芍、焦白术各10克，陈皮5克，炙甘草3克，大枣5枚）加减。

2. 中成药

（1）补中益气丸：每次3克，1日2次。

（2）十全大补膏：每次10毫升，1日3次。

3. 单验方

（1）人参芦每日1个，研末，温开水送服。

（2）党参12克，炙黄芪15克，炙升麻3克，炙甘草3克，水煎服。

4. 针灸：取穴百会、长强、承山、大肠俞，百会用灸法，余穴针刺，每日1次。

【护理】

1. 病人如有头晕，嘱多卧床休息，大小便时应搀扶，以免跌伤等意外。偶发生晕厥时，应立即卧床休息，头低位且保暖。

2. 如遇肛门部微微出血，可立即用消毒棉花压迫创口出血点，或以棉球蘸肾上腺素液压迫出血点，或以明胶海绵局部压迫，仍出血不止者则立即请医生处理。

3. 如遇大出血时，应及时请医生抢救，同时准备好止血、输液、输血等器械，以备急救用，并做重病护理，如病人绝对卧床休息，测血压、脉搏、呼吸，每1～2小时1次。

4. 病人每晨尽早排空大便，以便检查及换药。

【预防】

1. 避免长期增加腹压的活动和排便下蹲时间过久的不良习惯。

2. 患内痔、直肠息肉等经常脱出的疾病，应及时治疗。

3. 预防便秘、腹泻、痢疾等增加腹压的疾病。

九、急性阑尾炎

急性阑尾炎为外科常见病，祖国医学称为“肠痈”，多发生于青壮年。阑尾是一个盲管，管腔狭窄，容易发生阻塞和发炎。

急性阑尾炎的致病菌为大肠杆菌、大肠球菌和厌氧菌。临床可分为单纯性、化脓性、坏疽及穿孔性和阑尾周围脓肿等类型。

急性阑尾炎发病急，突然发生腹痛。腹痛常是由下腹和脐周开始，几个小时后转移至右下腹部。单纯性阑尾炎多为阵发性或持续性胀痛和钝痛；化脓性和坏疽性阑尾炎常为持续性剧痛；如持续性剧痛波及中下腹或两侧下腹是阑尾坏疽穿孔的现象。

【诊断】

（一）临床表现

1. 症状

（1）腹痛：起始于上腹部或脐周，若干小时后再转移于右下腹部，这种转移性右下腹痛是急性阑尾炎的特点。有时疼痛一开始就在右下腹。

（2）胃肠症状：常伴恶心、呕吐，吐物多为食物。盆腔位阑尾炎或盆内积脓，可刺激直肠引起里急后重。腹膜炎广泛时可引起肠麻痹而腹胀。

（3）全身反应：初期只是头痛、乏力、咽痛等。炎症发展可有出汗、口渴、尿黄、脉速及虚弱等中毒症状。如果出现寒战、高热、黄疸，即可能已伴发门静脉炎。

2. 体征

（1）腹部体征：①右下腹阑尾点的固定压痛。②右下腹出现腹肌紧张，拒按，但腹部其他部位多柔软，无压痛。阑尾病变愈重，腹肌紧张度愈明显。③反跳痛试验即用手放于右下腹渐次缓慢地压迫至深处，然后迅速抬起手指，若此时病人感觉剧痛，即为反跳痛试验阳性，表示有腹膜刺激征存在。

（2）结肠充气试验。先以一手压住左下腹降结肠区，再用另手反复按压其上端，病人诉称右下腹痛为阳性。

（3）腰大肌试验。阳性者提示炎性阑尾位置深，贴近腰大肌。

（4）闭孔肌试验。阳性者提示阑尾位置低，贴近闭孔内肌。

（5）直肠指检。直肠右前方有压痛为阳性，提示阑尾位置指向盆腔，或炎症已波及盆腔。存在盆腔脓肿时，可触及痛性包块。

（二）主要类型

1. 急性单纯性阑尾炎。

2. 急性化脓性阑尾炎。

3. 坏疽及穿孔性阑尾炎。

4. 阑尾周围脓肿。

【治疗】

凡阑尾炎发病时间不太长，阑尾梗阻不严重，阑尾尚未发生坏疽，阑尾周围脓肿包裹较好者，均可非手术治疗，但同时宜积极准备手术条件，以便在10～12小时内不见好转者，及时改用手术处理。

1. 汤药

（1）初期宜疏化导滞、理气行淤。方用藿香正气散加减：藿香10克，苏梗12克，厚朴10克，陈皮10克，赤苓12克，枳壳12克，香附10克，木香8克，元胡10克，红藤15克，神曲10克。若初期局部、全身症状明显者，宜通腑泻热，行淤散结，方用大黄牡丹皮汤加减，生大黄15克，丹皮12克，桃仁10克，生苡米30克，败酱草30克，红藤15克，银花15克，紫花地丁10克，甘草8克。

（2）酿脓期宜通腑泄热，解毒透脓，方用大黄牡丹皮汤合红藤煎加败酱草、天花粉。

（3）脓成期宜清肠排脓，和营祛淤，药用制大黄10克，生苡米30克，丹皮12克，银花15克，紫花地丁15克，红藤20克，败酱草20克，当归尾15克，赤芍10克，生甘草10克。

2. 单验方

（1）遵义医学院阑尾Ⅲ号：川楝子15克，红藤60克，桃仁、皂刺、丹皮各9克，炙山甲6克,双花15克。

(2)复方白花蛇舌草汤:白花蛇舌草、蒲公英、羊蹄草随症加减,每日1~2剂,分2~4次服。

3.针灸

(1)主穴:阑尾穴双侧。

(2)配穴:热高痛甚加曲池、内庭。有肿块加右侧天枢。泛恶呕吐加内关、中脘。腹胀不舒加大肠俞、次髎。

(3)手法:均取泻法,每日2次,每次留针半小时至1小时,每15分钟可加强刺激1次。

【护理】

1.初期卧床休息,化脓期绝对半卧位。

2.先宜禁食,视病情改为流质、半液质饮食,忌生冷及难消化食物。

3.观察体温、脉搏、腹部体征、排泄物情况等。

【预防】

1.预防感染,驱除肠道寄生虫,清除机体感染病灶。

2.避免饮食不节和进食后剧烈运动。

3.养成规律的排便习惯。

十、急性胆囊炎

急性胆囊炎是一种常见的腹部疾患,常由胆囊结石阻塞,胆囊管继发细菌感染引起。致病菌主要是肠道细菌。多见于40岁以上的妇女。

【诊断】

1.右上腹部绞痛:突然发生右上腹或中上腹部阵发性绞痛,几小时后转为右上腹部持续性痛伴阵发性加剧,疼痛可向右肩和右胸背放射。发病前常有吃油腻食物或饱餐史。夜间发病较多。

2.呕吐:常伴恶心,有时出现呕吐,但不剧烈。

3.发热:患者体温可逐渐升高至39℃左右,一般无寒颤。

4.黄疸:不一定出现,如果胆囊炎并发肝炎,胆总管结石阻塞或引起俄狄氏括约肌痉挛时,可发生黄疸。

5.压痛:右上腹部有压痛和肌紧张,胆囊区有明显压痛。有时可摸到肿大的胆囊。化脓性和坏疽性胆囊炎,压痛更为明显。

6.墨非氏征:以左手拇指放于胆囊区,其余四指放于肋骨上,当患者深吸气时疼痛加重。

【治疗】

1. 汤药

(1)丹参、柴胡各15克,黄芩、枳实、姜夏、大黄(后下)、芒硝各9克,二花30克,连翘12克,每日1剂,水煎分2次服。

(2)柴胡、青皮各6克,金铃子、枳实各10克,水煎服。

2. 中成药

(1)金胆片:口服6~10片,1日3次。

(2)胆舒胶囊:每次3粒,1日3次。

3. 单验方

(1)香附15克,乌药10克,水煎服。

(2)茵陈12克,胆草、郁金、木香、枳壳各9克,水煎服。

4. 针灸:取穴阳陵泉下的压痛点,强刺激。呕吐恶心配内关。每日针刺1~2次,每次留针30分钟至1小时。

【护理】

1. 轻症病人可进流质或低脂半流质饮食,有呕吐者应禁食。

2. 局部可用热敷。

3. 密切观察体温、脉搏、血压、腹痛情况,了解病变程度及转化。

【预防】

1. 保持心情舒畅。

2. 饮食有节,宜清淡易消化食物,忌暴饮暴食、生冷、油腻、辛辣、醇酒等。

3. 肥胖体质注意降脂减肥。

4. 饭后避免马上静坐。

十一、慢性胆囊炎

慢性胆囊炎是最常见的一种胆囊疾病,病人一般同时有胆结石,但无结石的慢性胆囊炎病人在我国也不少见。常见原因有结石的长期刺激,细菌、病毒的侵袭,胆盐的过度浓缩,胰液消化酶的反流以及急性胆囊炎后遗症。慢性胆囊炎有时可为急性胆囊炎的后遗症,但大多数病人过去并没有患过急性胆囊炎,由于胆囊长期发炎,胆囊壁会发生纤维增厚,疤痕收缩,造成胆囊萎缩,囊腔可完全闭合,导致胆囊功能减退,甚至完全丧失功能。在祖国医学中属"胁痛"、"肝气痛"、"黄疸"等病范畴。

【诊断】

1. 右上腹持续性隐痛或胀痛,可放射到右肩胛区,高脂餐后加剧。

2. 反复发作的胃灼热、嗳气、反酸、腹胀、恶心等消化不良症状。

3. 部分病人有右上腹压痛和右胁叩击痛。

【治疗】

1. 汤药

(1)肝郁气滞:胁痛或上腹窜痛,脘胀食欲缺乏,嗳气,善怒,舌淡苔白,脉弦。治以疏肝和胃,理气解郁。柴胡疏肝汤加减:柴胡、枳壳、杭芍、川芎、茯苓、白术、香附、炒二芽各10克,甘草6克。每日1剂,水煎服。

(2)肝胆湿热:右上腹疼痛不适,口苦咽干,便结尿赤,舌红苔黄腻,脉滑数。治宜清利肝胆湿热,以大柴胡汤合薏苡仁汤加减:柴胡、黄芩、半夏、白芍、枳实各10克,大黄、丹皮各12克,薏苡仁、全瓜蒌各30克。每日1剂,水煎服。

2. 单验方

(1)玉米须、蒲公英、茵陈蒿各30克。每日1剂,水煎服,缓解疼痛效果好。

(2)茵陈、胆草各12克,郁金、木香、枳壳各9克,共研细末,加浓缩猪胆汁半斤,拌入药面中加适量蜂蜜为丸,每丸9克,早晚各1丸。适用于气滞者。

3. 食疗

(1)核桃仁5~6枚,冰糖及香油适量,日服1次,适于湿热及胆郁者。

(2)山楂适量煎水,加少量白糖饮用,有稀释胆汁和降脂之功。

【护理】

1. 注意饮食控制,发作期禁食脂肪类食物,宜进食清淡易消化的高碳水化合物流质、半流质饮食。

2. 夜间经常保持左侧卧位,有利于胆汁排泄。

【预防】

1. 注意劳逸结合,寒温适宜及心情舒畅,因劳累、气候突变及悲观忧虑均可导致本病急性发作。

2. 常服利胆药物,保持大便通畅。

十二、急性胰腺炎

急性胰腺炎是一种常见的疾病,乃胰酶消化自身胰腺及其周围组织所引起的化学性炎症,临床症状轻重不一,轻者有胰腺水肿,表现为腹痛、恶心、呕吐等。重者胰腺发生坏死或出血,可出现休克和腹膜炎,病情凶险,死亡率高。本病好发年龄为20～50岁,女性较男性多见。

其发生与胆道结石、胆道蛔虫症、胆道感染等使胆汁及十二指肠内容物反流入胰管,激活胰酶和卵磷脂而引起的炎症密切相关,酗酒、暴饮暴食也可诱发本病。根据病理变化分为急性水肿型(间质型)及出血坏死型(重型)两类。在祖国医学中属"心痛"、"胃痛"等范畴。

【诊断】

1. 水肿型

(1)腹痛,上腹部持续性剧痛,往往呈束带状向腰背部及左肩部放射,阵发性加重。

(2)频繁恶心、呕吐,吐后症状不减轻,呕吐物常有胆汁。

(3)中等度发热,持续3～5天,但无寒颤。

(4)触诊有上腹或左上腹压痛。

2. 出血坏死型

(1)上述症状均加重,并出现腹膜炎征象、高热、明显黄疸等。

(2)有胰腺囊肿或胰腺脓肿时,可触到腹块,有明显压痛。并发麻痹性肠梗阻,出现腹膨隆,肠鸣音减弱或消失。

(3)严重者有休克、上消化道出血、多脏器衰竭等,死亡率高达50%～90%。

【治疗】

1. 汤药

(1)湿热型:脘胁阵痛或窜痛,痛引肩背,伴寒热往来,口苦咽干,不思饮食,恶心呕吐,腹胀或便秘,尿黄或身目发黄,舌质红,苔黄腻,脉滑数或洪数。治法:清热燥湿,通里止痛。方用清胰Ⅰ号汤合茵陈汤加减:龙胆草、茵陈各15克,木香、延胡索、白芍各12克,大黄(后下)10克,栀子9克。水煎服,日1剂。

(2)热毒型:脘胁疼痛,腹胀腹痛,痞满拒按,伴有高热,口干渴,恶心呕吐频作,或手目发黄,大便秘结,小便黄,苔黄腻或干,至灰黄,舌质红绛或紫有淤斑,脉弦数或细数;危重者四肢厥冷,脉微欲绝,或四肢抽搐。治法:清热解毒凉血,重者回阳固脱。方用清胰Ⅱ号合黄连解毒汤加减:大黄、芒硝、木香、厚朴、延胡索、牡丹皮各10克,栀子、赤芍各12克。水煎服,日1剂。

2. 单验方

(1)柴胡、白芍、枳壳、木香、当归、白术、茯苓各10克,甘草3克,薄荷1.5克,研末为散,每日2次,适于肝郁胸腹胀痛、心烦欲呕者。

(2)梨子切片泡入食醋里,每天3次,每次30克。

3. 针灸

(1)针刺:主穴足三里、下巨虚。呕吐重加上脘;痛重加中脘。痛剧时用中、强刺激,每次留针30分钟,每日2次。

(2)艾灸:隔盐灸神厥穴,每日1次,10次为1疗程。

【护理】

1. 饮食以低脂、流质为宜,少量多餐,病情较重者,需禁食、禁水和胃肠减压。

2. 注意观察各方面病情变化,尤其对出血坏死型,须及早明确诊断,控制病情发展。

【预防】

1. 积极治疗胆囊炎、胆石症及胆道蛔虫等慢性胆道疾患。

2. 养成良好饮食习惯,勿暴饮暴食,勿酗酒。

3. 少用或不用可引起急性胰腺类的药物,如消炎痛、肾上腺皮质激素、降糖灵等。

十三、病毒性肝炎

病毒性肝炎是由多种肝炎病毒引起的传染病,具有传染性强、传播途径复杂、流行面广泛、发病率较高等特点。临床上主要表现为乏力、食欲减退、恶心、呕吐、肝肿大及肝功能损害,部分病人可有黄疸和发热,隐性感染较常见。病毒性肝炎分甲型、乙型、丙型、丁型和戊型肝炎五种。属中医"黄疸"、"胁痛"等范畴。

【诊断】

1. 急性肝炎

(1)急性黄疸型:起病较急,有畏寒、发热、乏力、厌食、厌油、恶心、呕吐,约1周后尿色深黄,继而巩膜皮肤出现黄疸。此时胃肠道症状加重,肝脾均可肿大,肝触叩痛明显。约经2~3周,黄疸逐渐消退,精神、食欲好转,肝脾肿大逐渐消退,病程约1~2个月。

(2)急性无黄疸型:起病稍缓,一般症状较轻,大多不发热,整个病程始终无黄疸出现,其他症状和体征与黄疸型相似。

2. 慢性肝炎

(1)慢性迁延性肝炎:急性肝炎病人迁延不愈,病程超过半年,有乏力、食欲缺乏、肝区隐痛、腹胀等症状,肝功能轻度异常,或反复波动。

(2)慢性活动性肝炎:症状和体征持续1年以上,除有乏力、食欲缺乏、腹胀、肝区痛等常见症状外,还可出现肝外多脏器损害的症状,如关节炎和慢性肾炎等。

3. 重症肝炎

(1)急性重症肝炎(暴发型):通常以急性黄疸型肝炎起病,病情在10天内迅速恶化,可见黄疸迅速加深、肝萎缩,伴明显肝臭和出血倾向,并出现烦躁、谵妄、定向力和计算力障碍,嗜睡以至昏迷。每因肝功能衰竭、肝肾综合征、脑水肿而死亡。

(2)亚急性重症肝炎:与急性重症肝炎相似,但病程超过10天,主要症状有黄疸进行性加深、出血倾向、腹水、肝缩小、烦躁或嗜睡、高度乏力以及明显的食欲减退和顽固的恶心呕吐等。本型亦可因发生肝昏迷、肝肾综合征而死亡,或发展成坏死后肝硬化。

【治疗】

1. 急性黄疸型肝炎

(1)热重于湿(阳黄):身目俱黄,其色鲜明如橘子色,口干而苦、恶心厌油,不思饮食,上腹胀满,大便秘结,小便深黄。舌质红、苔黄腻,脉弦数。治宜清热利湿退黄。用茵陈蒿汤加味:茵陈30克,虎杖、板蓝根、车前草各15克,栀子、大黄、赤芍、黄芩、郁金各10克。水煎,日1剂,分3次服。

(2)湿重于热(阳黄):身目俱黄,其色较鲜明,口黏或苦,恶心纳呆,胸脘痞满,疲乏无力,纳减便溏。舌质红,苔微黄厚腻,脉濡数。治宜利湿清热,健脾退黄。用茵陈五苓散加味:茵陈30克,茯苓、苡仁、滑石各15克,白术、厚朴各12克,猪苓、泽泻、陈皮各10克,桂枝、白蔻仁各6克。水煎服,日1剂分3次服。

(3)寒湿困脾(阴黄):身目发黄,晦暗不泽,脘闷腹胀,食欲减退,身体困倦,大便稀溏,甚者畏寒肢冷。舌淡,苔白厚腻,脉沉细弱。治宜温阳散寒,健脾利湿。用茵陈胃苓汤加减:茵陈30克,厚朴、茯苓、白术各15克,苍术、陈皮、法夏、泽泻各10克,桂枝、草果仁各6克。水煎,日1剂分3次服。若畏寒甚者加附子、干姜;气虚者加黄芪、党参。

2. 急性无黄疸型肝炎

(1)肝郁气滞:胁肋胀痛,右胁为甚,脘腹胀满,口干口苦,厌油腻,食欲缺乏,头昏目眩。舌淡红,苔薄白,脉弦。治宜疏肝理气,活血解毒。用柴胡疏肝散加减:柴胡、枳壳、川芎、香附、郁金、青皮、陈皮各10克,白芍、板蓝根、山楂、神曲各15克,败酱草20克。水煎,日1剂分3次服。

(2)肝胃不和:胃脘胀满不适,两胁窜痛,嗳气吞酸,恶心厌油腻,食欲缺乏,疲乏无力。舌淡红,苔薄白,脉弦细。治宜疏肝和胃,佐以解毒。用四逆散加味:柴胡、枳壳、法夏、厚朴、陈皮、广木香、白术、藿香、神曲各10克,白芍、茯苓、板蓝根各15克,蒲公英20克,甘草6克。水煎,日1剂分3次服。

3. 慢性肝炎

(1)肝郁脾虚:两胁胀痛,脘腹痞胀午后为甚,肢困乏力,食欲缺乏,大便或溏。舌淡苔薄白,脉弦沉细。治宜疏肝解郁,健脾和中。用逍遥散合四君子汤加减:柴胡、甘草各6克,当归、白术、川楝子、元胡各12克,茯苓、党参各15克,广木香、焦三仙各10克,水煎,日1剂,分2~3次服。

(2)气滞血淤:两胁刺痛或痛有定处,胁下痞块,面色晦暗,赤缕红掌,皮肤甲错。舌质紫暗或夹有淤斑,脉弦涩。治宜疏肝理气,活血化淤。用丹参饮合金铃子散加减:丹参20克,元胡、制鳖甲各15克,川楝子、郁金、红花、乳香、莪术、香附、青皮各10克,砂仁、檀香各6克。水煎日1剂,分3次服。

(3)肝肾阴虚:右胁隐痛,两目干涩,腰膝酸软,五心烦热,头昏目眩,失眠多梦,或伴午后低热。舌质红,少苔,脉细数。治宜滋养肝肾,养血活血。用一贯煎加味:沙参、生地、白芍、丹参各15克,麦冬、枸杞子、当归、川楝子、丹皮、地骨皮各10克。水煎日1剂,分3次服。

【护理】

一般肝炎患者应适当休息,合理营养,避免饮酒、过度劳累和使用对肝脏有损害的药物。

【预防】

1. 管理传染源:对急性肝炎病人需做到早期诊断、早期报告及早期隔离治疗。献血人员应作全面检查,表面抗原或核心抗体阳性,或肝功能异常者不得献血。炊事员、保育员、饮食行业人员及管理饮水的人员应每年定期检查身体,发现疑似患者,应调离原工作。对肯定有乙肝病毒复制者,则要注意个人卫生,防止其通过自身血液、唾液、用具等传染他人。

2. 切断传播途径:加强饮食、水源及粪便管理。食具和日用品(牙刷、手巾、浴巾、剃刀等)要专用。对病人的衣服、用具以及排泄物要随时消毒。重视浴池和理发室的卫生管理,医疗用品及器械的消毒,可按对象不同,采用不同的消毒方法。注射时应使用一次性注射器,非必要时不输血或使用血制品。

3. 保护易感人群:对与急性起病的甲型肝炎病人接触的易感人群,可用人血丙种球蛋白肌注进行被动免疫。若能应用甲肝减毒活疫苗进行接种效果更好。对于乙肝的主动免疫,国内已有血源疫苗分3次接种。

十四、消化性溃疡

消化性溃疡主要是指发生在胃和十二指肠球部的慢性溃疡,因其形成和发展与酸性胃液和胃蛋白酶的消化作用、幽门螺杆菌的感染以及神经系统和内分泌功能紊乱等有密切关系，故名。溃疡是指粘膜缺损超过粘膜肌层者而言，故不同于糜烂。因为溃疡主要发生在胃和十二指肠（98% ~99%），故又称胃、十二指肠溃疡。本病总发病率约占人口的10% ~12%。可发生于任何年龄，但以青壮年为多，男女之比约为3:1，秋冬和冬春之交远比夏季常见。

消化性溃疡是人类的常见病，世界性分布，估计约有10%人口一生中患过此病。据西方记载，19世纪时本病少见，且胃溃疡多于十二指肠溃疡。进入20世纪后，发病率逐步上升，到50年代达高峰，主要是男性十二指肠的增多，但70年代以后，有下降趋势。国内对此缺乏统计，发病情况不详。据胃镜资料，检查发现率南方高于北方，城市高于农村。

本病一般属于中医“胃脘痛”、“反酸”、“嘈杂”等病范畴。

【诊断】

1. 疼痛：大多数病人有慢性长期、反复发作、时轻时重的上腹疼痛史。疼痛性质可表现为隐痛、钝痛、胀痛、灼痛、饥饿样痛、刺痛等，程度一般较轻，可以忍受。胃溃疡的疼痛部位多在上腹正中或稍偏左，十二指肠溃疡则多在上腹部偏右。疼痛有其节律性，胃溃疡多在进食半小时到1小时左右发生疼痛，持续1~2小时逐渐缓解；十二指肠溃疡多在进食后2~4小时发生疼痛，即空腹及夜间痛。

2. 可伴有恶心、呕吐、反酸、流涎、嗳气、上腹胀满、食欲减少、体重减轻等症状。

3. 触诊仅在上腹部有轻度压痛，胃溃疡的压痛常在中上腹或偏左处，十二指肠溃疡常在偏右处。

【治疗】

1. 汤药

（1）肝脾不调：胃脘反复疼痛，胀痛，呃气，纳少，腹胀，舌苔白，脉弦。治法：调肝健脾，理气和胃。方用逍遥散加减：白芍15克，茯苓、白术各12克，丹参、柴胡、乌药、郁金、香附各10克，甘草6克。

（2）寒热互结：脘腹疼痛，肠鸣下利，干噫食臭，不思饮食，舌苔黄白相兼，脉滑。治法：和胃降逆，开结散痞。方用半夏泻心汤加减：法夏、党参、厚朴各10克，黄连、栀子、干姜、甘草各6克，茯苓、白术各12克。

（3）阴虚胃痛：胃脘隐隐灼痛，口燥咽干，大便干结，舌红少苔或光剥，脉弦细。治法：养阴养胃。方用一贯煎加减：沙参、百合、生地各15克，枸杞、麦冬各12克，当归、玫瑰花、玄胡、佛手、瓜蒌仁各10克，甘草6克。

（4）胃热壅盛：脘腹胀闷作痛，呕吐血色黯红，混有食渣，口臭，大便色黑，舌红苔黄腻，脉滑数。治法：清胃泻火，化淤止血。方用泻心汤合十灰散加减：黄连、黄芩各6克,大黄、侧柏叶、茜草根、丹皮、棕榈皮、竹茹各10克,大小蓟各12克,白茅根15克。

(5)气虚血溢:胃脘隐痛,吐血缠绵不止,时轻时重,血色暗淡,神疲乏力,心悸气短,大便色黑,舌淡,脉细弱。治法:健脾养心,益气摄血。方用归脾汤加减:黄芪、党参、枣仁、白芍各15克,仙鹤草12克,当归、大枣、白术、厚朴、茯神各10克,远志、甘草各6克,白及20克。

上述各方,水煎服,每日1剂。

2. 单验方

(1)白芍、地榆各30克,甘草15克,黄连5克。水煎服,每日1剂,用于消化性溃疡属肝胃郁热者。

(2)乌贼骨粉85克,甘草50克,浙贝母粉15克,曼陀罗花1.5克。共碾细末,每服3~6克,日3次,饭前服。用于消化性溃疡疼痛较显著者。

3. 针灸

(1)水针疗法:取胃俞、脾俞、相应夹脊、中脘、内关、足三里,选用当归注射液或红花注射液,或阿托品0.5毫克,注射于上述穴位,每次1~3穴,每穴1~2毫升。

(2)耳针疗法:胃溃疡取胃、交感、神门;十二指肠溃疡取十二指肠、交感、神门。每日1次,每次捻转1~2分钟,留针20~30分钟。

4. 食疗

(1)砂仁粥:粳米100克先煮粥,砂仁5克研末入粥,稍煮即可。对本病虚寒型兼胀满呕吐者尤宜。

(2)佛手柑粥:佛手柑15克,煎汤去渣。以粳米100克、冰糖适量同煮为粥,粥成入佛手汁,微沸即可,日服2~3次。用于肝胃气滞胃脘疼痛。

【护理】

1. 保持充足的睡眠和休息,有规律地生活。疼痛剧烈者,应卧床休息。若出现柏油样大便者,应立即到医院就诊。

2. 饮食以易消化,不含粗糙食物纤维为宜,养成定时进食,细嚼慢咽习惯。溃疡发作期,宜进半流质饮食,每天进盐不超过3克,以减少对胃液分泌的刺激。

【预防】

1. 保持乐观情绪,注意劳逸结合,适当进行体育锻炼,如太极拳、气功等。

2. 积极治疗慢性胃炎及胃肠功能紊乱等疾病,慎重使用药物,如阿司匹林、保泰松、咖啡因等。

3. 避免暴饮暴食及生冷刺激性食物和烟酒,克服不良饮食习惯。

十五、反流性食管炎

反流性食管炎是因为胃内容物反流至食管引起,俗称“烧心病”,因为正常情况下胃酸只存在于胃中,当反流入食管时灼烧或刺激食管而产生“烧心感”。常常发生于饭后,因为食管括约肌张力减弱或胃内压力高于食管而引起。是由于食管下端括约肌功能失调,或幽门括约肌的关闭功能不全,胃液中盐酸、胃蛋白酶,或十二指肠内容物反流入食管,引起食管黏膜充血、水肿、甚至糜烂等炎性改变的疾病。本病多发生于食管中下段,发病年龄以40~60岁最常见。胃内容物长期反复刺激食管黏膜,尤其是食臂下段黏膜而引起炎症,本病经常与慢性胃炎、消化性溃疡或食道裂孔疝等病并存,但也可单独存在。根据症状不同,分别属于中医“吞酸”、“吐酸”、“噎证”、“胸痹”等病证。

【诊断】

1. 反胃:每于餐后、躯干前屈或夜间卧床睡觉时,有酸味液体或食物从胃、食管反流到咽部或口腔,偶可进入气管引起呛咳,甚至造成吸入性肺炎。

2. 胸骨后烧灼感或疼痛:常在饭后1小时内发生,可向颈、肩、背部扩散。

3. 吞咽困难或呕吐:多呈间歇性,若持续者常显示食管狭窄。

4. 触诊:压胸骨时部分患者感胸骨后隐痛,或剑突下轻度压痛。

【治疗】

1. 汤药

(1)肝郁胃热:吐酸时作,胃脘灼痛,嗳腐臭气,大便臭秽,口干口苦,两胁胀痛,心烦易怒,舌质红,苔黄厚,脉弦滑。治法:泄肝清胃。方用左金丸加减:黄连9克,吴茱萸3克,乌贼骨、瓦楞子、鸡内金、谷芽、麦芽、栀子、玄胡、厚朴各10克,山楂12克。水煎服,每日1剂。

(2)脾胃虚寒:吐酸时作时止,胃脘隐痛,胸脘胀闷,喜唾涎沫,饮食喜热,四肢不温,疲倦乏力,大便溏薄,舌质淡红,苔薄白,脉沉迟。治法:健脾温中。方用香砂六君子汤加吴茱萸汤加减:人参、白术、甘草、陈皮、法夏、木香、砂仁各10克,茯苓15克,吴茱萸6克。水煎服,每日1剂。

2. 单验方

(1)党参12克,柿蒂9克,生姜6克,丁香2克,水煎服,每日1剂。用于中焦虚寒之反流性食管炎。

(2)代赭石、煅瓦楞子、金钱草各20克,山药、赤茯苓各20克,连翘15克,竹茹、枳壳各10克。水煎服,每日1剂。适于胃火上逆之反流性食管炎。

(3)吴茱萸9克(开水泡去苦水),加生姜3克。共煎服,治恶心吐酸。

(4)韭菜汁18克,姜汁12克,人乳15克,炖,放至微热,饭前1次服下;饭后另用陈皮3克,煎汤漱口,每日1次,连服3日。

3. 针灸

(1)体针疗法:取天突、内关、上脘、胃俞、膈俞、足三里等穴,每次取3~5穴,寒者加灸,热者不留针。

(2)耳针疗法:主穴取食道、贲门、皮质下、交感;配穴取神门、枕、肝、胃。每次取2~3穴,强刺激,留针20~30分,每日或隔日1次。

4. 食疗:狗胃1只,白胡椒5克,糯米150克,生姜3片。胡椒碾末,糯米浸湿,将其纳入狗胃内缝合后蒸煮24小时,分3~4次服完。

【护理】

1. 患者应避免精神刺激,保持心情舒畅。

2. 少食多餐,避免过饱,餐后平卧、弯腰和睡前进餐。睡眠时抬高床头15~20厘米以减少反流。

3. 少食高脂饮食,忌食酸性及辛辣咖啡等刺激性食物,戒烟酒。

【预防】

1. 保持良好的精神状况,心胸开阔,减少各种精神刺激。

2. 养成良好的生活习惯,少食肥甘厚味、辛辣之品。

3. 肥胖者应适当增加活动,控制饮食,减少体重和腹压。

十六、溃疡性结肠炎

溃疡性结肠炎又称慢性非特异性溃疡性结肠炎,是直肠和结肠的一种原因不明的慢性炎性疾病。

主要症状特点有慢性反复发作的腹泻、黏液性血便或脓血便、里急后重、腹痛,且伴有发热、消瘦、贫血等。病变主要位于结肠的黏膜层,且以溃疡为主,多累及直肠和远端结肠,但可向近端扩展,以至遍及整个结肠。病程漫长,病情轻重不一,发作期与缓解期交替出现,或呈持续性并逐渐加重。本病可见于任何年龄,但以20~30岁为多见,男稍多于女。我国发病率较国外为低,近年来本病似有增加趋势。溃疡性结肠炎属中医的"痢疾"、"泄泻"、"便血"等范畴。

【诊断】

1. 腹泻:为最主要症状,反复发作。轻者每天2~5次,重者20~30次,粪便性状可为稀便、稀糊状、纯黏液便不一,但黏液血便多见,亦有表现为脓血便。

2. 腹痛：以胀痛绞痛为主，多局限于左下腹和左腰腹部，有痛则泻、泻后痛减特点。

3. 出血：轻者血混在便中，附于表面，重者鲜血下流，甚至休克。

4. 厌食、上腹部饱胀、嗳气等消化不良症状，直肠受累者有里急后重。

5. 急性期重型可有发热、消瘦、水肿等全身症状，部分患者可伴有不同程度关节症状、皮肤症状、眼部症状、肝炎的症状。

6. 左下腹有固定压痛，伴肠鸣音亢进，有时可触及腊肠状或硬管状条索包块；如并发肠穿孔，可出现腹膜刺激征。

【治疗】

1. 汤药

(1)湿热下注：腹痛、腹泻，里急后重，粪便夹有脓、血、黏液，身热，肛门灼热，苔黄腻，脉滑数。治宜清热利湿，用白头翁汤加味：白头翁、黄芩、银花各15克，秦皮、黄柏、木香、枳壳、苍术、车前子、白芍各10克，甘草6克。每日1剂，水煎服。

(2)脾胃虚弱：病情反复发作，肠鸣腹泻，粪便夹有不消化食物，纳呆胸闷，神疲乏力，舌淡苔白，脉濡缓。治宜健脾益胃，参苓白术散加味：党参、山药、茯苓、炒谷芽各15克，白术、炒扁豆、广香各10克，砂仁、黄连、陈皮、甘草各3克。每日1剂，水煎服。

2. 单验方

(1)煨肉豆蔻、炒五味子各60克，煨广木香、诃子肉、炒吴茱萸各12克，共研细末，每服6克，每日2次。

(2)锡类散1~2克加入100毫升温水中保留灌肠，每日1次，2~3周为1疗程，需要时可重复使用。

(3)白及30克，加水1000毫升，煎至300毫升。每次50毫升，加云南白药0.3克灌肠，每日1次，15次为1疗程。

3. 食疗

(1)鲜马齿苋30~60克煎水1饭碗，冲入捣烂的大蒜泥10~15克，过滤得汁，酌加糖，每日2次。

(2)白木耳5~20克，浸泡数小时，以文火煮烂，酌加冰糖，每日2次。

【护理】

1. 急性期或病情严重时应卧床休息，并定时测体温、脉搏、呼吸、血压，观察大便次数、量、色、形等。

2. 并发肠穿孔、肠梗阻时及时行胃肠减压，并请外科会诊。

3. 饮食以高蛋白、少渣易消化食物为宜，忌食生冷粗糙及刺激性食物。

【预防】

1. 保持心情舒畅,注意饮食有节,起居有常、避免劳累。

2. 戒除烟酒,忌食辣椒、冷冻、生冷食品,预防肠道感染。

第五章 泌尿系统疾病

一、尿石症

尿石症是泌尿系最常见疾病之一，包括肾、输尿管、膀胱和尿道的结石，祖国医学称之为“石淋”、“砂淋”。结石的成因比较复杂，一般与尿路感染、尿路梗阻、新陈代谢紊乱、营养、长期卧床、生活环境等因素有关。上尿路（肾与输尿管）结石约70%见于20~40岁的青壮年，下尿路（膀胱和尿道）结石多发生于10岁以下的儿童，二者之比约为五比一。在我国本病南方发病率高于北方。

人体尿液中含有一种晶体聚合抑制物质，它能阻止尿中磷酸盐、尿酸盐、草酸盐等晶体从尿中沉淀出来。如果尿中晶体物质含量过高，或其抑制物质减少，都可能使尿中形成结石。尿液偏酸多形成尿酸盐、草酸盐结石；碱性尿液多形成磷酸钙结石。泌尿系感染、甲状腺机能亢进、尿路不畅，地理气候、水源环境、种族遗传等因素，均可诱发形成结石。

泌尿系结石常可引起梗阻和感染，严重者可导致肾积水、肾周围脓肿，逐渐损害肾脏组织功能。结石对局部粘膜造成长期刺激性损害者，还可能引起癌变。

【诊断】

1. 疼痛：肾、输尿管和尿道部位的间歇性、持续性或阵发性疼痛，程度可呈隐痛、胀痛、钝痛与绞痛。有特征的肾或输尿管绞痛是一种阵发性和放射性剧痛，疼痛以病侧为主，少数呈两侧或健侧疼痛（称肾反射）。

2. 血尿：肉眼或镜下血尿。多在运动、骑马、劳动或绞痛后出现，多数同时有尿痛等尿路刺激征，少数表现为无痛性的全血尿。

3. 排尿异常：有尿频、尿急、尿痛等尿路刺激症状；也可有排尿困难、尿中断甚至突然尿闭（称为结石性尿闭），部分病人还可从尿中排出砂粒。

4. 尿路感染：有发热、尿路刺激症状等，多数结石可伴有尿路感染，而尿路感染容易形成结石，二者常互为因果。

【治疗】

1. 汤药

(1)排石汤Ⅰ号:镜检无血尿者。瞿麦、萹蓄、冬葵子、石苇各15克,金钱草30克,海金砂、王不留行各12克,川楝9克,每日1剂,水煎服。

(2)排石汤Ⅱ号:镜检有血尿者。排石汤Ⅰ号加牛膝、茜草根、蒲黄各9克,桃仁6克,每日1剂,水煎服。

2. 单验方

(1)牛膝30克,车前子15克,水煎服。

(2)海金砂、猪苓各12克,金钱草50克,木香10克,水煎服。

3. 针灸

(1)针刺治疗绞痛,取肾俞、足三里、关元穴。

(2)耳针取神门、肾、输尿管、尿道。既能止痛,又能排石。

【护理】

1. 多饮水:每日进液量3000~4000毫升,保持尿量在2500~3000毫升,尤其是天热出汗时,维持足够的尿量更为重要。

2. 多运动:适宜的活动,可促使结石下移。

3. 改变饮食结构:含钙结石者,避免过多饮用高钙饮料与食物,如乳类及豆类,低钠饮食可减少尿钙排泄,低维生素D饮食减少钙的吸收;草酸盐结石者,避免摄入草酸含量高的食物,如菠菜、西红柿、芹菜、红茶、可可等;胱氨酸结石者,低蛋白饮食可减少作为胱氨酸来源的蛋氨酸的摄入;所有尿路结石病人,均应给予足量的维生素A。

【预防】

1. 养成多饮水的习惯,成人每日多饮水,以稀释尿液,降低尿内盐类的浓度,可减少尿盐沉淀的机会。改善水源,对预防结石有一定的意义。

2. 除去尿路梗阻的因素,如尿道狭窄、前列腺增生症等。

3. 积极治疗尿路感染。

4. 有甲状旁腺功能亢进者,应行手术治疗。

5. 饮食调节和药物预防。

二、肾盂肾炎

肾盂肾炎又称上尿路感染,是由各种致病微生物感染直接引起的肾盂和肾实质的炎症,是常见的尿路感染疾病。好发于女性,育龄妇女尤多见。以腰痛、发热和排尿异常为主要临床表现。本病分急性和慢性两类,急性患者治疗彻底,可以治愈；若病程迁延，反复发作，则为慢性，难于治愈，严重者可导致肾衰竭。慢性肾盂肾炎多数由急性肾盂肾炎，未能及时治疗转变而来，一般病程超过6个月以上者为慢性。其症状表现复杂，轻重不一，有时常无明显症状，仅有细菌尿和尿中少量白细胞和蛋白；有的仅表现有疲乏感，不规则发热，腰酸等；有的可有长期反复发作尿路感染病史，发作时有急性尿路感染症状。

慢性肾盂肾炎病程可持续数年或数十年之久，最终可逐渐产生肾功能衰竭，主要表现乏力、消瘦、厌食、恶心等，可有高血压、贫血和尿素氮，血肌酐升高等肾功能不全的常见症，最终成为尿毒症，预后多不良。本病属于中医学的"淋病"、"腰痛"、"虚劳"等病症。

【诊断】

1. 急性肾盂肾炎

(1)全身表现：起病急骤，恶寒发热，全身不适，头痛乏力，食欲缺乏，口干口苦，恶心呕吐等。

(2)泌尿系症状：腰痛沿输尿管向膀胱方向放射，尿频、尿急、尿痛，膀胱区压痛，肾区叩击痛。

2. 慢性肾盂肾炎

(1)急性发作期：往往在外感、过劳、月经、性生活卫生不良等诱因下发作，症状类似急性发作，但全身症状较轻。

(2)非急性发作期：可见不规则低热，或手足心热，腰酸腰痛，轻度尿频，夜间多尿，神疲乏力，食少腹胀，高血压，水肿等。

(3)隐匿型：多见于女性。仅有低热、乏力等全身症状，泌尿系症状不明显。体检可发现肾区叩击痛，肋腰点压痛。

【治疗】

1. 汤药

(1)下焦湿热：突然发作尿频、尿急、尿痛，腰痛，脓尿，或发热恶寒，舌红苔黄腻，脉滑数。治以清热利湿，通淋止痛。八正散加减：柴胡30克，萹蓄、滑石、车前子、五味子各15克，瞿麦、栀子、黄柏各10克，木通、大黄、甘草各6克。

(2)肾阴不足，湿热留恋：腰酸腰痛，头昏耳鸣，口干咽燥，五心烦热，尿频而短，尿热而痛，舌红少苔，脉弦细数。治宜滋养肾阴，清热利湿。方用知柏地黄丸加味：生地、茯苓、白茅根、车前子、蒲公英、川牛膝各15克，山药、山茱萸、丹皮、泽泻、知母、黄柏各10克。

(3)脾肾气虚：多见于老年体弱者，尿频尿热，小便赤涩但不痛，或尿色混浊，腰膝酸软，神疲乏力，少腹坠胀，舌淡红苔薄白，脉沉细。治宜健脾益肾，利湿固精。

方用补中益气汤合程氏萆薢分清饮加减:黄芪20克,党参、茯苓、车前子、菟丝子、萆薢各15克,白术、柴胡、升麻、黄柏、益智仁、桑螵蛸各10克。

2. 单验方

(1)柴芩汤:石苇、豨莶草、车前草各30克,柴胡24克,黄芩18克,广木香9克,每日2剂,分6次服,守方1周,用于急性者。

(2)疏肝益气汤:黄芪、蒲公英、半枝莲各30克,党参、柴胡、麦冬、莲子、地骨皮、车前草各15克,石菖蒲、远志各10克,每日1剂,守方1月,用于慢性或急性缓解后。

3. 针灸:取穴,膀胱俞、中极、阴陵泉、三阴交、太溪。泻法。可缓解膀胱刺激症状。

【护理】

1. 饮食宜清淡,忌辛辣肥甘,鼓励多饮水。

2. 对症状控制而尿菌培养长期阳性者,以及易反复发作的妇女,可在睡前、性生活后排空膀胱,内服抗菌药物一次,以控制复发或再感染。

【预防】

1. 加强锻炼,增强体质,改善机体的防御机能,消除结石、梗阻等各种诱发因素。

2. 女性要保持外阴清洁,特别是月经期、妊娠期、产后和性生活时的卫生。婴儿期要注意会阴部及尿布的清洁。

3. 尽量减少不必要的导尿及泌尿道的器械检查,以减少感染机会。

三、下泌尿道感染

下泌尿道感染是指膀胱和尿道的感染性疾病,其中膀胱炎占50%~70%,尿道炎次之。但泌尿系统是相互沟通的,因此下泌尿道感染有时难于同上泌尿道感染(肾盂肾炎)截然区分。女性发病率高于男性。本病在中医学称"热淋"、"血淋"等。

【诊断】

常见症状:可突然或缓慢发生,尿痛多在排尿时出现,排尿终末时较重,疼痛部位在会阴部或耻骨上区;尿频多伴有尿急,严重时类似尿失禁;尿混浊(脓尿),排尿终末时可有少许血尿,尿道炎则尿道分泌物为黏液性,或晨起有分泌物黏着于尿道外口。全身症状不明显,部分患者可有低热、腰痛。慢性症状较急性者轻。

【治疗】

1. 汤药

(1)膀胱湿热:小便淋漓涩痛频急,尿色黄赤或混浊,小腹拘急疼痛,口干或口苦，舌红苔黄，脉滑数。治以清热利湿，凉血通淋。方用八正散加减：白茅根、白花蛇舌草各30克、萹蓄、瞿麦、柴胡、车前草各20克，小蓟、牛膝、滑石各15克，栀子、黄芩、大黄各10克，甘草6克。

(2)脾肾亏虚，湿热留恋：头昏乏力，食欲缺乏，腰酸耳鸣，口干饮水不多，尿频尿热尿痛，舌淡苔少，脉沉细或细数。治以健脾益肾，清热利湿。方用参芪地黄汤加减：土茯苓、半枝莲各30克，黄芪、党参、生地各20克，山药、车前子、旱莲草各15克，白术、丹皮、泽泻、知母各10克。

2. 单验方

(1)海金沙草、车前草、萹蓄、白茅根、白花蛇舌草、马齿苋、酢浆草等，任选一二种，每种30～60克水煎服，治膀胱湿热型。

(2)冬葵子为末，每次5克，甘草、木通适量煎水送服，每日3次。

【护理】

1. 发病后应注意休息，多饮水，勤排尿，使每次尿量在1500毫升以上。

2. 饮食清淡，禁忌辛辣刺激物。

3. 禁房事。

【预防】

1. 保持会阴部清洁，妇女尤应注意妊娠及产后卫生。

2. 洗澡以淋浴为宜。

3. 感染复发与性生活有关者，事后应排尿，并按常用量内服一个剂量的抗菌药。

四、急性肾小球肾炎

急性肾小球肾炎(简称急性肾炎)是由免疫反应而引起的弥漫性肾小球损害，多数属于急性链球菌感染后肾炎，是内、儿科常见病、多发病，是急性起病，以血尿、蛋白尿、少尿、高血压、水肿，甚至氮质血症为特征的一组疾病，多见于链球菌感染后，葡萄球菌、肺炎双球菌、伤寒杆菌、白喉杆菌以及病毒、疟原虫、血吸虫等感染后亦可引起。可由多种原因引起，以链球菌感染后发病最常见。本病可发于任何年龄，而以学龄前儿童最多见，青年次之，男性多于女性，大部分预后良好。本病属于中医学的“风水”、“尿血”等病症。

【诊断】

1. 症状：一般在链球菌感染后7～20天出现症状。以水肿为主者，轻型仅晨起眼睑水肿，重型则全身水肿，伴全身乏力，不思饮食，腰痛头昏，或咽痛、咳嗽等。以血尿为主者，尿色呈洗肉水样或混浊棕褐色，常伴烦渴，尿频，排尿有灼热感而无尿痛，肉眼血尿可在一周左右消失。

2. 体征：凹陷性水肿，80%的患者血压中等度升高（17.29～19.95/11.97～14.64帕斯卡）。眼底可见视网膜小动脉痉挛。

【治疗】

1. 汤药

（1）风邪袭肺、气滞水停：面目浮肿，恶风发热，咽痛口渴，小便黄少，肢节酸楚，舌苔薄白或薄黄，脉浮数。治以疏风散热，宣肺利水。方用越婢五皮饮加减：生石膏、茯苓皮各30克，桑白皮、大腹皮、赤小豆各15克，杏仁、陈皮、连翘各10克，麻黄、生姜皮各6克。

（2）水湿困脾：全身水肿，身体困重，胸闷纳呆，脘腹痞满，舌质淡胖苔白腻，脉沉缓。若湿郁化热，见口苦而干，小便赤涩，大便不爽，舌红苔黄。治以健脾燥湿，利水消肿。方用胃苓汤加减：茯苓皮、车前子、防己各30克，黄芪、白术、淮牛膝各15克，陈皮、厚朴、泽泻、猪苓各10克。化热者，加葶苈子、萆薢、桑白皮各15克，大黄10克。

（3）热灼肾络：尿血鲜红或如洗肉汤状，心烦口渴，腰膝酸痛，舌红少苔，脉沉数。治以清热凉血，滋肾利水。方用小蓟饮子加减：小蓟、白茅根各30克，生地、女贞子、旱莲草、益母草、马鞭草、侧柏叶各15克，淡竹叶、茜草、滑石、丹皮各10克。

2. 单验方

（1）复方蝉衣饮：白藓皮、地肤子、浮萍、汉防己各20克，蝉衣、僵蚕、地龙各10克，水煎服，每日1剂，用于浮肿尿少者。

（2）复方益肾合剂：生黄芪、半枝莲、半边莲、茜草各30克，蒲黄、丹参各10克，水煎服，每日1剂，用于热毒血尿者。

【护理】

1. 治疗期间，每日食盐以1～2克为宜。

2. 避风寒，劳累，调节情志，忌食肥甘。

【预防】

1. 预防链球菌感染是预防本病发生的主要措施。

2. 应保持皮肤清洁，积极治疗扁桃体炎，防止猩红热及其他呼吸道感染。

五、慢性肾小球肾炎

慢性肾小球肾炎简称慢性肾炎，系指蛋白尿、血尿、高血压、水肿为基本临床表现，是由多种病因引起、具有不同病理改变、原发于肾小球的一组免疫性炎症性疾病，其多数病例并非由慢性肾炎迁延而来。本病临床特点为病程长（超过一年），多为缓慢进行性，尿常规检查有程度不等的蛋白尿、血尿及管型尿，多数有不同程度的高血压及肾功能损害。本病多发生于青壮年，是机体对溶血性链球菌感染后发生的变态反应性疾病，病变常常是双侧肾脏弥漫性病变。病情发展较慢，病程在一年以上，初起病人可毫无症状，但随病情的发展逐渐出现蛋白尿及血尿病人疲乏无力、浮肿、贫血、抵抗力降低以及高血压等症。晚期病人可出现肾功能衰竭而致死亡。本病可划归于中医学的“水肿”、“虚劳”、“腰痛”、“尿血”等病症的范畴。

本病起病缓慢，早期可无自觉症状或有轻度浮肿、乏力、食欲不振等；另外，可有面色苍白、头晕、头痛、全身虚弱、腰部酸痛等症状；由于病程长，长期尿中带有大量蛋白质，故使血浆蛋白含量降低，而出现低蛋白血症，浮肿严重；高血压常很顽固，可导致高血压性心脏病、心力衰竭或脑出血；尿的比重始终一致，尿比重降低，尿量增强，夜尿增加明显，甚至超过日尿量；肾功能衰竭，血液中非蛋白氮升高、酸中毒、渐进加重的贫血等。男女比例为2~3:1。

【诊断】

（一）临床表现

1. 症状：由于起病方式不同，表现不一。常见腰酸腰痛，全身乏力，食欲缺乏，头晕头痛，面色苍白，有时眼睑及下肢轻度浮肿，病情时轻时重，严重时可见恶心呕吐，腹泻，甚至消化道出血等。

2. 体征：多数患者仅有轻度眼睑浮肿及踝部指凹性浮肿。多为中等程度的血压升高，后期可引起心脑血管病变的并发症，如眼底出血、心力衰竭、脑血栓形成或脑出血。

（二）主要类型

1. 普通型：有慢性肾炎的各种症状，但无突出表现。

2. 高血压型：除一般肾炎症状外，有高血压的突出表现。

3. 急性发作型：在慢性肾炎过程中出现急性肾炎综合征表现。

【治疗】

1. 汤药

（1）脾肾气虚：面目肢体虚浮，气短乏力，食欲不振，腹胀，腰酸耳鸣，舌质淡，苔薄或腻，脉细。治法：益气、健脾、补肾。方药：黄芪30克，白术20克，党参、茯苓、杜仲、山萸肉、泽泻、车前子、山药各15克，当归、熟地各10克，枸杞子12克。水煎服，每日1剂。

（2）湿热壅滞：咽喉肿痛，皮肤疖痈，脘闷纳呆，小便涩痛短赤，大便秘结，舌质偏红，苔黄腻，脉滑。治法：清热利湿。方药：黄芩、银花、黄柏、山栀子各10克，山豆根、牛蒡子、连翘、瞿麦、萹蓄、泽泻各12克,薏苡仁30克。水煎服,每日1剂。

(3)肝肾阴虚:面热潮红,眩晕头痛,心悸失眠,腰膝酸软,舌红少苔,脉弦细。治法:补益肝肾。方药:生地、菊花、当归各10克,山萸肉、泽泻、山药各15克,枸杞子、白芍、麦冬、丹皮、石决明各12克,茯苓20克。水煎服,每日1剂。

(4)淤血内阻:面色黧黑,或皮下淤斑,腰痛固定不移,舌质紫黯或有淤点,脉细涩。治法:活血化淤。方药:桃仁、红花、当归、川芎、茜草根各10克,赤芍、地龙、党参各15克,生地、蒲黄各12克,丹参20克,黄芪30克,益母草25克。水煎服,每日1剂。

(5)阴阳两虚:少气懒言,心悸气短,面色白姚,微肿怯冷,夜尿频多,腰膝酸软,耳鸣,舌质淡,苔薄白,脉弦细。治法:滋肾阴、补肾阳。方药:生地、熟地、丹皮各12克,龟版、巴戟天、山萸肉、泽泻、牛膝各15克,茯苓、山药各20克,黄芪30克。水煎服,每日1剂。

2. 单验方

(1)绿豆附子汤:绿豆30克,制附子30克,水煎煮熟食豆,次日再加绿豆30克煮熟食豆,第3天则另用二药煎煮如前。适用于水肿,忌生冷盐酒。

(2)滋肾汤:白茅根30克,生地、赤芍、牛膝、益母草各15克,当归、川芎、女贞子、旱莲草、金樱子、芡实、苍术、黄柏各10克。适用于蛋白尿长期不消者。

【护理】

1. 慢性肾炎病程长,应树立战胜疾病的信心与毅力,克服悲观情绪。

2. 饮食上除忌盐外,也忌甘温助湿生满之物,戒针刺,绝酒色,戒愤怒。

3. 由于长期尿中排除蛋白,应适当补充高蛋白食物,如鲤鱼、鲫鱼、黑豆之类。

【预防】

1. 避免受冷、受湿及过度疲劳,预防感染。

2. 适当进行体育活动,以增强抵抗力。

3. 避免使用对肾脏有害的药物。

第六章 内分泌、代谢系统疾病

一、痛风

痛风是尿酸代谢异常所引起的全身疾病，主要表现为血尿酸增高，反复发作的关节炎，约75%在拇趾的关节，其他为膝关节。关节、肾脏或其他组织中尿酸盐沉积而引起这些器官的损害和痛风石的形成。可分为原发性痛风和继发性痛风两种，原发性痛风10%～60%有家庭遗传特点，继发性病风常继发于血液病、肾脏病、恶性肿瘤等。多见有突然发作的关节疼痛，关节红肿，剧痛难忍，伴关节渗液，体温升高，皮下静脉怒张，外观上和蜂窝织炎相似，皮肤暗红，肿胀范围常超过关节的解剖范围。

【诊断】

1. 无症状高尿酸血症：可长达数年至十数年。

2. 急性痛风性关节炎：常在午夜突然发病，好发于下肢关节，半数以上发生于趾。表现为关节红肿热痛和活动受限，一般经1～2周后症状可自然缓解，但多数病人于一年内复发。

3. 痛风石及慢性关节炎：痛风石以关节和肾脏多见，关节僵硬畸形，活动受限。

4. 肾脏病变：合并肾结石可有肾绞痛、血尿，导致间质性肾炎时可有夜尿多及肾功能减退的症状。

【治疗】

1. 汤药

热偏盛：关节红肿热痛，得冷稍舒，痛不可触，烦闷不安，苔黄燥，脉滑数。治法：清热通络，祛风除湿。方用宣痹汤加减：土茯苓、黄柏各30毫克，银花藤15克，海桐皮、滑石、秦艽、薏苡仁各12克，桂枝、连翘、防己各9克。水煎服。

2. 针灸：足趾，取穴八风，热偏盛加大椎、曲池。

【护理】

1. 饮食调节：控制高嘌呤食物，不吃或少吃。多饮水，避免暴饮暴食。节制烟酒。不喝咖啡。

2. 积极减肥，减轻体重。

3. 注意劳逸结合，避免过度劳累。

4. 注意保暖和避寒，鞋袜宽松，心情舒畅。

5. 急性期应卧床休息，将患肢抬高。

6. 定期复查血尿酸，定时足量服药。

【预防】

1. 戒酒。

2. 避免过度劳累、着凉。

3. 虾、蟹、动物内脏，含嘌呤高的食物应少食，菠菜、豆类等食物应少食。

4. 大量饮水，促进尿酸排泄。

5. 牛奶、蛋类，大部分蔬菜、水果可不限。

6. 发面面食放碱的粥类，因含碱性物质可促进尿酸排泄，保护肾脏，倡导食用。

二、肥胖症

肥胖指人体因各种原因引起的脂肪成分过多显著超过正常人的一般平均量时称为肥胖。贮于皮下的脂肪约占脂肪总量的50%。任何年龄均可发生肥胖以中年人多见，且女性多于男性。有单纯性和继发性两类。单纯性肥胖指无明显内分泌代谢疾病，继发性肥胖主要为神经内分泌疾病所致。绝大多数是由于摄入的热能超过了消耗的热能，超出部分的热能以脂肪的形式储存于皮下及内脏器官的周围，这种肥胖是渐进性的。有人计算过，每天摄入的热能仅超过消耗热能的5%（大约为100千卡，相当于不到25克的粮食或肉），1年内体重就能增加3千克，两年内全身脂肪含量就比正常增加1倍。看电视时间过长，活动量减少，也是造成肥胖的原因。此外，遗传和内分泌疾病（甲状腺疾病、垂体疾病、肾上腺皮质功能亢进、男性生殖腺功能低下及糖尿病等）及其他原因也可引起肥胖。这些情况下常表现有神经系统、内分泌系统的症状，防治时要积极治疗原发病。

【诊断】

判定肥胖程度通常要测量体重、身高或测定几处皮下脂肪的厚度。简单判定标准体重的公式是：

标准体重（千克）= 身高（厘米）- 100 超过标准体重的20～30%者为轻度肥胖症，超过30～50%者为中度肥胖症，超过50%以上者为高度肥胖症。也有以体重身长指数即体重/身高平方（千克/平方米）来表示的，该指数对欧美人来说，24～30为正常范围，>30提示为肥胖症，<24为瘦型。而对亚裔男子，正常范围为20～25，女子为19～24。皮下脂肪厚度通常测量上臂二头肌、脐旁1寸、肩胛下及

髂前上棘四处的皮下脂肪，并以四处之和表示皮脂的含量，这种测量比较复杂，用皮下脂肪测定仪可能更准确。

【治疗】

肥胖者实行减肥措施时，每日膳食供给的热能不能低于500千卡。对于有适当活动的人，开始减肥时，适宜的热能在女性为1200千卡/日，男性为1500千卡/日。若减肥效果不显著，可将每天总热能减至女性800～1000千卡，男性1000～1200千卡，根据效果随时调整。体重减轻不宜过快，否则易引起酮中毒。活动者每周减少0.5～1.0千克左右，不活动者为0.25～0.5千克左右。在减肥的膳食中，还应保持一定量的碳水化合物、脂肪、蛋白质、无机盐和维生素，以满足生理需要，否则，会导致营养素的缺乏。减肥时要多选用含热能低、维生素高的食物，如蔬菜和水果，这样不仅使食物体积增加，减肥者有饱足感，而且可补充必需的维生素和无机盐。粮食制品也应以粗制的成品为佳。

【护理】

1. 绝对不吃宵夜，少吃零食。

2. 三餐都要吃（八分饱即可），但是不要吃的过饱，并注意吃饭时多咀嚼，细嚼慢可以避免吃下过量的食物。

3. 少吃油炸食品或是甜食，这些都有着极高的热量。

4. 减重期间不得剧烈运动（散步、保龄球可）。

5. 米、麦、面粉等淀粉类食物虽不可缺，但应尽量减少。

6. 食物之烹调，减少用油。

【预防】

1. 适当控制饮食，避免高糖、高脂肪及高热量饮食。

2. 经常进行体力劳动和体育锻炼。

3. 尽量做到饮食平衡、运动平衡科学合理的生活方式。

三、糖尿病

糖尿病是一种常见的代谢性内分泌疾病，病因大多未明，是胰岛素绝对或相对分泌不足所引起的包括糖、蛋白质、脂肪、水及电解质等代谢紊乱，病情严重时导致酸碱平衡失常。其特点为血糖过高，糖尿、葡萄糖耐量减低及胰岛素释放试验异常。临床上将糖尿病分为三型：即胰岛素依赖型，亦称Ⅰ型（脆性或青幼年型糖尿病）；非胰岛素依赖型，亦称Ⅱ型（稳定性或老年型糖尿病）；还有其他型糖尿病，包括胰源性糖尿病、内分泌性糖尿病、药源性及化学性糖尿病等。临床上前两型占绝大多数，属原发性糖尿病，受后天影响较大，如胰源性糖尿病，是由于胰腺切除，胰腺炎等引起的胰岛素分泌不足所致。

糖尿病的典型症状有多尿、烦渴、多饮。病人尿意频频，多者1昼夜可20余次，夜间多次起床小便，影响睡眠。不仅尿次多，量也大，一日总尿量常在2～3升以上，偶可达10余升。多尿失水后便口渴频饮，饮水次数及饮水量均大增。善饥多食，食欲亢进，易有饥饿感，一日进食5～6次，主食多达0.5～1千克，菜也比正常人多吃1倍以上，但仍不满足；疲乏、消瘦、虚弱、面容憔悴、精神不振、劳动力减弱、皮肤瘙痒、四肢酸痛、麻木、腰痛、性欲降低、阳痿不育、月经失调、便秘、视力障碍等。有时顽固性腹泻，每日大便2～3次或5～6次，呈稀糊状。体位性低血压、大汗淋漓、大小便失禁等。

糖尿病晚期常出现严重并发症，如糖尿病酸中毒、昏迷、感染，心血管病变、肾脏病变、神经病变、眼病变等。

本病是危害人类健康最广泛的疾病之一，可见于任何年龄，患病高峰在50～70岁。中医学称本病为"消渴"或"消瘅"。

【诊断】

（一）临床表现

1. 早期或轻型患者可无明显症状。

2. 典型症状可概括为"三多一少"，即多尿（尿量增多、排尿次数增多及夜尿增多），多饮（口渴而饮水量大增），多食（食欲亢进、多食易饥），及体重减少（逐渐消瘦，但中老年轻型患者可因多食而肥胖）。常伴乏力，面色萎黄，皮肤瘙痒，女子多见外阴瘙痒及月经不调，小儿则毛发少泽、生长发育迟缓。

3. 合并眼病，可见视力减退，白内障，眼底出血，眼底动脉硬化等；合并肾病，可见浮肿，蛋白尿及贫血等；合并神经病变时，肢体酸痛麻木，性欲减退，阳痿，便秘或腹泻，多汗，体位性低血压，大小便失禁，失眠，眼肌麻痹，及膝腱、跟腱反射减退或消失等。

（二）主要类型

1. 胰岛素依赖型（Ⅰ型）

（1）发病较急；

（2）依赖胰岛素治疗，停用则易发生酮症酸中毒；

（3）典型者多于幼年即发病。

2. 非胰岛素依赖性（Ⅱ型）

（1）起病常隐潜；

（2）多数发病于40岁以后；

(3)不依赖胰岛素治疗。

3. 并发症

(1)急性并发症:酮症酸中毒及昏迷、感染等。

(2)慢性并发症:血管病变和神经病变。前者包括高血压、心脏病、脑血管意外及周围血管病变等大血管病变,和发生于肾脏、眼底的微血管病变,而后者以周围神经系统和自主神经系统的病变为主。

【治疗】

1. 汤药

(1)肺胃燥热:烦渴多饮,多食善饥,形体消瘦,口干舌燥,舌尖边红,脉数。治法:养阴清热止渴。方用白虎汤加入参汤合益胃汤加减:石膏、党参、生地、玉竹各30克,知母、沙参、花粉各12克,甘草6克。水煎服,每日1剂。

(2)肾阳亏损:尿频,量多清长,腰酸腿软,口干舌燥,烦渴多饮,疲乏消瘦,舌瘦质红少苔,脉沉细数。治法:滋阳补肾。方用六味地黄汤加减:生地、熟地、山药、茯苓、泽泻各30克,山萸肉、牡丹皮各12克,五味子6克。水煎服,每日1剂。

(3)阴阳两虚:尿频数,清长,面色黧黑或白,腰膝酸软,浮肿,阳痿怯寒,舌淡苔白,脉沉细无力。治法:滋肾温阳。方用《金匮》肾气丸加减:熟地、山药、茯苓、泽泻各30克,山萸肉、牡丹皮各12克,肉桂、制附子各6克。水煎服,每日1剂。

2. 中成药

(1)玉壶丸:每服30丸,麦冬汤下。

(2)六味地黄丸:用于肝肾阴虚为主者。每次服30克,早晚各1次开水送服。

3. 单验方

(1)生萝卜捣汁服,或以汁煮粥食之。

(2)蚕茧10个,山药30克,玉米须、知母、薏米根、地骨皮各15克,水煎服,每日1剂。

(3)玉米须烫瘦猪肉:玉米须30克,瘦猪肉10克,共煮汤,熟后去渣,调味饮汤食肉。

(4)淮山薏米粥:淮山30克,薏米15克,共煮粥食。

(5)猪胰烫:猪胰一条、淮山30克、北芪15克,共煮汤,熟后调味饮食淮山、猪胰。

【护理】

1. 坚持长期的治疗控制,注意早期发现和治疗各种并发症。

2. 用降糖药时,及时掌握血糖下降情况,调整药量以避免低血糖反应。

3. 注意足部和皮肤的护理,保持清洁,防止感染、坏疽的发生。

【预防】

避免情志过激和精神紧张，坚持劳逸结合，控制饮食，保持标准体重，忌辛辣及烟酒，节制房事，均有助于本病的预防。

四、甲状腺功能亢进症

甲状腺功能亢进症简称甲亢，是由多种病因引起的甲状腺素分泌过多所致的一组常见内分泌疾病。临床上以高代谢症群、神经兴奋性增高、甲状腺肿大、不同程度的突眼症为特征。女性发病多于男性，尤以20～45岁的中青年女性最常见。本病属于中医学的“肝火”、“瘿瘤”、“心悸”等病症的范畴。

【诊断】

（一）临床表现

1. 精神、神经系统：早期症状不典型，可表现为神经过敏、急躁、精神紧张、多言善动、思想不集中等。严重者可见忧郁、狂躁。双手臂向前平举伸展时有手指细震颤。腱反射亢进。

2. 高代谢率症群：怕热多汗，皮温增高，皮肤湿润，脸、颈、胸皮肤潮红，可有低热，多食易饥，体重减轻，疲乏无力。

3. 甲状腺肿大：甲状腺呈弥漫性、对称性、轻度至中度肿大，质软，表面光滑，吞咽时上下移动，在腺体两侧外上下可扪及震颤和听到血管杂音。

4. 眼征：眼裂增宽，伴突眼，两眼聚合欠佳。

5. 心血管系统：心悸，心动过速，收缩压增高，舒张压降低，脉压增大，第一心音亢进，常有收缩期杂音。

其他如消化、内分泌、运动系统等也可出现异常表现。最严重的是以上症状加剧加重，出现甲状腺危象，可危及生命。

（二）主要类型

1. 轻型：见于本病早期，症状不典型。

2. 重型：具有上述典型表现。

3. 危症：高热大汗，呕吐腹泻，脉率在160次/分钟以上，心率失常，甚至休克、黄疸、谵妄、昏迷。

4. 并发症：主要有心力衰竭、肌肉萎软、骨质疏松等。

【治疗】

1. 汤药

（1）气滞痰凝：甲状腺肿大，伴胸闷胁痛，喜太息，苔腻，脉弦滑。治法：理气化痰，软坚散结。方用四海舒郁丸合海藻玉壶汤加减:海藻、昆布、海蛤壳各15克,生牡蛎30克,象贝母、半夏、制香附各10克,青陈皮各5克。每日一剂,水煎,分2次服。

(2)肝火亢盛:甲状腺肿大,突眼,性情急躁,怕热,多汗,口苦,舌苔黄,脉弦数。治法:清肝泻火,方用龙胆泻肝汤加减:龙胆草、夏枯草、黄芩、山栀、泽泻、黄药子、柴胡各10克,海藻、车前子各15克,黄连6克,木通3克。水煎,每日一剂,分2次服。

(3)心肝阴虚:心悸不安,失眠心烦,胁痛,口干舌红,脉细数。治法:养心安神,滋阴柔肝。方用天王补心丹合一贯煎加减:太子参、天冬、麦冬、柏子仁、酸枣仁、党参、枸杞、白芍各10克,生地15克,五味子、远志各3克。水煎,每日一剂,分2次服。

2. 中成药

(1)天王补心丹,每服1丸,日服2次,适于阴虚火旺者。

(2)六味地黄丸,每服1丸,日服2次,适于心肾阴虚者。

【护理】

1. 安慰鼓励患者,减轻精神紧张,避免情绪激动,保证适当休息。

2. 补充足够的热卡和糖、蛋白、B族维生素,忌进辛辣燥热之品。

【预防】

1. 保持精神愉快,防止情志内伤。

2. 饮食有节,防止暴饮暴食或五味偏嗜。

五、甲状腺机能减退症

甲状腺机能减退症简称甲减,是由于甲状腺合成或分泌甲状腺素不足引起的疾病。机能减退始于胎儿期或新生儿期,称为呆小症;始于发育期或儿童期,称为幼年型甲状腺机能减退症;始于成年期,称为甲状腺机能减退症。幼年型、成年型病情严重时改称为黏液性水肿。成年型多发于中年女性。本病在中医学多属于“水肿”、“虚劳”等病症的范畴。

【诊断】

1. 病史:有地方性甲状腺肿、自身免疫性疾病、甲状腺手术、放射性碘治疗甲亢症等病史。

2. 症状:起病隐匿,病程发展缓慢。早期有畏寒、少汗、乏力、食欲缺乏、记忆力下降、月经紊乱等。可发展有嗜睡、反应迟钝、腹胀、便秘、发音迟钝、体重增加。

3. 体征:皮肤干燥、枯黄、粗厚、发凉,非凹陷性黏液水肿。毛发干枯、稀少、易脱落。体温低,脉率慢,脉压差小,心脏扩大,可有浆膜腔积液,腱反射迟钝,掌心发黄。严重者可出现黏液性水肿昏迷。

【治疗】

1. 汤药

(1)脾肾阳虚:神疲乏力,嗜睡倦怠,记忆力减退,眩晕耳聋,腰膝酸软,畏寒肢冷,皮肤干燥脱屑,毛发干枯脱落,食少便秘,全身浮肿,男子阳痿,女性月经不调,舌淡胖有齿痕,苔白腻,脉沉迟或沉细。治以温肾健脾、理气化湿。方用右归丸加减:茯苓、白术各30克,熟地、山药各20克,菟丝子、桑寄生、续断、枸杞子、泽泻各15克,杜仲、山萸肉、鹿角胶、附片、麻黄各10克,肉桂5克。

(2)心肾阳虚:心悸怔忡,胸闷憋痛,神倦嗜卧,形寒肢冷,舌淡嫩,苔白滑,脉沉迟或结代。治以温通心阳,补肾益气。方用苓桂术甘汤合肾气丸加减:黄芪、茯苓各30克,白术、山药、熟地、瓜蒌、桂枝、附片各12克,川芎、郁金、山萸肉、甘草各10克。

2. 中成药

(1)参桂鹿茸丸:每次服1丸,日二次,用于心肾阳虚者。

(2)河车大造丸:每次服1丸,日二次,用于脾肾两虚者。

3. 针灸:体针取脾俞、肾俞、足三里、关元、气海,用补法,后艾灸。

【护理】

注意保暖,预防感冒,防止创伤及感染,避免一切能够引起黏液水肿的诱因。

【预防】

1. 地方性甲状腺肿流行区,应用碘化食盐等防治。

2. 作甲状腺切除术时,应慎重考虑手术指征及切除范围。

3. 用放射性核素及口服抗甲状腺药物应掌握好剂量。

4. 勿过食寒凉饮食和过度劳累,以免损伤脾肾阳气。

第七章　神经、精神系统疾病

一、癔症

癔症又名歇斯底里，是由精神刺激或不良暗示引起的精神障碍。主要表现为感觉、运动功能障碍或意识状态改变，而这些均无器质性基础。常为突然发病，好发于青年女性、文化水平较低者。常因精神因素引起情绪极度波动而突然发病。临床上可类似多种疾病，一般可分为精神障碍和躯体功能障碍。病人每具易感素质，症状复杂多变，相当于中医学的“郁症”、“厥症”、“脏躁”、“百合病”、“梅核气”等病症。

【诊断】

1. 精神障碍

(1)癔症性情感暴发：此时多具有显著的意识分离或意识范围缩窄，常表现为做作或戏剧性形式，如哭笑无常，手舞足蹈，撕衣毁物，在人多时发作尤甚，易接受暗示。

(2)癔症性昏厥：猝然倒地屏气或过度喘气，双目紧闭，不言不语，呼之不应，问之不答，推之不动，但拨开眼睑可见眼球活动自如，游走不定，称之“癔症性眼球”。

(3)癔症性痴呆：好像无知，称一只手仅有 4 个手指，或 2 +2 =5，给人以故意讲错的印象。

2. 躯体障碍

(1)癔症性瘫痪：以“截瘫”为多见，瘫痪的肢体腱反射无改变或稍亢进，肌张力正常，亦无其他神经系统病理体征。

(2)癔症性失语：突然丧失发音能力，但检查构音器官和声带均属正常。

(3)感觉性症状：可有癔症性失明、癔症性耳聋、咽喉部梗塞感(癔病球)，但感觉器官检查均正常。

(4)内脏植物神经功能障碍，可表现为呃逆、厌食、呕吐、腹胀、尿频等。

【治疗】

1. 汤药

(1)肝郁气滞,痰热蒙蔽:精神抑制,闷闷不乐,呆坐懒言,或突然失语,或突然昏仆,喉有痰声,吐沫肢僵,或突然失明、昏聋,或嗜睡,或喉梗,舌质暗苔腻,脉弦滑。治以疏肝解郁,涤痰开窍。方用温胆汤合越鞠丸加减:茯苓、法夏、郁金、香附、竹茹各15克,陈皮、枳实、胆星、石菖蒲、苏梗、绿萼梅各10克。胸闷嗳气加旋覆花、代赭石;昏仆加竹沥送服苏合香丸;肢瘫加威灵仙、地龙;喘闷加沉香、厚朴;失音,加蝉衣、乌药;失明加夏枯草、决明子;耳聋加木通、路路通。

(2)阴血不足,心神失藏:哭笑无常,精神恍惚,日间神困,入夜兴奋,或手舞足蹈,或肢体震颤,不能自主,舌红少苔,脉细数。治以滋阴养血,安神定志。方用酸枣仁汤合甘麦大枣汤加减:浮小麦、百合各30克,枣仁、郁李仁、夜交藤、茯苓各15克,龙齿、炙甘草、大枣各10克。心烦不寐,加黄连、阿胶;手舞足蹈加生龙骨、牡蛎、钩藤;肢体震颤加熟地、龟板。

2. 针灸

(1)实证:内关、神门、后溪、三阴交等穴,施泻法。

(2)虚证:涌泉、内关、心俞、肝俞、关元、气海等穴,施补法,或加灸。

【护理】

1. 取得患者的信任和合作,树立战胜疾病的信心。

2. 注意营养及日常生活。

二、癫痫

癫痫,为常见的神经系统的慢性发作性疾病,是反复发作的神经元异常放电所致的暂时性发作性脑功能失调,是以脑功能短暂异常为特征的一组临床综合征,有原发性癫痫和继发性癫痫的区别。癫痫的发作大多具有间歇性、短暂性、刻板性二个特点,以突然昏仆,口吐涎沫,肢体抽搐,移时自醒,反复发作为主要表现。临床上有大发作(羊痫风)、小发作、局限性发作和精神运动性发作四种形式。其病机病因为先天遗传,或大惊卒恐,情志失调,饮食不节,以及继发于脑部疾患,或患他疾之后,使风痰、淤血等蒙蔽清窍,扰乱神明,其中以痰邪为患最为重要。

癫痫主要表现为突发性、短暂性和自限性。以反复发作性抽搐、意识障碍、感觉、精神或植物神经功能异常为主症,发作期间无任何不适,事后对发病经过全无记忆。

癫痫可表现为运动、感觉、意识、行为和自主神经的不同障碍。自新生儿至老年均可发病,男性多于女性。

本病属于中医学的“痫症”和“癫症”的范畴。

【诊断】

(一)临床表现

1. 大发作即全身性发作:可分为三期。

(1)先兆期:有先兆症状如头昏,精神错乱,上腹部不适,视听和嗅觉障碍。

(2)抽搐期:患者发出尖叫声后,意识丧失而跌倒,瞳孔扩大,光反应消失,全身肌肉强直,呼吸停顿,口唇青紫,头眼偏向一侧,数秒钟后出现阵挛性抽搐。历时数十秒钟,呼吸恢复,口吐白沫或血沫。部分病人有尿失禁。

(3)痉挛后期:全身松弛,可有昏睡,意识恢复后自感疲乏、肌肉酸痛、头痛、精神错乱或有肢体短暂轻瘫。

连续大发作在间歇期意识未恢复者称癫痫持续状态,发作次数多,持续时间较长,可有高热及脱水,病情危重,应及时抢救。

2. 小发作:突然发作和突然休止的意识障碍,一般持续 5 ~ 30 秒,病人站立不动或继续发作前的简单动作,两眼瞪视,眼球和眼睑可有颤动,事后不复记忆,一日内可多次发作。亦可表现为颈肌、四肢肌阵挛性发作。

3. 精神运动性发作:属症状性癫痫,见于颞叶病变。以意识障碍和精神症状为主要特征,常先有精神感觉性发作,出现错觉、幻觉(幻嗅、幻味等),随后精神运动性发作,可出现各种自动症,如吸吮,咀嚼,握手,摸索衣袋,游走或奔跑;还可出现情感障碍(恐惧、暴怒),记忆障碍和思维障碍等。

4. 局限性发作:以局部症状为特征,局限性运动性阵挛发作,肢体一部分或由一部分发展至全身性抽搐发作,可无意识障碍。局限性感觉性发作:有口角、舌部、指趾发麻、针刺感等,可扩展至半身。

(二)主要类型

1. 大发作:发作前有头昏、精神错乱、上腹部不适、视听嗅觉障碍等先兆,然后进入强直阵挛期,突然意识丧失,发出尖叫而跌倒在地,全身肌肉强直性收缩,呼吸暂停,口吐白沫,面目上吊,两手握固,牙关紧闭,伴二便失禁,持续 1 ~ 2 分钟后,进入昏睡期,几分钟左右逐渐清醒。若频繁大发作、间隙期持续昏迷者,称为癫痫持续状态。

2. 小发作:以短暂性意识障碍为特征,多见于儿童和青少年。

3. 局限性发作:可表现为局部运动性、感觉性和自主神经发作三种。

4. 精神运动性发作:多表现为突然发作的精神错乱和自动症。

【治疗】

1. 汤药

(1)风痰闭窍:发作前常有眩晕、胸闷、乏力等症,或无明显先兆,突然跌倒,神志不清,抽搐吐涎,或有尖叫与二便失禁等,也可仅有短暂神志不清,或精神恍惚而无抽搐,舌苔白腻,脉弦滑。治法:涤痰熄风,开窍定痫。方药:竹沥、菖蒲、胆南星、半夏各12克,天麻、全蝎、僵蚕各10克,茯神20克,远志9克,琥珀15克,辰砂5克。水煎服,每日1剂。

(2)痰火扰神:发作时昏扑,抽搐吐涎,或有叫吼。平日情绪急躁,心烦失眠,咯痰不爽,口苦而干,便秘,舌红,苔黄腻,脉弦滑数。治法:清肝泻火,化痰开窍。方药:龙胆草、黄芩、栀子、半夏、橘红、胆南星各12克,菖蒲、钩藤、地龙各15克,木通10克,鲜竹沥100毫升(冲服)。水煎服,每日1剂。

(3)肝肾阴虚:发作日久,记忆力差,腰酸头晕,或大便干燥,舌质红苔少,脉细数。治法:滋补肝肾,潜阳安神。方药:熟地、山药、山萸肉、枸杞子、龟版胶(烊化)、鳖甲各15克,牡蛎、磁石各20克,柏子仁、天竺黄、竹茹各10克,贝母、焦山栀、莲子心、火麻仁各12克。水煎服,每日1剂。

(4)脾胃虚弱:发作日久,神疲乏力,眩晕,食欲不佳,面色不华,大便溏薄,或有恶心呕吐,舌质淡,脉濡弱。治法:健脾益气,和胃化浊。方药:党参、菖蒲、僵蚕各15克,半夏、竹茹、枳壳各12克,茯苓、白术各20克,陈皮、炙甘草各6克,远志、胆南星各10克。水煎服,每日1剂。

2. 中成药

(1)医痫无双丸,每服6克,每日2次。

(2)痫定,每次7克,1日2次。

3. 针灸:取穴,风府、风池、大椎、腰奇、人中。大发作,加申脉、照海;小发作,加内关、神门、神庭;局限性发作,加合谷、太冲、阳陵泉、足三里;精神运动性发作,加间使、丰隆、巨阙;间歇期,针刺或灸关元、太溪、足三里。

【护理】

1. 对大发作患者要扶持,防止跌伤,松解衣领和腰带,并用纱布裹压舌板塞入上下齿之间,以防咬伤舌部。

2. 惊厥时防止骨折,惊厥停止后将头旋向一侧让分泌物流出以免窒息。

【预防】

1. 对继发性癫痫的致病因素,如颅脑外伤、颅内感染、婴幼儿高热惊厥等务必及时控制。

2. 对有癫痫史的患者,应有良好的生活规律和饮食习惯,避免过劳和情志刺激，限制参加带有危险性的工作和活动。

三、抑郁症

抑郁症是以情绪异常低落为主要临床表现的一组精神疾病的总称。除了表现为忧伤及对生活失去兴趣外，常伴有焦虑、躯体不适感和睡眠障碍，但生活能力未受到明显影响。本病类似于中医学中的“郁症”、“癫症”。

【诊断】

1. 首次发作者情绪障碍至少已持续两周。

2. 症状以心境抑郁为主要特征，且相对持久，但一日之内可有晨重晚轻的节律变化。

3. 主要症状为：对日常生活失去兴趣或无愉快感，性欲减退；精力明显减弱，无原因的疲倦乏力；反复出现死亡的念头或有自杀的企图和行动；自责或内疚感；思考或注意力下降；反应迟钝或激越；失眠、早醒或睡眠过多；食欲缺乏、体重明显减轻等。

【治疗】

1. 汤药

(1)肝郁脾虚：多愁善悲，消极厌世，失眠多梦，两胁胀满，身倦纳呆，或腹痛泄泻，舌淡红苔薄白，脉弦细。治以疏肝理气，健脾除湿。方用六郁汤加减：白芍、香附、白术、茯苓各12克，陈皮、法夏、苍术、川芎、枳壳、佛手、郁金各10克，砂仁、甘草各6克。

(2)肝血淤滞：情绪抑郁，有自杀念头或行为，心情烦躁，运动迟缓，面色晦暗，胁肋胀痛，妇女经闭，舌紫暗有淤点，苔白，脉沉弦。治以活血化淤，疏肝解郁。方用血府逐淤汤加减：生地、赤芍、川牛膝、香附、合欢皮各12克，当归、桃仁、红花、川芎、柴胡、枳壳各10克，桔梗、苏木、甘草各6克。

(3)脾肾阳虚：情绪低沉，嗜卧少动，心悸易惊，失眠健忘，面色㿠白，男子阳痿遗精，女子带下清稀，舌质淡胖，或有齿痕，苔白润，脉沉细。治以温脾补肾，益气壮阳。方用赞育丹加减：熟地、党参、枸杞子、淫羊藿各15克，白术、茯苓、当归、仙茅、巴戟天、菟丝子各12克，山萸肉、柴胡、香附、肉苁蓉、枣仁、石菖蒲各10克。

2. 针灸：取百会、印堂，强刺激，或用电针，以患者感到舒适而局部肌肤轻微抽动为宜。每日一次，每次一小时，6周为1疗程。

【护理】

对患者诚恳、同情、关怀、耐心，做好心理护理，增强病人生活乐趣。

【预防】

1. 加强幼儿及各年龄段的心理卫生教育和咨询,减少不良社会心理因素的影响。

2. 由于本病有遗传倾向,应加强婚前检查。

四、偏头痛

偏头痛是一种发作性头颅血管舒缩异常加上某些生化物质改变而引起的疾病,是一种长期反复发作的一侧搏动性头痛或神经功能障碍。常伴有恶心、呕吐、畏光、畏声、视觉障碍等症状。患者一般为女性,起病于青春期前后,可历时多年,部分患者有家族史。病因与遗传、过敏、内分泌功能紊乱、精神因素等有关。新近认为血清素含量降低、神经肽积聚,以及前列腺素,特别是血栓素 A2 和前列环素等均参与偏头痛的发病过程。本病在中医学称为"偏头风"、"头角痛"等。

【诊断】

(一)临床表现

1. 以青年女性多见,可有家族史。

2. 疲劳、月经、情绪波动为头痛的诱因。

3. 呈反复周期性发作,每月 1 ~2 次,每次 1 ~2 天。

4. 可有眼前闪光、暗点、耳鸣和肢体麻木等先兆。

5. 头痛部位在一侧额颞部,呈搏动性疼痛,常伴恶心或呕吐、腹胀、腹泻、多汗、流泪、面色苍白、皮肤青紫、水肿、心率加速或减慢等表现。

6. 口服麦角胺能使头痛缓解或消除。

(二)特殊类型

1. 眼肌麻痹型:头痛发作时伴同侧动眼神经麻痹,有时滑车、外展神经也受损,常经数小时至数周恢复。需要排除颅底动脉瘤。

2. 偏瘫型:头痛发作时或发作后,出现对侧的肢体感觉、运动障碍。头痛缓解后,神经症状仍可持续相当时间,频繁发作者,可持久不愈。

3. 内脏型:发作性头痛,伴有腹痛、恶心、呕吐、腹泻、胸痛、盆腔内疼痛。

4. 丛集性头痛:头痛发作频繁、集中,一天发作一次或数次,连续数天或数周,间隔数月甚至数年复发。疼痛持续半小时至两小时。局限在一侧眼眶和额部,伴面红、出汗、流泪、结膜充血、鼻塞等,偶有霍 - 纳征。主要见于男性。

5. 基底动脉型:反复发作性枕颈部疼痛,眩晕,伴有视力障碍、共济失调、呕吐、耳鸣,口、唇、舌麻木等。常见于青年女性。

【治疗】

1. 汤药

(1)肝阳上亢:头胀痛如裂,眩晕欲扑,头重脚轻,心烦易怒,面部烘热,或肢体麻木,舌红少苔或无苔,脉弦细数。治法:平肝潜阳。方药:天麻、栀子各10克,石决明、钩藤各20克,牛膝、杜仲、夜交藤各15克,桑寄生、黄芩、白芍各12克。水煎服,每日1剂。

(2)痰浊上扰:头痛昏重,眩晕呕恶,胸脘满闷,腹胀腹泻,肢重体倦,舌淡胖,苔白腻,脉弦滑。治法:化痰通络。方药:半夏、天麻、僵蚕各10克,白术、陈皮、白芷各12克,川芎15克,茯苓20克。水煎服,每日1剂。

(3)肝肾阴虚:头部空痛,腰膝酸软,眩晕耳鸣,失眠健忘,五心烦热,潮热盗汗,形体消瘦,舌红少苔,脉弦细。治法:滋补肝肾。方药:枸杞子、山萸肉、熟地、泽泻、丹皮、当归各12克,菊花、山药各15克,茯苓20克。水煎服,每日1剂。

(4)淤阻脑络:头痛如锥刺,痛处固定,阴冷天气或入夜尤甚,面色晦滞,舌质紫暗,或有淤斑、淤点,脉弦涩。治法:活血通络。方药:赤芍、川芎各15克,桃仁、红花、枳壳、柴胡各10克,麝香0.1克(冲服),葱白3根,生姜3片。黄酒煎服,每日1剂。

(5)气血亏虚:头痛绵绵,两目畏光,午后更甚,神疲乏力,面色㿠白,心悸寐少。舌淡苔薄,脉弱。治法:补气养血,通络。方药:熟地19克,太子参12克,当归、白芍各10克,丹参、黄精、黄芪、云苓各15克,白术、甘草各6克,水煎服,每日1剂。

2. 单验方

(1)头痛方:生地15克,白芍、当归、黄芩、菊花、蔓荆子各10克,川芎、甘草各6克。水煎服,每日1剂,用于风热型。

(2)风络静散:全蝎100克,生地、当归、白芍、甘草各200克,蜈蚣150条,地龙150克。晒干研细装入0.25克胶囊,每次4~5粒,每日3次,黄酒或白开水送下,适于风湿、血淤型。

3. 针灸:取穴天柱、阳白、临泣、风池、肩井、丘墟、至阳、灵台等,入针后反复捻转5~10次,留针5分钟,起针后按摩穴位1分钟。

【护理】

1. 给予精神上的安慰与鼓励,消除焦虑、恐惧、忧郁心理。

2. 合理安排作息时间,保持胃肠的正常功能,戒烟、酒、茶。

【预防】

1. 避免精神紧张、忧郁。

2. 积极治疗癫痫等原发病。

五、脑出血

急性脑血管疾病又称脑血管意外，是以突然发生的昏迷、偏瘫为主要临床表现的中老年的常见急性病。本病可分为出血性和缺血性两大类，前者包括脑出血和蛛网膜下腔出血，后者包括脑血栓形成和脑梗塞。脑出血是指脑实质内出血，又称出血性脑卒中，是由于动脉壁变性或破裂而大量血液渗入脑组织的病变。多见于50岁以上有高血压、动脉硬化史的患者，男性多于女性。本病属于中医学“中风”的范畴。

【诊断】

1. 病史：多有高血压或动脉硬化史，常于情绪激动兴奋、饮酒过多、用力过度、咳嗽或排便等诱发。

2. 症状：发病急骤，先头痛、眩晕、恶心呕吐，接着肢体随意活动受限或偏瘫，意识朦胧、渐至昏迷，面色潮红，颈部僵硬，口角歪斜、流涎、失语、二便失禁，喉间痰鸣等。如出血过多，则患者深昏迷，发生脑疝而危及生命。昏迷数日至数周后逐渐清醒，进入恢复期。病程在半年以上，遗留有不同程度的偏瘫、言语障碍、智力减退等，为后遗症期。

3. 体征：体温升高或下降，脉搏频数或徐缓，血压升高，或有潮式呼吸。颈部有抵抗感。两侧瞳孔不等大。对光反射、角膜反射减弱或消失。肌张力降低或增高，共济失调。病理反射阳性。

【治疗】

1. 风火蔽窍：神志恍惚，迷蒙或嗜睡，半身不遂，肢体强痉拘急，或四肢抽搐，口舌歪斜，舌强语謇或不语，偏身麻木，头痛眩晕，大便秘结，面红目赤，舌红绛，苔黄腻，脉弦滑数。治法：清肝熄风，育阴潜阳。方药：羚羊角粉3克(冲服)，夏枯草12克，牛地、大黄、白芍、菊花各15克，生牡蛎、生石决明、钩藤各31克、三七粉5克(冲服)。水煎服，每日1剂。

2. 痰湿蒙窍：突然神志不清，半身不遂，肢体瘫软不温，甚者四肢逆冷，口舌歪斜，舌强语謇或不语，偏身麻木，面白唇暗，痰涎壅盛，舌质暗淡，苔白腻，脉沉滑。治法：涤痰降浊，温通开窍。方药：半夏、陈皮、厚朴、胆南星各12克，竹茹、党参、牛膝各15克，三七粉(冲服)、甘草各6克。水煎服，每日1剂。

3. 痰火闭窍：突然神志丧失，半身不遂，肢体强痉拘急，口舌歪斜，舌强不语，偏身麻木，鼻鼾痰鸣，项强身热，躁扰不宁，双手握固，牙关紧闭，大便不通，小便赤涩，频繁抽搐，或呕血，舌红绛，苔黄褐干腻，脉弦滑数。治法：清心泻肝，化痰开窍。方药：羚羊角粉(冲服)3克，钩藤、生牡蛎各30克，菊花、丹皮、黄芩各10克，生大黄、牛膝、川贝各15克，三七粉(冲服)、甘草各5克。水煎服，每日1剂。

4. 元气衰败：突然神志昏愦，半身不遂，肢体瘫软，口舌歪斜，手撒肢冷，汗多，周身湿冷，二便自遗，或抽搐、呕血、舌痿、舌紫暗、苔白腻，脉沉缓或沉微。治法：益气回阳，扶正固脱，方药：人参20克，附片15克，麦冬12克，五味子9克，服法同上。

【护理】

保持安静，尽量减少搬动，保持呼吸道通畅，更换体位，防止肺部感染和褥疮。

【预防】

1. 控制高血压和动脉硬化。

2. 饮食宜清淡，精神愉快，避免精神刺激。

3. 防止过劳。

六、脑血栓

脑血栓形成是在脑动脉粥样硬化的斑块基础上，在血流缓慢、血压偏低的条件下，血液的有形成分附着在动脉的内膜形成血栓而发病。临床上以偏瘫为主要临床表现。多发于50岁以后，男性略多于女性。本病在中医学仍属于“中风”的范畴。

【诊断】

1. 病史：多有动脉粥样硬化、高血压、心脏病、或吸烟、或颈椎病、或口服避孕药、肥胖病等病史。

2. 症状：发病前曾有肢体发麻、运动不灵、言语不清、眩晕、视物模糊等征象。常于睡眠中或晨起发病，患肢活动无力或不能，说话含混不清或失语，喝水发呛。多数病人意识清楚或轻度障碍。

3. 体征：面神经及舌下神经麻痹，眼球震颤，肌张力和腱反射减弱或增强，病理反射阳性，腹壁及提睾反射减弱或消失等。

【治疗】

1. 汤药

(1)气虚血淤：肢体偏瘫，口角歪斜，言语不清，面色苍白或萎黄，气短乏力，大便质稀或先干后溏，神志清楚，舌淡边有齿痕，舌面及舌下有淤点，指甲色黯或有条状淤斑，脉细涩乏力。治以益气活血，化淤通络。方用补阳还五汤加减：生黄芪60克，葛根、丹参、鸡血藤、桑枝各30克，当归、赤芍、川牛膝、地龙各12克，桃仁、红花、川芎、炮山甲、橘络各10克，三七粉、水蛭粉、蜈蚣粉各3克(分次吞服)。

(2)阴虚阳亢，痰淤阻络：偏瘫口歪，言语不清，眩晕耳鸣，头重脚轻，健忘心悸，烦躁失眠，腰膝酸软，口干便结，手指发麻，舌质暗，苔厚腻，脉弦细而滑数，血压偏高。治以清肝潜阳，化痰淤而通经络。方用镇肝熄风汤合桃红四物汤加减：生龙骨、生牡蛎、代赭石、石决明各30克，淮牛膝、白芍、丹参、钩藤、桑枝、桑寄生各15克，菊花、夏枯草、石菖蒲、远志、僵蚕各12克，茯苓、白蒺藜、红花各10克，竹沥汁10毫升对服。

2. 中成药

(1)川芎嗪针80毫克或丹参针8毫升加入10%葡萄糖溶液静滴，每日1次。

(2)通脉舒络液静脉滴注，每日1次。

【护理】

1. 加强护理，防止各种并发症。

2. 勤翻身，勤换洗，防止褥疮和肺部感染。

3. 注意营养。

4. 坚持患肢的功能锻炼，减轻和消除后遗症。

【预防】

1. 积极查治与本病密切相关的高血压、动脉硬化、糖尿病等。

七、神经衰弱

神经衰弱是神经官能症中最常见的一种病症。神经官能症又称神经症，是神经机能性疾病的总称，包括神经衰弱、癔症、强迫症和各种内脏神经官能症等。神经衰弱是由于长期的精神因素引起脑功能活动过度紧张，导致中枢神经系统兴奋与抑制过程的转化失调，若影响到皮层下部时则导致自主神经功能紊乱。精神因素是诱发本病的主要原因。常见的精神因素有亲人死亡、事业挫折、家庭不和、人际关系紧张和生活中各种困扰等。

本病多见于脑力劳动者，且多与个体素质有关，病人常常性格内向，脆弱多病，身体虚弱，对一些自身不适感觉过分关切。多发于青壮年，女性多于男性。相当于中医学的“惊悸”、“健忘”、“失眠”等病症。

【诊断】

1. 易疲劳，易激惹，精神活力减退，倦怠无力。

2. 注意力不集中，学习及工作能力受明显影响。

3. 经常头痛，头晕，周身酸痛等，但无器质性病症。

4. 有睡眠障碍，如入睡困难、浅睡易醒、多梦。

5. 虽有某些焦虑、忧郁情绪，但不明显，不突出，尤其是没有与现实事件联系的焦虑，这是与焦虑症的区别点。

6. 自知力完整，对自己疾病关心，求医心切。

7. 病情可反复、波动，与环境因素有关。病程一般持续3个月以上。

8. 发病前常有持续的情绪刺激因素。

【治疗】

1. 汤药

(1)肝郁脾虚：抑郁寡欢，闷闷不乐，情绪低沉，神疲食少，胸闷胁胀，腹胀腹泻，失眠头痛，苔薄白，脉弦而虚。治法：疏肝解郁，健脾和营。方药：柴胡、茯苓、当归、白芍、香附、青皮各10克，白术、党参各20克，薄荷、炙甘草各6克，生姜3克。水煎服，每日1剂。

(2)肝郁化火：烦躁易怒，情绪不稳，焦虑不安，头痛头胀，失眠多梦，目赤口苦，渴喜冷饮，大便燥结，舌红苔黄，脉弦数。治法：疏肝泻火，佐以安神。方药：龙胆草、栀子、生地、柴胡各12克，当归、黄芩、泽泻、竹叶各9克，木通、生甘草各6克，磁石、龙齿各30克。水煎服，每日1剂。

(3)心脾气虚：心虚善惊，终日坐卧不安，心悸难眠，食少乏力，眩晕健忘，头痛绵绵，腹胀便溏，面色萎黄，舌质淡，苔薄白，脉缓弱。治法：补养心脾，益气养血。方药：党参、炙黄芪、当归、朱茯神、炒枣仁各15克，炒白术、远志、木香各10克，龙眼肉12克，生龙齿30克，炙甘草6克。水煎服，每日1剂。

(4)痰火内扰：心烦失眠，寐则噩梦纷纭，易惊易醒，头痛重胀，面红目赤，脘闷口苦，纳呆呕恶，痰多粘稠，舌红，苔黄腻，脉滑数。治法：清热化痰，安神定志。方药：黄连6克，黄芩、半夏、竹茹、茯苓、竹叶各12克，枳实、陈皮各9克，龙齿30克，甘草3克。水煎服，每日1剂。

(5)心肾不交：心烦不寐，腰酸健忘，精神恍惚，头脑空痛，神疲体倦，男子遗精阳痿，女子梦交，月经不调，面黄肌瘦，舌红少苔，脉虚数。治法：补肾固精，养心安神。方药：知母、山萸肉、桑螵蛸、龟版胶、枸杞子、肉桂、地骨皮各12克，生地、熟地、柏子仁各15克，黄柏10克，黄连6克。水煎服，每日1剂。

2. 针灸

(1)整体取穴，调整阴阳：百会、大椎、命门、肾俞、气海、关元、内关、三阴交。

(2)针对主症取穴：阳痿，补命门、关元，加灸；遗精，取精宫、肾俞；失眠，取神门、三阴交；心悸，取心俞、内关。

【护理】

1. 向患者作耐心细致的思想工作，鼓励病人树立起战胜疾病的信心。

2. 鼓励患者参加文娱、体育、劳动，转移其注意力。

【预防】

1. 避免和减轻精神压力，有意识地锻炼心理承受能力。

八、坐骨神经痛

坐骨神经痛是沿坐骨神经通路及其分布区的疼痛综合征，是一种常见的周围神经疾病。按病因可分为原发性和继发性两类，继发性按受损部位又可分为湿性和干性两种。原发性即坐骨神经炎，病因不明。继发性则因坐骨神经通路中遭受邻近组织病变影响所致。本病属于中医学的“痹症”范畴。

【诊断】

1. 病史：原发性者常有受寒冷、潮湿的病史；继发性者可有腰椎扭伤史，或腰骶、骨盆关节及盆腔内疾患等。

2. 症状：病侧下肢疼痛，由腰部、臀部开始向大腿后侧、小腿外侧及足背外侧放散，呈“针刺”、“刀割”、“触电”样持续疼痛，弯腰、咳嗽、喷嚏、大便时均可加重；病侧下肢微屈，或健侧卧位可减轻疼痛。痛久者下肢无力，肌肉松软，伴小腿或足部麻木感。

3. 体征：患者站立时常健侧着地用力，坐位时向健侧倾斜，患肢屈曲。直腿抬高时病侧下肢疼痛（<70 度）。坐骨神经干走行处有压痛点。患腿肌张力降低，跟腱反射消失，或肌肉萎缩。病侧肌肤可有神经障碍、营养不良的其他表现。

【治疗】

1. 汤药

（1）寒湿阻络：腰腿掣痛，遇寒即发或加剧，得热痛缓，形寒肢冷，肢体拘急，屈伸不利，舌淡，苔白，脉沉紧。治法：祛寒除湿，温经通络。方药：制川乌 9 克，麻黄 6 克，黄芪、白芍、木瓜、牛膝、蜂蜜各 15 克，乌梢蛇 10 克，蜈蚣 2 条，甘草 5 克。水煎服，每日 1 剂。

（2）湿热浸淫：腰腿灼痛，酸麻重胀，兼发热，口渴口干，心烦，尿赤，舌红，苔黄腻，脉滑数。治法：清热利湿，通利经络。方药：苍术、黄松、连翘各 12 克，牛膝、海桐皮各 15 克，蚕砂、杏仁、滑石、姜黄、防己各 10 克。水煎服，每日 1 剂。

（3）淤血阻络：腰腿剧痛，痛处拒按，入夜尤甚，肢体麻木，屈伸不利，舌质紫暗或有淤斑，脉细涩。治法：活血化淤，通络止痛。方药：桃仁、红花、当归、香附各 10

克，五灵脂、秦艽、没药各9克，牛膝、地龙、川芎、僵蚕、羌活各15克，甘草5克。水煎服，每日1剂。

2. 中成药

(1)小活络丹，每次服1丸，日3次，温黄酒送服。

(2)木瓜丸，每次服6克，日2次。

3. 针灸：取大肠俞、肾俞、秩边、环跳、殷门、阳陵泉、承山、悬钟，用强或中等刺激，针感向患侧足部传导，可加艾灸。

【护理】

1. 急性期卧床休息，睡硬板床，注意保暖。

2. 鼓励进食。

3. 保护皮肤清洁。

4. 细致观察病情，协助医生发现原发病。

【预防】

1. 避免腰椎间盘突出。

2. 及时控制体内炎症，减少寒冷、潮湿等诱因，提高机体免疫力。

九、三叉神经痛

三叉神经痛是三叉神经分布范围内阵发性、反复发作的剧烈疼痛，是一种病因未明的神经系统常见病。大多数为单侧面颊疼痛。本病中医学称为“偏头风”、“面痛”等。

三叉神经是主管面部感觉和各咀嚼肌运动的神经。因其从脑干发出后有3个分支，故称三叉神经。三叉神经痛是常见疾病，是发生于三叉神经分布区域内的短暂的、反复发作的剧烈疼痛，分为原发性和继发性两类。前者病因不明；后者多由炎症、外伤、肿瘤、血管病等引起。多发生于40岁以上的中年人或老年人，女略多于男。

原发性三叉神经痛为骤然发生的剧烈疼痛，如刀割样、针刺样、火烧样难受，以至于涕泪俱下，大汗淋漓。一次发作持续数秒钟至数分钟，疼痛自动停止，间隔一段时间又可复发。疼痛部位局限于三叉神经感觉支配区内，最常见的是下颚和(或)上颌区域内疼痛。严重者在发作时伴有同侧面部肌肉的反射性抽搐。缓解期正常。

继发性三叉神经痛青壮年多见，疼痛的部位、性质及触发点与原发者相同。但疼痛较持久，检查可见三叉神经等损害的阳性体征，如面部感觉障碍、角膜反射迟钝及咀嚼肌瘫痪、萎缩等。

【诊断】

1. 症状：三叉神经分布区出现撕裂样、通电样、切割样、针刺样剧痛，突发突止，持续数秒至1～2分钟，间歇期可长可短，常因咀嚼、刷牙、洗脸、说话等诱发。

2. 体征：面部及口腔卫生差，常有患侧臼齿多枚缺如，患侧面部可能粗糙，眉毛稀少。神经系统检查无异常，可有轻度触觉减退。

【治疗】

1. 汤药

(1)风寒袭络：常由遇风寒而诱发，患侧面颊呈阵发性短暂性抽搐样剧痛，面肌有紧束感，局部喜热敷，口不渴，苔薄白，脉紧。治宜疏风散寒，通络止痛。方用川芎止痛汤：川芎30克，荆芥、防风、全蝎、荜茇各12克，天麻10克，细辛6克，蜈蚣2条，水煎服。每日1剂，重者每日2剂。

(2)痰火上攻：患侧面颊呈阵发性短暂性胀闷灼痛，常吃饭时发作，局部喜冷敷，口渴不欲饮，头昏重，胸脘痞闷，时吐痰涎，舌苔厚腻而黄，脉弦滑。治宜化痰泻火，祛风止痛。方用黄连温胆汤加减：石决明20克(先煎)，法夏、茯苓、川芎、竹茹各15克，桔红、枳实、地龙、全蝎、僵蚕、菊花、黄连各10克，制大黄、甘草各6克。

(3)肝郁化火：面颊灼痛，面肌抽搐，口角牵向患侧，目赤流泪，口疮流涎，口苦咽干，心烦易怒，便干溲黄，舌红苔黄燥，脉弦数。治宜疏肝泻火，祛风止痛。方用川芎茶调散加减：夏枯草、生石膏、葛根各30克，钩藤20克，川芎15克，柴胡、黄芩、菊花、蔓荆子各12克，白芷、荆芥、制大黄各10克，全蝎6克，细辛、薄荷(后下)各3克，蜈蚣3条。

2. 中成药

(1)川芎茶调丸，每服6克，日服2次，适于风寒袭络型。

(2)芎菊上清丸，每服1/3袋，每天3次，适于肝郁化火型。

3. 单验方

(1)全蝎、蜈蚣等量研细末，每服2克，日服2～3次。

(2)愈痛散：白附子100克，全蝎150克，白芷、川芎、僵蚕各200克，共研细末，每服2克，每日2次，热酒调服。

4. 针灸：主穴，合谷、内庭透涌泉，Ⅰ支配太阳、阳白、鱼腰、眉中；Ⅱ支配颊车、四白；Ⅲ支配下关、大迎透承浆。风寒外袭，加风门、风池，用温针或灸。

【护理】

树立患者对治愈疾病的信心和决心，避免精神刺激和环境的不良影响，保证患者足够的睡眠和休息。

【预防】

1. 精神愉快，心胸开朗，饮食起居有规律，加强体育锻炼。

2. 尽量避免触及能引发疼痛的“扳机点”。

十、重症肌无力

重症肌无力是以骨骼肌神经肌肉接头处病变为主的自身免疫性疾病。多数病人有胸腺异常改变。常与其他自身免疫性疾病如红斑狼疮、甲亢等伴发。主要临床表现为受累肌肉极易疲劳，经休息或抗胆碱酯酶药物可使症状减轻或缓解。各年龄均可发病，以15～35岁最多见，女多于男。本病属于中医学“痿症”的范畴。

【诊断】

1. 症状：起病多隐匿，以眼肌、咀嚼肌、吞咽肌或呼吸肌无力为主要症状，晨起较轻，下午或活动加重，休息后有程度不等的恢复。若患者突然发生呼吸肌无力，以致不能维持换气功能时，称为危象。

2. 体征：受累肌群肌力减退，无感觉异常。肌疲劳试验阳性。

【治疗】

1. 汤药

(1)脾胃气虚：眼睑下垂，四肢乏力，吞咽困难，倦怠自汗，少气懒言，面色萎黄，纳差便溏，舌质淡，苔薄白，脉弱无力。治法：益气升阳，调补脾胃。方药：黄芪30克，党参15克，当归、白术、柴胡各12克，陈皮10克，升麻6克，甘草9克。水煎服，每日1剂。

(2)肝肾阴虚：两睑下垂，视物成双，目睛干涩，四肢无力，口燥咽干，腰酸耳鸣，少寐多梦，肌肉瘦削，舌红而瘦，少苔或无苔，脉细数。治法：滋肾养肝，调补气血。方药：熟地30克，黄芪20克，山药、枸杞子、山萸肉、菟丝子、当归各12克，牛膝15克，鹿角胶10克(烊化)。水煎服，每日1剂。

(3)脾肾阳虚：四肢软弱，步履艰难，抬头困难，吞咽发呛，形寒肢冷，面色㿠白，腰膝酸软，小便清长，大便稀溏或完谷不化，舌淡胖，边有齿痕，脉沉弱。治法：温补脾肾。方药：熟地、山药、山萸肉、枸杞子、杜仲、白术各12克，菟丝子、鹿角胶各10克(烊化)，附子、炙甘草各6克，生黄芪30克，党参15克。水煎服，每日1剂。

2. 中成药

(1)补中益气丸，每服6克，每日3次，适于中气不足者。

(2)胎盘片，每次4片，每日3次，适于气阴两虚者。

3. 针灸：头面部以攒竹、阳白、鱼腰、四白、睛明为主，四肢以合谷、外关、内关、三阴交、太冲、足三里、曲池为主。用补法。

【护理】

1. 注意休息，进食宜慢，必要时鼻饲。

2. 避免过劳和精神刺激，及时治疗各种感染。

3. 注意观察呼吸情况，必要时给予吸氧。

【预防】

凡能影响神经肌肉传递、降低肌细胞兴奋性或抑制呼吸的药物均应禁用。

十一、精神分裂症

精神分裂症是思维、情感和意志三方面精神活动皆发生障碍的常见精神性疾病。其临床特点表现为思维、情感、意志三者互不协调，而与外界环境的统一性也遭破坏，因此称为“分裂症”。本病居精神病发病率的首位，可发生于任何年龄，而以青壮年最多见，女略多于男。本病相当于中医学“癫狂”、“痴呆”等病症。

【诊断】

（一）临床表现

1. 症状：缓慢起病，早期可见性格改变，生活不规律，对人冷淡，失眠等，常未引起注意。症状明显可见思维联想障碍，情感倒错，脱离现实的言行越常，产生幻觉和妄想以及动作行为怪异等。

2. 体征：进行标准化精神现状检查（即 OSE），节段水平为 6 ~ 8，总分在 11 分以上。

（二）主要类型

1. 单纯型：以思维贫乏，情感淡漠，缄默少语，行为退缩为主。

2. 青春型：发病较早，以思维杂乱无章，情感愚蠢或离奇为主。

3. 偏执型：多发于 30 岁以后，主要为妄想，内容荒唐，范围泛化，衰退较迟。

4. 紧张型：起病较急，临床上可分为兴奋和木僵两组症状群，两者可交替出现。

【治疗】

1. 汤药

（1）痰迷心窍：神思迷惘，表情呆钝，言语错乱，目瞪不瞬，舌苔白腻，脉弦滑。治法：豁痰宣窍，理气散结。方药：橘红、半夏、柴胡、郁金、香附、远志、菖蒲各 15 克，瓜蒌 30 克，陈胆星 18 克，竹茹 10 克。水煎服，每日 1 剂。

（2）痰热郁结：神志痴呆，语无伦次，不寐易惊，躁动不安，舌红苔黄，脉滑数。治法：清热化痰，开窍解郁。方药：陈皮、半夏、竹茹、浙贝、茯苓、山栀、黄芩、泽泻、柴胡、香附各12克，菖蒲、神曲、砂仁各15克。水煎服，每日1剂。

(3)心脾两虚：神思恍惚，魂梦颠倒，心悸易惊，善悲欲哭，肢体困乏，饮食减少，舌淡，脉细无力。治法：健脾养心，益气安神。方药：人参、黄芪各15克，川芎、当归、远志、柏子仁、酸枣仁、五味子各12克，茯神20克，肉桂、甘草各5克。水煎服，每日1剂。

(4)痰火上扰：起病急骤，头痛失眠，两目怒视，面红目赤，狂乱无知，打人毁物，气力逾常，不食不眠，舌质红绛，苔多黄腻，脉弦滑数。治法：镇志涤痰，泻肝清火。方药：生铁落120克，石菖蒲、茯神、胆南星、钩藤、浙贝母各15克，天冬、麦冬、玄参、橘红、丹参各12克，连翘10克，朱砂1克。水煎服，每日1剂。

(5)火盛伤阴：精神疲惫，多言善惊，时而烦躁，形瘦面红，舌质红，脉细数。治法：滋阴降火，安神定志。方药：生地、麦冬、玄参、茯神、酸枣仁各15克，当归、远志各10克，黄连、甘草各5克，木通、竹叶、灯心草各12克。水煎服，每日1剂。

2. 针灸：取穴中脘、神门、三阴交、心俞、肝俞、脾俞、丰隆，宜平补平泻，留针15～20分钟。

【护理】

1. 给予监护，严防意外事件的发生。

2. 耐心倾听病人叙述，唤醒病人对本病的正确认识，针对不同的病情进行合理的心理治疗。

3. 症状缓解后，应进行1～2年的随访。

【预防】

1. 加强心理卫生的宣传和普及，建立心理咨询机构。

2. 对已缓解的患者要做好康复及社会支持工作。

十二、老年性痴呆

老年性痴呆是以痴呆为主要表现的一组慢性进行性退化性疾病。其病理变化为脑组织弥漫性萎缩和退行性改变。若其发病在老年前期出现，称为早老性痴呆；若系多种大小的脑梗塞灶所致的认识功能全面衰退，又称为脑血管性痴呆或多发性脑梗塞痴呆。本病病因不明，可能与遗传因素、老龄以及环境因素等的相互作用有关。中医学称本病为“痴呆”、“呆病”或“癫症”、“痫症”。

【诊断】

1. 起病缓慢：呈进行性发展，见于60岁以上的老年人。

2. 性格改变：急躁易怒，自私，主观固执，缺乏羞耻感。

3. 情绪不稳：时哭时笑，表现幼稚愚蠢。

4. 进行性智能减退：早期丧失抽象思维能力，记忆，计算，定向，判断能力差，工作能力逐渐下降。后期陷入痴呆状态，甚至连自己姓名、年龄都不能回答，日常生活不能自理。

5. 常并发感染，产生谵妄状态，称为“老年性谵妄”。

6. 有其他器官衰老表现：如老态龙钟，发白齿落，角膜老年环，白内障，皮肤老年斑，老年性重听等。神经系统方面可见步态不稳，肌张力增高，老年性震颤，瞳孔对光反应迟钝等。

【治疗】

1. 汤药

(1)肾精虚衰：智能低下，呆滞愚笨，眩晕健忘，耳鸣重听，怠惰思卧，动作缓慢，肢体不用，半身不遂，发堕齿槁，皮毛干枯，语言謇涩，舌体瘦小，脉沉细弱。治法：填精补髓，益脑醒神。方药：熟地、山萸肉、龟版胶（烊化）、猪脊髓、山药、续断、菖蒲、丹参各15克，牛膝、紫河车粉（冲服）各20克，地龙、香附、远志、郁金各12克，五味子6克。水煎服，每日1剂。

(2)肝肾阴虚：神志呆滞，行动迟缓，或精神抑郁，哭笑无常，或烦躁易怒，甚者狂躁，肢体麻木，眩晕耳鸣，筋惕肉，颧红口干，潮热盗汗，舌红少苔，脉弦细数。治法：滋补肝肾，降火安神。方药：知母、郁金、远志、山萸肉、丹皮各12克，熟地、山药、石菖蒲各15克，黄柏6克，生龙骨、生牡蛎各30克。水煎服，每日1剂。

(3)脾肾阳虚：表情呆滞，智力低下，行动迟缓，甚者终日寡言，坐卧不起，思维迟钝，记忆减退，面色㿠白，气短乏力，畏寒肢冷，大便溏薄，小便清长或失禁，重者失语肢瘫，舌质胖嫩，苔白腻，脉细缓。治法：温肾运脾，化淤祛淤。方药：熟附子、山萸肉、远志、胆南星各10克，仙灵脾、山药、茯苓、菖蒲、丹参各15克，郁金12克，肉桂6克。水煎服，每日1剂。

(4)痰浊阻窍：智力衰退，哭笑无常，或终日无言，呆若木鸡，倦怠思卧，头身困重，纳呆腹胀，胸膈痞满，泛吐涎沫，舌淡，苔白腻，脉滑。治法：健脾化痰，开窍醒神。方药：人参、茯苓、半夏、胆南星、陈皮、远志、枳壳各12克，白术、菖蒲、郁金各15克。水煎服，每日1剂。

(5)气滞血淤：神情呆滞，智能减退，语言错乱，思维异常，行为怪癖，健忘易惊，面色晦暗，口干不欲饮，肢体麻木，肌肤甲错，舌质紫暗或有淤点，脉细涩。治法：行气活血，通络开窍。方药：桃仁、红花、当归、远志各10克，川芎、菖蒲、郁金各15克，老葱3根。水煎服，每日1剂。

2. 针灸：选穴第一组，哑门、劳宫、足三里、肾俞；第二组，大椎、鸠尾、三阴交、涌泉;第三组,哑门、十宣、手三里、太冲。三组轮换使用,每天1组,捻转进针,留针10分钟,用补法,15天为1疗程。

【护理】

1. 生活应有专人料理,鼓励患者参加适当的活动。

2. 不要让患者单独外出,以免迷路。

【预防】

重视防治老龄人的躯体疾病,设法排除老龄者的孤独与隔绝,开展以社区为中心的社会福利活动,如老年保健中心、老年大学等,以促进老龄人的身心健康。

第八章 皮肤病

一、疖

疖是细菌侵入毛囊或皮脂腺内引起的化脓性炎症，是一个毛囊及其所属皮脂腺的急性化脓性炎症，由化脓性细菌感染引起。可向四周扩散，引起毛囊和周围的蜂窝组织坏死、溶解，最后形成脓肿。疖的致病菌通常是葡萄球菌，多发生在颈、头、面、背、腋下、臀部等处。疖常是单发的，若身体各部同时或先后反复出现多个疖，称疖病。

其特点是色红、灼热、疼痛，突起根浅，肿势局限，范围多在3～6厘米左右，出脓即愈。多发于暑天，又叫暑疖、热疖，若反复发作，日久不愈者称为疖病。

本病多由夏秋季节、气候炎热或在强日光下曝晒，感受暑毒所致；或因天气闷热，汗出不畅，热不外泄，暑湿热毒蕴蒸肌肤，引起痱子，反复搔痒抓而发生。正常人的毛囊及皮脂腺内，通常都有细菌存在，在机体抵抗力降低及不注意个人卫生的情况下，这些细菌便会致病。

【诊断】

1. 局部症状：初起时局部出现红色、微肿的圆形硬结，触之疼痛。以后逐渐增大，数天后中央突起，出现黄白色脓栓，破溃后脓栓脱落，排出脓血。炎症逐渐消退而愈。

2. 全身症状：一般不明显，或仅有轻度发热、厌食。若抵抗力差，或处理不当，可使炎症扩散。

【治疗】

1. 鲜忍冬藤150克（干者30克），生甘草30克，连翘15克，水煎服，每日1剂，分3次服。连服3～5天。

2. 银花9克，野菊花9克，紫花地丁9克，煎服法同上，连服2～4天。

3. 生黄芪15克，当归9克，银花30克，甘草6克。水煎服，每日1剂，分3次服。连服3～5天。此方适应于全身营养不良和疖肿反复出现者。

【护理】

1. 注意病情变化,出现发热、头痛、恶心等症时应对症处理。

2. 多食新鲜蔬菜,保持大便通畅。

【预防】

1. 主要是注意皮肤的清洁,特别是天热出汗的季节,要常洗澡、洗头、换衣服。

2. 疖肿周围的皮肤用75%酒精擦洗,以防附近毛囊发生感染。

二、痈

痈多为葡萄球菌侵入多个相邻的毛囊、皮脂腺和汗腺所引起的急性炎症,或由多个疖融合而成,范围广且深。致病菌为金黄色葡萄球菌。本病多见于成年人,糖尿病病人尤易发生本病。好发于颈项、背等厚韧皮肤部。尤以年老体弱及糖尿病患者为多见。初起时患处皮肤突然肿胀不适,光软无头,很快结块,呈一块稍隆起的紫红色浸润区,范围在6~9厘米左右,周围红肿,界限不清,疼痛剧烈,很快向周围扩散,并有多头疖样脓栓形成,中心部分溃烂后呈"火山口"状,流出稠厚黄白色脓液,愈合需1个月左右。常伴有发烧,怕冷,头痛,食欲减退等全身症状。如果排脓通畅,局部肿痛消除全身症状。如果排脓通畅,局部肿痛消除,全身症状也随之消失。中医称痈为"有头疽",项部痈称"对口疮",背痈称"搭背"。

【诊断】

1. 局部症状:皮肤呈紫红色,肿硬、疼痛较重,中央部有多个脓栓,如溃破后呈蜂窝状,以后坏死、溶解后呈"火山口"状。周围浸润水肿明显。

2. 全身症状:畏寒,发热,精神差,食欲减退,白细胞计数增加,严重者可引起败血症。

【治疗】

1. 汤药

(1)初期(火毒郁阻):疖初起呈小红丘疹样,痒痛,肿胀范围较小,一般在3厘米左右,或有全身症状。痈初起与疖相似,但红肿范围在1~2日内突然扩大,根盘平塌,界限不清,有多个脓头,伴恶寒、发热、头痛等,舌红,苔黄,脉数。治法:行气活血,清热解毒。方用五味消毒饮:金银花、野菊花、蒲公英各15克,紫背天葵、紫花地丁各12克。水煎,每日一剂,分2次内服,或用仙方活命饮。

(2)酿脓期(热毒炽盛),局部出现跳痛,寒战,高热,烦躁,头痛,舌红,苔黄燥,脉洪数。治法:泻火解毒。方用黄连解毒汤:黄连12克,黄芩、山栀、黄柏各10克。水煎,每日一剂,分2次服。若体虚化脓迟缓、疮形平塌、精神萎顿、脉数无力、舌淡，可予补气托毒透脓之剂，如托里消毒散。

（3）溃破期（气血不足）：溃后腐肉难脱，脓水清稀，脉数无力。治法：补益气血。方用八珍汤：党参、白术、茯苓、生地各12克，甘草6克，当归、川芎、白芍各10克。水煎，每日一剂，水煎服。

2. 中成药

（1）六应丸：成人每次10粒，1日3次；儿童剂量酌减，7～12岁，每次5粒，6岁以下3粒。

（2）蟾酥丸：每次3～5粒，1日1～2次。陈酒或温开水送下。孕妇忌服。

（3）银黄片：每次4片，1日2次。

（4）清解片：每次5片，1日2次。

以上各类药物初、中期均可选用。

3. 单验方：银花18克，连翘15克，蒲公英12克，甘草5克，加水250毫升煎成100毫升，分两次温服，每日一剂，连服2～4天。

【护理】

1. 外敷药膏应紧贴患部，箍围药宜注意湿度，掺药粉需散布均匀。

2. 疮口周围皮肤应经常保持清洁，以免伴发湿疹。

3. 高热时应卧床休息，多饮白开水。

4. 患在上肢者，以三角巾悬吊，在下肢者宜抬高患肢，并减少行动。

5. 疮面忌挤压。

【预防】

1. 注意个人卫生，保持皮肤清洁，及时治疗疖，以防止感染扩散。

2. 经常参加体育锻炼，增强皮肤抵抗力。

三、丹毒

丹毒是皮肤及其网状淋巴管的急性炎症，由β－溶血性链球菌从皮肤、黏膜的细小伤口处入侵所致。是由溶血性链球菌通过皮肤或黏膜的破损，引起皮肤网状淋巴管的急性感染，故又称急性网状淋巴管炎，好发于头面部和下肢。炎症蔓延迅速，一般不化脓、无组织坏死。下肢丹毒易复发，反复发作后可导致淋巴性水肿，甚则形成象皮肿。丹毒一名，是因发病时皮肤突然发红，其色如丹涂脂染而得。发于头面称抱头火丹，发于躯干内称内发丹毒，发于腿部称腿游风，新生儿丹毒称赤游丹。

本病临床表现主要为皮肤局部出现片状红疹，色鲜红似玫瑰，形状不规则，与正常皮肤界限清楚，边界稍隆起，有时可发生水泡，压之褪色，去除压力后颜色很快恢复,有烧灼感,常伴寒战高热、头痛等全身症状。本病由细菌侵入皮肤或粘膜内的网状淋巴管所引起,起病急,蔓延快,一般不化脓,很少有组织坏死,多发于面部或下肢。若反复发作,使淋巴管阻塞,皮肤增厚,形成象皮肿。

【诊断】

1. 局部症状:局部表现为片状红疹,颜色鲜红,中间较淡,边缘清楚,并略隆起。手指轻压红色消退,除去压力红色很快恢复。红肿向四周蔓延,中央红色消退、脱屑,颜色转为棕黄。红肿区有时可发生水泡。局部有烧灼样痛。附近淋巴结经常肿大、疼痛。足癣或血丝虫感染可引起下肢丹毒的反复发作,有时并可导致淋巴水肿,甚至发展为象皮肿。

2. 全身症状:发病急、畏寒、发热、头痛、全身不适。

【治疗】

1. 汤药

(1)发于头面者,属风热化火,治宜散风清火解毒为主。方用普济消毒饮加减。大便干结者,加生大黄12克,玄明粉12克;咽痛者,加生地15克,玄参15克。

(2)发于胸、腹、腰、胯者,属肝脾湿火,治宜清肝泻火利湿为主。方用龙胆泻肝汤、柴胡清肝汤或化斑解毒汤加减。

(3)发于下肢者,属湿热化火,治宜利湿清热解毒为主。方用五神汤合萆薢渗湿汤加减。

(4)新生儿丹毒,属胎火胎毒为患,治宜凉血清营解毒为主。方用犀角地黄汤合黄连解毒汤加减。

2. 中成药

(1)牛黄解毒片:每次3~4粒,1日3次。

(2)牛黄上清丸:每次1粒,1日3次。

(3)银黄片:每次4片,1日2次。

3. 单验方

(1)不论何处发丹毒,均可用生地、赤芍、板蓝根、制苍术、黄柏等煎服。

(2)下肢丹毒可用苍术、黄柏各9克,板蓝根30克,煎汤,每日1剂。

(3)并发橡皮腿者,可用防己、苍术、泽泻各60克,升麻30克,研末,水泛为丸。每次9克,1日2次,饭前温开水吞服。可以常服。

【护理】

1. 患者应卧床休息,多饮开水,床边隔离。下肢丹毒,应抬高患肢。

2. 患者所用器械、敷料,必须严格消毒,以防传染。

3. 已成橡皮腿者,可用绷带缠缚,宽紧适度。亦可用医用弹力护套绷缚。每天应在起床时穿绷好。

【预防】

1. 如有皮肤黏膜破损,应及时处理,避免感染。

2. 有足癣者,必须彻底治疗,防止复发。

3. 注意体育锻炼,提高身体抵抗力。

四、痤疮

痤疮俗称粉刺,是毛囊皮脂腺的慢性炎症性疾病。雄性激素分泌增加使皮脂腺肥大,皮脂分泌增多,毛囊皮脂腺导管角化栓塞,皮脂淤积,被棒状杆菌分解,产生游离脂肪酸破坏毛囊壁,引起炎症。另外,饮食、气候、化学物质刺激可以诱发本病。本病多发生于青春期男女,男性多于女性,青春期过后,大多自然痊愈或减轻。其基本病机为素体阳热偏盛,加上青春期生机旺盛,营血日渐偏热,血热外壅,气血郁滞,蕴阻肌肤。

痤疮常自青春期开始发生,好发于面、胸、肩胛间等皮脂腺发达部位。皮损初起为圆锥形丘疹,与皮肤颜色一样,内含淡黄色皮脂栓。如毛囊口开放,皮脂栓顶端干燥污染而呈黑色,叫黑头粉刺。如毛囊口封闭或有细菌感染可形成脓疱、结节、囊腔。多无自觉症状或微痒。病程较长,时轻时重,多数到25~30岁左右逐渐自愈。

【诊断】

1. 黑头粉刺型:开始粉刺为白米粒大黄白色的锥形丘疹,以后顶端出现黑点。

2. 丘疹脓疱型:红色丘疹,其中央有脓疱性或疖肿性改变,此起彼消,反复发生。

3. 人工皮炎型:丘疹脓疱型粉刺经用力搔抓或挤压后,使皮肤剥蚀,留有紫红色疤痕。

4. 囊肿型:除一般丘疹、脓疱外,还有大小不等的囊性损害,愈后形成疤痕疙瘩,有损面容。

【治疗】

1. 汤药

(1)肺胃热盛型:以红斑、丘疹为主。口渴,多饮,舌红苔黄,脉数。治以清泄肺胃。用枇杷叶、桑白皮、黄芩、生地、生石膏、知母、茵陈、栀子、蝉衣、甘草各10~12克。水煎服。若脓疱多加蒲公英、紫花地丁。皮脂多加苡仁、生白术。结节囊肿加夏枯草、浙贝。水煎服。

(2)热毒型:以脓疱、丘疹为主。治以清热解毒。用金银花、紫花地丁、野菊花、黄芩、知母、白芷、赤芍、连翘、生甘草各10~12克。水煎服。

(3)血淤痰涎型:以结节、囊肿为主。治以活血化痰散结。用桃仁、制半夏、丹参、象贝母、红花、川芎、牡蛎、蒲公英、银花、甘草各10~12克。水煎服。

2. 中成药

(1)三黄片,每次4片,每日2次,以大便微溏为度。

(2)防风通圣散,每次6克,每日2次。

3. 单验方

(1)连翘、川芎、白芷、黄芩、荆芥、桑皮、苦参、栀子各4.5克。每日一剂,煎服3次。

(2)田七药物牙膏,洗脸,每日1~2次。

4. 外治

(1)颠倒散(大黄、硫黄等量为末)调水外敷。

(2)如意金黄散,调水外敷。

5. 针灸:一组取太阳、攒竹、曲池,一组取四白、足三里、合谷,交替快速进针,大幅捻转,留针20分钟。隔日1次,6次为1疗程。

【护理】

1. 避免搔抓与挤压。

2. 可用温热水、硫黄药皂洗浴,除去油脂。

3. 少吃脂肪和糖类食品,多吃蔬菜水果。

4. 避免饮酒与进食辛辣食物。

【预防】

注意个人卫生,养成良好饮食习惯,杜绝不良嗜好,保持精神愉快,精力充沛。

五、疥疮

疥疮,俗称"癞"、"疥",是由接触疥虫而引起的传染性皮肤病。疥虫很小,寄生于病人皮肤上。受孕雌虫可存活1~2月,可产卵10~50个,由卵演变为成虫约需1~2周,如此生生不息,繁殖力很强。此症初起,形如芥子之粒,故名疥疮。大多是因个人卫生不良,或接触疥疮之人而被传染,也有的是因风、湿、热、虫郁于肌肤而引起。一般是由手指或手丫处发生,渐渐蔓延到全身,只有头面不易波及。其瘙痒过度,会使皮肤破裂,流出血水,结成干痂,其中有虫,日久化脓,又痛又痒,难过至极。在婴儿手掌、足底及足趾间也常累及,甚至侵犯面部。

【诊断】

皮损初起为针尖大小的丘疹或水疱，并有一条条细小的灰白色或黑色线条，这就是疥虫钻的隧道。病久可全身遍布抓痕、结痂、黑色斑点，甚至引起脓疱。有时在成年男性的阴囊或阴茎等处出现淡红色、黄豆大发硬的半球形结节，病人多有奇痒，夜间尤剧，常影响睡眠。疥疮在新中国成立前广为流行，新中国成立后大为减少，50 年代基本消灭。但因种种原因现在又在死灰复燃，且有加重趋势。现在所发疥疮与过去相比有某些不同，典型虫道不易被察见，而疥疮结节发生率高，几乎已取代虫道成为诊断疥疮的临床主征，过敏表现如风团比以前多，病程也较长。此外，性传播因素突出。

【治疗】

1. 汤药

散风清热利湿：荆芥、桑叶、丹皮各 6 克，苦参、黄柏、连翘、地肤子、茯苓皮各 10 克，银花、萆薢各 12 克，以水煎服。

2. 中成药

(1)如意金黄散，每袋金黄散加入精制硫黄粉 10 克，用猪油调匀，擦于患处。

(2)南通蛇药，先用高锰酸钾溶液清洗患处，然后将南通蛇药片碎成粉末，加入适量茶油或凡士林，清水调成糊状，搽于患处，每日 1 ~ 2 次，一般连用 3 ~ 4 次即愈。

3. 外治

(1)先以花椒 10 克，地肤子 30 克，煎汤，将疥洗去，更换清洁衣服，再外搽 5% ~ 10% 硫黄膏，稍用力擦于患处，每日早晚各 1 次。连擦 2 ~ 3 天，上药期间不洗澡，不更换衣服，脓疥可用青黛膏外搽。

(2)以疥疮净 1 号(苦参 100 克，蛇床子 100 克，花椒 30 克，白癣皮 100 克，白菖蒲 30 克)全身药浴 30 分钟，浴后涂 2 号(百部 20 克，槟榔 8 克，苦参 16 克，蛇床子 16 克，苦楝皮 8 克，青蒿 8 克，大黄 8 克，制成 200 毫升酊剂)每日 2 ~ 3 次，4 天为一疗程。

4. 单验方

(1)夏枯草、苍耳草、葎草各 50 克，白矾、川椒各 30 克，加水 1500 毫升，煎熬 20 分钟后熏洗，每日 1 剂，洗 2 次。

(2)白鲜菖蒲全草 150 ~ 200 克，煎汤外洗。

(3)苦楝子 30 ~ 40 克，鲜苦楝皮 100 ~ 200 克，武火煎水，去渣外洗。

(4)大枫子膏：大枫子去壳取肉 500 克，捣烂研细，加凡士林 500 克调匀，每日涂擦 2 ~ 3 次。用 3 ~ 7 日。

【护理】

1. 及早治疗,认真用药,搽药期间不可洗澡,换衣,以免减弱药效。

2. 换下衣物要注意消毒。

【预防】

1. 注意个人卫生,勤洗澡换衣,避免接触疥疮患者及其所用物品。

2. 杜绝不洁性交。

六、湿疹

湿疹是由多种内外因素引起的一种过敏性炎症的反应性皮肤病,分急性、亚急性、慢性三种。不分男女,任何年龄,任何部位均可能患病。发病原因复杂,与体质、神经精神状态、内分泌、血液循环、消化、系统、代谢营养、内脏功能改变以及各种内外致敏病原有关。皮损可发生于身体任何部位,多在小腿、肘窝、胸窝、阴囊、女阴、脐窝、乳头周围、头面部等处。常因外界各种激发因素(海鲜、药物、慢性病、花粉)发病或加剧。中医认为本病是风湿热侵入肌肤而成。急性、亚急性以湿热为主,慢性乃因久病耗血所致。

【诊断】

1. 急性湿疹:病变为弥漫性或散在性,无明显界限。炎症反应明显,局部初起潮红,很快出现丘疹、水疱、脓疮、糜烂、结痂,最后脱落,不留痕迹。皮损对称分布,有奇痒及灼热感,常反复发作。

2. 慢性湿疹:多由急性湿疹反复发作而来,皮损呈局限性,境界明显,皮肤呈紫暗色,肥厚干燥,或有苔藓样改变,脱屑性皮块。常伴抓痕、血痂及色素沉着。瘙痒,每于夜间或神经紧张时加剧。病程缠绵,迁延数月至数年。

【治疗】

1. 汤药

(1)急性湿疹,治以清热利湿。用萆薢、苡仁、黄柏、茯苓、泽泻、丹皮、滑石、通草、苍术、苦参各10~12克。煎服。发于上者去黄柏加黄芩10克,黄连3克;发于下者加川牛膝、车前子各10克;便秘加大黄3克。

(2)慢性湿疹,治以养血祛风,清化湿热,用当归、白芍、生地、荆芥、防风、苍术、黄柏、生甘草各10克。瘙痒久治不愈,还可选用麻黄、防风、蝉衣、荆芥、薄荷、甘草各6克,苍术、桃仁、红花、赤芍、归尾各10克。煎服。

2. 中成药

(1)龙胆泻肝丸,每次5克,每日3次。适于皮疹炎症明显者。儿童酌减。

(2)金鸡冲剂,每次 5 克,每日 2 次。适于阴囊湿疹。

(3)防风通圣丸,每次 6 克,每日 2 次。

3. 单验方

(1)紫草 30 克,大黄 18 克,共研细末,水泛为丸。成人每次服 10 ~ 12 克,每日 1 次。

(2)菊花、银花各 10 克,蝉衣 4.5 克,甘草 6 克。水煎,分 3 次服。

(3)土茯苓 30 克,苡仁 5 克,银花 10 克,生地 12 克,甘草 6 克。水煎服。适于慢性湿疹。

4. 外治

(1)黄连 6 克,蜂房 3 个,共研细末,加凡士林调膏外敷。适于急性湿疹。

(2)松香、枯矾、黄丹、雄黄各等分,研末,麻油调搽患处。适于慢性湿疹。

(3)丝瓜络 60 克,煎水熏洗局部,每日 1 次,适于阴囊湿疹。

(4)密陀僧 10 克,黄柏 6 克,冰片 3 克,研细末,用花生油调敷患处。适于各种湿疹。

5. 针灸

(1)针刺曲池、委中(刺出血)、阳陵泉,中刺激。也可快刺曲池、足三里,效不佳加血海。

(2)慢性湿疹可用梅花针打刺。

【护理】

避免搔抓、摩擦及用热水、肥皂水洗烫。

【预防】

1. 找出并去除各种激发因素,包括食入、吸入和接触的各种致敏原。

2. 治疗感染病灶。

七、黄褐斑

黄褐斑,俗称蝴蝶斑,又名肝斑,是一种常见的发生于面部的后天性色素沉着过度性皮肤病,发生于日晒部位,并于日晒后加重。妇女妊娠、月经失调、盆腔疾病、内服避孕药和某些消耗性疾病(如结核、癌瘤、慢性酒精中毒等)均可发生。病程慢性,无明显自觉症状。病情有一定季节性,夏重冬轻。色素沿着区域平均光密度值大于自身面部平均光密度值的 20% 以上。

本病的病因尚未完全明了,可以由于各种不同的原因引起,一般认为与内分泌改变(如妊娠)、某些药物(如口服避孕药)、慢性疾病及外界刺激有关。如痛经、慢性盆腔炎、长期口服避孕药、妊娠期、营养不良、贫血、内分泌障碍或慢性疾病等,但也有不少病人的病因不明。

【诊断】

前额、颧、鼻、上唇等处出现片状黄褐色或咖啡色斑。大小不一,边缘清楚,表面光滑,有时相互融合成片,形成蝴蝶状。无自觉症状。

【治疗】

1. 汤药

(1)肝郁气滞型:褐色斑对称分布,大小不定,边缘清楚。伴胁肋胀痛,烦躁善怒,太息,月经不调,脉弦滑。治以疏肝解郁法。用柴胡、枳壳、白芍、甘草、川芎、香附、青皮各10克。有淤血者加活血药,如丹参、桃仁。水煎服。

(2)肝脾失和型:栗皮色地图状斑片,对称,范围较大。伴胁肋胀痛,脘闷纳少,便溏,苔白腻,脉弦。治宜疏肝健脾。方用逍遥散加味:柴胡、当归、白芍、白术、茯苓、苡仁、木香、甘草各10克。水煎服。

(3)痰湿内停型:灰墨色斑片,境界模糊,范围广泛。伴胸胁支满,头晕目眩,呕吐清水,痰涎,舌淡苔腻。治以温阳健脾祛痰。方用苓桂术甘汤加减:桂枝、白术、茯苓、半夏、陈皮、甘草各10克。水煎服。

(4)肾水不足型:黑褐色斑片,以鼻为中心,对称如云片。伴耳鸣,盗汗,健忘失眠,腰腿酸软,舌红少苔,脉细数。治宜滋补肾阴。用六味地黄丸加味:生熟地、山萸、山药、茯苓、丹皮、泽泻各10克,枸杞子、桑葚子各12克。水煎服。

2. 中成药

(1)逍遥丸、化斑丸交替服,每日两次,每次1丸。适于肝郁血滞型。

(2)养血疏肝丸,适于肝郁气滞血虚者。

(3)健脾丸、归脾丸、理中丸。适于脾虚者。

(4)六味地黄丸,适于肾阴虚者。

3. 单验方

(1)血竭白扁豆汤:当归15克,生地20克,川芎、赤芍各12克,血竭3克,白扁豆、白僵蚕各12克,桃仁、红花各10克,白附子、白芷各12克,鹿胶、阿胶、龟胶各6克。水煎内服、外擦。

(2)血府逐淤汤:当归、赤芍、生地、川芎、桃仁、红花、牛膝各10克,柴胡、枳壳、桔梗各6克,甘草3克。水煎服。

(3)珍珠母、白僵蚕、菊花、茵陈、夏枯草、丝瓜络、赤芍、白芍、白茯苓、生甘草各10~12克。水煎服。

【护理】

少吃刺激性食物，保持精神愉快。

【预防】

避免长时间日光曝晒。

八、白癜风

白癜风又称白驳风、白癜、斑白，是一种后天性的局限性皮肤色素脱失症。常因皮肤色素消失而发生大小不等的白色斑片，好发于颜面和四肢，常无自觉症状。白斑部皮肤正常，只有对称性的大小不等的色素脱失症状。白癜风周边常可见黑色素增多现象，皮损大小、形状、数目因人而异。其基本病机为气血失和，或精血不足，皮毛失去濡养。

本病开始多发生在易受摩擦及阳光照晒的暴露部位，特别是颜面、颈、手臂等处。表现为大小不等，形状各异，边界清楚的白色斑片。边缘色素往往较深，斑内毛发正常或变白，表面平滑。损害可长期局限于某部，无痒痛等自觉症状。病程缓慢，少数可有自愈，多数逐渐增多、扩大。一般夏天发展快，冬天较慢，发展到一定程度后长期存在，只影响容貌美观，不影响身体健康。

【诊断】

开始多发生在易受摩擦及阳光照晒的暴露部位，特别是颜面、颈、手臂等处。表现为大小不等，形状各异，边界清楚的白色斑片。边缘色素往往较深，斑内毛发正常或变白，表面平滑。损害可长期局限于某部，无痒痛等自觉症状。病程缓慢，可有自愈，多数逐渐增多、扩大。一般夏天发展快，冬天较慢。

【治疗】

1. 汤药

(1)气血不和型：白斑色淡，边缘模糊，发展缓慢，兼见神疲乏力，面色苍白，手足不温。舌淡润，脉细。治以养血和血，疏风祛斑。用丹皮、赤芍、生地、当归、丹参、鸡血藤、夜交藤、勾藤各10～12克，水煎服。还可用首乌藤、鸡血藤、防风、白术、苏梗、旱莲草、当归、桂枝、白芍、甘草各10～12克。水煎服。

(2)经络阻滞型：白斑局限而不对称，边界清楚，斑内毛发变白。病程较长，发展缓慢。舌紫暗有淤点，苔薄。治以活血化淤，祛风通络。用丹参、当归、赤芍、川芎、桃仁、红花、鸡血藤、制香附各10～12克。水煎服。

2. 中成药

(1)白蚀丸，每次10粒，每日3次，连服3个月。

(2)白驳丸,每服10克,每日2次。

(3)豨莶丸,每服10克,每日2次。

3. 单验方

(1)密陀僧散搽患处。

(2)用铁锈水或白茄子蒂蘸硫黄细末,擦患处。

4. 外治

(1)15%白芷酊涂患处,每日2次。

(2)黄灵丹,用镇江醋沾湿棉棒沾药粉涂患处,轻轻摩擦20分钟,每日2次。对小面积白斑有较好疗效。

【护理】

1. 不滥用药物,不滥服维生素C。

2. 少吃或不吃富含维生素C的水果,有利于白斑的恢复。

【预防】

平时多吃豆类与坚果、贝壳类食物。

九、脓疱疮

脓疱疮俗称黄水疮,是由化脓球菌引起的一种化脓性皮肤病。致病细菌以金黄色葡萄球菌为多,其次为溶血性链球菌,或两者混合感染。本病常发生于面、颈、四肢外露部位。当皮肤有外伤和机体抵抗力下降时,通过接触感染而成。多发生于夏季,主要侵犯儿童。传染来源在儿童是玩具和污秽的手指;在成人是理发室、浴室和患病子女。

【诊断】

初起时为红斑或丘疹,很快变成水疱或脓疱。自绿豆到黄豆大,周围有红晕。脓疱破后露出糜烂面,干燥后结成蜜黄色痂,痂脱落后留下暗紫色斑,数天后自行消退,不留疤痕。每个脓疱一周左右痊愈。如不治疗,病菌不断向邻近部位蔓延,使病程连绵不断,有痒感,可伴淋巴结肿大,严重时发热,甚至并发肾炎和败血症。

【治疗】

1. 汤药

皮肤红斑或丘疹、脓疱、流黄水、结黄痂、焮热疼痛。治以清热利湿解毒。用银花、连翘、栀子、黄芩、黄柏、萆薢、苍术各10克,苡仁12克,黄连、甘草各3克。以水煎服。

2. 中成药

酌情选用牛黄散、解毒消炎丸、穿心莲片、三黄丸等。

3. 单验方

(1)马齿苋30克,煎服。

(2)野菊花、银花、连翘、地丁、蒲公英各15克,煎服。

4. 外治

(1)紫草油外搽。

(2)青黛散,以植物油调敷,日4~5次。

(3)用九一丹或红油膏盖贴,日2次。敷药前先将脓疱挑破,分开包扎。

(4)马齿苋、蒲公英、野菊花煎汤洗后,将黄柏粉用植物油调敷。

【护理】

1. 发病后要及时治疗,经常洗手、剪指甲,避免搔抓。

2. 洗澡时注意不使细菌向周围扩散蔓延。

3. 洗澡水中最好加消毒药,如高锰酸钾,同时可用硫黄皂。

4. 治愈后病人所有接触过的东西均需消毒、曝晒或煮沸。

【预防】

1. 注意清洁卫生,避免过度曝晒及出汗过多,避免微小外伤。

2. 夏天勤洗澡。

3. 避免接触患有脓疱疮的病人。

4. 小儿要特别注意手的卫生,勤剪指甲,衣服、玩具、饮食均应注意干净卫生。

十、手足癣

手足癣是指生在手掌、足底和指(趾)缝的癣,是一种临床极为常见的发生于足和(或)手部的皮肤癣疾。手癣俗称"鹅掌风",足癣俗称"脚湿气"。这是最常见的皮肤真菌病。由致病性丝状真菌感染引起,足癣较手癣更为常见。引起手足癣的病菌,主要是毛癣菌属或孢子菌属,少数由表皮菌属或白色念珠菌所致。手足癣在临床上可分为水疱型、糜烂型与鳞屑角化型。瘙痒是共同症状。足癣常通过洗脚用具或公共洗具感染,手癣多由本身的足癣传染。多汗,经常接触水湿或穿胶鞋工作的人易患此病。

致病性真菌有多种,所致手足癣的表现也略有差异,但均是侵犯手足部真皮层而引发本病。临床可分为角化型、水疱型、丘疹鳞屑型等数种,也可混合出现。

本病有传染倾向,其发生与密切接触患者的手足部位和用品,如拖鞋、浴盆、拭脚布等有很大关系。手癣又常由患者自身足癣传染而来。

本病呈慢性经过。足癣患者可并发局部细菌感染，继发淋巴管炎、丹毒等。长年患病，治疗不当，可出现真菌性湿疹或手足癣湿疹化。

【诊断】

1. 水疱型：手掌、足底或指（趾）间有成群或分散的水疱出现，外周轻度潮红，可融合成较大的水疱，伴瘙痒。干燥后形成针帽大小的环状鳞屑，如有细菌感染就会变成脓疱。

2. 糜烂型：指（趾）间潮湿发白，有脱皮现象，剥去表皮，露出湿润潮红的糜烂面。第三、四指（趾）间最易发生。

3. 鳞屑角化型：手掌或足底有成片脱皮区，边缘清楚，呈环状或半环状表皮脱落。日久皮肤变粗厚，皮纹增宽加深，伴疼痛。

【治疗】

1. 一般不需内服药。如有趾间化脓、肿连足背者，宜清热利湿，用苍术、黄柏、银花、连翘、栀子、川牛膝、防已各10克，萆薢、生苡仁各12克，生甘草3克。水煎服。

2. 中成药

(1) 金鸡冲剂：每次5克，每日2次。

(2) 藿香正气水：以此涂患处，早晚各1次。治疗期间保持足部通风干燥。

(3) 风油精：擦患处，每日1次。

3. 外治

(1) 脱屑型、水疱型：用癣药水或复方土槿皮酊外擦，每日2次；有皲裂者用雄黄膏外擦，每日2次；有脓疱者用青黛膏外擦，每日2次。

(2) 糜烂型：先用半边莲60克煎汤浸泡患足15分钟，次以皮脂膏或雄黄膏外涂，每日2次。

4. 单验方

(1) 米醋一、二斤，炖热，患手浸入。每天2小时，连浸7天。

(2) 皂矾6克，醋30克，鲜柏叶一把，加水适量浸擦。

(3) 鱼腥草、葱各半，捣成1丸，两手频搓。

(4) 五倍子研细末，撒患处。

(5) 半边莲取汁制成膏，涂敷患处。

(6) 白果树叶煎汤洗。

【护理】

1. 注意卫生，保持手足干燥、鞋袜透气，避免搔抓。

2. 病人鞋袜宜煮沸或蒸气消毒。

【预防】

1. 注意个人卫生,脸盆、毛巾专用,尽量不用公共拖鞋、浴巾。

2. 洗毕手足要擦干净。

十一、牛皮癣

牛皮癣又叫银屑病,是一种常见的慢性皮肤病,中医称为"松皮癣"、"干癣"、"白疕"。病因目前尚不十分清楚。有的认为与病灶感染和某些细菌、病毒有关,有的认为与精神因素有关,还有的认为是一种免疫性疾病等等。本病患者皮肤上出现红色斑丘疹,上面覆盖鳞屑。病变的范围轻者只影响一小片皮肤,重者累及全身皮肤。本病无法治愈,但是可以在一定程度上控制。

牛皮癣经常出现在肘、膝、上臂、腿、躯干和头皮上,表现为小点状、斑片状皮疹或小脓疱;牛皮癣也可以侵犯指甲,造成一个个凹坑;有些病例,甚至可以使指甲从甲床上脱落下来。少数牛皮癣可以发展成牛皮癣性关节炎。

牛皮癣有明显的季节性,多数患者病情春季、冬季加重,夏季缓解。男性多于女性,北方多于南方,城市高于农村。初发年龄男性大多为20~39岁,女性大多为15~39岁。普遍认为与工业污染和工作环境有关。

牛皮癣好发于裸露部位,如头部、四肢、前胸、后背等部位。虽不危及生命,但经久治不愈,逐年迁延复发加重,脱屑淤血,燥痒难忍,给患者身体和身心健康带来极大的痛苦。

【诊断】

1. 寻常型:皮疹开始为红色斑丘疹,上有干痂,用指甲搔刮则有白色粉末。皮疹扩大后,上面出现层层银白色鳞屑,刮去鳞屑红斑上有光亮蜡状薄膜,再刮去薄膜可见到出血点。皮疹可扩大融合成片,有点滴状、钱币状、地图状各种形态。急性期常有同形性现象,即在皮肤外伤处或注射针眼处出现牛皮癣损害。鳞屑一般为层叠状,有的皮疹肥厚、干枯、皲裂,可有不同程度的刺痒。皮疹可发生于任何部位,常对称分布在头皮、四肢伸侧,特别是肘、膝关节及其附近。可发展到全身,指甲及黏膜也可受累。皮损一般冬重夏轻,容易复发。

2. 特殊型:皮肤有泛发的脓疱,关节损害及红皮症。有原发者,也有因治疗不当或其他原因从寻常型牛皮癣转变而成。

【治疗】

1. 汤药

(1)急性期:出现大量红斑鳞屑性皮疹,同形性现象阳性,舌质红绛,脉滑数。

治以清热凉血解毒。用生地、银花、土茯苓各30克,玄参、黄芩各15克,白芍12克,麦冬、丹皮、栀子各10克,以水煎服。病情严重可酌加水牛角、紫草、黄连、黄柏等。

(2)静止期:皮疹呈暗红鳞屑片块,损害迁延不愈,但病情基本稳定。舌苔白腻或黄腻,脉滑或濡。治以清热利湿,祛风止痒。用土茯苓、茵陈、生苡仁、生地各30克;茯苓皮、银花各15克,栀子、玄参各10克。水煎服。便秘加大黄,脾虚加半夏、陈皮、茯苓、苍术、白术,气虚加黄芪、党参。

(3)顽固性牛皮癣:皮疹呈肥厚鳞屑性损害,舌暗红,脉虚。治以养血润肤,凉血消风。用熟地、蜂房、白藓皮各30克,首乌、当归、白芍各15克,天冬、麦冬各10克。以水煎服。

2. 中成药

(1)济生橘核丸,每服6克,每日2次。

(2)内消瘰疬丸,每服6克,每日2次。

3. 单验方

(1)鲜石榴皮,蘸明矾末擦患处,日3次。

(2)麻黄、乌梢蛇(冲)各3克,桂枝、制川乌各5克,鸡血藤12克。水煎服。适于风寒型。

(3)菊花6克,生地、苦参各12克,赤芍、生首乌各10克,乌梢蛇3克(冲)。水煎服,适于风热型。

(4)当归、赤芍、鹿角片、菟丝子、巴戟各10克,乌梢蛇3克(冲)。适于冲任不调型。

4. 外治

(1)苦参煎汤药浴,每日1次。

(2)艾叶、鹤虱、菖蒲煎汤熏洗每日1次。

(3)一扫光外擦,每日2次。

【护理】

1. 避免搔抓,用硫黄皂洗浴,不食羊肉、辣椒等刺激食品,不饮酒。

2. 对局部一两片牛皮癣不宜用过分刺激的药物。

3. 解除思想顾虑,增强治愈信心。

4. 保持精神愉快。

【预防】

去除一切可能诱因,如控制感染病灶、割除扁桃腺等。

十二、荨麻疹

荨麻疹是一种常见的过敏性、血管反应性皮肤病，俗称风疹块。其特征为具有瘙痒的一过性局限性水肿性发疹。本病可发生任何年龄，男女皆可患病。

常因某种食物、药物、生物制品、病灶感染、精神因素、肠寄生虫、外界冷热等刺激引起。临床表现为大小不等的局限性风团，伴有瘙痒和灼热感，少数患者可有发热、腹痛等症状，特点是骤然发生，迅速消退，愈后不留任何痕迹。根据病程长短可分急性和慢性两型，急性荨麻疹经数日至数周消退，原因较易追查，除去原因后，迅速消退。慢性荨麻疹反复发作，常经年累月不愈，病因不易自查。中医称为“瘾疹”，认为是风邪所致。

【诊断】

全身泛发大小不一的风团，从米粒到手掌大，略隆起，鲜红、淡红或苍白色，表面扁平或微凹，呈圆形或不规则形，可互相融合成环状或片状，此起彼伏。常伴有奇痒、刺痛或灼热感，严重者伴有发烧、腹痛、呕恶、烦躁、心慌等，甚至可见口唇、咽喉水肿。

一般分为急性与慢性两种。急性荨麻疹常突然发生，经过几分钟或几小时，最长不超过24小时，逐渐消退，不留任何痕迹。慢性荨麻疹常反复发作，迁延数月，甚至数年。

【治疗】

1. 汤药

(1)风热证：表现为风团色红，舌质红苔黄、脉浮数。宜疏风清热。方药：荆芥、防风、当归、生地、苦参、苍术、牛蒡子、蝉蜕、胡麻仁、知母、生石膏各10克，生甘草、木通各6克，水煎服，1日3次，每日1剂。

(2)风寒证：遇冷皮疹加剧，得热则轻，风团苍白，苔薄白，脉浮缓。宜疏风散寒，调和营卫。方药：桂枝、赤芍、防风、蝉蜕、荆芥、白藓皮、牛蒡子、生姜、白芷各10克，大黄、生甘草各6克，水煎服，1日3次，每日1剂。

(3)胃肠湿热证：证见发疹时伴有脘腹疼痛，神疲纳呆，大便秘结或泄泻，苔黄腻，脉滑数。宜疏风解表，通腑泻热。方药：荆芥、麻黄、赤芍、连翘、生石膏、川芎、滑石、薄荷、黄芩、白术各10克，大黄、生甘草各6克，水煎服，1日2次，每日1剂。

(4)气血双虚证：证见发疹不息，经久不愈，劳累加重，神疲乏力，面色苍白，肢软无力，舌淡苔薄，脉濡细。宜调补气血，消风止痒。方药：当归、川芎、白芍、生地黄、防风、白蒺藜、荆芥各15克，何首乌、黄芪、甘草各10克，水煎服，1日3次，每日

1剂。

2. 中成药

(1)防风通圣丸10克，与连翘败毒丸10克，早晚交替服。儿童用1/3量。适于急性患者。

(2)当归丸，每次服10克，每日2次，适于慢性荨麻疹患者。

3. 单验方

(1)荆芥、薄荷、苦参各10克，水煎服。

(2)黑芝麻500克，冬桑叶120克，研细末，炼蜜为丸，以红枣汤送下，每服10克，日三次。

4. 针灸

(1)体针：曲池、血海、足三里，强刺激。也可快速针刺风府、大椎、血海。灸法可在阳池、行间、解溪穴上隔姜灸。或以绿豆大艾炷在中脘、肩穴上各灸3壮，隔日一次。

(2)耳针：在耳穴心、肺、神门、脾、肾上腺、皮质下、内分泌区以环形揿针埋针，或贴压王不留行籽，每天按压3～5次。或耳背放血。

(3)穴位注射：在曲池上注射扑尔敏或胎盘组织液2毫升，针感愈强效果愈好。

5. 拔罐疗法：以大号或中号火罐扣在神阙穴上，5分钟取下。可配曲池、血海穴。

【护理】

1. 避免搔抓，严禁接触过敏源。

2. 荨麻疹伴有高热或腹泻时，应警惕是否有严重感染或外科急腹症，此时应及早就医，以免延误病情。

【预防】

尽一切可能避免接触过敏源。

十三、带状疱疹

带状疱疹是一种由病毒引起的皮肤病，可发生于身体任何部位，但以腰背为多见，故此俗称“串腰龙”。病毒通过呼吸道粘膜进入人体，经过血行传播，在皮肤上出现水痘，但大多数人感染后不出现水痘，是为隐性感染，成为带病毒者。这种病毒为嗜神经性，在侵入皮肤感觉神经末梢后可沿着神经移动到脊髓后根的神经节中，并潜伏在该处，当宿主的细胞免疫功能低下时，如患感冒、发热、系统性红斑狼疮以及恶性肿瘤时，病毒又被激发，致使神经节发炎、坏死，同时再次激活的病毒可以沿着周围神经纤维再移动到皮肤发生疱疹。在少数情况下,疱疹病毒可散布到脊髓前角细胞及内脏神经纤维,引起运动性神经麻痹,如眼、面神经麻痹以及胃肠道和泌尿道的症状。病人感染病毒后,往往暂不发生症状,病毒潜伏在脊髓后根神经节的神经元中,在机体免疫功能减退时才引起发病,如感染、肿瘤、外伤、疲劳及使用免疫抑制剂时等。本病好发于三叉神经、椎神经、肋间神经和腰底神经的分布区,初起时患部往往有瘙痒、灼热或痛的感觉,有时有全身不适、发热、食欲不振等前驱期症状,随后有不规则的红斑、斑丘疹出现,很快演变成绿豆大小的集簇状小水疱,疱液澄清,周围绕以红晕。数日内水疱干涸,可有暗黑色结痂,或出现色素沉着;与此同时不断有新疹出现,新旧疹群依神经走行分布,排列呈带状,故尔得"带状疱疹"之名,疹群之间皮肤正常。有些患者皮损完全消退后,仍可留有神经痛,多数病人在发病期间疼痛明显,少数病人可无疼痛或仅有轻度痒感。中医认为,本病的发生多因情志内伤,肝郁气滞,日久化火而致肝胆火盛,外受毒邪而发。中医学属"缠腰火丹"、"缠腰龙"、"蜘蛛疮"范畴。

【诊断】

初起局部皮肤灼热刺痛,1~3天后出现皮疹,为密集的从小米到绿豆大的水疱,疱壁紧张发亮,周围有红晕。各簇水疱沿神经分布,排列成带状,一般为单侧,偶尔呈对称形。以胸部肋间神经分布区、腹部和面部三叉神经分布区最为多见。邻近的淋巴结常肿大。严重的可有发热等全身症状。皮疹的严重程度与神经疼痛的轻重无密切关系,有的仅有神经痛而不见皮疹。病程约2~3周,能自愈,愈后不留疤痕。极少复发,少数病人皮疹消退后有后遗性神经痛。

【治疗】

1. 汤药

(1)肝胆湿热型:皮损鲜红,水疱丰满,疼痛剧烈,大便干,小便短赤。舌质红、苔黄白,脉弦滑。治以清热利湿,疏肝理气止痛。用胆草、栀子、连翘、柴胡、郁金、泽泻、玄胡各10克,生地、蒲公英各15克,以水煎服。血热明显者加丹皮、白茅根,大便干燥加大黄,小便不利者加木通、车前子。以水煎服,每日1剂。

(2)湿盛型:皮损淡红、水疱黄白、松弛,疼痛略减,大便不干或便溏。舌苔薄腻,脉沉缓。治以健脾利湿,理气止痛。用党参、白术、厚朴、黄柏、萆薢、郁金、玄胡各10克,陈皮6克,车前子12克。以水煎服,每日1剂。

(3)气滞血淤型:皮疹虽明显消退,仍疼痛难忍,脉沉实有力。治以行气活血止痛。用当归、赤芍、川芎、生地、桃仁、红花、牛膝、枳壳、川楝子、玄胡各10克,柴胡6克,桔梗、甘草各3克。以水煎服,每日1剂。

2. 中成药

(1)龙胆泻肝丸、连翘败毒丸,交替服,每次6克,日服2次。

(2)牛黄上清丸,每次1丸,每日2次。另外板蓝根冲剂、三七片、六神丸、七星散、云南白药、南通蛇药、元胡止痛片、复方丹参片,均可选用。

3. 单验方

(1)板蓝根或板蓝根15~30克,水煎代茶饮。

(2)金银花15克,生甘草10克,水煎服。

4. 外治

(1)大黄末10克,雄黄6克。水调敷患处。

(2)蚤休30克,研末,白酒调,抹患处。

(3)川连、雄黄、冰片、煅石膏各1.5克,研细末,蛋清调敷。

(4)蚯蚓10条,洗净,白糖化水后抹患处。

5. 针灸:取内关、阳陵泉、足三里,局部周围卧针平刺,留针30分钟,每日1次。也可用梅花针点刺出血。

【护理】

1. 适当休息,保持局部皮肤清洁,以免感染。

2. 宜食清淡食物,适当增加营养。

3. 如有发烧、全身不适等症状应及时住院治疗。

【预防】

1. 去除直接与间接传染途径。

2. 对慢性消耗性疾病患者一旦有疱疹接触史易感史及可疑症状,应及时加用免疫增强剂。

十四、药物性皮炎

药物性皮炎,又称药疹,是某些药物进入人体后所引起的皮肤黏膜炎性改变的疾病。药物进入人体途径包括口服、注射、灌注、点眼、滴鼻、漱口、含化、喷雾、吸入、外用、药熏、阴道及膀胱冲洗等。其表现多种多样,常见的有麻疹样红斑、猩红热样红斑、荨麻疹、红斑丘疹、水疱或脓性皮疹、剥脱性皮炎(统称全身红斑皮炎类药疹)及固定性药疹。大部药疹属于变态(过敏)反应,所以药物虽是发病直接原因,但根本上还要看体质是否过敏。常引起药疹的药物有青霉素、链霉素、磺胺类、巴比妥类、血清及汞剂、砷剂等,中药很少引起药疹。

【诊断】

(一)临床表现

药疹表现多种多样,可以类似任何一种皮肤病,常突然发生。

(二)主要类型

1. 固定性红斑:呈圆形或椭圆形红斑,边缘清楚,有瘙痒及灼热感。停药后消退,留下明显色素斑。

2. 麻疹或猩红热红斑:呈针帽大小遍布全身,鲜红色,略高于皮肤,或为大片弥漫红斑,伴瘙痒。

3. 剥脱性皮炎:较为少见但相当严重。常在用药后20天左右发生。开始像麻疹样或猩红热样红斑,但往往逐渐加重,全身皮肤浮肿,面部尤重,两眼不能睁开。

上述几种类型往往还伴有发热、头昏、全身不适等症状。特别是后一种,常有高热,甚至发生肝、心、肾病变,不及时治疗可危及生命。

【治疗】

(1)风热症:全身红斑丘疹,口干,怕热,热则瘙痒。舌红苔黄,脉浮滑。治以祛风清热解毒。用荆芥、防风、蝉衣、黄芩、黄柏各10克,连翘、苦参、白藓皮各12克,石膏30克,升麻3克,生甘草6克,水煎服。

(2)气血炽热症:急性全身性红斑或紫红斑,口渴,发热,心烦不安,汗出尿赤。舌红绛,有粗苔,脉滑数。治以凉血清热,透疹祛风。用生地、生石膏、白茅根各30克,玄参、白芍、知母、粳米各10克,升麻3克,甘草6克。水煎服。重症加水牛角3克研粉冲服。

【护理】

1. 立即停止一切可疑药物。

2. 多喝开水,促进排泄。

3. 食物宜清淡,富于营养。

4. 注意保暖,防止受寒。

【预防】

1. 用药过程中如发现局部红斑或皮肤瘙痒应立即停药。

2. 禁用曾引起过敏的药物,并在病历中写明。

十五、接触性皮炎

接触性皮炎是由于皮肤接触某些外界刺激物所致的一种皮肤急性炎症,又称为毒性皮炎,多发生在皮肤裸露部位。其发病原因可分刺激性与过敏性两类。前者是刺激物的腐蚀或烧灼作用过于强烈造成的,如强酸、强碱等;后者是机体对某种物质敏感而引起。本病特点是多数发生于暴露部位，损害范围常与接触物形态相同，程度有轻有重，脱离接触物后很快会痊愈。中医认为本病系风毒袭表多湿热内蕴，热毒壅遏，气血失和而成。治宜疏风散邪，清热解毒，利湿止痒之法。中医所谓“漆疮”、“膏药风”、“马桶癣”等均属此病。

【诊断】

一般表现为急性皮炎，如红斑、丘疹、肿胀的干性皮疹，或兼有水疱、渗出、糜烂等。伴瘙痒与灼热感。发病多在接触过敏物质的暴露部分，如塑料表带引起的皮炎就局限于腕部。常见的接触过敏物质有皮毛、化妆品、药物（磺胺、汞剂、胶布、消毒物品等）、生漆、染料、塑料、橡胶、农药、电镀、日光或某些植物等。另有由于长期接触过敏物质，皮炎呈慢性苔藓样肥厚片块。

【治疗】

1. 汤药

(1)急性炎症阶段：皮疹呈红斑，丘疹，肿胀，瘙痒，灼热感。治以清热祛风解毒。用桑叶6克，薄荷、黄连、桔梗、生甘草各3克，牛蒡子、僵蚕、黄芩、栀子各10克，蒲公英12克，板蓝根15克。兼有水疱、渗出、糜烂者加车前子、茯苓皮、萆薢各10克。水煎服。

(2)慢性炎症阶段：皮疹呈苔藓化，或是散在的对称性湿疹片块，时轻时重。治以散风祛湿养血。用荆芥、当归、生地、牛蒡子、麻仁各10克，防风、蝉衣、苍术、知母、甘草各6克，煅石膏15克，木通3克，苦参12克。水煎服。

2. 外治

(1)漆疮：青黛散，凉开水调成糊状外敷。

(2)沥青疮：干性者用10%黄柏溶液湿敷。湿性者用青黛散麻油调敷。

(3)植物日光性皮炎：蒲公英30~60克煎汤，稍冷湿敷。

(4)麻黄、紫花地丁、甘草等量，煎洗。

【护理】

发病后立即用凉开水或生理盐水将接触物洗净，避免搔抓和用热水、肥皂水烫洗。

【预防】

不直接接触高浓度酸、碱或可能使自己发生敏感反应的物质。

十六、神经性皮炎

神经性皮炎是一种皮肤神经功能障碍性疾病，以阵发性皮肤瘙痒和皮肤苔藓化为主症,发病和神经精神因素及某些外在刺激因素有关。好发于颈后及两侧、肘窝、腘窝、尾骶等处。皮疹不甚广泛或仅限于上述部位时,称局限性神经性皮炎。皮疹分布广泛,除局限型所涉及的部位外,眼睑、头皮、躯干及四肢均受累时,则称为泛发性神经性皮炎。

本病初发时局部皮肤瘙痒,因不断搔抓,渐渐出现圆形或多角形的扁平丘疹。疹的颜色和正常皮肤相同或带褐色,表面很少有鳞屑。久之,皮肤逐渐变厚变硬,成为一块境界清楚的椭圆形或不规则斑块。斑块表面粗糙,皮沟显著加深、皮嵴隆起,很像一块粗糙的牛皮,叫苔藓样改变。皮损部位干燥、不流水,也有时发生糜烂,奇痒无比,夜间尤甚。病程缓慢,时轻时重,反复发作。临床上分为局限型和泛发型两种。局限型好发于颈后或颈侧部位,约占80% ~90%,其次为骶部,肘伸面,会阴部;泛发型好发于颜面、四肢屈侧、手背等处。

【诊断】

(一)临床表现

初起时局部皮肤奇痒,经不断搔抓后出现坚实平顶丘疹,很快融合扩大成片,逐渐增厚表面皮嵴突起,皮沟加深,形似苔藓。成片损害外围还可见分散的丘疹。发生部位以颈后及其两侧为主,其次为肘窝、腘窝、前臂、腰腿部,常对称分布。皮肤颜色或浅或深。搔抓或涂抹不适当药物可引起红肿、糜烂、渗出或化脓。

(二)主要类型

1. 局限性:由长期搔抓而成,苔藓样片状损害,局限于1 ~2 处,以颈背、颈侧、肘膝关节伸侧面、尾骶部多见,一般呈正常皮肤颜色。

2. 多发性:皮疹片块在三四片以上,不只有苔藓样改变,还可有红斑、丘疹、干性炎症融合性片块、鳞屑、脱屑等改变。常对称性发生。

3. 弥漫性:多发生于中年以上男性。开始全身瘙痒,搔抓后有小片风团皮疹,长期刺激可形成色素沉着,皮肤肥厚、苔藓化损害。病损以躯干为主,但除颜面、手蹠外,其他部位均可发生。病程漫长,可有浅淋巴结炎性肿大。

【治疗】

1. 汤药

(1)风湿热型:局部除有成片丘疹肥厚外,并伴有皮损潮红、糜烂、湿润和血痂。舌苔薄黄或黄腻,脉濡数。治以散风清热利湿。用桑叶、菊花、苍术各6 克,银花、黄芩、栀子、赤芍各10 克,苦参12 克,生甘草3 克。水煎服。

(2)血虚风燥型:病程较长,局部干燥、肥厚、脱屑,状如牛颈之皮。舌苔薄,脉濡细。治以养血祛风润燥。用当归、白芍、玉竹、胡麻、秦艽各10 克,生地、首乌、苦参各12 克,炙甘草3 克。水煎服。凡情绪激动症情加重者,以上两法中均可加入珍珠母、生牡蛎各30克，代赭石18克，夜交藤12克，五味子4.5克。

2. 中成药

（1）丹栀逍遥丸，每服10克，日服2次。

（2）首乌片、磁丸二药配合使用。

3. 单验方

（1）密陀僧1.5克，金毛狗脊3克，研细末，香油调敷。

（2）樟脑15克，雄黄3克，滑石30克，研细末，米醋调擦患处。

（3）川槿皮、海桐皮、斑蝥各3克，轻粉1.5克，共研细末，开水调搽。

4. 针灸：针刺曲池、血海，也可在皮损周围针刺、捻转、留针，并选其革化最厚处点刺出血。也可用梅花针打刺出血，每日1次。

【护理】

避免搔抓、摩擦、热水洗烫，不滥用药。

【预防】

不喝浓茶，忌食辛辣食物，调理胃肠功能，减轻精神负担，保持精神愉快。

第九章 肌肉、骨骼及关节疾症

一、落枕

睡眠时颈部体位不正,颈部肌肉受到牵拉,或因受风寒侵袭引起斜方肌、胸锁乳突肌或筋膜病变称为落枕,是临床常见的颈部软组织损伤之一。多见于青壮年,男多于女,春冬两季发病较多。如不经治疗,可于1周左右自愈,但自愈者复发率较高,故应及时治疗。

【诊断】

患者头部倾向患侧,旋头时常与上身同时转动,以腰部活动代替颈部活动,颈部一侧或双侧疼痛,转动时疼痛加剧,其痛可向背部或肩部放射。

【治疗】

1. 汤药

(1)风寒侵袭:宜解肌散寒,方用葛根汤。药为葛根、桂枝、白芍各15克,麻黄8克,甘草5克,生姜3片,大枣3枚,水煎服,煎渣湿热敷颈部。

(2)淤血凝滞:宜活血祛淤止痛,方用和营止痛汤,药为赤芍、当归尾、乌药各9克,川芎、苏木、陈皮、桃仁、乳香、没药、木通、甘草各6克,续断12克水煎服。

2. 针灸

(1)体针:取落枕、后溪为主穴,绝骨、昆仑、风池为配穴,用强刺激手法。

(2)耳针:取压痛穴、神门、皮质下等穴,留针20分钟。

3. 推拿按摩

(1)手法:患者端坐凳上,术者用拇、食、中三指分别按压在天柱、风池等穴,约3~5分钟,往下推按数次,以弹筋手法,捏拿患侧肩部肌肉数次,并向左右前后旋转和摇摆头颈部数次,继而以一手扎其头后,一手托其下颏,使头略呈仰位,用两手左右旋转其头,待患者能主动配合至头的旋转流利无阻时,可突然向患侧加大活动范围(使下颏角处于锁骨前缘),在活动过程中,会听到发出清脆的弹响声音,略停片刻随即将下颏角旋向健侧同样位置,最后用理顺手法,徐徐在颈后和肩部按摩3~5分钟以理顺筋肉。

(2)推拿后做局部热敷。

【护理】

1. 注意头颈部上、下、左、右活动锻炼。

2. 注意保暖,免受风寒。

【预防】

1. 积极治疗风湿宿疾,防止疲劳过度而眠。

2. 睡眠时切忌头部处于过高或过低位,经久不动。

二、颈椎病

颈椎病是由于颈椎间盘退化导致上、下椎体骨赘增生,压迫神经根、脊髓或影响椎动脉供血,引起一系列症状。此病多发生于40岁以后,轻微外伤或受风着凉可为发病诱因。好发部位依次为颈5~6,颈6~7和颈4~5椎间隙。

导致本病的原因可归纳为两种,一种是内部原因,即颈椎本身的退变,颈椎的椎间盘从30岁开始退变,椎间盘脱水纤维化,厚度变小,椎间隙变窄,脊柱稳定性下降,从而使颈椎增生,压迫和刺激血管和神经而产生症状;另一种是外部原因,即各种急慢性损伤造成颈椎及其周围组织不同程度的损伤。

【诊断】

1. 神经根型

(1)症状:颈肩痛反复发作,仰头、咳嗽、喷嚏时加重。疼痛可放射至上臂、前臂和手指,颈部活动受限。有时可有头皮痛、耳鸣、头晕。较重者手指麻木,活动不灵,精细动作困难。

(2)体征:检查可见颈部僵硬,活动受限,于颈椎下部棘突、患侧横突及肩胛骨内上角处有压痛,有时胸大肌处有压痛。牵拉试验阳性,即一手扶病人头部患侧,另一手扶患侧上肢,将其外展90度,两手作相反方向的牵拉,有放射性痛或麻木感为阳性。压头试验阳性,即病人坐位,颈后伸偏向患侧,检查者左手托其下颌,右手自其头顶渐下压,有颈部痛或放射痛者为阳性。

2. 脊髓型

(1)症状:早期单侧或双下肢发紧、发麻,自远端开始,以后无力、软弱、以至行走困难。继而上肢发麻,亦自远端开始,手部肌无力。严重者发展至四肢瘫痪、小便潴留、卧床不起。可同时有神经根或交感神经受压症状。

(2)体征:颈部活动受限,牵拉试验、压头试验、棘突压痛等均可不明显。肢体远端常有不规则感觉障碍区、腱反射亢进、肌张力增高和病理反射,病人行走困难,甚至不能站立。

3. 椎动脉型

(1)症状:主要症状是头痛、头昏、眩晕,甚至猝倒。有时有恶心、耳鸣、耳聋、视物不清等。眩晕和猝倒与体位有明显关系。

(2)体征:可同时有以上体征。

【治疗】

1. 汤药:宜祛邪通络,调理气血。

(1)全蝎10克,蜈蚣2条,鹿衔草、川芎、当归、自然铜、乌梢蛇各15克。将药加水煎煮2次,取药汁混合,每日饮服2次。

(2)白芍30克,木瓜13克,鸡血藤15克,葛根、甘草各10克。每日1剂,水煎分2次服。

2. 针灸

(1)主穴:天柱、大椎、阿是穴。

(2)配穴:肩痛者加肩髃,肘痛者加曲池、少海,腕痛者加阳池、阳溪。

3. 推拿按摩:患者居坐位,颈稍前屈,术者点按、推揉风池、压痛点、天柱等穴位后,自颈部下至背、再至肩,依次点按、弹拨,如此进行数遍。待疼痛痉挛缓解后,术者一手托住患者下颌,一手托枕部,在纵向牵引的同时左右旋转颈部3~4次;最后1次稳稳用力以增加旋转范围,但切忌粗暴。推拿按摩可每日或隔日1次。

4. 头部牵引:用颏枕吊带做坐位或卧位牵引。头前倾15度,重量4~6千克,每日1次,每次25~30分钟,10次为1疗程。可连续牵引3疗程,以后休息2周,必要时可再牵引,注意脊髓型一般不宜用牵引,以免症状加重。

【护理】

1. 局部制动。症状较轻者不需制动,症状严重者可用硬纸壳、泡沫塑料条或石膏条带在绒布衬垫下制成简单围领制动,也可用颈支架制动。

2. 颈部活动锻炼。疼痛好转后逐渐做颈部各方向活动锻炼,以增强肌力。

3. 椎动脉型尚需对动脉硬化进行治疗。

【预防】

1. 避免过度劳累及寒冷侵袭,保证足够睡眠,切勿伏案工作过久。

2. 积极预防和治疗外伤。

3. 加强身体锻炼,经常活动诸关节部位。

三、肩周炎

肩周炎(也称肩关节周围炎),也称粘连性关节囊炎,俗称凝肩。它是肩周肌肉、肌腱、滑囊和关节囊等软组织的慢性炎症，形成关节内外粘连，阻碍肩的活动。临床特征为肩痛和活动障碍。本病多没有明显外伤史，亦有因肩关节脱位或肩关节附近骨折后引起，但有时外伤只是一种诱因，此外本病和年龄、体质、劳损等都有密切关系。因其好发于50岁左右，故又称“五十肩”。又因其常常由于夜卧露肩当风所致，故又有“漏肩风”之称。

本病多由年老体虚、气血不足，或肩部外伤、慢性劳损所致；也可继发于颈椎病、心脏病和胆囊炎之后。本病可不经治疗而自愈，但不经治疗可遗留不同程度的功能障碍。

【诊断】

1. 起病缓慢，常无明显损伤史，其主要症状是肩部疼痛，多为酸痛或钝痛，疼痛剧烈者，晚间不能安眠，当肩部突然活动时，疼痛尤甚。疼痛经数月后加重，可向上臂外侧及前臂放散。

2. 肩关节活动受限，以外展外旋为明显，患者穿衣、梳头都有困难。

3. 肩部肌肉萎缩，以三角肌为明显，并有广泛性压痛，以肩峰下、肱二头肌腱沟等处压痛明显。

【治疗】

1. 汤药

(1)独活、防风、川芎、牛膝各6克，桑寄生18克，秦艽、杜仲、当归、茯苓、党参各12克，熟地黄15克，白芍10克，细辛、甘草各3克，肉桂2克。水煎服，可复煎外洗患处。

(2)独活、防风、川芎、牛膝各6克，秦艽、当归、茯苓、党参、黄芪、续断各12克，细辛、甘草各3克，生地黄15克，芍药10克，肉桂1克。水煎服，日1剂。

2. 针灸：主穴取肩透极泉、肩前、曲池穴。配穴取臂肩臑、巨骨、天宗。手法选捻转提插法。

3. 推拿按摩

(1)取坐位，患肢放平，局部擦以药酒进行推、擦手法，再擦滑石粉进行推、滚、揉等手法数十下。

(2)取穴：点揉合谷、外关、手三里、曲池、青灵、臂臑、三肩、巨骨、天宗等穴。点揉后，再行推、滚及揉捏、捶击、叩打等手法。

(3)整形：根据肩关节粘连情况，在病员配合下进行摇、提等扶肩法。

【护理】

1. 肩关节周围炎的治疗应贯彻动静结合的原则。急性期宜限制肩关节活动，用吊带保证肩的充分静止；肿痛消退的后期则应配用“动”的治疗。

2. 功能锻炼是本病恢复功能的关键,因此要持之以恒,每天坚持肩关节前后摆动,回旋运动、爬墙、内收、外展、拉滑车等活动,忌被动活动。

【预防】

1. 合理运动肩关节,忌局部固定时间过长。

2. 积极预防和治疗肩外病,如颈椎病或颈椎间盘突出症。

四、急性腰扭伤

急性腰扭伤是腰部肌肉、韧带、关节囊、筋膜等的急性损伤,可为部分撕裂伤或完全断裂,是临床上常见的疾病。多发生于壮年劳动者,好发于下腰部。常由抬重物时动作不协调或突然失足,猛然提起重物,引起腰部倾斜或扭转,肌肉突然收缩,使韧带、关节囊、筋膜,甚至椎间小关节受过度牵拉或扭转而损伤。

【诊断】

1. 有抬重物或做某一动作时突然腰部剧痛不能动弹史。有的有腰部断裂感或响声。疼痛剧烈,为持续性,次日常加重。腰部活动、咳嗽、喷嚏、大声说话、腹部用力等均使疼痛加剧;休息和一般止痛药不能使之缓解。一般无腿痛,但可有位于髋部或大腿的反射痛。

2. 于俯卧位使其肌肉放松后可发现压痛点,压痛点的部位可协助诊断受伤的组织。另外,棘上或棘间韧带张力试验、骶髂关节扭转试验、直腿抬高试验等对鉴别损伤部位有帮助。

【治疗】

1. 汤药

(1)初期:宜活血祛淤,行气止痛,用腰伤一方,药为当归、赤芍、续断各 12 克,秦艽 15 克,木通、延胡索、枳壳、厚朴各 10 克,桑枝 30 克(先煎),木香 5 克(后下),水煎服。

(2)后期:宜舒筋活络,补益调治,方用腰伤二方,药为钩藤、续断、杜仲、熟地黄、当归各 12 克,独活、牛膝、威灵仙各 10 克,白芍 5 克,炙甘草 6 克,桑寄生 30 克,水煎服。药渣可再煎水熏洗、湿热敷腰部。

2. 中成药

(1)三七片:每次 2 ~3 粒,1 日 3 次。

(2)活络丸:每次 1 粒,1 日 2 ~3 次。

(3)舒筋糖浆:每次 30 毫升,1 日 3 次。

3. 外敷

(1)急性期:外敷消淤膏、局部热敷等。

(2)中后期:外贴跌打风湿膏、狗皮膏、香桂膏等。

4. 针灸

(1)以痛为俞,并可选取肾俞、志室、大肠俞、阳关、委中穴或耳穴腰骶区。有腿痛者则配以环跳、秩边、承山等穴。用平补平泻或泻法。

(2)用梅花针叩打压痛点再拔火罐,留罐10~15分钟。

5. 推拿按摩:患者俯卧,先将脊柱拔伸,再自肩部起循脊柱两旁自上而下揉按,过承扶穴则改用揉捏,下至殷门、委中、承山穴,重复三次。同时掌按命门、阳关,用分筋手法点按肾俞、志室、大肠俞等穴;然后提腿扳动,摇晃拔伸数次,两侧俱伤者,两腿同时扳动,最后将腿放下,再在脊柱两旁自上而下推拿揉捏,轻轻叩击腰部并揉按数次。

【护理】

1. 卧硬板床休息1~2周,以防再受伤,并可减轻疼痛和肌肉痉挛,必要时可在腰部两侧置沙袋制动。

2. 骨盆牵引可进一步解除肌肉痉挛和制动。

3. 急性疼痛减轻后应逐步做腰背肌锻炼。

【预防】

1. 积极参加体育锻炼活动,增进健康体质,推广背伸肌与腹肌锻炼的简易拳术,并开展定时的工间操与田间操,特别对于单调性弯腰劳动尤属重要。

2. 加强劳动保护设备与纠正劳动姿势。如搬运工人用帆布宽围带保暖,要采用腰直和髋、膝同时屈曲的姿势去搬抬重物,避免用弯腰屈髋和伸膝的不正确姿势。

3. 防止寒湿与腰部过劳及外来损伤。

五、肩关节脱位

肩关节是全身大关节中运动范围最广而结构又最不稳定的一个关节,外伤时很易引起脱位。在全身关节脱位的发生率中,肩关节居第二位。它可分为前脱位与后脱位两种,常见的是前脱位。

【诊断】

1. 有明显的外伤史,局部疼痛、肿胀、功能障碍。

2. 触之关节盂空虚,肩三角肌部扁平,失去饱满的外形,呈“方肩”。

3. 杜格氏(Dugas)呈阳性。即患侧肘部紧贴胸壁时,其手掌不能搭到健侧肩部;或手掌搭于健侧肩部时,肘部不能贴近胸壁。

【治疗】

1. 复位

以手法复位为主。可用局部麻醉或其他适当的麻醉。

(1)仰卧法:病人仰卧,术者半坐于患侧床边,将一足跟置于病人腋窝紧贴胸壁并向外推挤上臂上端,双手握患腕部作手力牵引,以足跟顶住腋窝作对抗牵引。用力持续牵引患肢,并逐渐内收、内旋,即可复位。

(2)膝顶法:术者以屈曲之膝部顶于病人腋窝,以右肩脱位为例,左手反握患肢腕部,右手绕过患肢肘前握住术者左前臂,以肘部扣住病人之肘部,双手牵引数分钟,并略内收外旋即可复位。

(3)Kocher 法:病人坐位或仰卧。术者一手握患肢腕部,另手握肘部,屈肘 90 度,沿肱骨纵轴持续牵引,先将上臂外展、外旋,然后内收,使肘部紧贴胸臂并移向中线,再内旋,将患肢手掌搭于对侧肩部即可复位。操作应轻柔,用力过猛可致骨折。

(4)Milch 法:病人俯卧检查台上,患侧胸大肌下垫小枕,使患侧上肢于台边自然下垂,数分钟后即可自行复位。若未复位,助手一手握患肢肘部,病人的手掌搭在助手肘部,逐渐牵引外展。同时另手握患肢上臂,逐渐向极度外展方向牵引并外旋,多可复位。若仍不能复位,术者可在腋窝附近摸到肱骨头,用双拇指将其推向关节盂复位。此法还适用于合并肱骨外科颈骨折者。

2. 固定

将肩关节置于内收、内旋位,屈肘 90 度,腋窝处置一大棉垫,用绷带和胶布固定,前臂用三角巾悬吊。共固定 3 周,合并大结节骨折者延长 1 ~ 2 周。固定时间过长易发生关节僵硬;过短则损伤的关节囊、韧带得不到充分修复,易致习惯性脱位或骨化性肌炎。

3. 功能锻炼

固定期间加强手腕和手指的活动,解除固定后鼓励病人主动锻炼肩关节各方向活动。

【护理】

1. 早期疼痛肿胀明显,宜活血祛淤、消肿止痛,可内服舒筋活血汤或肢伤一方加减,外敷消肿散、消淤退肿药膏或双柏散等。肿痛减轻后,宜舒筋活血、强筋壮骨,可内服壮筋养血汤或补肾壮筋汤,外贴跌打膏。后期体质虚弱可内服补中益气汤加菟丝子、补骨脂或左归丸,外洗药可选用骨科外洗一方,上肢损伤洗方煎汤熏洗。

2. 解除固定后应配合热水浴、理疗、针灸、推拿按摩等，以防肩关节软组织粘连。

3. 功能锻炼时，禁忌作强力牵扳，否则可引起骨化性肌炎。

【预防】

避免肱骨头受暴力冲击。

六、肘关节脱位

在全身各关节脱位中，肘关节脱位最多见。发病率以青少年为高。脱位类型分前脱、侧脱、后脱三种，绝大多数为后脱位。常因跌倒时上肢处于外展后伸，肘关节伸直，手或腕部着地，鹰嘴突尖在肘过伸位撞击肱骨下端鹰嘴窝，并使尺骨滑向后方，肱骨两髁向前突出移位，形成肘关节后脱位。有时合并肱骨内上髁和桡骨小头骨折。

【诊断】

1. 有明显的外伤史，局部疼痛、肿胀、功能障碍。

2. 肘部明显畸形。

3. 肘关节弹性固定于半伸位。

4. 肘后三角失去正常关系。

5. 肘前方可摸到肱骨远端，肘后可摸到尺骨鹰嘴。

6. 前臂缩短，肘关节周径增粗。

【治疗】

1. 复位

病人位或仰卧，以2%普鲁卡因10毫升注入关节内作局部麻醉，或用其他适当麻醉。助手握上臂对抗牵引。术者一手握患肢腕部，顺原有畸形位方向持续牵引，另手掌自肘前方将肱骨下端向后推压，余指在肘后将鹰嘴突然向前提拉，即能复位。若合并侧方移位，应首先从侧方挤压矫正，然后进行复位。合并肱骨内上髁撕脱骨折者，复位顺序相反，先在原有畸形位牵引，待肱骨远端纳入半月切迹后，再将肱骨远端向尺侧推挤矫正侧移位，即可同时将内上髁复位。复位失败或时间已久不能手法复位者，需行切开复位。复位后作X线检查，以确定是否复位成功。

2. 固定

用超肘关节夹板或石膏后托固定肘关节于屈曲90度位，用三角巾悬挂胸前2～3周。

3. 功能锻炼

鼓励病人早期活动肩、腕及手指各关节。解除固定后，练习肘部主动伸、屈及前臂旋转活动。

【护理】

1. 早期疼痛肿胀明显，宜活血祛淤、消肿止痛，可内服舒筋活血汤或肢伤一方加减，外敷消肿散、消淤退肿药膏或双柏散等。肿痛减轻后，宜舒筋活血、强筋壮骨，可内服壮筋养血汤或补肾壮筋汤，外贴跌打膏。后期体质虚弱可内服补中益气汤加菟丝子、补骨脂或左归丸，外洗药可选用骨科外洗一方，上肢损伤洗方煎汤熏洗。

2. 解除固定后应配合热水浴、理疗、针灸、推拿按摩等，以防肩关节软组织粘连。

3. 功能锻炼时，禁忌作强力牵扳，否则可引起骨化性肌炎。

【预防】

避免上肢外展过伸位着地及暴力损伤。

七、腰椎间盘突出症

腰椎间盘突出症是指腰部椎间盘的纤维破裂，其内的髓核连同残存的纤维环和覆盖其上的后纵韧带向椎管内突出，压迫附近的脊神经根，产生症状。此症是腰腿痛的常见原因。腰椎间盘突出大多发生在4、5腰椎及腰5、骶椎1两个间隙。腰椎第1、2、3间隙的椎间盘突出较少见，称为高位腰椎间盘突出症。临床上80%患者为青壮年，1/3有腰外伤史，1/2以上为体力劳动者。

【诊断】

1. 症状

(1)腰痛：急性发作时，疼痛异常，行动困难，甚至在床上不能翻身。卧床休息后又逐渐减轻或消失，以后又反复发作，最后变为慢性腰痛。

(2)下肢放射性神经痛：患侧下肢坐骨神经区域放射性疼痛，是椎间盘突出的典型症状之一。疼痛先由臀部开始，逐渐扩延至大腿后侧，小腿后外侧至外踝、足根或足底。站立、步行、咳嗽、喷嚏、用力大便等均能使疼痛加重。屈髋、屈膝卧床休息时，疼痛减轻。

2. 体征

(1)腰部畸形：腰脊柱生理前突减少或消失，甚至变为后突，腰脊柱轻度侧弯，突向病侧。

(2)运动障碍：腰部运动受限，屈伸和左右侧弯呈不对称限制。

(3)压痛点:绝大多数病例在其纤维环破裂部位有明显压痛点,按压痛点时可引起或加剧放射性疼痛。

(4)直腿抬高试验阳性,拇趾背伸力减弱,腱反射异常。

【治疗】

1. 卧床休息:急性期应严格卧床。(包括不坐起进食及大、小便)3~4 周后多数可好转。

2. 牵引:可使椎间隙增大,减低其内部压力,以还纳或缩小突出物。常采用骨盆牵引。

3. 推拿、按摩:用于一般早期轻型患者,症状严重和中央型突出则慎用或禁用,以免引起马尾神经瘫。

4. 椎管注射止痛药或化学溶核疗法。

5. 手术治疗:

(1)适应证:①长期(半年以上)保守治疗无效者。②反复发作症状加重者。③病程短但症状重不能缓解者。④有马尾受压,大、小便功能障碍者应急症手术。⑤中央型椎间盘突出者。⑥伴有椎管狭窄者。

(2)手术方法的选择:①开窗术:适用于青年无椎管狭窄的单侧神经根受压患者。②半椎板切除术:用于突出物大或突出物在神经根内侧腋部者。③全椎板切除:用于大的中央型椎间盘突出或年龄大、骨质增生合并椎管狭窄者。

【护理】

1. 完全卧床休息,时间不少于 3 周,体位不受限制,但不得坐起和站立,并需用硬板床。其间可行双下肢持续或间断皮牵引。

2. 骨盆牵引。每侧重量为 7~10 千克,每日牵引 1~2 次,每次 1~2 小时。

3. 急性期过后即应行背肌锻炼,逐渐取消腰围。

4. 避免参加需要扭腰的劳动。

【预防】

1. 凡加重椎间盘生理退变的因素要避免,如强大的挤压、牵引和扭转应力。

2. 引起间盘内压增高的因素要避免,如风寒湿等。

3. 积极预防和治疗腰部损伤。

八、类风湿性关节炎

类风湿关节炎是一种病因不明的,以慢性对称性多关节炎为主要表现的全身性自身免疫性疾病。它的特征是病程慢、关节痛和肿胀反复发作,关节畸形逐渐形成,是一种全身性结缔组织疾病的局部表现。常见症状是关节肿痛,晚期可引起关节强直、畸形和功能严重受损。好发年龄在15岁以后,高峰在35～45岁之间,以女性为多。属中医骨痹、湿热痹范畴。

【诊断】

1. 晨起手指关节僵硬,拳不能握紧。

2. 至少有一个以上的关节在活动时有疼痛和压痛。

3. 至少有一个关节肿胀。

4. 3个月内其他关节也相继有肿胀。

5. 同时有对称性关节受累。

6. 有皮下类风湿结节。

【治疗】

1. 汤药

(1)风偏盛:发病不久,正气未衰,症见发热,关节肿痛,游走无定,尿黄,口渴,苔厚,脉浮数有力。治法:祛风、除湿、解毒。方用大羌活汤加减:威灵仙、桑寄生各12克,白术、黄芩、知母、白芍各9克,羌活、独活、川芎、黄连各6克,甘草3克,细辛1.5克。水煎服。

(2)热偏盛:关节红肿疼痛,发热,口渴,舌苔黄,脉滑数。治法:清热化湿,宣通经络。方用宣痹汤加减:土茯苓30克,忍冬藤15克,防己、杏仁、连翘各9克,滑石、海桐皮、秦艽、薏苡仁各12克。水煎服。

(3)寒偏盛:关节肿胀,疼痛剧烈,四肢拘急,小便清利,大便溏泻,苔薄白而润,脉沉细迟。治法:散寒、祛风燥湿。方用乌头汤加味:黄芪15克,秦艽12克,川乌、白芍、苍术各9克,麻黄6克。水煎服。

(4)湿偏盛:关节疼痛,重浊难移,头胀如裹,食欲不振,胸闷腹满,四肢乏力,尿少便溏,舌苔厚腻,脉象沉滑。治法:除湿、祛风、散寒。方用大秦艽汤加减:威灵仙12克,秦艽、羌活、独活、防风、当归、茯苓、五加皮、木瓜、甘草各9克,苍术6克。水煎服。

(5)肝肾不足,气血亏虚:形体消瘦,面色萎黄,关节肿痛,活动障碍,气短心悸,面色萎黄,关节肿痛,活动障碍,气短心悸,头昏耳鸣,腰膝酸软,食欲减退,舌质淡,脉细弱。治法:养肝肾,益气血,祛风湿。方用独活寄生汤加减:黄芪、党参各15克,当归、白芍、杜仲、牛膝、木瓜、秦艽、茯苓、川芎各9克,肉桂、甘草各3克。水煎服。

2. 单验方

(1)蛇药酒(以蛇浸泡):10毫升,每日3次。

(2)昆明山海棠酒浸剂:昆明山海棠干燥根200克,配白酒1000毫升,浸泡1

周后服用,每日3次,每次10~20毫升,直至症状控制。

3. 针灸疗法

(1)上肢关节:肩部,取穴肩骨、肩贞;肘部,取穴曲池、合谷、外关;腕部,取穴阳池、阳溪;手指关节,取穴八邪。

(2)下肢关节:臀部,取穴环跳、承扶、委中、阳陵泉;股部,取穴风市、伏兔;膝部,取穴膝眼、阳陵泉、鹤顶;小腿,取穴足三里、承山;踝部,取穴丘墟、解溪、商丘、昆仑;足趾,取穴八风。

(3)背部:取穴大杼、肺俞、肝俞。

(4)腰部:取穴肾俞、腰阳关。

【护理】

1. 鼓励病人在能耐受疼痛的条件下,争取做关节活动,加强锻炼,避免使受累关节长期处于畸形体位。

2. 早期可采用临时夹板固定。

3. 去除慢性病灶。

4. 高热量、高维生素饮食。

5. 多卧床休息,不宜睡竹床和竹席。

【预防】

1. 加强锻炼,增强身体抵抗力。

2. 避免受寒受潮。

3. 积极预防和治疗龋齿、慢性扁桃体炎等感染性病灶。

第十章 五官科疾病

一、口疮

口疮又称阿弗他，即口腔溃疡，是口腔黏膜疾病中最常见的溃疡性损害，具有周期性复发的规律，所以常称为复发性口疮。好发于青壮年，女性较男性多见。历代医家将口疮的病因、病机概括分为虚、实两类。实症的表现是：发病迅速，病程短，一般7～10天逐步愈合，愈后不留斑痕；溃疡好发于口腔前半部，多见于唇、舌、颊、口底等部，龈、腭少见；初起的红赤稍隆起，中央出现溃点，逐渐扩大凹陷，呈绿豆粒大或黄豆粒大小，圆形或椭圆形，表面多覆有黄白色膜，周围绕有红晕。虚症的表现是：发病稍缓，病程长，易反复发作，间歇期时间长短不等，终年不断，此起彼伏；溃疡多发于口腔前半部，但久病者逐渐向口腔后部移行，侵及软腭及腭弓；溃疡大小不等，周围微红不肿；溃点数量少而分散；溃疡疼痛轻微或不痛。本病属中医"口疳"、"口疮"范畴，发病与心肾不交，虚火上炎或脾胃湿热有关。治宜滋阴清火，清泄胃热。

【诊断】

1. 轻型口疮：初起口腔黏膜表面见细小红点，局部灼热。随着病程进展，红点逐渐扩大为绿豆大小的浅溃疡。此时患者局部剧烈烧灼痛，咀嚼、进食刺激性食物时痛甚。溃疡周围黏膜充血似一红晕围绕，溃疡略凹陷，表面呈淡黄色。此型溃疡一般为一个或数个，在7～10天内逐渐愈合。但经过一段时间后再次复发，二次相隔时间长短不等，长的可达数月，短的只有几天，甚至没有明显的间歇期。

2. 口疮性口炎：本型特点为溃疡数量较多，常可达10余个或更多。在口腔内长短不等，长的可达数月，短的只有几天，甚至没有明显的间歇期。

3. 口疮性口炎：本型特点为溃疡数量较多，常可达10余个或更多。在口腔内呈散在分布，其余在临床表现方面与轻型口疮无明显区别。

4. 腺周口疮：口疮数量多为单个，病变损害深而大，常似弹坑状。呈紫红或暗红色，中央为凹陷的溃疡面，边缘不规则隆起似瓣片。周围黏膜红晕明显。可伴有淋巴结肿大及发热等。本型口疮发作期较长，有时可达数月方愈合。愈合后在局部形成瘢痕组织，但在瘢痕组织上仍可复发。另外，本型口疮还可形成组织缺损，多见为悬雍垂缺损。

【治疗】

1. 汤药

(1)心脾积热：症见口腔内灼热疼痛，说话及进食时疼痛加剧。检查口腔黏膜表面有绿豆大小圆形或椭圆形黄白色凹陷，周围黏膜色红。伴见发热，口臭，便秘，溲赤。舌红、苔黄，脉细数。治宜清热泻火，解毒止痛。用导赤散加减：生地黄、木通、淡竹叶各10克，黄芩、黄连、黄柏各8克。

(2)阴虚火旺：症见口腔内疼痛，进食加剧。溃疡面呈灰白色，周围淡红。伴见午后潮红，手足心热，口干不欲饮。舌红、苔少，脉细数。治宜滋阻降火。用知柏地黄丸加减：知母、丹皮、泽泻、茯苓、红花、桃仁、白芷各10克，山萸肉、熟地黄、山药各15克，生甘草8克。

2. 单验方：百花蛇舌草、一点红各60克，水煎服，每日2次。

3. 外治

(1)用冰硼散、锡类散、养阴生肌散等敷于患处，每2小时1次。

(2)吴茱萸粉加醋调成糊状，敷于双侧涌泉穴。每日换药1次。

【预防】

1. 禁食辛辣及其他刺激性食物。

2. 加强身体锻炼，提高身体抵抗力。

3. 注意劳逸结合。

二、龋齿

龋齿是牙齿的硬组织（牙釉质、牙本质、牙骨质）在致龋细菌和食物（特别是糖类）的共同作用下逐渐被破坏的一种慢性疾病，俗称“虫牙”、“蛀牙”，是口腔中最常见、最多发的疾病。龋病不仅使牙齿缺损，而且常伴有不同程度的疼痛，咀嚼功能障碍等，严重的还可以引起牙髓炎、根尖周炎、牙槽脓肿等。

龋齿早期可无任何症状。检查时可发现在牙齿表面的窝沟处探测有阻力。在平滑面上，探针移动有粗糙感。随着病程的发展，龋洞侵犯到牙本质浅层时，对冷热刺激较为敏感。侵入到牙本质深层时，温度与化学刺激均能引起牙痛。龋洞继续发展接近牙髓腔可引起牙髓炎，则发生阵发性的剧烈牙痛，再继续发展到牙根尖周围而引起发炎时，就会出现持续性跳痛。龋齿可分4个阶段：急性龋，多见于儿童、孕妇或身体健康不良的人，病变快、病程短；慢性龋，多见于成年人、老年人及身体健康状况较好的人，龋蚀发展较慢；停止性龋，龋蚀到一定程度，发展极为缓慢，几乎呈停止状态；继发龋，又称再发龋，是龋齿治疗后又再发生。

【诊断】

1. 当病变仅在牙釉质层及牙本质浅层时，患者多无自觉症状；若发展到牙本质深层时，患牙遇冷、热、酸、甜等刺激，均会感到酸痛不适。但当刺激因素去除后，酸痛自行消失。随着病情的进展，病变进一步发展到接近牙髓腔时，细菌则可进入髓腔，引起牙髓炎。此时除了外界刺激导致的疼痛外，还可有自发性牙痛。龋齿进一步发展，牙冠可全部破坏，仅留残根。

2. 龋病初起时，可见牙釉质呈白垩状或浅褐色，表面粗糙。进一步发展可见患牙的硬组织有大小不一、边缘不整的洞形缺损，多呈黑色。最后可见残根或牙冠大部分破坏。

【治疗】

1. 汤药

(1)胃火炽盛：症见牙痛剧烈，放射至同侧头面部。牙龈红肿。伴口渴引饮，口臭，大便秘结。舌红、苔黄厚，脉洪数。用清胃泻火法。方用清胃散加减：黄连、当归、丹皮、乳香、没药、蚤休、栀子各 10 克，牛膝、生地黄、穿山甲各 15 克，升麻 8 克。

(2)虚火上炎：症见牙痛时作或隐隐作痛。午后疼痛加重。牙龈微红。伴见头晕眼花，口干不欲饮。舌红、苔少，脉细数。治宜滋阴降火。方用知柏地黄丸加减：知母、山药、茯苓、山茱萸、泽泻、牛膝、丹皮、枸杞、杜仲、黄柏各10 克，熟地黄 30 克。

2. 单验方

(1)骨碎补、牛蒡子、赤芍、薄荷各 9 克，桔梗、升麻各 4.5 克，甘草、细辛各 3 克，连翘 12 克。上药共煎服，每日 1 剂，分 2 次温服。

(2)细辛 10 克，荜茇 15 克。水煎，含漱，每半小时 1 次。

3. 针灸

(1)上牙取合谷、下关、内庭。下牙取合谷、颊车。强刺激捻转泻法，每日 1 ~ 2 次。

(2)前三齿上牙痛取迎香、人中穴。下牙痛取承浆穴。后五齿上牙痛取下关、颧突凹下处，下牙痛取耳垂与下颌角连线中点、颊车、大迎穴。以指切压，逐渐用力，持续 15 ~ 20 分钟。

4. 外治：青盐、硼砂、樟脑、细辛上药各等分，共研细末，用棉签蘸药粉外敷病牙。禁止内服。

【预防】

注意保持口腔卫生，养成早晚刷牙和饭后漱口的习惯。

三、沙眼

沙眼是由沙眼衣原体感染所引起的颗粒状慢性结膜炎，传染性极强，主要通过直接与间接接触传播，如与沙眼病人共用一个脸盆、毛巾，或有用未洗的手揉眼睛及借用别人手帕的不卫生习惯等均可传染沙眼病。沙眼是一种慢性传染性眼病，发病率很高，男女老少皆可患病，且可反复感染。沙眼不仅可以侵犯眼结膜，几乎整个眼睛都可以侵犯，是主要致盲的祸首。本病中西医同名。

沙眼轻者可以无自觉症状，或仅有轻微刺痒、异物感和少量分泌物。重者可侵犯角膜，出现怕光、流泪、疼痛等刺激症状与不同程度的视力障碍；球结膜充血、血管扩张、混浊肥厚；睑结膜的乳头肥大、粗糙不平；结膜上滤泡增生，初起时上睑结膜出现散在的黄白色小点，不突出结膜表面，夹杂在肥大的乳头之间，此为沙眼的早期特征之一。以后，增生的滤泡呈灰黄色，半透明、胶样、半球形隆起、大小不等、排列不整齐，易被压破，挤出胶样物。如滤泡过度增殖，可互相融合成条状。角膜上缘出现半月形灰白区血管网充血，发生新的血管，伸入角膜内。各新生的血管之间伴有灰白色点状浸润，叫角膜血管翳，这也是沙眼早期症状之一。血管翳不断发展遮盖瞳孔时，视力大为减退。沙眼进一步发展，滤泡、乳头发生破溃或坏死，被疤痕组织取代，最后完全变为白色疤痕。

沙眼晚期又可出现许多严重并发症和后遗症，如睑内翻倒睫、角膜混浊、上睑下垂、沙眼干燥症、泪道阻塞及慢性泪囊炎，最终可导致失明。

【诊断】

1. 病轻者可无任何不适，仅在体检时才被发现。病重者常有摩擦感、畏光、流泪及少量分泌物。角膜上有血管翳时，刺激症状更为显著，并影响视力。如伴有睑内翻、倒睫、角膜溃疡等，则症状加重，严重损害视力，甚至失明。

2. 检查可见眼睑内有乳头、滤泡形成，眼睑结膜血管模糊。当乳头、滤泡发展到一定时期破溃后形成瘢痕。用裂隙灯显微镜观察，可见角膜上有血管翳形成。

【治疗】

1. 汤药：症见双眼涩痒、羞明流泪。治宜疏风清热。用银翘散加减：连翘、菊花、荆芥、防风、蝉蜕、乌梢蛇各 10 克，金银花 15 克，薄荷 8 克。若分泌物较多、黏稠，舌红、苔黄厚腻者，治宜疏风清脾。用除风清脾饮加减：陈皮、连翘、茵陈、防风、黄芩、玄参、车前子、荆芥、桔梗各 10 克，玄明粉、泽泻各 15 克，大黄、黄连各 8 克。

若眼睑颗粒累累，充血显著者，治宜凉血散淤。方用归芍红花散加减：当归、栀子、黄芩、红花、桃仁、赤芍、生地黄、连翘、防风、白僵蚕各10克，大黄8克。

2. 外治

(1)用黄连西瓜霜眼药水，点眼，每日3～4次。

(2)眼睑颗粒较多者，可用海螵蛸(乌贼骨)棒摩擦法治疗。

【预防】

1. 改善个人及环境卫生，提倡一人一巾，用流水洗脸。

2. 进行卫生宣传教育，普及防治知识。

四、牙周炎

牙周炎是指发生在牙齿周围组织的慢性破坏性疾病，是牙周较深层组织的一种慢性破坏性疾病，为口腔中仅次于龋齿的常见病，通常见于成年人，而且随年龄增长，发病人数和疾病的严重程度也逐渐增高。牙菌斑是牙周炎的重要致病的局部因素，牙石刺激、健康状况和抗病能力差、遗传、内分泌、营养等因素也与牙周炎发病有关。临床上主要特点除有缘龈炎的表现外，还有牙周袋的形成，伴有慢性炎症和化脓性病变。本病相当于中医的"牙宣"。

牙周炎常开始于牙龈炎，主要症状为牙龈红肿、溢脓、出血，有时成为脓肿，正常外形改变，龈缘糜烂或增生，咀嚼食物或刷牙时容易出血。由于牙周纤维和牙槽骨的破坏出现龈沟加深继而形成牙周袋，牙齿松动，咀嚼无力。由于牙龈萎缩，牙颈部暴露可出现牙齿遇冷热刺激疼痛、口臭；牙间隙增宽和食物嵌塞等症状。

【诊断】

1. 单纯性牙周炎常无自觉症状，龈上及龈下常有较多结石附着，牙龈呈暗红色，轻度水肿，有牙周袋，挤压时有脓液溢出。

2. 复杂性牙周炎早期炎症不明显，大部分患者牙结石很少，也可无牙周袋。上前牙常发生伸长及异位，牙齿松动。晚期牙龈出现炎症，并形成牙周袋，全口牙均呈不同程度的松动。

【治疗】

1. 汤药

(1)肝肾阴虚：症见牙齿松动，牙龈溃烂溢脓，微红肿。伴见头晕目眩，腰膝酸软，手足心热。舌红，苔少，脉细数。用滋阴补肾、排脓坚齿法治疗。使用六味地黄丸加减：枸杞、杜仲、山药、丹皮、泽泻、山茱萸、穿山甲、皂角刺、白芷各10克，熟地黄、龟版各30克。

(2)气血不足:症见牙龈萎缩,牙齿松动,经常渗血,溢脓。伴见面色白,乏力,头昏,失眠。舌淡、苔白,脉弱。治宜双补气血,养龈固齿。方用八珍汤加减:黄芪、党参、白术、茯苓、当归、赤芍、血余炭、茜草、枸杞、杜仲、陈皮各10克,熟地黄、阿胶各30克。水煎服,每日1剂。

2. 单验方:生地黄、山药、玄参、牛膝各12克,泽泻、茯苓、赤芍、白芍、茜草各10克,山萸肉、丹皮各6克。水煎,每日1剂,分2次服用。

【预防】

1. 注意保持口腔卫生,养成早晚刷牙及饭后漱口的习惯。

2. 劳逸结合,锻炼身体,增强体质。

3. 早晚用手指或牙刷按摩牙槽2~3分钟,每日对合叩齿30~50下。

五、睑缘炎

睑缘炎是指眼睑边缘的皮肤、睫毛毛囊及其腺体的慢性炎症,俗称"烂眼边",是临床上常见的眼病之一。眼睑皮脂腺及睑板腺分泌旺盛,当身体抵抗力降低时,由葡萄球菌等细菌感染造成。屈光不正、慢性结膜炎、营养不良、睡眠不足、卫生习惯不良及风、尘、烟、光的刺激均可诱发睑缘炎。睑缘为眼睑皮肤和睑结膜的汇合处,因其上有睫毛毛囊及睑板腺的开口,又处于暴露部位,所以容易导致细菌感染或因物理因素刺激而发生炎症。由于病因不同,睑缘炎可分为鳞屑性睑缘炎、溃疡性睑缘炎、眦部睑缘炎三种类型。本病相当于中医的"睑弦赤烂"。

【诊断】

1. 鳞屑性睑缘炎:睑缘充血,睫毛及睑缘表面附有上皮鳞屑。因睑缘点状皮脂溢出聚集于睫毛根部,形成黄色蜡样干痂。鳞屑及痂皮去除后暴露出充血的睑缘表面,其上无溃疡,睫毛容易脱落,但可再生,病人可无明显症状或仅有睑缘局部刺痒,日久不愈者睑缘逐渐变形增厚,由于泪点外翻而发生泪溢现象。

2. 溃疡性睑缘炎:为一种较严重的睑缘炎,多见于营养不良,贫血或有全身慢性病的儿童,此型患者分泌物较多,干后结痂将睫毛黏着成束,去除痂皮可见睫毛根部有出血性小溃疡及小脓疮。睫毛易脱落且不能再生而形成秃睫,或虽能再生但因毛囊附近形成瘢痕收缩,导致睫毛乱生,刺激眼球。病久者,睑缘肥厚变形,导致泪溢,周围皮肤湿疹,甚至下睑外翻等。

3. 眦部睑缘炎:病变常为双眼,睑缘炎症限于眦部,外眦部多见,睑缘及附近皮肤充血糜烂,眼部刺痒不适。

【治疗】

1. 汤药:症见患眼睑缘痒痛时作,自觉异物感,频喜揉擦。检查见睑缘充血、糜烂,睫毛根部有糖麸样皮屑附着,或有黄色痂块堆积,睫毛成束胶着。拭去痂块时,睫毛也随之脱落,重者睑缘溃烂出血。日久睫毛稀疏不整乱生,或秃睫,甚则睑缘变形。中医治疗以祛风清热除湿为主,方用除湿汤加减:连翘、车前子、枳壳、黄芩、木通、陈皮、荆芥、防风各10克,茯苓、滑石各15克,黄连8克。痒甚者,加蝉蜕、乌梢蛇各8克。如红肿痛甚者,加栀子、金银花、蒲公英各10克,如睑缘溃烂较重者,加苍术、黄柏各10克。

2. 单验方

(1)黄连、防风、柴胡各3克,煎水,煎好后先以其热气熏患眼,待药水转温后用水洗患眼。

(2)鸡蛋黄油膏:熟鸡蛋黄1~3枚(放入锅内,以文火煎熬,色黑如油,制甘石、冰片各少许,研为极细末)入油内,和匀,涂擦患处。

【护理】

每日用温水熏洗,戒烟酒,禁食辛辣食物。

【预防】

注意眼部卫生,不用不洁手帕及手擦眼。

六、睑腺炎

睑腺炎为化脓性细菌侵犯眼睑腺体而引起的急性炎症,也称麦粒肿。因感染部位不同而分为外睑腺炎与内睑腺炎。外睑腺炎为Zeis氏腺的急性化脓性炎症;而内睑腺炎为睑板腺的急性化脓性炎症。本病相当于中医所称之"针眼"。

【诊断】

1. 外睑腺炎:初起眼睑红肿,明显压痛,数日后近睑缘部位形成硬结,发病3~5日后软化,形成黄色脓点,可自行穿破,排出脓液,在1周左右痊愈。但病变位于外眦部者,疼痛较甚,可引起严重的球结膜水肿。

2. 内睑腺炎:睑板腺开口处轻度充血,睑结膜下出现黄色脓点,其后脓点开口于睑结膜面,将脓排进结膜囊内,或经睑板腺开口排出而愈。

【治疗】

1. 汤药

(1)风热外侵:初起眼睑局部轻度充血肿胀,痒痛不适。宜用疏风清热解毒法,以银翘散加减:连翘、荆芥、防风、菊花、甘草、板蓝根各10克,金银花、牛膝各15

克。

(2)热毒上攻:眼睑红肿热痛,伴发热,恶寒,口渴喜饮,便秘溲赤。舌红、苔黄厚,脉数。治宜清热解毒通便,方用凉膈散加减:栀子、连翘、黄芩、竹叶、甘草、板蓝根、野菊花各10克,大黄、芒硝各8克,薄荷6克。

2. 单验方

(1)取新鲜鸭跖草,去叶取茎洗净,用手指挤压,将断端流出的液体涂于患处,每日4~5次。

(2)取新鲜蒲公英洗净捣烂,外敷患处。

3. 外治:在背部肺俞或膏肓穴附近的皮肤上,找出一个或数个红点,用毫针挑破,挤出黏液脓水。

【预防】

1. 多吃新鲜水果、蔬菜,保持大便通畅。

2. 注意眼部卫生,增强体质。

七、青光眼

青光眼是指由眼压升高而引起视神经损害和视野缺损的眼病,为眼科中最严重、可致盲的眼病之一。正常的情况下,眼内有透明的液体叫房水,其可营养眼内组织,并维持眼内1.3~2.8千帕(10~21毫米汞柱)的压力,叫眼压。因房水不断生成,又不断排出,保持着动态平衡,故眼压比较稳定。但如生成过多或排出受阻,便会使眼压升高,超过一定程度,就会造成青光眼。根据房水排出障碍的原因,青光眼可分成几个不同型别。由房角入口处阻塞,房水不能排出引起的青光眼叫闭角型青光眼。情绪、劳累和黑暗环境引起的瞳孔扩大为发病诱因,这种青光眼多发生于中老年女性患者。开角型青光眼是由一种原因不明的进行性房水排出系统障碍引起的眼病,与遗传有一定关系,以青中年男性发病较多。

角膜炎、虹膜睫状体炎、白内障、外伤或眼内肿瘤等眼病,也可使房水排出系统障碍而使眼压升高造成青光眼,叫继发性青光眼。一些婴幼儿童因眼睛发育异常而发生的青光眼叫先天性青光眼。

闭角型青光眼的典型症状是发作性头痛、眶和眼剧烈疼痛;注视灯光时,在光源周围见到环形彩色光晕,叫虹视现象;视物不清,严重者只有光感或手动;恶心、呕吐及便秘;眼部充血,严重时眼睑水肿;眼压升高,用手触眼球坚硬如石;角膜混浊呈雾状,失去光泽;瞳孔扩大。

开角型青光眼多数人早期无明显自觉症状,少数病人眼压高时有头昏、眼胀及雾视；早期眼压不稳定，一天之内仅数小时眼压升高，晚期大多数眼压经常升高；眼底视乳头生理凹陷扩大，视野缺损。

继发性青光眼除有原发病的症状外，还有如同上述闭角或开角青光眼的症状：因为原发疾病所造成的房水阻塞情况，有的像闭角型青光眼，有的像开角型，故症状不一样。

【诊断】

1. 患者自觉眼胀痛，头痛，恶心呕吐，并出现虹视（即患者在灯光周围见到像彩虹一样的色环）等症状。

2. 瞳孔放大，角膜肿胀，雾状混浊，结膜混合充血，有时合并眼睑水肿。虹膜节段性萎缩及青光眼斑（晶体前囊下有灰白色、卵圆形、片状或点状混浊）。

【治疗】

1. 急性发作，眼胀痛，头痛，恶心呕吐。检查眼压升高，瞳孔散大，角膜雾状混浊，伴口苦咽干，胸闷，胁痛，舌红、苔黄，脉弦数。治宜清泻肝胆。方用龙胆泻肝汤加减：龙胆草、黄芩、栀子、木通、泽泻、菊花、车前子各10克，白芍、生地黄各15克，柴胡8克。

2. 慢性期可服用石斛夜光丸、杞菊地黄丸等。

【护理】

1. 避免情志刺激。

2. 不在光线黑暗的环境下工作或学习。

3. 保持大便通畅。

【预防】

一眼患青光眼者，应定期检查另一眼。

八、鼻窦炎

鼻窦炎是鼻窦黏膜的非特异性炎症，为一种鼻科常见多发病。所谓鼻窦是鼻腔周围面颅骨的含气空腔，左右共有4对：称额窦、上颌窦、筛窦和蝶窦。因其解剖特点，各窦可单独发病，也可形成多鼻窦炎或全鼻窦炎。本病相当于中医的“鼻渊”。

本病一般分为急性和慢性两类，其原因很多，较复杂。急性鼻窦炎多继发于急性鼻炎。慢性鼻窦炎常为急性鼻窦炎未彻底治愈或反复发作而形成。过敏也是鼻窦炎的重要致病原因。此外，邻近组织器官感染、游泳时污水进入鼻窦、飞行及潜水时气压改变、外伤及鼻腔肿瘤、异物等均可引起鼻窦炎。全身营养不良、慢性疾病、烟酒过度、抵抗力降低等也可诱发鼻窦炎。鼻窦炎的常见致病细菌为链球菌、葡萄球菌、肺炎球菌等。

【诊断】

1. 头痛:急性鼻窦炎所引起的头痛较重,可位于额部、面部或枕后部。低头、用力、咳嗽时头痛加重。发病后数日,由于鼻窦开口处黏膜肿胀减轻,鼻窦内分泌物得以流出,于是头痛有所缓解。慢性鼻窦炎头痛不明显,一般仅表现头部沉重、压迫感。

2. 鼻塞:急性鼻窦炎患者常有较重的鼻塞,擤去鼻涕后,鼻通气可暂时改善,但不久又觉鼻阻。慢性鼻窦炎患者也可有鼻阻感,如伴有鼻中隔偏曲或鼻甲肥大,则鼻阻加重。

3. 鼻涕:鼻窦炎患者常诉鼻涕较多,有些可向前擤出;有些向后鼻孔流入鼻咽部,导致病人常诉"痰多"。

4. 嗅觉障碍:部分患者可有嗅觉减退或缺失。这一症状大多为暂时性。但鼻窦炎合并萎缩性鼻炎者,嗅觉障碍多不易恢复。

5. 鼻道积脓:鼻道积脓是鼻窦炎的重要体征之一。因各个鼻窦开口位置不同,积脓位置也有差异。额窦、上颌窦以及前组筛窦均开口于中鼻道。后组筛窦开口于上鼻道,而蝶窦开口于蝶筛隐窝。所以根据脓液所在位置,对诊断某一鼻窦发炎有一定价值。如检查未发现脓液,还须行体位引流或多次反复检查。

【治疗】

1. 汤药

(1)肝胆湿热:症见鼻涕量多、黏稠黄浊,鼻阻,头痛。鼻黏膜红赤、肿胀。鼻涕从鼻腔上方流下。伴发热,口苦咽干,急躁易怒,小便短赤,大便秘结。舌红,苔黄厚,脉弦数。治宜清利肝胆,利湿排脓。用龙胆泻肝汤加味:龙胆草、黄芩、栀子、泽泻、木通、白芷、车前子、苍耳子、辛荑花各 10 克,生地黄 15 克,当归、柴胡各 8 克。

(2)脾胃湿热:症见鼻塞、头昏重。鼻涕黄浊量多,自鼻腔上方流下。鼻腔黏膜红肿。伴脘腹胀闷,体倦乏力,食欲缺乏。舌红,苔黄腻,脉滑数。治宜清脾泻热,利湿排脓。方用黄芩滑石汤加减:黄芩、木通、大腹皮、砂仁、白蔻仁、茯苓、猪苓、苍耳子、辛荑花、白芷各 10 克,滑石 20 克。

(3)肺气不足:鼻塞时轻时重,头昏,鼻涕白黏,鼻腔黏膜肿胀色淡。伴见气短乏力,咳嗽有痰。舌淡、苔薄白,脉弱。治宜温补肺脏,排脓通窍。用温肺止流丹加减:人参、荆芥、防风、苍耳子、辛荑花、白芷、鱼腥草、炙甘草各 10 克,黄芪 20 克,诃子、桔梗各 8 克。

(4)脾胃虚弱:鼻塞头昏困重,涕多黏稠、色白,鼻腔黏膜肿胀色淡。伴见面色萎黄,体倦乏力,食少腹胀,便溏。舌淡、苔白腻,脉濡。治宜健脾益气,渗湿通窍。用参苓白术散加减:党参、白术、山药、扁豆、泽泻、薏苡仁、砂仁、苍耳子、辛荑花、白芷各10克,黄芪15克,炙甘草8克。

2. 单验方

(1)苍耳子、辛荑花、玄参各9克,白芷、酒黄芩各5克,细辛、甘草、薄荷各3克。上药共入罐中,加入清水武火煎。患者坐于煎药处,对准药罐,使药气随呼吸进入鼻腔。煎成后澄清温服。每日服3次。

(2)牛黄、麝香各0.5克,菊花心、雄黄各1.5克,鹅不食草15克,冰片少许。将鹅不食草、菊花心轧成极细面,然后用乳钵将众药研细调匀,装入瓷瓶封严备用,用时蘸药少许滴鼻,每日3~4次。

3. 针灸:取颅会、迎香、上星穴,悬灸至患者自觉焮热,皮肤潮红为度,隔日1次。

4. 外治法:用滴鼻灵滴鼻,每日3~4次。

【护理】

1. 避免长期使用血管收缩剂滴鼻。

2. 滴鼻时应仰卧,取颈高头低位。

【预防】

1. 锻炼身体,增强体质,防止感冒。

2. 积极治疗邻近病灶,如慢性扁桃体等。矫治鼻腔畸形。

3. 禁食辛辣刺激食物,戒除烟酒。

九、急性咽炎

急性咽炎是咽黏膜、黏膜下组织和淋巴组织的急性炎症。可波及整个咽部,或仅限于鼻咽、口咽、喉咽的一部分。本病以秋冬及冬春之交较常见。其病因主要为病毒传染和细菌感染。多由飞沫或直接接触而传染。另外,受冷受湿及全身抵抗力减弱,如疲劳、烟酒过度等常是本病的诱因。本病相当于中医的"风热喉痹"。

【诊断】

1. 一般起病较急,首先自觉咽干、灼热、咽部微痛。继则咽痛逐渐加剧,并表现吞咽疼痛。常可放射至双侧耳部,有些患者可有咳嗽、声嘶。

2. 咽部黏膜充血,肿胀,咽后壁淋巴滤泡红肿,软腭及扁桃体也表现充血。严重者悬雍垂水肿,咽侧索肿胀隆起。鼻腔、鼻咽部、喉部黏膜充血、肿胀。

3. 全身不适，乏力，头痛，四肢酸痛，发热。

【治疗】

1. 汤药：

(1)肺经风热(风热喉痹)：症见咽部灼热疼痛，干燥不适，异物感，吞咽不顺，疼痛逐渐加重，吞咽尤为明显。全身可伴发热、恶寒、头痛、咳嗽痰黄等。舌红苔黄，脉浮数。治法：疏风清热，解毒利咽。方药：银花、连翘、黄芩、牛蒡子、桔梗各15克，荆介、防风、赤芍、玄参、浙贝、花粉、桑皮各12克，甘草9克。大便干结者，酌加大黄泻热通便。上药共煎，每日1剂，1日3次。

(2)肺胃热盛(火热喉痹)：咽部疼痛剧烈，痛连耳根及颌下，痰涎多而粘稠，吞咽困难，语言难出，咽喉梗阻感。全身症见发热，口干喜饮，咳嗽痰黄。大便秘结，小便黄。舌红苔黄，脉洪而数。治法：清热解毒，利咽消肿。方药：二花、连翘、野菊、地丁、公英各10克，桔梗、射干、浙贝、桑皮各12克，花粉15克，生大黄、生甘草各8克。上药共煎，每日1剂，1日3次，可凉服。

2. 单验方

(1)胖大海2枚，金银花1.5克，玄参3克，生甘草2克。每日1包，代茶。

(2)玄参、麦冬、金银花、山楂各10克，胖大海2～4枚，鲜萝卜叶30克，桔梗、甘草各6克。水煎，代茶随饮，不拘时。

3. 针灸：取合谷、内庭、曲池、天突、少泽、鱼际穴。每次选3～4穴，强刺激，泻法，每日1次。

4. 外治：用西瓜霜吹喉散吹喉，每2小时1次。

【护理】

对于急性咽炎患者，应隔离治疗，卧床休息，进流质饮食。

【预防】

1. 搞好环境卫生，室内应光线充足，空气流通。保持适宜温度和湿度。

2. 积极锻炼身体，增强抵抗力。

十、慢性咽炎

慢性咽炎是咽部黏膜的一种慢性炎症，多因屡发急性咽炎治疗不彻底而转为慢性，其次是烟酒过度、嗜食刺激性食物、常接触污浊空气、鼻塞而需张口呼吸等，均可诱发本病，多发于成年人。主要为咽部不适感，如灼热感、痒感、干燥感或异物感，咽部常有黏性分泌物，不易咳出，早晨刷牙常引起反射性恶心欲吐。中医称本病为“慢喉痹”或“虚炎喉痹”，基本病机为肺肾阴虚，虚火上炎，灼伤咽喉。

【诊断】

(一)临床表现

咽部不适,患者常诉有异物感、咽痒、微痛、醒后咽部干燥等感觉。上述症状可因人而异。由于咽部稠厚分泌物增多,患者常作吭喀动作,希能清除。

(二)主要类型

1. 慢性单纯性咽炎:咽部黏膜充血,呈暗红色,表面附有少量黏稠分泌物。

2. 慢性肥厚性咽炎:咽部黏膜增厚,色暗红。腭弓和软腭边缘呈肥厚现象。咽后壁淋巴滤泡增生,充血肿胀。呈散在颗粒状凸起或融合成块。

3. 萎缩性咽炎:早期咽部黏膜较薄,色泽淡红。严重者,黏膜苍白发亮如蜡纸样,有时可在咽后壁见到颈椎轮廓。黏膜表面有时附有干痂,咽反射减退。

【治疗】

1. 汤药

(1)肺肾阴虚:症见咽干、灼热、隐隐作痛,如痰或异物粘着感,常"吭喀"(或咽痒作咳而有少许粘痰),伴五心烦热,午后颧红,腰膝酸软等。舌红少苔,脉细数。治法:滋阴润燥,养液生津。方药:生地、贝母各15克,玄参、麦冬各20克,丹皮、白芍各12克,薄荷、甘草各9克。水煎服,每日1剂,1日2次。

(2)肺脾郁热:症见咽喉干燥、灼热、疼痛、异物感或痰粘着感,常"吭喀"或咳嗽有粘稠痰涎。伴口微干,小便黄,大便干结,舌暗红,苔微黄,脉略数有力。治法:清肺脾、利咽喉。方药:黄芩、栀子、贝母、牛蒡子各12克,麦冬、桔梗各15克,薄荷、竹叶、甘草各9克。咽干者加玄参、葛根15克;易恶心作呕者,加竹茹、法夏12克;大便干结者,加麻仁、郁李仁12克。水煎服,每日1剂,1日2次。

2. 单验方:生地黄、玄参、牛蒡子、金银花各15克,黄芩、桔梗各12克,板蓝根、麦冬各20克,甘草4克。上药煎后浓缩成糖浆,口服,每日2次,每次100毫升。

3. 中成药:健民咽喉片、草珊瑚含片,含服1片,每2小时1次。

4. 外治:咽后壁淋巴滤泡明显突起者,可用烙法烙除。

【预防】

1. 减少烟酒及其他刺激。

2. 少食辛辣和刺激性食物。

3. 注意休息,避免过度疲劳。

4. 积极治疗急性咽炎和邻近病灶。

十一、急性牙髓炎

急性牙髓炎是牙髓组织的一种感染性疾病。本病大多数是由龋齿发展到牙本质深层，细菌通过牙本质小管，或由穿通的龋洞进入髓腔所引起。其发生主要与龋病、牙齿外伤、楔形缺损、畸形中央尖、牙周炎、隐裂和血源性感染有关。临床表现主要是剧烈的牙痛，尤以夜间为甚。

【诊断】

急性牙髓炎的牙痛性质为自发性、阵发性痛，尤以夜间为甚。开始时疼痛时间短，但随着病程的进展，疼痛时间逐渐加长，间歇时间随之缩短，最后演变为持续性牙痛。就诊时患者常不能明确指出病牙所在。疼痛常为放射性或牵引性痛，放射至同侧上、下牙及头面部。急性牙髓炎时，冷热刺激均可激发患牙引起剧痛。

【治疗】

1. 汤药

(1)风热外侵：症见阵发性牙痛，遇风发作。检查见患牙有龋洞，局部牙龈红肿。伴见发热、微恶寒，头痛，口渴。舌红、苔薄黄，脉浮数。治宜疏风清热，解毒止痛。方用银翘散加减、连翘、防风、荆芥、乳香、没药、野菊花、紫花地丁、牛蒡子各10克，金银花、白蒺藜、露蜂房各15克。

(2)胃火炽盛：牙痛剧烈，牵引头痛，牙龈红肿甚。伴见口臭，口渴引饮，发热，大便秘结。舌红、苔黄厚，脉细数。宜清泻胃火，消肿止痛。方用清胃散加减：黄连、当归、丹皮、乳香、没药、板蓝根、蚤休、栀子各10克，牛膝、生地黄、穿山甲、皂角刺各15克，升麻8克。

2. 单验方

(1)细辛3克，荜茇、川椒、薄荷各6克，防风、高良姜各4.5克。上药水煎后用药液含漱。

(2)荜茇、冰片各3克，共研细末。用消毒棉花或纱布将药面包在内，置牙痛处。

3. 针灸

(1)上牙取合谷、下关、内庭。下牙取合谷、颊车。强刺激捻转泻法，每日1~2次。

(2)前三齿上牙痛取迎香、人中穴。下牙痛取承浆穴。后五齿上牙痛取下关、颧突凹下处，下牙痛取耳垂与下颌角连线中点、颊车、大迎穴。以指切压，逐渐用力，持续15~20分钟。

【预防】

1. 禁食辛辣刺激性食物。

2. 积极治疗龋齿。

十二、急性化脓性中耳炎

急性化脓性中耳炎是中耳黏膜的化脓性炎症，患者中以儿童更为多见。主要病变是中耳黏膜脓肿，中耳内出现黏液脓性或脓性分泌物。主要原因为上呼吸道感染，如急、慢性鼻炎，鼻窦炎，扁桃体炎患者，细菌及病毒等易经咽鼓管侵入中耳引起感染。婴幼儿咽鼓管较短、宽而平直，鼻咽感染容易侵入中耳，所以此病好发于小儿。另外，当鼓膜外伤时，也可因致病菌直接进入中耳引起本病。在患某些急性传染病时，也可并发急性化脓性中耳炎。本病相当于中医的“脓耳”。

【诊断】

1. 充血期：耳痛并逐渐加重，呈搏动性跳痛。患者自觉耳闷，继则听力下降。伴发热，全身不适。鼓膜表面有放射状血管扩张。

2. 化脓期：鼓膜穿孔前耳部剧烈疼痛，影响患者睡眠。听力继续减退，全身症状加重，体温升高，儿童可达39℃。此时可见鼓膜弥漫性充血，膨隆外凸。随着病情的进一步发展，鼓膜穿孔，脓液流出，发热和耳痛立即减轻或消失，其他症状也逐渐好转。检查可见鼓膜表面有闪光点，脓液从此处搏动性流出。

3. 恢复期：如治疗积极和适当，感染已得到控制者，一般流脓可在7～10日内停止，全身情况及听力逐渐恢复正常，鼓膜充血逐步消退，穿孔有可能自行愈合。但如治疗不当，反复感染，受身体抵抗力下降等因素影响，则有转变为慢性化脓性中耳炎的可能。

【治疗】

1. 汤药

(1)风热邪毒侵袭：症见起病急，耳内跳痛、胀闷感，听力减退。检查见鼓膜表面血管纹明显，呈放射状排列。伴见发热、恶寒、鼻塞等。舌红、苔薄黄，脉浮数。治宜疏散风热，解毒止痛。方用银翘散加减：连翘、荆介、牛蒡子、蔓荆子、乳香、没药、淡豆豉各10克，金银花、野菊花、板蓝根各15克。

(2)肝胆火热炽盛：耳内疼痛剧烈，致患者夜不能寐，听力减退。鼓膜弥漫性充血，标志消失。伴发热，口苦咽干，小便黄赤，大便秘结。舌红、苔黄厚，脉弦数。治宜清泻肝火，解毒止痛。方用龙胆泻肝汤加减：龙胆草、栀子、黄芩、柴胡、木通、泽泻、板蓝根各10克，牛蒡子、芒硝、当归尾、生地黄各15克。

(3)热毒壅结成脓：症见耳痛呈搏动状，流脓后耳痛减轻。听力略有恢复，鼓膜充血，表面可见脓液溢出之反光点，发热消退，舌红、苔黄，脉数。治宜清热解毒，消肿排脓。用仙方活命饮加减：连翘、野菊花、紫花地丁、蚤休、乳香、没药、白芷、穿山甲、皂角刺各10克,金银花、天花粉、当归尾、赤芍、陈皮各15克。

2. 单验方

(1)五倍子10克,黄连5克,冰片3克,白酒40毫升。将五倍子洗净,晒干,打碎,黄连切片。以上3药放入白酒中浸泡2~3周后使用。滴耳,每日3次。

(2)鲜车前草60克,鲜马齿苋100克,洗净共切碎,绞汁滴耳,每日3次。

3. 外治

用具有清热解毒、消肿止痛、敛湿去脓作用的药液滴耳。

【护理】

1. 注意随时将耳内脓液拭净,以免妨碍中耳引流。

2. 滴耳时宜侧卧,患耳朝上,滴入药液后,用手指轻压耳屏数次,使药液进入中耳。

【预防】

1. 积极锻炼身体,提高身体抵抗力。

2. 注意保持正确的擤鼻方法,不可强行擤鼻。

3. 避免污水入耳,有水入耳时,要尽早拭干净,保持外耳道清洁。

十三、慢性化脓性中耳炎

慢性化脓性中耳炎是中耳粘膜、骨膜或深达骨质的慢性化脓性炎症,是很常见的一种耳科疾病。其特点为鼓膜穿孔,长期或间歇性流脓,听力下降。有时可危及生命。本病多因急性化脓性中耳炎未能及时、合理、彻底治疗所致。另外,鼻及咽部疾病如慢性鼻窦炎、儿童增殖体肥大等炎性病灶反复发作也可引起本病。根据病理及临床表现可分为三型,即单纯型、骨疡型及胆脂瘤型。其中后二型可引起严重的颅内、外并发症而危及生命。中医称本病为"脓耳"或"耳疳"。

【诊断】

1. 单纯型:此型患者耳内流脓多为持续性,常因上呼吸道感染脓量增多。一般无臭味。鼓膜穿孔在紧张部,呈中央性穿孔,大小不一,多呈肾形、椭圆形或圆形。听力下降,呈传导性,一般程度不严重。

2. 骨疡型:此型患者耳内流脓量一般较少,有臭味,穿孔多在鼓膜边缘,紧张部、松弛部均可发生。自鼓膜穿孔处常可见肉芽或息肉组织。有较重的传导性耳聋。晚期可为混合性耳聋。有时可有耳鸣及眩晕症状。因此型多有骨质破坏,容易引起并发症,具有一定危险性。

3. 胆脂瘤型:患耳持续流脓,量少而有恶臭味。鼓膜多在松弛部边缘或紧张部后上边缘穿孔。经穿孔可见灰白色鳞片状或腐乳状物质,有特异臭味。患者听力有不同程度的减退,早期呈传导性耳聋;晚期为混合性耳聋。有时可有耳鸣及眩晕感。胆脂瘤会严重破坏骨质,导致颅内、外同时发病而危及生命。

【治疗】

1. 汤药

(1)脾虚湿困:症见病程日久,间歇或持续耳内流脓,脓呈粘液或粘脓性。量多少不等,无特殊臭味,听力轻度减退。全身并见面色不华,头昏沉重,倦怠乏力,纳差,腹胀,大便时溏。检查:耳膜紧张部中央性大穿孔,鼓室粘膜肿胀色淡,听力呈传音性耳聋,舌淡苔薄,脉细弱。治法:健脾渗湿,扶正排脓。方药:党参、黄芪各15克,云苓、当归、川芎、白芍各10克,二花、白芷、桔梗、皂角刺、石菖蒲各18克,水煎服,每日一剂,1日2次。

(2)肾虚骨腐:长年耳内流脓不愈,脓量少,污秽而臭,听力明显减退,全身并见头晕神疲,腰膝酸软,咽干口燥,手足心热,形寒肢冷等。检查:鼓膜松弛部或边缘性穿孔,脓粘稠或块状,或如豆渣样腐物,鼓室或有暗红色肉芽,听力检查呈传音或混音性改变。乳突X线摄片:有骨质破坏或胆脂瘤形成。治法:培肾补元,扶正祛邪。方药:桂枝、附片各6克,生地、鱼腥草各15克,山药、山萸各10克,丹皮、泽泻、云苓、夏枯草、木通各9克。若兼有眩晕者,可加磁石、牡蛎各30克。水煎服,每日1剂,1日2次。

2. 单验方

(1)海螵蛸1克,麝香0.05克,冰片0.3克,黄连1.5克。共研细末,加入5毫升注射用水浸泡备用,滴耳,每日3次。

(2)熟鸡蛋黄2个,冰片少许(研末)。熟鸡蛋黄置勺内烤至油出,用此油加冰片滴耳,每日2次。

【护理】

1. 清洗外耳道及中耳脓液时必须用消毒器械和敷料。

2. 清洗时须仔细耐心。

【预防】

1. 患本病而鼓膜穿孔未愈合者,严禁游泳,以免污水入耳,加重病情。

2. 早期发现胆脂瘤,早期治疗。预防颅内、外同时发病。

3. 加强身体锻炼增强抵抗力。

第十一章　妇产科疾病

一、痛经

凡在经期前后或在行经期间发生腹痛或其他不适，以致影响生活和工作者称为痛经。常伴有头晕、恶心、呕吐、乳胀等症状。此病以青年妇女较为常见。

痛经又分为原发性痛经和继发性痛经。

原发性痛经指生殖器官无明显器质性病变的月经疼痛，又称功性痛经，常发生在月经初潮或初潮后不久，多见于未婚或未孕女，往往经生育后痛经缓解或消失；继发性痛经指生殖器官有器性病变如子宫内膜异位症、盆腔炎和子宫黏膜下肌瘤等引起的经疼痛。

痛经大多发生在月经前1～2日或月经来潮时，常为下腹部发性绞痛，有时也放射至阴道、肛门及腰部，可同时伴有恶心、呕吐、尿频、便秘或腹泻等症状。腹痛可持续较长时间，偶可长达1～2日，经血排出通畅时疼痛消失。疼痛剧烈时可发生面色苍白、手足冰凉、出冷汗，甚至昏厥。膜样痛经的病人，一般在月经的第3～4日时疼痛最剧烈，膜状物排出后疼痛消失。

【诊断】

1. 月经来潮后1～2天内出现，约经1～2小时经血外流通畅后疼痛渐轻，转为阵发性中等度疼痛，12～24小时逐渐消失。

2. 疼痛部位多在下腹部，重者可放射至腰骶部或股内前侧，多呈阵发性绞痛，剧烈时患者面色苍白，出冷汗，下腹发凉，恶心呕吐，甚至晕厥。

【治疗】

1. 汤药

(1)气滞血淤：每于行经前一两日或经期中小腹胀痛，拒按，经量少或行经不畅，经色紫黯有块，血块排出后，腹痛就减轻，伴胸胁胀满，乳房胀痛。舌质黯或见淤点，脉弦或见弦滑。治以理气化淤止痛。方用膈下逐淤汤：当归、桃仁、红花、五灵脂、川芎、丹皮、赤芍、乌药各10克，香附、枳壳、元胡、甘草各5克。水煎服，日1剂。

(2)寒湿凝滞:经前或经期小腹冷痛喜按,得热痛减,月经量少,涩滞不爽,色黯有块,舌质紫黯,苔白腻,脉沉紧。治以温经散寒,除湿止痛。方用选用温经汤加味:党参、当归、白芍、熟地、川断各12克,川芎、附子、小茴香、甘草各6克,吴茱萸、肉桂、艾叶各3克。水煎服,日1剂。

(3)湿热下注:经前、经期小腹胀痛,拒按,有灼热感,或平时小腹部时痛,经来疼痛加剧,经色黯红,质稠有块,舌苔黄腻,脉弦数或濡数。治以清热除湿,化淤止痛。方用选用清热调经汤:当归、白芍、生地、丹皮各12克,黄连、川芎、红花、桃仁、莪术、香附、元胡各6克,红藤、败酱草、薏苡仁各20克。水煎服,日1剂。

(4)气血虚弱:经期前后或经期小腹隐痛而喜按,月经量少,色淡质稀,面色白,精神倦怠,舌淡苔薄,脉细弱。治以益气养荣,调补冲任。方用选用八珍汤加减:党参、黄芪、茯苓、熟地、川断各12克,当归、白芍、白术、阿胶、香附各10克,川芎、艾叶各6克。水煎服,日1剂。

(5)肝肾虚损:经期或经后一两日内小腹绵绵作痛,经量少,色黯淡,或有头晕、目眩、耳鸣、腰酸等症。治以调补肝肾。方用选用归芍地黄汤加减:当归、熟地、山药、紫河车、杜仲、阿胶各12克,白芍、泽泻、巴戟天、山萸肉各10克。水煎服,日1剂。

2. 中成药

(1)七制香附丸,每次6克,每日2次。

(2)妇科十味片,每次4片,每日3次。

(3)元胡止痛片,每次4片,每日3次。

(4)益母草膏,每次10~15毫升,每日3次。

(5)艾附暖宫丸,每次6克,每日2次。

(6)十全大补丸,每次6克,每日2次。

3. 单验方

(1)大当归一支,切片水煎服。

(2)艾叶20克,加红糖用水煎服。

(3)炒五灵脂10克,蒲黄6克,丹参30克,水煎服。

4. 针灸

体针:合谷、关元、三阴交、气海、足三里。

耳针:子宫、内分泌、交感。

5. 外治

(1)食盐、葱白各250克,生姜125克,共炒热,用布包好温熨小腹。药凉后再炒热熨。1日数次,每次30分钟。

(2)香附、元胡各10克,桂枝、官桂各8克,木香6克,鸡血藤20克,将药物捣碎炒热后外敷贴丹田穴,然后按揉或温灸。

【护理】

1. 痛经剧烈者应卧床休息。

2. 经期忌食生冷瓜果及刺激性食品,要饮食有节,起居有常。

3. 经常注意外阴清洁,每天用温水洗1~2次,勤换垫纸。

4. 注意精神调养, 解除心理障碍,使精神快乐,气机畅达。

【预防】

1. 平时应加强自身体质锻炼。

2. 注意经期卫生,衣着要温暖,忌涉水、游泳和剧烈运动。

3. 避免精神紧张、恐惧、忧虑和烦恼。

二、闭经

发育正常的女子,一般14岁左右月经当应时来潮,若超过18岁月经未至,或月经周期建立之后又连续3个月以上不来潮者,称为闭经或经闭。是妇女常见的一种症状。

妇女超过18岁仍不来月经叫原发性闭经;已经建立了正常月经周期后,连续3个月以上不来月经叫继发性闭经。青春期前、妊娠后、哺乳期及绝经期后的闭经是正常的,不属于病态。子宫发育异常,如先天性无子宫、刮宫过深、子宫内膜结核,以及先天性无卵巢、放疗破坏了卵巢组织,或患有严重贫血、慢性肾炎、糖尿病、甲状腺及肾上腺功能亢进或减退;环境改变、惊吓、恐惧、过度紧张、劳累等原因均可引起闭经的发生。

妇女在青春期前、妊娠期、哺乳期、绝经以后的“停经”不属闭经范畴。另外有极少数生理比较特殊的妇女,月经经常两个月、三个月甚至一年来潮一次,且无所苦者也不属病理闭经范畴。

【诊断】

(一)临床表现

女子到18岁,月经尚未来潮者,称为“原发性闭经”,以往有过正常月经,之后停经3个周期以上者,称为“续发性闭经”。

(二)主要类型

1. 子宫性闭经。

2. 卵巢性闭经。

3. 垂体性闭经。

4. 下列脑(中枢性)闭经。

【治疗】

1. 汤药

(1)肝肾不足:年逾18岁尚未行经;或由月经后期量小逐渐至经闭,体质虚弱,腰酸腿软,头晕耳鸣,舌淡红,苔少,脉沉弱或细涩。治法:补肾养肝调经。方药:川芎、当归、芍药、地黄、黄芪、艾叶、鸡血藤、首乌各9克。水煎服,日1剂。

(2)气血虚弱:月经逐渐后延,量少,经色淡而质薄,继而停闭不行,或头晕眼花,或心悸气短,神疲肢倦,或食欲不振,毛发不泽,或易脱落,羸瘦萎黄,脉沉缓或虚数,舌淡苔少或白薄。治法:补气养血调经。方药:茯苓、远志、陈皮、五味子、当归、白芍、熟地、桂心、黄芪、煨白术各9克,炙甘草6克,人参3克。水煎服,日1剂。

(3)阴虚血燥:经血由少而渐至停闭,五心烦热,两颧潮红,交睫盗汗,或骨蒸劳热或咳嗽唾血,舌红苔少,脉细数。治法:养阴清热调经。方药:生地、熟地各12克,白芷、麦冬、知母、地骨皮各9克,炙甘草6克。水煎服,日1剂。

(4)气滞血淤:月经数月不行,精神抑郁,烦躁易怒,胸胁胀满,小腹胀痛或拒按,舌边紫黯,或有淤点,脉沉弦或沉涩。治法:理气活血,祛淤通经。方药:桃仁、红花各12克,当归、生地黄、川芎、赤芍、牛膝、桔梗、柴胡、枳壳各9克,甘草6克。水煎服,日1剂。

(5)痰湿阻滞:月经行闭,形体肥胖,胸胁满闷,呕恶痰多,神疲倦怠,或面浮足肿,或带下量多色白,苔腻,脉滑。治法:豁痰除湿,调气活血通经。方药:当归、川芎各12克,苍术、香附、茯苓、半夏、南星、枳壳各9克,陈皮、甘草、生姜各6克。水煎服,日1剂。

2. 中成药

(1)六味地黄丸,适用于肝肾不足之闭经。

(2)八珍益母丸,适用于气血虚弱之闭经。

(3)逍遥丸,适用于气滞血淤之闭经。

3. 单验方

(1)丹参60克,红糖30克,煎水服,每日早晚各1次。

(2)鸡血藤12克,研末,用温酒送服,1日1次。

(3)当归9克,益母草30克,水煎服,1日1剂。

4. 针灸

(1)体针:取三阴交、关元穴,虚证配足三里、血海、肾俞;实证配太冲、中极。

(2)耳针:子宫、内分泌、卵巢、皮质下、神门、交感等穴。

5. 外治

(1)益母草125克加水1500毫升,煎水先温洗小腹,再取蚕砂适量炒热,布包熨小腹,主治闭经。

(2)蜣螂1只(焙干),威灵仙10克(烤干)上药共研细末,填神阙穴,膏药贴盖,约1小时后去药,1日1~2次,连用至愈。主治血淤的实症经闭。

【护理】

1. 注意精神治疗,解除思想顾虑,适当注意营养和休息。

2. 经行前后和产后注意勿受寒湿。

【预防】

1. 行经时忌食寒凉酸冷食物。

2. 做好计划生育,避免流产和手术损伤。

3. 及时治疗月经过少、等病。

三、流产

妊娠在6个月(不足28周)以内,胎儿尚不具备独立的生存能力就产出,叫做流产。发生在妊娠3个月(12周)以前的流产,称为早期流产,这种流产临床上较多见;发生在妊娠3个月以至不足6个月的流产,称为晚期流产;自然流产连续发生3次以上,且每次流产往往发生在同一个妊娠月,称为习惯性流产。流产有自然及人工流产之分。自然流产与基因异常、外界有害因素(如射线、有毒物质等)、母体的各种疾病及母儿血型不合等有关。根据流产的过程、特点,流产可分为先兆流产、难免流产、不全流产、完全流产、过期流产和习惯性流产六种。

【诊断】

(一)临床表现

主要是停经后出现阴道流血及下腹部疼痛。

(二)主要类型

1. 先兆流产:发生在妊娠早期,阴道有少量流血及轻度腹痛。妇科检查子宫口未开,子宫增大与妊娠月份相符合,妊娠试验阳性。

2. 难免流产:孕后下腹部阵发性剧痛、坠胀,阴道出血量多。子宫颈口已开,或伴羊水流出。

3. 不全流产:阴道大量流血或淋漓日久不停,腹部隐痛或阵痛拒按,胎儿及部分胎盘排出。

4. 完全流产:胚胎组织完全排出,流血量少色淡并逐渐停止,腹痛消失。

5. 过期流产：曾有先兆流产症状，继则妊娠反应消失，阴道流血量少色黯，子宫大小与妊娠月份不相符合。

6. 习惯性流产：妊娠期腰酸，小腹下坠，或见少量阴道出血，或见头晕耳鸣，两腿无力，小便频数，曾连续3次以上发生流产者。

【治疗】

先兆流产

1. 汤药

(1)肾虚型：孕后阴道少量出血，色鲜或淡红，下腹轻度胀痛，腰酸耳鸣，舌淡苔薄，脉沉细。治以固肾安胎。方用用寿胎丸：菟丝子、川断各12克，桑寄生、党参、白术、杜仲、阿胶(烊冲)各9克，艾叶1.5克。水煎服，日1剂。

(2)气虚型：胎动下坠，阴道少量流血，色淡，面色发白，心悸气短，腰酸，舌淡，苔薄，脉细滑无力。治以益气养血安胎。方用选用泰山磐石散加减：黄芩、熟地、川断、杜仲各12克，党参、黄芪、白术、白芍、当归、菟丝子各9克，升麻、柴胡、砂仁、甘草各3克。水煎服，日1剂。

(3)血热型：胎动下血鲜红，小腹坠痛，口干心烦，手心发热或有潮热，小便短黄，大便秘结，舌质红、苔薄黄而干，脉滑数，治以凉血安胎。方用选用保阴煎：黄芩12克，生地、山药、白芍、川断、黄柏各9克，甘草3克。水煎服，日1剂。

2. 中成药

(1)千金保孕丸，每次1丸，1日2次。

(2)补中益气丸，每次6克，1日3次。

3. 单验方

(1)苎麻根30克，桂圆10个，水煎温服。

(2)桑寄生30克，菟丝子15克，补骨脂9克，煎服。适用于肾虚患者。

(3)山药、石莲、黄芩各12克，椿根白皮、侧柏炭、阿胶(烊冲)各10克，川连5克，煎服，适用于血热型患者。

4. 外治：保胎膏，党参、当归、生地、杜仲、续断、桑寄生、生地、地榆、砂仁、阿胶各32克，熟地64克，炒蚕砂48克。上药加入麻油750克，黄丹388克，黄腊64克收，再下煅紫石英、煅赤石脂、煅龙骨各15克搅匀。先1月贴腰眼，7日1换，过3个月后，半月1换，10月满为止。贴于腰眼，丹田、命门可以固肾安胎，防止流产。

5. 食疗

(1)莲子90克去皮芯，葡萄干30克同放入瓦煲内，加水约700毫升，旺火隔水炖至莲子熟透，分次食用，一般服7次。

(2)艾叶6克，鸡蛋2个，放入沙锅内，加水适量，用文火煮熟鸡蛋，早晨起来食用，饮汤吃蛋。每日1次。

(3)鲜生地适量，洗净捣汁，取汁90毫升，糯米90克，洗净加水煮粥，待粥将熟时，加入生地汁，煮沸食用。

习惯性流产

1. 汤药

(1)脾肾两虚型：流产连续发生三次及三次以上，或流产后又难于受孕，曾有月经初潮较晚或月经不调，量少色淡，头晕耳鸣，腰膝酸软，神疲气短，纳呆便溏，夜尿频多，舌质淡嫩或淡黯，脉沉弱。治以补肾健脾，益精养血。方用选用补肾固冲汤：菟丝子、续断、杜仲各12克，巴戟、鹿角胶、当归、熟地、枸杞、阿胶、党参、白术各10克，砂仁5克，大枣5枚，红力参3克。水煎服，日1剂。

(2)气血虚弱型：流产连续发生三次或三次以上，月经量少，或月经周期推后或闭经，面色皖白，头晕心慌，倦怠，舌淡苔薄，脉细弱。治以益气养血，佐以健脾。

(3)阴虚血热型：连续流产三次或三次以上，经量少或崩漏，色紫红或鲜红，质黏稠，潮热，口干烦躁，舌质红少苔，脉细数。治以养阴清热，凉血固冲。方用选用两地汤：生地、熟地、麦冬各15克，白芍、知母、地骨皮、玉竹、石斛各10克，炙甘草6克。水煎服，日1剂。

2. 中成药

(1)补肾固冲丸，每次6克，1日3次。

(2)大补阴丸，每次1丸，1日2次。

3. 单验方

(1)党参、白术、黄芪各10克，红枣5枚，加糯米适量，煮粥常食。

(2)绿豆衣、稆豆衣、赤小豆各12克，银花10克，生甘草5克，水煎服。

4. 食疗

(1)母鸡一只(约500克)，干苎麻根30克(鲜60~90克)，将鸡去毛，内脏，头足，洗净，再将苎麻根洗净入鸡腹内，放锅内加水适量，煲汤至鸡烂熟，调味后饮汤食鸡肉。

(2)莲子60克去皮芯，入锅内加水煮至莲子将熟时加入苏梗10克，陈皮5克再煮，熟后去苏梗，陈皮，食莲子饮汤。

(3)党参30克，杜仲15克，用干净纱布包好，加入糯米100克，水适量煮粥，调入少许油盐服食。

【护理】

1. 各种流产者均应卧床休息，禁止性生活。

2. 解除病人各种思想顾虑，配合治疗。

3. 尽量减少不必要的妇科检查,减少对子宫的刺激。

4. 刮宫术后患者应保持外阴清洁,两周内禁止坐浴,预防感染。

5. 给予较好饮食营养。

【预防】

1. 妊娠期避免劳累,不宜攀高、举重、远游。

2. 衣裤宜宽大舒适,不宜穿高跟鞋。

3. 妊娠早、晚期禁止性生活。

4. 流产后应避孕一年以后再孕。

5. 习惯性流产患者夫妻双方都要检查,如双方血型、内分泌功能、染色体、基础代谢等,查出病因,进行妥善防治。

四、子宫脱垂

子宫脱垂是指子宫从正常位置沿阴道方向下降,子宫颈外口抵达坐骨棘水平以下的一种常见妇科病。多次妊娠与分娩引起主韧带及盆底组织松弛与损伤,是子宫脱垂的主要原因,另外是生产后过早劳动以及一些习惯性哮喘、便秘、慢性支气管炎、支气管扩张等使腹压增高,及绝经后期肌张力减退和萎缩,也可引发子宫脱垂。

本病多发生于多产妇女和中老年女性,少数未婚女青年和初产妇亦可发生本病。中医称本病为"阴挺"。

【诊断】

1. 阴道内脱出块物:初起时在腹压增加时脱出,卧床休息后能自动缩回。严重时脱出物长期暴露于阴道口外,不能自行回缩,以致影响行走,甚至需终日卧床,脱出物易糜烂感染,致使分泌物增加,或呈脓性,甚至有时带血。

2. 下腹部、阴道、外阴部有坠胀感,腰背部酸痛,便秘胀气。

3. 由于子宫脱垂可影响膀胱膨出,以致产生排尿困难,尿频、尿急或尿失禁。

4. 月经过多,频发。

【治疗】

1. 汤药

(1)气虚型:子宫下垂Ⅰ~Ⅲ度,小腹下坠,神疲乏力,心悸气短,小便频,白带多,舌淡苔薄,脉浮而虚。治以补中益气,升提收摄。方用选补中益气汤:黄芪30克,党参15克,当归、白术各10克,柴胡、升麻、陈皮、生姜各5克,大枣5枚。水煎服,日1剂。

(2)肾虚型:子宫脱垂,腰酸腿软,小腹坠胀,头晕耳鸣,阴道干涩,舌质红,脉象沉细。治以补肾养血,温阳益气。方用选用大补元煎加味:党参、山药、熟地、当归、山茱萸、杜仲、枸杞、菟丝子各10克,金樱子12克,升麻、炙甘草各5克。水煎服,日1剂。

2. 中成药

(1)补中益气丸,每次6~9克,1日2次。

(2)人参健脾丸,每次1丸,1日2次。

(3)人参鹿茸丸,每次1丸,每日3次。

3. 单验方

(1)棉花根30克,枳壳30克,水煎服。

(2)金樱子根60克,水煎服,连服3~4日。

4. 针灸:针百会、维胞穴、三阴交、长强、中极、曲骨、足三里、阴陵泉,每日或隔日1次,2~3周为1疗程。

5. 外治

(1)丹参15克,五倍子、诃子肉各10克,煎水趁热熏洗。适用于一般子宫脱垂。每日1~2次。

(2)苦参、蛇床子各15克,黄柏、白芷各10克,枯矾6克,煎水趁热先熏后洗外阴部。每日1~2次。适用于重度子宫脱垂而并发宫颈溃疡者。

【护理】

1. 产后三个月内要注意休息,不宜参加久蹲、担、提等重体力劳动。

2. 多吃富含纤维的食品、蔬菜,防止便秘,积极治疗支气管炎、腹泻等增加腹压的疾病。

【预防】

1. 孕妇要定期做产前检查,及时纠正异常胎位。

2. 哺乳期不宜超过两年,以免子宫及其组织萎缩。

五、妊娠呕吐

妊娠6~12周左右出现恶心呕吐,头晕厌食,甚或食入即吐者,称妊娠呕吐。民间简称孕吐。

【诊断】

1. 多数在停经后七周开始恶心呕吐,频繁发作,严重者不食亦吐,吐出物常为泡沫状黏液,有时含有胆汁或咖啡色血液。

2. 由于长期反复呕吐，不能进食，以致全身疲乏无力，身体消瘦，精神不振，甚或脱水等症发生。

【治疗】

1. 汤药

(1)胃虚型：孕后2~3月，呕恶不食，或食后剧吐，上腹脘闷，倦息思睡，舌淡苔白，脉缓滑无力，治以健胃和中，顺气降逆。方用香砂六君子汤加减：党参、白术、茯苓、姜半夏、藿香各10克，陈皮、砂仁各6克，生姜5片。水煎服，日1剂。

(2)肝热型：胸闷胁痛，呕吐苦水或酸水，嗳气叹息，头胀而晕，精神不爽，舌质红，苔薄黄，脉弦滑。治以抑肝清热，和胃降逆。方用橘皮竹茹汤加味：茯苓、橘皮、枇杷叶、乌梅、麦冬、竹茹各10克，姜半夏6克，黄连、人参、甘草各3克。水煎服，日1剂。

(3)痰滞型：呕吐痰涎，胸满食欲缺乏，心悸气促，苔白厚而腻，脉滑。治以豁痰降逆，顺气止呕。方用选用小半夏加茯苓汤加味：茯苓30克，姜半夏15克，陈皮、白术各10克，砂仁、生姜各6克。水煎服，日1剂。

2. 中成药

(1)香砂六君子丸，每次6克，每日2次。

(2)七制香附丸，每次6克，每日2次。

(3)藿香正气丸，每次3~6克，1日2次。

3. 单验方

(1)灶心土60~120克，布包水煎，沉清后温服。适用于胃虚型。

(2)鲜芦根60克，竹茹15克，煎服，适用于肝胃不和型。

(3)川贝粉3~5克，分2次吞服。适用于痰火型。

4. 针灸

(1)体针主穴：内关，大幅度捻转。配穴：足三里、中脘。

(2)耳针：神门。

5. 外治

(1)半夏20克，丁香15克共为细末，以生姜30克煎浓，调为糊状，取适量涂敷脐部，外盖纱布，并用胶布固定。

(2)生姜6克，烘干，研为细末，以水调为糊状，敷内关穴，也可敷脐，外用胶布固定。

6. 食疗

(1)甘蔗汁1杯，生姜汁少许，混合后分次慢饮。适用于脾胃虚弱者。

(2)生姜、乌梅肉各10克，水煎汤取汁，加红糖适量服用。适用于脾胃不和者。

(3)韭菜汁、鲜姜汁各适量加白糖调服。适用于肝胃不和者。

(4)糯米50克,煮粥食,1日3次。适用于脾胃虚弱者。

(5)砂仁5克研末,生姜汁10毫升。大米适量煮成粥后加入砂仁末及姜汁,再煮片刻即可服食。

【护理】

1. 要做好患者的思想工作,让孕妇知道孕吐可以迅速好转,增强其治疗信心,使精神乐观。

2. 要进食营养丰富、易消化、喜食的食物、水果,做到少吃多餐。

3. 呕吐严重者暂禁食,给以补液及药物治疗,好转后再进食。

4. 适当地卧床休息。

六、子宫外孕

受精卵在子宫腔以外的任何部位着床发育称异位妊娠,亦称宫外孕,是妇产科常见的急腹症之一。异位妊娠最常见的为输卵管妊娠,占95%。如输卵管妊娠破裂后,可造成急性腹腔内出血,症状急而重,处理不当可危及生命。

【诊断】

(一)临床表现

1. 有停经史和慢性盆腔炎史或不孕。

2. 腹痛,多剧烈,突然发作,常伴头昏眼花,甚至晕厥。

3. 阴道少量不规则出血,呈点滴不净,色深黑。

4. 休克,多因腹腔内急性大量出血所致。

5. 有时可见贫血和低热。

(二)主要类型

1. 输卵管妊娠。

2. 卵巢妊娠。

3. 腹腔妊娠。

【治疗】

1. 汤药

(1)血淤少腹型:月经过期而行,色暗红或有淤块排出,血量少,淋漓不畅,伴阵发性下腹痛,拒按,舌质暗淡,脉细弦而数。治以活血化淤止血。方用选用宫外孕Ⅰ号加味:丹参9~15克,赤芍、桃仁各6~9克,参三七3克(吞),阿胶12克(冲化)。水煎服,日1剂。

(2)休克型:经行过期或漏涩不畅,血色暗红,下腹部剧痛拒按,面色㿠白,甚则四肢厥逆，舌淡，脉沉细无力或脉微欲绝。治以补气固脱，佐以化淤活血。方用选用独参汤加子宫外孕Ⅰ号方：红参9～15克，丹参15克，赤芍、桃仁各9克。汗多肢冷可加制附子6～9克。水煎服，日1剂。

(3)包块型：腹腔血肿包块形成，下腹部胀痛拒按，阴道流血淋漓不止，色褐或暗红量少，或逐渐停止，脉细涩，治以活血祛淤，破症消积。方用选用子宫外孕Ⅱ号方加味：赤芍、丹参各15克，桃仁、山楂各9克，三棱、莪术各3～6克，如体虚可加党参、当归、川芎、白芍等补气益血药。水煎服，日1剂。

(4)腑实型：腹部胀满拒按，甚则胸胁烦闷，纳呆便秘，苔腻，脉细弦，治以活血祛淤，疏通肠胃，方用选用子宫外孕Ⅰ号加大承气汤：丹参15克，赤芍、桃仁、川朴、大黄、枳实各9克，芒硝5克。水煎服，日1剂。

2. 外治

(1)消症散：艾叶500克，透骨草250克，川断、五加皮、白芷、桑寄生、赤芍、归尾各120克，千年健、追地风、川椒、独活，血竭、乳香、没药各60克，上药共末，每250克为1份，纱布包裹，蒸15分钟，趁热外敷，每日1～2次，10天为1疗程。适用于包块型宫外孕。

(2)双柏散：侧柏叶、大黄各60克，黄柏、薄荷、泽兰各30克，制用法如消症散。适用于包块型子宫外孕。

【护理】

1. 在急性出血期中，病人应绝对卧床休息，严密观察血压、脉搏变化，及时输血补液。

2. 采取去枕平卧位，避免搬动或按压腹部。

3. 掌握手术适应证，必要时随时手术抢救病人。

七、急性乳房炎

急性乳房炎是乳房的急性化脓性感染，中医称为"乳痈"。致病菌以金黄色葡萄球菌为主。常发生于产后哺乳的妇女，尤以初产妇多见，发病多在产后3～4周。常见的诱因是乳汁淤积和乳头破损。

【诊断】

1. 发热：起病多有发热，严重者出现寒颤、高热、脉搏加快等。

2. 乳房疼痛：初感乳房肿胀疼痛，哺乳时疼痛加剧；继续发展，则疼痛呈搏动性。

3. 乳房肿块：患侧乳房皮肤发红，温度升高，炎症区肿大变硬，明显压痛。

4. 脓肿形成:表浅脓肿有波动征,深部脓肿无波动感,穿刺抽脓可证实。

5. 淋巴结肿大:患侧腋窝淋巴结可肿大,伴压痛。

【治疗】

1. 汤药

(1)初起宜疏肝清热、通乳消肿,方用瓜蒌牛蒡汤(瓜蒌12克,牛蒡子12克,二花15克,连翘12克,花粉12克,黄芩10克,栀子12克,柴胡10克,陈皮10克,皂刺10克,甘草8克)加减。

(2)成脓宜清热解毒、托里透脓,方用透脓散(黄芪15克,当归12克,川芎10克,山甲10克,皂刺8克)加味。

(3)溃后宜排脓托毒,方用四妙汤(炙黄芪12克,当归10克,银花15克,甘草10克)加味。

2. 中成药

(1)犀黄丸:每次1丸,1日2次。

(2)醒消丸:每次9克,1日2次。

3. 验方

(1)鲜蒲公英150克,水煎,1日2次分服。

(2)青皮10克,全瓜蒌30克,蒲公英15克,水煎,1日2次分服。

(3)瓜蒌1个,生甘草10克,忍冬藤30克,连翘15克,加水400毫升煎成200毫升,分2次内服,每日1剂。

4. 针灸:取穴膻中、肩井(双)、足三里(双)、足临泣(双)、少泽(双),用泻法,每天1次。

【护理】

1. 使用箍围药时要注意干湿度,干者要及时以液体湿润。

2. 外敷药引起皮肤过敏者,应用青黛散香油调敷局部。

3. 疮口周围皮肤应保持清洁,换药时应消毒,以免发生湿疮。

4. 宜用绷带将乳房托起。

5. 疮面不宜挤压。

【预防】

1. 妊娠后期经常用肥皂水或清水擦洗乳头;或用70%酒精棉球涂擦乳头、乳晕部。

2. 如乳头凹陷,在妊娠期要设法纠正。

3. 产后可用橘核30克,水煎服,一般2~3剂,可防止乳汁淤积。

4. 定时哺乳,每次乳汁要吸尽,如吸不尽可用吸奶器或按摩排空。

5. 乳头破裂、擦伤,宜及时治疗。同时暂停哺乳,用吸奶器将乳吸出喂奶。

6. 注意婴儿口腔清洁,不含乳而睡。同时要保持乳头清洁卫生。

八、急性盆腔炎

盆腔炎是指妇女盆腔内生殖器官的炎症,包括子宫肌炎、子宫内膜炎、输卵管炎、卵巢炎、盆腔结缔组织炎和盆腔腹膜炎。一般分为急、慢性两种,既可是局部的,也可是几个部位同时发炎。引起急性盆腔炎的主要原因是产后、流产后、宫腔内手术操作后感染,经期卫生不洁,邻近器官的炎症蔓延和慢性盆腔炎的急性发作。

【诊断】

1. 下腹部疼痛呈持续性,伴腰酸,或见下腹部有包块及局部压迫刺激症状,如尿频、尿急、排尿困难等。

2. 严重者有高烧(39℃ ~40℃以上)、寒颤、头痛、食纳不佳;如有腹膜炎时可见恶心、呕吐、腹胀、腹泻等。

3. 白带多且臭,有时可见不规则阴道出血。

【治疗】

1. 汤药

银翘红酱解毒汤,银花、连翘、红藤、败酱草各 30 克,山栀、赤芍、桃仁、薏苡仁各 12 克,丹皮、川楝、元胡各 9 克,乳香、没药各 5 ~9 克。水煎服,1 日 1 剂。

2. 中成药

(1)连翘败毒丸,每次 6 克,1 日 2 次口服。

(2)龙胆泻肝丸,每次 6 ~9 克,1 日 2 次。

3. 单验方

(1)蒲公英、金银花、野菊花、紫花地丁、紫背天葵子各 15 克,苡仁、青蒿各 20 克,大黄、丹皮、枳实各 10 克。水煎服,日 1 剂。

(2)马齿苋 60 克,车前草 30 克。煎水代茶饮。

(3)败酱草 45 克,紫草根 15 克,水煎加红糖服用。1 日 1 剂。

4. 外治

红藤、败酱草、蒲公英、芙蓉叶各 30 克,连翘、银花各 10 克,上药对水共煎煮,煎至 150 毫升,药温 38℃时保留灌肠,在 30 分钟内灌完,卧床休息 30 分钟,1 日 1 剂,至病愈为止。

【护理】

1. 应卧床休息,取半卧位。

2. 使用中药外敷消炎止痛。

3. 给予有营养易消化的饮食。

【预防】

1. 注意经期和产后卫生。

2. 性生活不可过频及乱交。

3. 发现滴虫病及时治疗。

九、霉菌性阴道炎

霉菌性阴道炎是由白色念珠菌感染引起的。正常妇女阴道内可有少量白色念珠菌,但并不引起症状,只有当抵抗力降低时,念珠菌大量繁殖才可发病。阴道内细胞糖原增多时也可促进白色念珠菌繁殖,故孕妇、糖尿病患者,以及使用广谱抗生素及肾上腺皮质激素、严重传染病、消耗性疾病、维生素 B 族缺乏等都为白色念珠菌的大量繁殖提供了有利条件,而发生霉菌性阴道炎。

霉菌性阴道炎的最常见症状是白带增多、黏稠,呈白色豆腐渣样或像凝乳块一样。有时白带稀薄,含有白色片状物。另外,外阴、阴道瘙痒,搔抓后引起外阴、阴道灼痛,排尿时尤为明显。还可有尿频、尿痛及性交痛。在小阴唇内侧及阴道黏膜附近有白色片状薄膜,擦除后可见整个阴道黏膜红肿、糜烂或浅表溃疡。

【诊断】

1. 外阴奇痒,严重时令患者坐立不安,影响工作及睡眠。

2. 阴道分泌物增多,呈白色质厚的凝乳状,或如豆渣样,有臭味。

【治疗】

1. 外治

(1)鹤虱草、归尾各 30 克,苦参、蛇床子、土槿皮各 15 克,煎汤熏洗,临洗时加猪胆两个。

(2)蛇床子、苍术、黄柏、白藓皮各 30 克,花椒、明矾、苦参各 10 克,煎水趁热熏洗,每日 1 次,10 次为 1 疗程。

(3)冰硼散 0.5 克,放入阴道,每日 1 次,7 ~ 10 天为 1 疗程。

(4)黄连、干姜各 1.5 克,焙干研末,塞阴道,每日 1 次,10 ~ 15 次为 1 疗程。

2. 中成药

(1)龙胆泻肝丸,每次 6 ~ 9 克,1 日 2 次。

(2)妇科止带片,每次5片,1日2次。

【护理】

1. 外阴及阴道同时治疗。

2. 治疗期间避免性生活。

3. 及时停用广谱抗生素或激素。

【预防】

1. 注意个人卫生,勤换内裤,保持外阴清洁。

2. 不要滥用抗生素或激素。

十、滴虫性阴道炎

滴虫性阴道炎是由阴道毛滴虫生长在阴道内引起的炎症,为常见的阴道炎之一。滴虫消耗阴道细胞内糖原,阻碍乳酸的生成,改变阴道酸碱度,破坏了防御机制,容易引起继发性细菌感染使病情加重,属性传播疾病之一。其传染途径除直接由性交传播外,尚可经公共浴池、浴盆、毛巾、衣物、器械及敷料等途径间接传播。

滴虫性阴道炎的主要症状是白带量多,呈稀薄泡沫状。合并其他细菌混合感染,白带为黄绿色脓性,或夹血丝,秽臭,外阴瘙痒、灼热、疼痛,性交痛。若有尿路感染,则出现尿频、尿痛,甚则尿血。妇科检查可见阴道黏膜及宫颈潮红充血,有散在的红色斑点或草莓状突起,后穹窿有较多液性或脓性泡沫状分泌物。

【诊断】

1. 外阴及阴道瘙痒或有如虫爬感,灼热,性交痛。

2. 白带增多,分泌物呈灰白色、乳白色或黄白色稀薄液体,有时像黄绿色脓性分泌,多呈泡沫状,有腥臭味。

3. 合并尿道感染时,有尿频、尿急、甚至血尿症状。

【治疗】

1. 汤药

萆薢渗湿汤:萆薢、苡仁、滑石各15克,黄柏、丹皮、赤苓、泽泻、知母、苍术、鹤虱、吴茱萸各10克。水煎服,日1剂。主要功用为清热利湿,杀虫止痒。

2. 中成药

(1)愈带丸,每次9克,每日2次口服。

(2)妇科止带片,每次5片,1日3次口服。

3. 外治

(1)苦参、蛇床子、白藓皮各30克,黄柏15克。煎水熏洗阴部。

(2)蛇床子30克,白矾15克,花椒10克,煎汤趁热先熏后洗,1日2~3次。

【护理】

1. 月经期暂停用药。

2. 治疗期避免性交,男方应同时治疗。

3. 治疗后找不到滴虫,还要继续用药5~10天,以巩固疗效。

【预防】

1. 定期普查妇科病,发现病人立即隔离治疗。

2. 注意个人卫生,勤换衣裤。

3. 提倡淋浴。

十一、慢性子宫颈炎

子宫颈炎是育龄期妇女的常见病之一,分为急性与慢性两种,临床上以慢性子宫颈炎多见,多无急性炎症过程表现。相当于中医学“带下病”范畴。长期慢性机械性刺激是导致子宫颈炎的主要诱因。如性生活过频或流产、分娩及人流术等可损伤宫颈,导致细菌侵袭而形成炎症,或是由于化脓菌直接感染,或是高浓度的酸性或碱性溶液冲洗阴道,或是阴道内放置或遗留异物感染所致。

【诊断】

1. 白带增多,多呈乳白色或淡黄色脓性黏液,有时带血丝或少量血液。

2. 下腹及腰骶部经常出现疼痛,且有坠胀感。月经期、排便或性生活时加重。

3. 炎症蔓延波及膀胱三角区及膀胱周围结缔组织,引起尿频、尿急及排尿困难,甚至引起肾盂肾炎及膀胱炎症状,还可导致不孕。

【治疗】

1. 汤药

清热祛湿汤加味:二花50克,薏苡仁、败酱草各30克,连翘、丹参、赤芍各12克,鱼腥草15克,川断、香附各10克。水煎服,每日1剂。

2. 外治

(1)冰片21克,煅龙骨18克,乌贼骨、桔梗各75克,青皮30克,青黛、元胡各210克,儿茶63克,血竭、黄柏各78克,上药共研细末备用,用时先清洁阴道,再将药末喷于宫颈糜烂面上,每日1次,10次为1疗程。

(2)仙人掌适量,以鲜品全草剁碎,每取100克加食盐少许煎汤,待温度适宜时坐浴。1日1次,10次为1疗程。

(3)苦参、黄柏各10克,蛇床子15克,冰片1克,水煎,每日熏洗阴部两次。

(4)胎盘(烤干)、紫花地丁(干)、蒲公英(干)各500克。共粉碎过筛,用空心胶囊装(1个0.25克)备用。用1:5000高锰酸钾溶液洗阴道,然后将药2粒塞入阴道深处。7天为1疗程。

【护理】

1. 勤换内裤,保持外阴清洁。

2. 治疗期间禁止性生活。

【预防】

产后或流产后,注意卫生,防止感染,发现宫颈裂伤时,宜及时修补。

十二、更年期综合征

部分妇女在绝经期前后,常伴随内分泌紊乱而出现月经紊乱,面部潮红,烘热汗出,眩晕耳鸣,心悸失眠,烦躁易怒,浮肿乏力,腰膝酸软等各种症状,这些症状群称之为更年期综合征。中医称为"经断前后诸症"。

更年期是妇女生殖功能由旺盛时期过渡到完全停止的一个过渡时期。一般可持续10年,从45~55岁,有的女性甚至更早或更晚。在此过渡时期中,女性所出现的一系列因激素减少及机体衰一老所引起的以植物神经系统功能紊乱为主的身体不适、烘热、出汗、心慌及失眠,统称为更年期综合征。其中有75%~85%的女性反应并不强烈,只有15%的女性症状较严重,需要药物治疗。更年期综合征主要因卵巢功能衰退,卵泡发育不全,丧失排卵功能,雌激素分泌减少,而致月经紊乱直至绝经。其中雌激素减少而导致中枢神经递质代谢分泌失常是引起更年期妇女出现情绪异常、心理状态不稳定的主要因素。

更年期综合征症状的出现一般与雌激素分泌减少的速度和程度相一致。另外与个人体质、健康状态、社会环境以及精神因素有密切关系。

【诊断】

1. 月经变化:周期紊乱,先后无定期,经量多少不一,由量少渐至绝经。

2. 神经精神症状:记忆力减退,失眠焦虑,情绪不稳定,易激动,精神抑郁或不宁,甚则哭笑失常,身体疲劳不适,部分病人性功能失调,抑郁严重者有胸闷,呼吸困难,心悸多疑等。

3. 自主神经功能失调所致的心血管症状:潮红,忽冷忽热,烘热,汗出淋漓,血管痉挛性疼痛,手指冰冷麻木,皮肤刺痒或有蚁走感,血压较高,眩晕耳鸣,眼花等。

4. 代谢障碍引起的症状和体征:肥胖,血管硬化及心肌梗死,关节肌肉疼痛,老年性骨质疏松症,糖尿病,水肿等。

【治疗】

1. 汤药

(1)肾阴虚:月经推迟,稀发量少,甚至闭经,白带少,阴道干涩,头晕耳鸣,失眠多梦,烘热汗出,五心烦热,腰膝酸软,皮肤瘙痒,舌红少苔,脉细数。治以滋肾养阴。方用选用左归饮加减:熟地、山药、枸杞子、何首乌各15克,茯苓、山茱萸各12克,龟版20克,甘草10克。水煎服,日1剂。

(2)肾阳虚:月经过多,崩漏或闭经,面目肢体浮肿,畏寒肢冷,腰酸腿软,大便溏薄,小便多或失禁,舌淡苔薄,脉沉细。治以温补肾阳,佐以健脾。方用选用右归丸合理中汤:熟地、山茱萸、枸杞子、杜仲、菟丝子各12克,当归、党参、白术、山药、鹿角胶各10克,附子、肉桂、干姜、炙甘草各6克。水煎服,日1剂。

(3)阴阳两虚:时而见畏寒,时而烘热汗出,头晕耳鸣,腰疼乏力,舌苔薄,脉细。治法补肾扶阳,益养冲任。方药熟地、仙茅、仙灵脾各15克,当归、巴戟、黄柏、知母各9克。

2. 中成药

(1)六味地黄丸,每日2次,每次1丸。

(2)更年安,每日2~3次,每次6片。

(3)桂附地黄丸,每日2次,每次1丸。

(4)人参健脾丸,每日2次,每次2丸。

3. 单验方

(1)二仙汤:仙茅、仙灵脾各15克,当归、巴戟天各10克,黄柏、知母各5克,水煎服。适用于肾阴肾阳俱虚之症。

(2)甘麦大枣汤:生小麦50克,大枣5枚,甘草5克。水煎服。适用于神志恍惚,坐卧不安,哭笑无常的患者。

4. 食疗

(1)首乌粥:何首乌30克(布包),大米100克,共煮粥。1日1剂,早、晚服食,适用于肾阴虚者。

(2)核桃仁芡实莲子粥:核桃仁20克,芡实15克,莲子20克,大米100克。共煮粥,常服食,适用于肾阳虚患者。

【护理】

1. 体贴病人疾苦,耐心向患者解释更年期是一个正常的生理过程,解除她们的思想顾虑和紧张情绪,增强战胜疾病的信心。

2. 加强营养。

3. 注意劳逸结合,保证充足的睡眠。

【预防】

1. 加强体育锻炼,增强体质。

2. 调神怡志,多参加有趣的活动,排除烦恼忧愁,保持心情舒畅。

十三、功能失调性子宫出血

功能失调性子宫出血简称“功血”,系指无周身性疾病(如出血性疾病、心血管病、肝、肾疾病等)及生殖器官器质性病变(如子宫内膜息肉、子宫肌瘤、绒毛膜上皮癌、不全流产等),而是由于神经内分泌系统功能障碍所引起的子宫异常出血。属中医“崩漏”、“月经先期”、“月经过多”等病症范畴。

本病可发生在青春期、育龄期、绝经期各种年龄的妇女。更年期,约占50%,而育龄期约占30%,青春期约占20%。现代医学常根据卵巢排卵功能的情况将其分为无排卵和有排卵型功血两种类型。无排卵型“功血”,可见于子宫内膜增生或萎缩。排卵型“功血”可见于黄体不健及黄体萎缩不全。

功能失调性子宫出血的主要症状是子宫不规则出血,月经提前或错后,完全失去了规律性;或月经周期缩短,一般小于21天,但出血量和出血天数正常;也可以是月经周期正常,但是每次出血量极多,可达数百毫升;有的人虽然月经周期正常,但在月经来潮之前已有数天少量出血,颜色往往发暗,月经来潮数天后又淋漓不净,月经前后可持续出血十几天,或者在月经干净10天左右,阴道又流出少量血,有时一两天即干净,称为排卵型出血。无排卵型功血主要表现为子宫不规则出血,月经周期紊乱,经期长短不一,出血量时多时少,甚至大量出血。有时先有数周或数月停经,然后发生子宫不规则出血,不易自止;有时周期尚准,但经量增多,经期延长。

【诊断】

(一)临床表现

1. 无排卵型功血:多发生于青春期及更年期妇女。

(1)月经改变:周期紊乱,经期长短不一。

(2)月经量的变化:出血量时多时少,甚至大出血。

(3)妇科检查:子宫大小正常,其他均无特殊。

(4)基础体温呈单相型。

(5)阴道脱落细胞学检查:无周期性变化。

(6)宫颈粘液:持续性羊齿状结晶或不典型。

2. 有排卵型功血:多发生于生育年龄妇女。

(1)排卵型月经过多:月经过多,周期正常。

①基础体温双相。

②阴道脱落细胞检查提示雌激素偏高。

③妇科检查无异常。

(2)黄体功能不全:

①月经周期缩短,月经频发。

②不孕或易流产。

③基础体温双相,黄体期短。

④子宫内膜显示分泌不足。

(3)子宫内膜脱落不全:

①月经周期正常,经期延长。

②基础体温双相,但下降缓慢。

③内膜检查呈分泌期反应,出血及坏死组织以及新生内膜混杂共存。

(4)排卵期出血:

①月经中期少量出血。

②伴或不伴腹痛。

③妇科检查阴道内少量血液来自宫颈管内。

④基础体温双相型,出血发生在体温开始上升时。

(二)主要类型

1. 无排卵型

一般先有一段闭经史,然后子宫出血,周期不规律,长短不一,出血量多少不等,多则成崩,少则淋漓不尽,无痛经。多见于青春期和更年期妇女。

2. 有排卵型

有不孕或流产史,疾病常发生在产后、流产后或更年期;月经频发,月经过多或出血期延长,往往在8天以上。多见于育龄期妇女。

【治疗】

1. 汤药

(1)血热:阴道突然大量下血或淋漓日久,血色深红或鲜红,质黏,或挟血块,伴烦热,口渴,舌质红,苔黄,脉洪数。治以清热凉血,固涩止血。方用清热固冲汤加减:生地、煅牡蛎各24克,地骨皮、炒山栀、黄芩、藕节各9克,制龟版、阿胶、生地榆、棕榈炭各12克,甘草3克。水煎服。

(2)血淤:出血淋漓不断,或突然下血,血中挟有淤块,血色紫暗,经期小腹疼痛拒按,舌质紫,舌边尖有淤点,脉沉涩或弦紧。治以活血化淤,方用四物汤合失笑散加味：当归、熟地、赤芍、白芍、阿胶珠各12克，生蒲黄、炒蒲黄、五灵脂、茜草炭各9克，川芎6克，三七末3克。水煎服。

(3)肝气郁结：月经紊乱，出血或多或少，胸闷，胁痛，口苦，咽干，烦躁易怒或精神抑郁，舌苔薄黄，脉弦。治以疏肝理气。方用丹栀逍遥散加减：当归、白芍各12克，茯苓、白术、香附、丹皮炭、黑山栀、茜草炭各10克，柴胡6克。水煎服。

(4)肝肾阴虚：经血量多，色鲜红，头晕耳鸣，目干涩，腰酸痛，口干，手足心热，两颊发红，舌红少苔，脉弦细或细数。治以滋补肝肾。方用大补元煎加减：党参、生地、熟地、何首乌、黄精、枸杞子各15克，当归、女贞子、旱莲草、酸枣仁、山萸肉、川断各10克。水煎服。

(5)脾肾阳虚：突然大量下血或淋漓不断，色淡质稀，神疲食欲缺乏，畏寒肢冷，腰膝酸痛，尿频而长，大便溏薄，舌胖嫩，苔薄白，脉细沉。治以健脾补肾，温经止血。偏重脾阳虚者方用归脾汤加减：党参、白术、当归、黄芪、茯神、远志、元肉、炒枣仁、仙鹤草各10克，三七3克，水煎服；若偏重肾阳虚者方用右归丸加减：熟地24克，山药、山萸肉、枸杞子、杜仲、菟丝子、鹿角胶各12克，制附子6～8克，赤石脂、禹余粮各10克，黄芪20克。水煎服。

(6)心脾两虚：突然大量下血或淋漓不断，月经周期延长，色淡，头昏，心慌，倦怠，纳少，面色㿠白，舌淡红，脉细缓无力。治以补益心脾，益气养血止血，方用人参养荣汤：熟地、当归、党参、炙黄芪各15克，白术、白芍、茯苓、五味子、远志、陈皮各10克，桂心3克，生姜3克，大枣3枚。水煎服。

2. 单验方

(1)崩漏Ⅰ号方：白术20克，当归、生地、旱莲草、地榆、甘草各15克，贯众、槐花、泽泻各10克，水煎服。适用于治疗突然子宫大量出血。

(2)崩漏Ⅱ号方：山药、熟地、覆盆子各20克，何首乌、龟版、茜草各15克。水煎服。适用于子宫出血淋漓不断者。

(3)止血灵：补骨脂、赤石脂各等分为末，每次10克，一日3次，共服2～3天。适用于子宫出血量多者。

(4)血余炭：研细末，每服5～15克，酒送下。适用于出血量多，淋漓不止者。

(5)侧柏叶15克，黄芩、棕榈炭各10克。水煎服。适用于血热型功血。

(6)三七粉2克，冲服。适用于血淤型功血。

3. 针灸

体针：断红穴(在手背2、3掌骨指端1寸处)、三阴交、血海、神阙(只灸，禁针刺)、隐白、子宫、命门、脾俞、肾俞，足三里。随症一次取3～5个即可。

耳针：子宫、皮质下、肾上腺、内分泌，卵巢。每取3～5个即可。

【护理】

1. 功血的发生与精神刺激、生活环境改变、饮食起居、劳累有关，所以对功血病人要给予安慰，使思想上解除顾虑，使之对治疗加强信心和决心。

2. 出血量多者应绝对卧床休息，子宫突然大量出血者，严密注意神色、脉搏、血压的变化，情况危急者急送医院救治。

3. 饮食宜吃富含营养的鱼、肉、鸡、蛋、桂圆以及新鲜蔬菜，宜少吃多餐，忌食煎炸、辛辣、生冷及酸性食物、戒烟酒刺激性食物。

【预防】

1. 应保持外阴清洁，使用消毒会阴垫，勤换内裤，防止感染。

2. 避免精神紧张、恐惧、抑郁等情况。

第十二章 儿科疾病

一、麻疹

麻疹是由麻疹病毒引起的急性呼吸道传染病，主要靠空气飞沫传染，病人是唯一的传染源，自潜伏期末至出疹后5日内均有传染性。主要症状有发热、上呼吸道炎、眼结膜炎等，而以皮肤出现红色斑丘疹和颊黏膜上有麻疹黏膜斑为其特征。麻疹多发生在冬春季节，多见于婴幼儿。临床以发热、眼和上呼吸道炎症、麻疹黏膜斑和全身性斑丘疹、疹退后糠麸样脱屑，并留有棕色色素沉着为特征。病程中可出现肺炎、喉炎、脑炎等并发症。患病后一般可获得持久免疫力。

【诊断】

1. 前驱期：约3～5日，有发热、咳嗽、流涕、眼结膜充血、流泪、畏光等。在起病第2～3日可于双侧近臼齿颊黏膜处出现细砂样灰白色小点，绕以红晕，称麻疹黏膜斑。

2. 出疹期：约3～5日。上述症状加重，并首先于耳后发际出现皮疹，逐渐扩散至头、颈、胸、背、腹及四肢，约3～4日皮疹出齐出透。皮疹初呈淡红色，散在，后渐密集呈鲜红色，进而转为暗红色，疹间皮肤正常。

3. 恢复期：皮疹按出疹顺序隐退，留有棕色色素斑，伴糠麸样脱屑。随皮疹消退全身中毒症状减轻、热退。整个病程约10～14天。

【治疗】

1. 汤药

(1)疹前期：发热，微恶风寒，鼻阻，喷嚏，咳嗽，眼睑红赤，泪水汪汪，口腔两颊可见麻疹粘膜斑，小便短黄，大便溏，舌苔薄黄，脉紧数。治法：辛凉透表，清宣肺卫。方用宣毒发表汤加减：升麻、葛根各9克，荆芥、防风、薄荷各5克，连翘、前胡、牛蒡子、桔梗、甘草各6克。水煎服，每日一剂。

(2)出疹期：发热持续，起伏如潮，每日一次，疹随外出，伴有口渴引饮，目赤眵数，咳嗽加剧，烦躁或嗜睡，舌红，苔黄，脉数。疹点先从耳后发际，继而头面、颈部等。治法：清热解毒，佐以透发。方用清解透表汤：桑叶、菊花、银花、连翘各9克，牛蒡子、蝉衣、西河柳、升麻、紫草各6克。水煎服,每日一剂。

(3)恢复期:疹点出齐,发热渐退,咳嗽渐减,声音嘶哑,疹点依次渐回,皮肤呈糠麸状脱屑,并有色素沉着,精神好转,胃纳增加,舌苔薄净,质红少津,脉弱。治法:养阴益气,清解余邪。方用沙参麦冬汤:沙参、麦冬、花粉、玉竹各9克,扁豆、桑叶、甘草各6克。水煎服,每日一剂。

2. 单验方

(1)鲜芫荽30克,水煎服,适用前驱期。

(2)浮萍、苏叶、芫荽各15克,西河柳30克,煎水外擦全身,适用于出疹期疹出不透。

(3)鲜芦根、鲜茅根各30克,水煎服,适用于恢复期。

【护理】

1. 应卧床休息,单间隔离,居室空气新鲜,保持适当温度和湿度,衣被不宜过多。

2. 保持眼、鼻、口腔及皮肤的清洁。

3. 饮食宜富营养易消化,并应多喂温开水。

【预防】

1. 6个月以上易感儿童进行麻疹减毒活疫苗接种。

2. 易感儿接触麻疹后,应尽早(7日内)注射人血丙种球蛋白或胎盘球蛋白进行被动免疫。

二、风疹

风疹是由风疹病毒引起的一种常见的急性呼吸道传染病。以低热、全身皮疹为特征,常伴有耳后、枕部淋巴结肿大。妊娠早期感染风疹后,可引起胎儿的先天性风疹综合征。本病的传染源是病人,传染期为发病前5~7天至发病后3~5天,通过飞沫经呼吸道传播,密切接触可传染。

【诊断】

一般于发热1~2天出现皮疹,初见于面颊部,于1天内迅速布满躯干和四肢,手掌足底常无疹。皮疹为淡红或红色斑丘疹,2~3天即消退。脾和浅层淋巴结肿大,尤以耳后、枕部、颈后淋巴结肿大较明显。疹退时,全身症状亦渐消退,唯肿大的淋巴结需数周后才能完全恢复。

【治疗】

1. 汤药

(1)邪郁肺卫:恶风发热,咳嗽流涕,目赤喷嚏,精神倦怠,胃纳欠佳,疹色浅红，先起于头面，继发于身躯，分布均匀，稀疏细小，2～3日消退，有瘙痒感，耳部及枕部有硬结，按痛，舌苔薄黄，脉浮数。治法：疏风清热。方用银翘散：银花、连翘、竹叶、牛蒡子各9克，桔梗、甘草、荆芥、薄荷、豆豉各6克。水煎服，每日1剂。

(2)邪热炽盛：高热、口渴、心烦不宁，疹色鲜红或紫暗，疹点较密，小便黄少，舌质红，苔黄糙。治法：凉血解毒，药用桑叶、银花、连翘、赤芍、丹皮、红浮萍各15克，牛蒡子、薄荷、蝉衣各10克，淡竹叶、紫草各8克，枳壳9克。水煎服，每日1剂。

2. 中成药：用银翘解毒片，每日3次，每次3片。

【护理】

在发热期间，应卧床休息，饮食以流质为宜，多饮开水。

【预防】

孕妇(特别是妊娠早期)应避免与风疹病人接触，如已接触，必要时可考虑人工流产。

三、水痘

水痘是一种由水痘病毒引发的急性疱疹性呼吸道传染病。多见于6个月至6岁小儿，常发于冬春季节。由风热、湿毒经口鼻进入肺脾，蕴郁肌体，外发肌肉皮肤之上所致。本病传染性极强，主要通过飞沫和接触传播。从症状出现的前一天起，直到皮疹完全干枯结痂，都具有很强的传染性。初起为斑疹，后转变为疱疹、丘疹，大小不一成圆形或椭圆形，颜色澄清或微混浊，此时疱顶高凸，不化脓，邪在表浅，而见发热、咳嗽、头痛、四肢酸软疼痛等症状。

水痘潜伏期为14～17日。发病开始像感冒，有轻度发烧、头痛、全身不适、食欲下降、咳嗽、流鼻涕等。1～2日后，躯干皮肤上出现红色斑疹，很快变成丘疹、疱疹，部位表浅，像水珠要滚动一样，大小不等，直径约3～5毫米，一般为椭圆形。疱疹液初起为清澈透明，逐渐变浑，约1周结疹。疱疹常伴有瘙痒，使患者烦躁不安，抓后极易感染化脓，形成丹毒、蜂窝组织炎、皮下脓肿、急性淋巴结炎、败血症等。皮疹多先见于躯干，其次是头部及四肢近端，分布呈向心性，以躯干、胸背、头皮较多，四肢远端稀少，手掌足底更少。另外，在同一部位的皮肤上，有丘疹、疱疹、结痂等各期皮疹是水痘的特点之一。

【诊断】

一般于发热1～2天后出现皮疹，先见于躯干、头部，逐渐延及面部，最后到达四肢。皮疹分布以躯干为多，呈向心性分布，而且从斑疹→丘疹→水疱→开始结痂，短者仅6～8小时，皮疹发展快是本病特征之一。水疱稍呈椭圆形，大者如豌豆，小者如绿豆，周围绕以红晕，疱浆透明，疱疹壁较薄易破，按之无坚实感，但有痒感。3～4天后结痂。痂盖经数天脱落，脱落后不留疤痕。因皮疹分批出现，故在病程中可见各期皮疹同时存在，此起彼伏，参差不齐。

【治疗】

1. 汤药

(1)风热挟湿：发热、流涕，可有咳嗽。1～2日出疹，痘疹红润，泡浆清亮，稀疏椭圆，并有瘙痒，舌苔薄白，脉浮数。治宜疏风清热，解毒祛湿，用银翘散加减：银花、连翘各12克，竹叶、桔梗、牛蒡子、浮萍各10克，薄荷、甘草、蝉衣各6克，滑石、芦根各15克，日1剂分3次服。

(2)湿热炽盛：壮热烦渴，面赤唇红，口舌生疮，痘疹稠密，疹色紫暗，疱浆混浊，大便干结，小便短赤，舌苔黄厚，脉滑数。治宜清热解毒，凉血祛湿，用清瘟败毒饮加减：银花、生地、苡仁各15克，石膏30克，连翘、黄芩、知母、丹皮、赤芍、猪苓各10克，黄连、通草各6克。日1剂分3次服。

2. 单验方

(1)银花12克，甘草3克，水煎连服3天。

(2)皮肤抓破，可用青黛散外扑。

【护理】

1. 发热期应卧床休息，给予易消化的饮食和充足的水分。

2. 修剪指甲，防止抓破水疱。

3. 勤换衣被，保持皮肤清洁。

【预防】

1. 隔离患者至全部疱疹干燥结痂为止。

2. 对接触病人的易感者可服板蓝根冲剂进行预防。

四、百日咳

百日咳是由百日咳杆菌引起的急性呼吸道传染病，因其病程较长，可达3个月左右，故有百日咳之称。此病多在冬春季节发生和流行，患者大部分是5岁以下儿童。主要症状是痉挛性咳嗽。

百日咳在中医学上又称“顿咳”，是一种常见的儿科传染病，因此合并症凶险，故颇受重视。中医认为本病的发生主要是由于素体不足，内隐伏痰，风邪从口鼻而入袭侵于肺。

由于人们对本病的重视，现在的小孩已普遍接种"白百破"三联疫苗，百日咳发病率已大大降低。

百日咳潜伏期一般为7~10日。发病初症状似感冒，咳嗽、打喷嚏、流鼻涕，轻微发烧，3~4日后上述症状逐渐减轻，唯咳嗽逐渐加重，尤以夜间剧烈，进入痉咳期。痉咳期可长达2个月以上。其咳嗽的特点是阵发性痉挛性咳嗽，不咳则已，一咳便是连续短促地咳嗽10余声以至数十声，常咳至涕泪交流、面红耳赤、静脉怒张，身体缩成一团为止。阵咳完毕时，接着有一深长的吸气，发出一种特殊的高调鸡啼样吸气声，如公鸡叫。阵咳每日数次至十数次，一次较一次剧烈。进食、劳累、受寒、激动、煤烟吸入等均可诱发痉咳。痉咳好转后进入恢复期，病症逐渐痊愈。

【诊断】

发病较缓、病初有低热及感冒症状，咳嗽逐渐加重，夜间为剧，1周后出现阵发性一连串痉咳并伴有气性吼声，反复发作，咳嗽虽重而肺部多无异常体征。

【治疗】

1. 汤药

(1)痰热闭肺(痉咳期)：咳嗽频作，咳后有回吼声，反复不已，入夜尤甚，痰多而黏，呕吐后阵咳暂停，神烦面赤，大便干，小便黄，舌苔微厚，脉数有力，指纹紫滞。宜清热化痰，肃肺降逆，用泻白散加减：桑白皮、杏仁、黄芩、地骨皮、百部、竹茹、枳壳各10克，马兜铃、天竺黄、川贝各6克，芦根、白茅根各30克。水煎，日1剂分3次服。

(2)脾肺两虚(恢复期)：形体虚弱，咳而声低，痰少而稀，手足欠温，神疲气弱，自汗无力，食欲缺乏，大便溏薄，舌苔薄白，脉沉无力，指纹淡。宜益肺健脾，用人参五味子汤加减：党参、白术、茯苓、百部、麦冬、杏仁各10克，五味子、陈皮、甘草各6克，大枣15克。日1剂分3次服。

2. 单验方

(1)新鲜鸡胆、猪胆各半个，1天1~2次；或焙干研粉，每次0.3~0.5克，日2次，口服。

(2)50%大蒜糖浆：5岁以内每次5~10毫升，5岁以上10~30毫升，1日3次，连服7日。

3. 针灸：常用穴位有定喘、尺泽；肺俞、列缺；大椎、丰隆。3组穴位交替选用。

【护理】

1. 按呼吸道传染病隔离，卧床休息。

2. 保持室内空气新鲜，避免过冷、过热而引起阵咳。

3. 宜予以易消化、营养丰富的饮食，呕吐者应少量多餐。

【预防】

1. 隔离传染源：隔离日期自起病开始，为期7周；或痉咳开始，为期4周。

2. 保护易感者：对出生3~6个月的婴儿用百日咳菌苗进行基础免疫，皮下注射3次。在流行期可用大蒜液滴鼻或每日水煎鱼腥草10克，分3次口服，均有预防效果。

五、佝偻病

佝偻病系指因缺乏维生素D引起钙、磷代谢失常而发生的以骨骼生长发育障碍为主的全身性疾病。是一种常见于婴幼儿的慢性营养不良病。可由阳光照射不足、喂养不当、食物中含钙、磷不足或比例不适宜、小儿生长快而供给不足，生病导致维生素D、磷的吸收障碍所致。本病属中医学“五迟”、“五软”等范畴。

【诊断】

（一）临床表现

1. 一般症状

（1）多汗：睡眠时出汗多，尤以枕部为甚，与室温、季节无关。

（2）枕部秃发：枕部出现半环形脱发。

（3）烦躁不安：白天常哭闹，夜间睡眠不好，经常突然惊醒。

（4）全身软弱，肌肉松弛：腹部膨大如蛙腹。

（5）肝脾有不同程度肿大。

2. 骨骼变化

（1）头部：颅骨软化，呈方颅；囟门特大，闭合迟缓，可延迟到2~3岁；出牙较晚，或顺序颠倒，齿形细小，排列不整。

（2）胸部：肋软骨交接处膨出，上下相连呈串珠状，胸廓下缘向外翻起。较严重的患儿可产生明显的胸部畸形，致胸骨向前突起形成“鸡胸”，剑突下部明显下凹，形成“漏斗胸”。

（3）四肢：腕及踝部关节处增厚，呈手镯状和脚镯状，下肢弯曲，膝部外翻或内翻，呈“O”形腿或“X”形腿。

（4）脊柱后弯，骨盆畸形。

（二）主要类型

1. 轻度：骨骼改变轻微，仅有颅骨软化，轻度肋串珠，多汗、不安、夜惊等。

2. 中度：骨骼改变较明显，可出现方颅、肋串珠、肋软沟、轻度鸡胸、轻度或中度下肢畸形。囟门闭合及出牙延迟。肌肉松弛，可有轻度肝脾肿大及贫血。

3. 重度：严重的骨骼畸形，如重度鸡胸，O 型或 X 型腿伴有精神和运动功能的发育迟缓。全身营养低下，肝脾肿大及严重贫血。

【治疗】

1. 汤药：多汗、烦躁哭闹、囟门闭合出牙迟，全身软弱，面色无华、舌质淡、脉细。用煅龙牡 10 ~ 15 克（先煎），补骨脂、龟版、熟地、枸杞子、当归、山萸肉、山药、牛膝、杜仲各 6 ~ 9 克。水煎服，每日 1 剂，分 2 次服。

2. 中成药

(1) 龙牡壮骨冲剂：每次 1/2 ~ 1 包，每日 2 ~ 3 次。

(2) 河车大造丸：每次半丸，每日 2 次。

(3) 六味地黄丸或补中益气丸交替服用，每次半丸，每日 2 次。

【护理】

1. 佝偻病患儿体质虚弱，抵抗力差，应加强调护。

2. 捏脊疗法对本病恢复有一定辅助作用。

3. 多晒太阳，尽量使日光直接与皮肤接触，但也要避免暴晒中暑和受凉。

4. 不要使患儿过早、过多地站立、行走，扶抱时，应注意姿势正确，以免发生骨骼畸形。

【预防】

1. 注意母亲孕期保健：孕妇应有适当的户外活动，多晒太阳，注意营养，怀孕 6 个月后每天可吃鱼肝油、维生素 D、骨粉或钙剂。

2. 提倡母乳喂养，特别是 6 个月以内的婴儿，一般从 5 个月开始逐渐添加辅食，如蛋黄、黄豆粉，绿色蔬菜等。

3. 经常直接接触户外阳光，一般出生 2 个月后开始。

4. 注意防治感冒，气管炎、消化不良，蛔虫病、痢疾等病，以利于对钙、磷的吸收。

六、小儿肺炎

小儿肺炎是一种常见病，系指因细菌或病毒引起的肺部炎症。按病理解剖可分为大叶性、小叶性（支气管性）及间质性肺炎。按病程可分为急性及迁延性肺炎。按病因可分为细菌性、病毒性、霉菌性、支原体性、过敏性、吸入性及堕积性肺炎。婴幼儿肺炎多数为细茸灶，且多表现为小叶性肺炎，其次为病毒性，且常以间质性肺炎形式出现。

本病是小儿主要的常见病之一，常发生于支气管炎、麻疹、百日咳等急性传染病之后，也可合并发生。由于小儿呼吸系统生理解剖上的特点，免疫、防御功能很差，肺炎易于弥漫融合并延及两侧。年龄大，体质较强者，肺炎往往出现于一叶。年龄小，体质弱者最易发病。年长儿多为肺炎球、菌性肺炎，常以大叶性肺炎形式出现。

小儿肺炎的起病可急可慢，病初多有上呼吸道感染的前驱症状。主要表现为发热、咳嗽和气促。热型不一，大多为弛张热或不规则发热。早产儿、重度营养不良患儿可无发热或体温不升，咳嗽和肺部体征均不明显，常见拒食、呕吐和呼吸困难。

小儿肺炎本病四季均可发病，但以冬春寒冷季节及气候骤变时多见。属中医学"咳喘"范畴。

【诊断】

(一)临床表现

主要症状有发烧、咳嗽、呼吸急促、鼻翼翕动、喘憋、食欲不好，可伴有呕吐、腹泻。

(二)主要类型

1. 重症患儿高烧39℃以上，持续不退，并有呼吸困难，烦躁，口唇发青。

2. 婴儿肺炎往往不发烧，有时体温反而低于正常，有时没有咳嗽，病情发展下去会出现脸色灰白或发青、昏迷不醒等。

【治疗】

1. 汤药

(1)风寒闭肺型：怕冷发热，无汗，不渴，咳嗽气促，痰白，苔薄白，指纹青紫。用麻黄5克，桂枝6克，细辛3克，半夏、陈皮、白前、白术、茯苓、太子参各10克，生姜3片。水煎，每日1剂，分2次温服，

(2)风热闭肺型：发热有汗，口渴，咳嗽痰多，呼吸急促，鼻翼翕动，面色红，口唇红，苔黄，脉数等。用生石膏12~24克，桑叶、连翘、川贝各10克，黄芩6克，芦根15克，甘草3克。水煎，每日1剂，分2次温服。

(3)痰热闭肺型：高热，烦躁，痰多，气喘，甚则鼻煽、息高抬肩，苔黄腻，舌质红，脉滑数。用川贝、桔梗、竹茹、桑白皮、黄芩各10克，生石膏16~24克，二花、连翘各10~15克，芦根20~30克，甘草6克。水煎，每日1剂，分2次服。

(4)肺阴不足型：低热，多汗，干咳少痰，舌苔少而干，舌质淡红，脉细数。用北沙参、麦冬、生地、当归各10克，芦根20~30克，桑白皮3~6克，杏仁、瓜蒌仁、白芍各6~10克，五味子6克。水煎，每日1剂，分2次服。

2. 中成药

(1)蛇胆清肺液:每次1/2~1支,每日2次,温开水送服。

(2)紫雪丹:高烧时服0.3~1克,或小儿清热丸,每次1丸,每日2次。

【护理】

1. 保证营养、水分:吃易消化而富于营养的食物,如牛奶、豆浆等;发烧时应吃流质或半流质食物;忌食辛辣油腻食物;提供充足水分,鲜果汁水更好。

2. 注意休息与睡眠:患儿应卧床休息,要有充分的睡眠。对呼吸困难、气喘严重的患儿要抬高上身,取半卧位;还要经常抱起、拍背、翻身,室内保持清洁安静。

3. 注意室内温度、空气新鲜:室温保持在18℃~20℃,湿度以60%最为适宜;空气保持流通,但冷空气不能直接吹到患儿;冬天火炉上放一壶水煮沸,以保证空气湿度。

4. 保持呼吸道畅通:及时清除鼻腔分泌物及口腔分泌物,尽量鼓励患儿将咳出的痰涎吐出。

5. 物理降温:高烧时可用冷水湿毛巾敷患儿脑门,或用冷水、酒精擦洗腋下、腹股沟等处,或用冰袋枕头。

6. 观察病情:每日2次测体温、呼吸、脉搏,注意病情变化,若病情危重,要及时紧急处理。

【预防】

1. 加强锻炼,适当进行户外活动,注意饮食营养,增强抗病防病能力。

2. 衣服寒温要适宜。

3. 注意预防容易引起肺炎的疾病,如感冒、百日咳、麻疹、流行性感冒等。积极治疗佝偻病、营养不良、贫血等慢性病。

七、小儿惊厥

惊厥又称抽风,是小儿时期较常见的紧急症状,系由大脑皮质功能暂时紊乱所致。各年龄小儿均可发生,尤以6岁以下儿童多见,特别多见于婴幼儿。多由高热、脑膜炎、脑炎、癫痫、中毒等所致。惊厥反复发作或持续时间过长,可引起脑缺氧性损害、脑肿,甚至引起呼吸衰竭而死亡。本病初发的表现是意识突然丧失,同时有全身的或局限于某一肢体的抽动,还多伴有双眼上翻、凝视或斜视,也可伴有吐白沫和大小便失禁。属中医学"惊风"、"抽风"范畴。

引起小儿惊厥的原因很多。比较常见的是感染了细菌、病毒所致。如上感、肺炎、百日咳、伤寒、痢疾等。这些疾病除可使小儿中毒而发生惊厥,还因为其发高烧而引起惊厥,称热惊厥。这种惊厥多在发烧时发生,时间较短,且在一次发烧中很少发生两次以上惊厥,热退惊厥便停止。但可反复发作,一发烧便发生惊厥。这种惊厥多发生在6岁以内小儿。另外,颅内感染,如大脑炎、脑膜炎、脑脓肿、脑内寄生虫病等,除发烧可引起惊厥外,因其病发生在脑内,大脑的有关部位受刺激也可引起惊厥。

有一些不发烧的疾病,如破伤风、癫痫、脑外伤、脑肿瘤、低血钙、低血糖、某些药物中毒等,也会引起惊厥。

【诊断】

(一)临床表现

典型的临床表现为突然发作时意识丧失,全身或局部肌肉强直性或阵发性抽搐,多伴有双眼上翻、凝视或斜视,可有发绀,呼吸不整或暂停,牙关紧闭,头后仰,大小便失禁。一般经数秒至几分钟即缓解,少数反复发作或持续不止。

(二)主要类型

1. 惊厥伴高热:有些纯粹由于高热所致,多见于婴幼儿,体温在39℃~40℃时即发生,被称为“高热惊厥”。有的是由于感染性休克则属严重。

2. 惊厥伴暂时性意识障碍,惊厥停止则神志转好。见于低血糖、低血钙、低钠综合征等。

3. 持续惊厥,呈浅昏迷而呼吸循环情况较好者,见于高热惊厥,早期中枢神经系炎症,早期感染性中毒性脑病等。

4. 持续惊厥,呈深度昏迷而呼吸循环情况均差者,全身痉挛严重,呼吸不整且表浅,呈明显缺氧症(青紫),或伴末梢循环衰竭。见于“流脑”、“乙脑”、中毒性菌痢等。

【治疗】

1. 汤药

(1)风热侵袭型:发热,头痛,咳嗽,流清涕,烦躁,神昏,惊厥,苔薄黄,脉浮数。用银花、连翘各15克,桑叶、竹叶、牛蒡子各10克,薄荷、荆介各6克,芦根20克。水煎,每日1剂,分2次服。

(2)感受暑温疫毒型:高热,口渴,烦躁,谵语,甚则神昏,四肢抽搐,惊厥,苔黄,脉数。用生石膏15~30克,生地10~20克,知母、竹叶、赤芍、丹皮各10克,黄连、栀子、黄芩、连翘、桔梗各6~9克,牛黄0.5~1克,另冲服。先煎石膏,后下余药,待药液凉后鼻饲。一日2次,一日1剂。

(3)痰食惊风型:先有纳呆、呕吐、腹痛、便秘、痰多等,继而发热神呆,迅即出现昏迷惊厥,喉间痰鸣,苔白或白腻,脉弦滑。用牛黄0.3~0.5克,另冲服,胆南星10克,雄黄、人参、茯苓各5克,钩藤15克,天竺黄6克,僵蚕1克,水煎,每日1剂,分2次服。

(4)惊恐型：面色时赤时青，频作惊惕，甚则惊厥，大便色青。用天竺黄6克，天南星10克，雄黄3克，朱砂0.5克，牛黄0.3～0.5克，另冲服。水煎，每日1剂，分2次服，或研末冲服。

(5)脾肾阳衰型：面色清白或灰滞，精神萎靡，沉睡昏迷，四肢不温，食少难消，手足震颤。用附子、干姜各6～9克，人参6克，白术、茯苓、炙甘草、炙黄芪各10克。水煎，每日1剂，分2次服。

2. 中成药

(1)银翘解毒片，每次3～5片，每日2次。或维生素银翘胶囊，每次1～2粒，每日3次。周岁内小儿均酌减。

(2)小儿牛黄散，1岁每次服0.4克，2～3岁0.9克，每日1次。

(3)安宫牛黄丸，每次1.5克(半丸)，每日2次。

(4)紫雪丹，每次1～1.5克，每日2次。

【护理】

1. 抽搐时切勿强制牵拉，以防扭伤。

2. 患儿应侧卧，并用多层纱布包着竹片，放在上下齿之间，以免咬伤舌头。

3. 保持呼吸道畅通，口腔内的分泌物、痰涎随时吸出，防止窒息。

4. 注意患儿的体温、呼吸、出汗、面色等情况。

5. 保持室内安静，避免刺激，以利休息与康复。

【预防】

1. 注意饮食卫生，加强锻炼，提高抗病能力，减少疾患，避免惊恐。

2. 积极治疗已患疾病，防止惊厥。

八、小儿遗尿症

遗尿系指3周岁以上的小儿，睡中小便自遗，醒后方觉得一种病症，俗称“尿床”。大部分小儿遗尿是由于大脑皮质下中枢的功能失调所引起。引起功能性遗尿的常见因素是精神因素，如突然受惊、过度疲劳、换新环境等。小儿对生活环境的改变适应不良时，亦能暂时抑制已经获得的随意排尿功能而遗尿。本病若经久不愈，可影响小儿的健康成长，属中医学“夜尿”等范畴。

【诊断】

(一)临床表现

多数患儿易兴奋，性格活泼，活动量大，夜间睡眠过深，不易醒。遗尿在睡中一夜发生 1～2 次或更多，醒后方觉，并常在固定时间。

（二）主要类型

1. 遗尿频繁，几乎每夜发生。

2. 遗尿可为一时性，可隔数日 1 次，或间隔数月 1 次或发作一段时间。

【治疗】

1. 汤药

（1）下元虚寒型：遗尿一夜可发生 1～2 次或更多，面色㿠白，智力迟钝，喜静不喜动，腰膝酸软，小便清长而频数，舌淡苔白，脉细。用附子 6～10 克，党参、白术、乌药、益智仁、续断、菟丝子各 10 克，桂枝、菖蒲各 6 克。水煎。每日 1 剂，分 2 次服。

（2）脾肺气虚型：遗尿多发生在病后，但尿频而量少，面白神疲，四肢乏力，食纳不佳，大便溏稀，舌淡苔白，脉细缓。用人参 6～9 克，炙黄芪、白术、茯苓、炙甘草、益智仁、吴茱芋、续断各 10 克，五味子 3～6 克，水煎，每日 1 剂，分 2 次服。

（3）肝经湿热型：遗尿，小便黄臊，性情急躁，面赤唇红，苔黄，脉滑数，用龙胆草 3～6 克，当归、竹叶、川芎、川牛膝各 9 克，栀子、泽泻、厚朴各 6 克，大黄 3 克，水煎，每日 1 剂，分 2 次服。

2. 中成药

（1）缩泉丸：每次 5～10 克，每日 2 次。

（2）金匮肾气丸：每次 5～10 克，每日 2 次。

（3）附子理中丸：每次 5～10 克，每日 2～3 次。

（4）补中益气丸：每次 5～10 克，每日 3 次。

【护理】

1. 晚饭或睡前，不摄入含水分较多的食物，少喝水，汤药尽量在白天服完，以减少尿量。

2. 睡前叫患儿尽量排空小便，入睡后在其发生遗尿的时间内唤醒小儿去小便，从而养成按时排尿的良好习惯。

3. 积极鼓励儿童消除顾虑，克服怕羞以及精神紧张等不良因素，建立治愈遗尿的信心。

【预防】

1. 自幼开始建立合理的生活习惯及按时排尿的习惯。

2. 勿使儿童过度疲劳。

3. 积极治疗与预防引起遗尿的原发疾病。

九、小儿厌食症

厌食是指小儿较长时期见食不贪，食欲不振，厌恶进食的病症，是目前儿科临床常见病之一。本病多见于1～6岁小儿，其发生无明显的季节差异，一般预后良好。少数长期不愈者可影响儿童的生长发育，也可成为其他疾病的发生基础。

小儿厌食症以厌恶进食为主要临床症状。其他症状也以消化功能紊乱为主，如嗳气，恶心，迫食，多食后脘腹作胀，甚至呕吐，大便不调，面色欠华，形体偏瘦等。

发病原因主要是饮食喂养不当或局部或全身疾病或人体内外环境的各种刺激使得消化液分泌减少，酶的活力减低，消化功能的调节失常。一般情况下，患儿的精神状态较正常。如长期得不到改善，可致严重的营养不良与极度衰竭。属中医学的“虚证”范畴。

本病可以由体内某些微量元素的缺乏所引起，比如缺锌、胃液内盐酸含量减低等；也可以由各种躯体疾病所引起，比如胃肠道疾病中的消化性溃疡，急慢性肝炎，慢性肠炎，各种原因的腹泻及长期便秘等。在全身性器质性疾病中的结核病及其他慢性感染，维生素A、D的中毒也可导致厌食痛。

【诊断】

(一)临床表现

1. 不良饮食习惯，食量变易较大或偏食。

2. 母乳不足，喂养不当及慢性病史。

3. 较长时期见食不贪、食欲缺乏，甚则拒食。

4. 面色苍白，疲乏无力，体重逐渐减轻，皮下脂肪逐渐消失，肌肉松弛，头发干枯。

(二)主要类型

1. 轻症：一般情况下，小儿食欲、食量、性情等无明显变化。营养状况基本正常。

2. 重症：小儿食欲、食量、性情有较明显改变，偏食，消瘦等。

【治疗】

1. 脾失健运型：面色少华，不思饮食、可厌食、拒食，形体偏瘦或消瘦，精神倦怠乏力，唇舌较淡，脉细弱。用党参、黄芪、茯苓、半夏、陈皮各10克，草蔻、干姜各3克，生谷芽、麦芽各10～12克。水煎，每日1剂，分2次服。

2. 乳食停滞型：食欲减退，恶心呕吐，手足心热，腹胀腹痛，睡眠不安，苔微黄腻，脉滑数。用藿香、茯苓、建曲、厚朴各10克，胡连3克，陈皮、焦查、鸡内金各6～

9克。水煎，每日1剂，分2次服。

【预防】

1. 调节饮食是预防、治疗厌食症的重要措施。

2. 纠正不良的偏食、零食习惯，建立正常生活制度和良好习惯。

3. 有病及时去医院诊治。

十、婴幼儿腹泻

婴幼儿腹泻是一种胃肠功能紊乱综合征。根据病因分为感染性和非感染性两类，以前者更为多见。由特异性肠道感染引起的腹泻，称为肠炎；非感染性及病因不明引起的腹泻，称为消化不良。本症是婴幼儿时期发病较高的疾病之一，也是婴幼儿死亡的原因之一。发病率以夏秋季最高，发病年龄大多在1岁半以内。属中医学“泻泄”的范畴。

【诊断】

(一)临床表现

以腹泻为主要症状，只是轻重有异。

(二)主要类型

1. 轻症：大便次数增多，一般每天5～6次，多的达10余次。大便为稀糊状，蛋白样或水样，可夹杂少量黏液或白色小块，呈黄色或黄绿色，有酸臭味，无脓血。患儿一般精神好，不发烧或仅有低烧，食欲减退，偶有呕吐或溢奶，但不严重。

2. 重症：严重腹泻，每日大便次数在10次以上，大便中含有大量水分，混有黏液，喷射状排出，呈黄绿色，食欲低下，并有严重呕吐，呕吐次数频繁，呕吐物为食物残渣或黄绿色液体。体温升高，精神萎靡不振，眼窝凹陷，口唇干燥。如不及时治疗，可逐渐出现烦躁不安、惊厥、昏迷和呼吸功能障碍。

【治疗】

1. 汤药

(1)伤食型：脘腹胀痛，腹泻，泻前哭闹，泻后痛减，呕吐，不欲食，大便恶臭，苔厚腻。用山楂、神曲、莱菔子各10克，陈皮、厚朴、连翘、鸡内金各6克，甘草3克。水煎服，每日1剂，可分多次服完。

(2)虚寒型：便稀多沫，肠鸣腹痛，发热，鼻塞，小便清，精神不好，睡时露睛，舌淡苔白，脉沉细无力。用肉豆蔻3～6克，白术、吴茱萸各6克，赤石脂、莲肉、太子参各10克，丁香3克。水煎，每日1剂，分2～3次服。

(3)实热型：发热初起，面赤颧红，口渴欲饮，或身热无汗，大便稀黏，秽浊腥臭,小便短赤,舌红苔黄或垢腻,脉弦数。用藿香 10 克,葛根 6 克,茯苓、泽泻各 6~9克,木香、黄连各 3 克,连翘6 克,水煎,每日 1 剂,分 2~3 次服。

2. 中成药

(1)保和丸:每次 3~6 克,每天 2 次。1 岁内酌减。

(2)藿香正气丸:每次 3~6 克,每天 2~3 次,1 岁内酌减。

3. 针灸

(1)针刺穴位:合谷、足三里、大肠俞。久泻加长强;水泻加三阴交;发热加曲池、少商。

(2)灸法穴位:足三里、天枢、止泻。

4. 食疗:视病情轻重适当减少饮食或禁食,轻症禁食 6~12 小时;重症禁食 12~24小时,禁食期间可喂 5% 蔗糖水或口服食盐 1 克,碳酸氢钠 1 克,白糖 25 克加开水或茶水 500 毫升的混合液。

【护理】

1. 合理安排饮食:首先是视病情减少或禁食。病情好转饮食逐渐恢复,由少到多,由淡到浓,先给易消化食物。

2. 注意食具的清洁卫生,勤换尿布,每次大便后用温水冲洗臀部,用卫生纸擦干,保持臀部的清洁卫生。

【预防】

1. 提倡母乳喂养,辅食添加不宜太快,种类不宜太多,喂食做到定时定量,夏天或生病时不宜断奶。

2. 奶瓶等食具每天要煮沸一次,护理人员喂奶前要洗手,以保证清洁卫生。

3. 注意寒温调节与积极治疗各种感染。

十一、儿童多动症

儿童多动症又称脑功能轻微失调或轻微脑功能障碍综合征,是一种较常见的儿童行为障碍综合征。系指脑功能轻微障碍,亦称轻微脑功能障碍。儿童时期并不少见,发病率约有 3% ~7%。引起本病的病因较复杂,如孕期母亲患风疹、早产、难产、产伤,病儿发生脑炎、脑膜炎、中毒、脑外伤、教育不良以及遗传等。

本病一般在学龄前出现,男孩多于女孩,尤其早产儿多见。多在学龄期发病,其病因有人认为与难产、早产、脑外伤、颅内出血、某些传染病、中毒等有关,也有人认为与环境污染、遗传等有关。中医认为心脾两虚、肝阳上亢、湿热内蕴是其主要病因病理。

小儿多动症多从婴幼儿时期即易兴奋、睡眠差、喂食困难。不易养成定时大小便习惯。随着年龄的增长，除活动增多外，还有动作不协调，做精细动作如穿针、扣纽、使用剪刀有困难，注意力不集中或集中时间很短，行为无目的，情绪易冲动而缺乏控制力；上课不遵守纪律，如话多、小动作多、听觉辨别能力差和语言表达能力差、学习能力低；在集体生活中不合群，容易激动，好与人争吵；在家长面前倔强，不听话，冒失，无礼貌；有些患儿采取回避困难的态度，变得被动、退缩。

【诊断】

（一）临床表现

1. 多见于学龄儿童男多于女。

2. 婴幼儿期可有特殊表现，如对吃奶不感兴趣，以致较长时间体重不增；哭时强烈挣扎，身体扭转不停；会走路后活动多，不安静，玩耍玩具不认真，乱摔乱扔；易发脾气，不合群等。一般不会进行性恶化。

3. 上课不能静心听讲，小动作多，不守纪律，注意力不集中，难以完成作业；情绪不稳定，易冲动，自我克制力差。

4. 智力正常，但学习成绩不好。

（二）主要类型

1. 青春期以后多数患儿会病情好转，活动过多的症状消失，但注意力不集中，性格异常可继续存在。

2. 如有的患者不影响智力，有学习困难，若出现其他精神症状，可能成为成年期某些精神病的先兆。

3. 有的进入青春期有违法行为。

【治疗】

1. 汤药

（1）心神不宁型：活动多，安静少，玩耍，听课不专心，注意力难集中，面色不华，毛发多枯黄，多梦，舌淡苔薄白，脉细。用当归、白芍、熟地、枣仁、柏子仁、枸杞、山药、菖蒲、制首乌各10克，玉金、陈皮各6克，水煎，每日1剂，分2次服。

（2）肝肾两虚型：情绪不稳，易怒，注意力很难集中持久，记忆力差，智力欠佳，舌淡苔少，脉细数。用熟地、山药、山萸肉、泽泻、丹皮、枸杞、杜仲各10克，制首乌10～15克，煅龙牡各15克，半夏、菖蒲各6～10克，水煎，每日1剂，分2次服。

2. 中成药

（1）柏子养心丸，每次3～6克，每日2次。

（2）天王补心丹，较小者每次3克，较大者每次6～9克，每日均2～3次。

（3）天竺黄散，每次3～6克，每日2～3次。

(4)朱砂安神丸,每次6~9克,每日2次。

3.针灸

耳针:取心、肝、肾、脑、内分泌等穴。

【护理】

1.教育小儿要细致,耐心,教育要循序渐进,不可急躁。

2.注意饮食营养合理,不要偏食。

【预防】

1.孕妇做好产前保健,产中积极配合医务人员,力求顺产母子平安。

2.从小进行良好教育;避免脑外伤和脑炎、脑膜炎等。

十二、新生儿硬肿症

新生儿硬肿症系指新生儿出生不久,局部或全身皮肤和皮下脂肪变硬、发凉,伴有红肿。发病率以严冬或天气寒冷保暖不当者,尤以体弱的新生儿或未成熟儿为多发。寒冷使患儿局部或全身循环障碍,致使皮下脂肪凝固,形成硬肿,严重者可引起肺出血,威胁患儿生命。属中医学"厥症"等范畴。

【诊断】

(一)临床表现

1.本病多发生在出生后一周左右。

2.起病在下肢,可向上蔓延到臀部、躯干部、臂及面颊部。水肿不波及眼睑、阴囊等处。

3.患处皮肤发硬、光滑、发凉,呈暗黄色或青紫色,用手按压硬肿部分易有凹陷。

4.体温低,在31℃~35℃之间,不吃不哭或哭声低微,动作少,反应低下。

(二)主要类型

1.重度:因硬肿妨碍关节的运动,面部组织硬化而不能进食,肋间肌无法运动以致影响呼吸,常因并发肺炎、肺出血、败血症而死亡。

2.轻度、中度:虽有局部或全身硬肿,但未发生妨碍关节运动、进食、呼吸。

【治疗】

1.汤药:皮肤发硬、发凉,呈暗黄色或青紫色,哭声低微,反应低下,指纹淡红。用人参、附子各3~6克。水煎鼻饲或口服,每日1剂,分2~3次。

2.推拿按摩:将食盐炒热布包,待热度不会烫伤新生儿时,轻贴硬肿处,并稍用力不停按摩。每日可重复几次。

【护理】

1. 注意保温，不要因治疗、体检等使病患加剧。

2. 切忌体温骤升与烫伤。

3. 注意病情变化，尤其是并发症。

【预防】

1. 新生儿期必须注意维护正常体温，特别是寒冷季节理应事先预防。

2. 加强对未成熟儿及生活力薄弱新生儿的护理。

3. 提供足够的水分，预防感染。

十三、小儿支气管炎

小儿支气管炎系指支气管发生炎症。有急性支气管炎与慢性支气管炎之分。临床以咳嗽、痰多或干咳，或伴气喘，或见发热等为主要特征。凡能引起上呼吸道感染的病原体皆可引起支气管炎，而细菌与病毒双重感染颇为常见。急性支气管炎多为流感、百日咳、麻疹、伤寒、猩红热等急性传染病的并发症，而慢性支气管炎则多由急性支气管炎治疗不当或未加治疗转变而成。

急性支气管炎在婴幼儿时期发病较多严重，常继发于上呼吸道感染，并为麻疹、百日咳、伤寒等传染病的一种临床表现。营养不良、佝偻病、慢性鼻炎、咽炎、变态反应可为本病的诱因。单纯慢性支气管炎在小儿很少见，一般与慢性鼻窦炎、增殖体炎有联系。属中医“咳嗽”范畴。本病一年四季均可发生，尤以冬春季节或气候冷热突变时最为多见。

小儿支气管炎起病可急可缓，大多先有上呼吸道感染症状，也可突然出现频繁而较深的干咳，以后逐渐转为湿性咳嗽。发热热型不定，常为低热，重者可达38℃～39℃，2～3日即退。婴幼儿可伴有呕吐、腹泻等消化道症状；年长儿可诉头痛、胸痛、全身不适等症状。

本病属中医“咳嗽”、“咳喘”等范畴。临床上常可分为风寒型、风热型、痰热型、痰湿型、阴虚肺燥型和肺虚久咳型等。

【诊断】

（一）临床表现

1. 初起有发烧、恶寒、头痛、咽干等。

2. 主要症状为咳嗽、咳痰。

（二）主要类型

1. 急性支气管炎初期为干咳，痰量逐渐增多，渐成黏液脓性痰。

2. 慢性支气管炎以持续性咳嗽为主,多月不愈,早晚加重,尤以夜间为明显。痰量或多或少,以咳出为快。症状在夏季较轻,冬季易出现急性发作,使病情加重。反复发作者,体质多瘦弱。可并发肺不张、肺气肿、支气管扩张等。

【治疗】

1. 汤药

(1)风寒咳嗽型:咳嗽声重较急,痰白清稀,鼻塞流涕,恶寒无汗,咽痒,发热或不发热,头痛,苔薄白,脉浮。用杏仁、半夏、荆芥各6克,前胡、苏叶各10克,麻黄3克,生姜3片。水煎温服,每日2次,每日1剂。

(2)风热咳嗽型:咳痰不爽,痰黄黏稠,口渴咽痛,鼻流浊涕,发热头痛,有汗,舌苔微黄,脉浮数。用桑叶、菊花、连翘、枇杷叶各10克,杏仁、前胡、桔梗、黄芩各6克。水煎,每日1剂,分2次服。

(3)热痰壅肺型:咳嗽痰多,黏稠难咯出,发热面赤,目赤唇红,烦躁不安,小便黄少,大便干燥,苔黄,脉滑数。用麻黄3克,生石膏15~20克,杏仁、黄芩、前胡、苏子各6克,川贝母、瓜蒌仁各10克,莱菔子5克。水煎,每日1剂,分2次服,必要时可每日2剂。

(4)痰饮咳嗽型:咳嗽,痰多色白而黏,容易咳出,胸脘痞闷,食欲缺乏,苔白腻,脉滑或濡滑。用半夏、橘红、杏仁、白术、茯苓、太子参各10克,苏子6克,白芥子、细辛各1.5克,生姜3片,大枣3枚。水煎,每日1剂,分2次服。

(5)阴虚燥咳型:咳嗽日久,干咳无痰或少痰,口渴咽干,或潮热盗汗,手足心热,舌质稍红,苔少或无苔,脉细数。用百部、沙参、知母、杏仁、枇杷叶、前胡各10克,紫菀、乌梅各6克,青黛3克。水煎,每日1剂,分2次服。

2. 中成药

(1)桑菊感冒片,或银翘解毒片,每日2次,每次3片,周岁内儿酌减。

(2)川贝枇杷糖浆,每日2次,每次5毫升。或养阴清肺膏,每日2次,每次5~10毫升。周岁内儿酌减。

(3)银黄口服液,每日2~3次,每次5毫升。

【护理】

1. 注意休息,多喝水,忌油腻食物。

2. 保持室内空气流通,避免煤气、尘烟、油气等刺激。

【预防】

1. 加强身体锻炼,增强抗病能力。

2. 注意寒温调节,防止受凉,尤其是秋冬季节,特别注意胸部保暖。

十四、小儿支气管哮喘

支气管哮喘又称哮喘病，系一种反复发作的变态反应性疾病。是由于毛细支气管的平滑肌痉挛，支气管内黏膜水肿和过多黏性分泌所致。典型病例多见于4~5岁以上小儿，婴幼儿时期亦可开始发病。冬春之季或气温突变为多见。属中医学“哮喘”的范畴。

【诊断】

（一）临床表现

1. 起病：起病或急或缓。婴儿发病前，往往有1~2日的上呼吸道感染，与一般支气管炎类似。年长儿起病较急，且多在夜间或清晨或因与过敏原接触而发病。

2. 发作时症状：呼吸困难，尤以呼气困难更为显著，呈呼气延长而费力，并有烦躁不安。胸部有紧压感，哮喘音大时不用听诊器即可听到，每次短则数小时，长则连续数日。咳嗽初为干咳，其后可排除黏稠痰液。重者被迫端坐或向前俯坐，耸肩喘息，面色苍白，鼻翼翕动，口唇与指甲青紫，甚至出冷汗，表情痛苦，颈静脉怒张。呼气时胸骨上下凸出；吸气时胸骨的上下部、锁骨上部及胸廓下部凹陷。

3. 发作间歇期症状：无呼吸困难，但自觉胸部不适，不易深呼吸。哮鸣音或有或无。有时症状可全部消失。

4. 慢性病症状：患病多年的儿童，矮小而瘦弱。前后胸径加深等。

5. 病程：急性发作较易控制，但易复发。病程愈久，发作愈重。有的患儿由于经常反复发作，往往生长发育迟缓，营养及肺功能均差。一部分患儿至青春期有自愈倾向。

（二）主要类型

1. 一般情况下，患儿的日常生活或学习虽有影响，但仍能坚持。

2. 病重者严重影响着其日常生活或学习，甚至经治疗，其哮喘仍无明显减缓或减缓所需时间较长。

【治疗】

1. 汤药

(1)外感风寒，内停水（痰）饮型：恶寒发热，无汗，咳嗽气促，喉间有哮鸣声，痰多清稀色白，四肢不温，口不渴，苔白腻，脉浮。用麻黄6~9克，干姜、桂枝、芍药、炙甘草各6克，细辛3克，半夏、陈皮、前胡、桔梗、紫菀各9克。水煎，每日1剂，分2次服。

(2)痰热壅肺，肺失宣降型：哮喘咳嗽，痰多气急，痰稠色黄，渴喜冷饮，小便黄，苔薄黄或黄腻，脉滑数。用白果、麻黄、冬花、半夏、桑白皮各9克，苏子、杏仁、黄芩各6克，川贝6~9克。水煎，每日1剂，分2次服。

(3)痰壅气滞,脾肾两虚型:咳嗽喘逆,痰多胸痞,食少难消,形寒肢冷,苔白腻,脉沉滑。用制附子、苏子、莱菔子、党参、白术、续断、姜半夏、陈皮各10克,白芥子、南星、杏仁、前胡各6克。水煎,每日1剂,分2次服。

2. 中成药

(1)咳喘宁片,每次1~2片,每日2次,周岁内酌减。

(2)寒喘丸,每次半丸,每日2次,温开水送服,周岁内儿酌减。

(3)咳哮宁,每次1~2片,每日2次,周岁内儿酌减。

3. 针灸:针刺穴位:天突、定喘、合谷、曲池。

【护理】

1. 保持室内空气流动、新鲜,不能对患儿直接吹。防止烟尘、煤气、油漆味等进入室内。

2. 哮喘发作时,不能平卧者可让其半卧或端坐;饮食宜清淡可口、营养丰富,以半流质食物为主,不宜过饱。

3. 避免吃鱼、虾、蟹、海带等可诱发哮喘发作的食物。

4. 保持呼吸道畅通,注意口腔卫生,保持口腔黏膜湿润。

【预防】

1. 寻找、消除可能存在的过敏原。

2. 进行身体锻炼和户外活动,增强抗病能力。

3. 避免过度劳累,注意寒温调节,不要过热、过凉,防止感冒。

4. 预防呼吸道感染,及时治疗呼吸道病灶。

5. 衣服、被子等勤洗勤晒,经常保持干燥清洁。

十五、小儿泌尿道感染

泌尿道感染系指肾脏、肾盂、输尿管、膀胱、尿道受细菌感染而引起的炎症病变。感染途径有上行性感染、血行性感染、淋巴道感染三种。本病是小儿时期的常见病,婴幼儿发病率较高,女多于男。临床上分为急性期和慢性期,急性期易治愈,部分患者可反复发作,一般病程超过半年以上者,可转为慢性。属中医学"热淋"、"血淋"等范畴。

【诊断】

(一)临床表现

1. 发病时有发烧、尿频、尿急、尿痛、排尿困难等泌尿系症状。

2. 婴幼儿多无局部症状而表现全身症状明显,往往突然高烧、寒颤、烦躁、倦怠、恶心、呕吐、腹泻或便秘。

3. 新生儿症状更不明显，体温可不升高，而以呕吐、腹泻、脱水、黄疸等感染中毒和败血症的症状为主。

（二）主要类型

1. 急性期：病程短，临床表现较典型，易于治愈。

2. 慢性期：因急性期没有及时治疗，或治疗不正规、不彻底而反复发作转为慢性。临床症状时轻时重，亦可见临床表现不如急性期典型，其治愈较急性期困难。

【治疗】

1. 汤药

（1）下焦湿热型：尿频、尿急、尿赤、尿时涩痛，尿时哭闹不安，发热，食欲差，舌红苔黄、脉数。用生地、黄柏、车前子、公英、地丁各9克，栀子3～6克，木通3克。如尿血重者加小蓟、瞿麦、萹蓄各9克。热重者加黄芩9克。尿痛者加元胡9克，甘草、青皮6克。水煎服，每日1～2剂，或2剂服3日，每日2～4次。

（2）脾肾两虚型：食欲缺乏、腹胀，肢体浮肿，腰痛、小便频、淋涩疼痛，时作时止，舌淡苔白，脉沉。用黄芪、党参、茯苓各10～15克，白术、续断、菟丝子各10克，木通、车前子各3～6克。水煎，每日1剂，分2～3次服。

（3）虚实夹杂型

低热、手足心热，腰腿酸软无力，尿少、尿黄、尿急、尿频、苔黄腻、脉弦滑而数。用知母、生地、黄柏、丹皮、泽泻、山药、茯苓各10克，车前子、竹叶各3～6克。水煎，每日1剂，分2～3次服。

2. 中成药

（1）龙胆泻肝丸，每次3～6克，每日2次。

（2）知柏地黄丸，每次3～6克，每日2次。

（3）金匮肾气丸，每次3～6克，每日2次。

（4）八正散，每次3～6克，每日2次。以上药物1岁内酌减；亦可用等量药物，水煎后去渣服药汁。

【护理】

1. 患儿应卧床休息，多饮开水，以利细菌毒素的排出，注意寒温调节。

2. 患者每天清洗阴部，做到清洁卫生。

3. 多吃青菜、萝卜等蔬菜，使尿液碱性化。

【预防】

1. 增强体质，消除各种诱发因素，注重卫生，保持外阴部清洁。

2. 婴儿大便后要清洗臀部，尿布要经常用开水烫洗，儿童要注意会阴部卫生。

第十三章　男科疾病

一、遗精

遗精是指无性生活状态下而发生的精液遗泄。睡眠做梦时遗精称梦遗，清醒状态下遗精叫滑精。

【诊断】

正常未婚男子或婚后夫妻分居者，每月遗精1~2次，有时可稍多几次，属生理现象。

若未婚男子遗精次数频繁，每周二次以上，或在有正常性生活情况下经常遗精属病理现象。应寻找原因，行针对性的治疗。

【治疗】

1. 汤药

(1)肾虚不固，封藏失职：梦遗频作，甚至滑精，腰膝酸软，咽干心烦，眩晕耳鸣，失眠健忘，低热颧红，形瘦盗汗，发落齿摇，舌红少苔，脉细数。治法：补肾益精，固涩止遗。肾阴虚者用六味地黄汤：熟地24克，山萸肉、山药各15克，茯苓、泽泻、丹皮各10克。水煎，每日一剂，分2次服。肾阴阳两虚者用右归丸：熟地24克，山药、山萸肉、枸杞子、当归各15克，菟丝子、杜仲、肉桂、附片、鹿角胶(烊化)各10克。水煎，每日一剂，分2次服。

(2)劳伤心脾，气不摄精：心悸怔忡，失眠健忘，面色萎黄，四肢困倦，食少便溏，劳则遗精，苔薄，舌淡，脉弱。治法：调补心脾，益气摄精。方用妙香散加减：人参、远志、辰砂、木香、桔梗各10克，黄芪15克，山药、茯苓各12克。水煎，每日一剂，分2次服。

(3)君相火动，心肾不交：少寐多梦，梦则遗精，心中烦热，头晕目眩，心悸怔忡，善恐健忘，口干溲赤，舌红脉细数。治法：清心安神，滋阴清热。方用黄连清心饮：黄连10克、当归、枣仁、茯神、远志、人参、莲子各10克，生地12克，甘草6克。水煎，每日一剂，分2次服。

(4)湿热下注，扰动精室：遗精频作，或尿时少量精液外流，小溲热赤混浊，或溺涩不爽，口苦或渴，心烦少寐，口舌生疮，便溏。或见脘腹痞闷，恶心，苔黄腻，脉濡数。治法：清热利湿。方用程氏萆薢分清饮加减：萆薢、黄柏、茯苓、车前子各12克，莲子心、丹参、菖蒲、白术10各10克。水煎，每日一剂，分2次服。

2. 针灸

(1)梦遗：针刺心俞、肾俞、关元、中封。用泻法。

(2)滑精：针刺加灸气海、三阴交、志室、肾俞。用补法。

【护理】

建立正常生活制度，多参加户外活动，以分散集中在性问题上的注意力。经常清洗阴茎，去除包皮垢。经常更换内裤，不穿紧身裤。

【预防】

1. 要了解性生理卫生知识，纠正错误观念，消除不必要的思想负担，要用科学知识武装自己。

2. 青少年患者要树立起崇高的理想和良好的品德，多接触健康、进步、有益的事物，排除异性的杂念，想入非非，沉缅于空虚幻想之中，力戒早恋，以免带来严重后果。

3. 节制性生活，戒除手淫，少进烟、酒、茶、椒、蒜、姜、韭菜等辛辣刺激性食物，羊肉、狗肉等热性的食品，不宜轻卒地进服，具有强壮兴奋性质的药物。

4. 睡前用冷水洗涤外阴，不宜使用烫水。

5. 睡时宜取屈膝侧卧的姿势，不宜仰面平卧。被褥不能过厚、过暖，被上不可复盖衣物，加重压力。

6. 如有包皮过长，应作环切手术。如有龟头炎、血精、前列腺炎应及时治疗。

二、阳痿

阳痿指男子虽有性欲，但阴茎不能勃起，或勃起不坚，持续三个月以上不能完成正常性交，而致性感不能满足的病症。

【诊断】

1. 已婚男子阴茎不能勃起或勃而不坚，致使不能行房事，此为本病的主要临床表现。

2. 阳痿有原发性和继发性两种，又有器质性和功能性之分。原发性阳痿表现为阴茎从未能进入阴道进行性交，继发性阳痿则有过性交，但后发生障碍。器质性阳痿表现为阴茎任何时候都不能动起，既不能在性兴奋时勃起（如睡梦中和膀胱充盈时），亦无自发性勃起；功能性阳痿则有自发的勃起，但临房勃起又失败。

3. 本病绝大多数由精神心理因素所致。因此，患者都不同程度地处于紧张、恐惧、抑郁、焦虑和苦恼等精神状态中。

【治疗】

1. 汤药

(1)命门火衰：阳事不举或举而不坚，精薄清冷，面色白，精神萎靡，头晕耳鸣，腰膝酸软，肢冷畏寒，舌淡苔白，脉沉细无力。治法：温补肾阳。方用赞育丹：附子、肉桂、仙茅、仙灵脾、巴戟天、白术各10克，熟地24克，当归、山萸肉、枸杞各15克，韭菜子、杜仲、肉苁蓉、蛇床子各12克。水煎，每日一剂，分2次服。

(2)肾精亏损：阳事不举，头晕目眩，夜寐不宁，多梦神疲，五心烦热，腰膝酸软，舌红少苔，脉细数。治法：滋阴降火。方用知柏地黄丸。每服6克，早晚淡盐开水送服。

(3)心脾两虚：阳事不举，面色无华，心悸失眠，纳呆乏力，舌淡苔薄，脉沉细无力。方用归脾汤：党参、黄芪各15克，白术、当归、茯神、枣仁、龙眼肉、远志、木香各10克，炙甘草、生姜各6克，大枣5枚。水煎，每日一剂，分2次服。

(4)肾虚血瘀，阳痿时轻时重，头晕目眩、精神不振，面颊有黄褐色素斑，舌淡有瘀斑，脉细涩或弦细无力。治法：补肾化瘀。方用五子衍宗丸合桃红四物汤：菟丝子、枸杞子、覆盆子、车前子、五味子、桃仁、赤芍各10克，红花6克，熟地15克，当归12克，川芎9克。水煎，每日一剂，分2次服。

2. 针灸：取肾俞、命门、三阴交、足三里、关元、气海、中极、八、脾俞、阳痿等穴为主。针用补法，湿热型用泻法，虚证可加用灸法，交替使用，每日1次，10日为1疗程。

【护理】

1. 保持心情舒畅。

2. 调节饮食。

【预防】

1. 耐心解释与疏导，端正对性问题的看法。

2. 了解正确的性知识，夫妻双方互相配合。

三、早泄

早泄指阴茎在插入阴道之前及正当进入阴道时或刚进入阴道不久就发生射精者。偶尔出现这种现象，不能称为病态。

【诊断】

1. 性交时未接触或刚接触女方外阴,或插入阴道抽动时间短暂,尚未达到性欲高潮即行射精,随后阴茎疲软。可伴随精神抑郁、焦虑或头晕、神疲乏力、记忆力减退等全身症状。

2. 器质性病变者,有原发性疾病的症状和体征。

3. 分类症状:(1)境遇性早泄 在更换性伴侣时,可改变早泄状况。(2)真性早泄 与不同的伴侣在不同的场合性交,均发生早泄,也称完全性早泄。(3)原发性早泄 从来没有获得过射精的良好控制,而身体其他方面均健康。常由精神因素引起。(4)继发性早泄 曾有良好的射精控制能力可,而后来发生早泄,多由器质性因素引起。

【治疗】

1. 肾气不固:性欲减退,早泄滑精,精液清稀,腰膝酸软,小便清长,夜尿频作,头晕目眩,手足不温,精神萎靡,舌淡、苔白,脉沉细而弱。治法:益肾固精。方用金匮肾气丸加味:附片、肉桂、泽泻、丹皮、金樱子、芡实各10克,熟地24克、山萸肉、山药各15克,茯苓12克。水煎,每日一剂,分2次服。

2. 阴虚阳亢:早泄,梦遗滑精,腰膝酸软,虚烦不寐,五心烦热,潮热盗汗,舌红少苔,脉细数。治法:滋阴降火,益肾填精。方用大补阴丸合二至丸加减:黄柏、知母、女贞子、旱莲草各10克,熟地、龟版、猪骨髓各15克。水煎,每日一剂,分2次服。

3. 心肾不交:早泄,梦遗滑精,头晕乏力,心悸怔忡,口渴心烦,面色红赤,小便短赤而有热感,舌红,脉细数。治法:滋阴清热,交通心肾。方用黄连阿胶汤加减:黄连、白芍、阿胶(烊化)、芡实、金樱子、五味子、远志10克,鸡子黄1枚,黄芩12克。水煎,每日一剂,分2次服。

4. 心脾两虚:早泄、消瘦,面色不华,乏力心悸,健忘多梦、自汗,纳呆便溏,舌淡苔白脉细。治法:补益心脾,安神固精。方用归脾汤加减:黄芪、党参、龙骨、牡蛎各15克,白术、炙甘草、远志、枣仁、芡实各10克,当归、龙眼肉各12克。水煎,每日一剂,分2次服。

5. 肝经湿热:性欲亢进,临房即泄,遗精频作,头晕目眩,口苦咽干,小便黄赤,或阴痒淋浊,舌红,苔黄腻,脉弦数。治法:清肝泻热利湿。方用龙胆泻肝汤:龙胆草13克,黄芩、山栀、泽泻、木通、柴胡各10克,车前子、当归、生地各15克,甘草6克。水煎,每日一剂,分2次服。

【护理】

1. 禁止手淫,节制房事,避免剧烈的性欲冲动,避免用重复性交的方式来延长第二次的性交时间，这样有损于健康，并不可取。

2. 性交前的情绪对射精的快慢有很大的影响，应该避免忧虑，激动和紧张，要树立信心，配合治疗。

3. 女方要体贴、安慰、不能责难、威胁，否则反而事与愿违，不利于疾病的康复。

4. 不宜轻卒地滥服“壮阳药”。

5. 射精时间的长短没有统一的标准，一般认为2～6分，但更短的时间内射精亦属正常范围，只要双方感到满足就是成功，不能以时间长短来作衡量的标准。

【预防】

1. 精神治疗：掌握一些性知识，解除精神紧张状态。如果身体疲劳，不要进行性生活。发生早泄次数较多的人，最好暂时停止一段性生活。

2. 减少性敏感性：可使用避孕套或双层避孕套，也可于龟头涂布表面麻醉剂，也可适当服用镇静剂。

四、男性不育症

在各种不生育的原因中，属于男性方面的约占一半。造成男性方面的不育原因有精子产生的障碍、精子输送的障碍、精子与卵接触的障碍。

【诊断】

男性不育症包括病史询问、体格检查、生殖系统检查和精液检查。对于部分病人为了进一步寻找病因，可作附睾头穿刺、睾丸活组织检查和输精管精囊造影术，以确定睾丸产生精子的能力和输精管的通畅性。

正常精液量为2～6毫升，氢离子指数7.7～8.5，每毫升精子数为6千万至2亿，60%以上为运动活泼的精子，不正常的精子数目在20%以内，室温下精子活动力能维持4小时以上。精子数目或运动活泼的精子数目少于以上数字时并不表示绝对不能生育，仅指生育的机会减少。一般认为精子数目每毫升少于2千万时生育的机会即非常小，精液检查的时机以前次排精后5～10日为宜。

【治疗】

病人有产生精子的障碍时，药物治疗一般效果不大，但如有明显内分泌紊乱、维生素缺之等现象时，均应进行治疗。当附睾输精管无梗阻因素，睾丸也无明显异常，只是精子数目减少或精子死亡数目明显增多时，可服用中药（熟地15克，龟板10克，桑螵蛸8克，何首乌12克，苍术12克，韭菜子10克，当归12克，覆盆子10克，菟丝子10克，补骨脂10克）治疗，连服30～40日。附睾部梗阻或输精管的局限性梗阻，可用外科手术作附睾输精管吻合术或输精管对端吻合术，前一种手术的成功机会较少，而后一种手术的成功率可达80%左右。临床曾遇到由于性交过频而不生育，在延长两次性交间隔（5~7天）后生育者。

【护理】

1. 放下思想负担，保持心情舒畅。

2. 积极寻找病因，坚持对症治疗，切勿乱投医投药。

3. 节制房室，勿令过度。

4. 配偶应充分体谅患者，在精神上多给予安慰。

5. 忌辛辣肥甘厚腻之品。

【预防】

1. 积极治疗泌尿、生殖系感染病灶。

2. 避免睾丸外伤。

3. 根除先天性生殖、泌尿系疾病。

4. 积极锻炼身体，增加体质，及时治疗全身性慢性疾患。

五、精索静脉曲张

本病为青壮年常见病，多发于左侧精索静脉。因其可能影响精子的生成和发育，故越来越被人们所重视。

【诊断】

1. 症状轻，多数仅感局部酸胀或坠痛，可放射至下腹部、腹股沟或腰部，在行走或劳动后加重。症状与曲张程度并不完全平行。

2. 触诊可见曲张静脉似成堆蚯蚓，柔软，平卧后可逐渐消失。严重者阴囊皮肤亦见曲张静脉。

3. 轻度曲张体征不明显者可采用Valsalva方法检查：深吸气后屏气，以增加腹压，可发现曲张静脉。

4. 右侧精索静脉曲张，或平卧后静脉曲张不消失，多由腹膜后肿瘤或肾肿瘤等引起，应提高警惕，作相应检查。

【治疗】

1. 肝肾亏损：精索静脉曲张，站立加重，卧能减轻，伴有头晕乏力，腰膝酸软，畏寒肢冷，或伴阳痿，舌淡脉沉细。治法：补肝益肾，行气活血。方用左归丸：熟地24克，山萸肉、山药、枸杞子、丹参、鸡血藤各15克，菟丝子、鹿角胶、龟版胶、乌药、小茴香、牛膝、黄芪、升麻各10克，川楝12克。水煎，每日一剂，分2次服。

2. 血瘀阻络：精索静脉曲张，盘曲成团，胀痛，劳作则甚，舌有瘀斑，脉细弦。

治法:活血通络。方用桃红四物汤合失笑散加减。桃仁、地黄、赤芍、当归各12克,牛膝、蒲黄、五灵脂、元胡各10克,红花6克,川芎9克。每日一剂,水煎,分2次服。

3. 寒滞厥阴:阴囊湿冷坠胀,睾丸少腹抽痛,站立加重,腰部冷痛,畏寒肢冷,舌淡苔白,脉弦细。治法:温散寒湿。方用当归四逆汤加减:当归、丹参各15克,桂枝、通草、赤芍、玄参、乌药、小茴香、桔梗各10克,红花6克,细辛3克,大枣5枚。水煎,每日一剂,分2次服。

【护理】

1. 保持心情舒畅,忌发怒。

2. 注意饮食调整,忌食辛辣之物。

【预防】

1. 注意保持心情舒畅,忌暴怒伤肝,注意饮食调整,忌食辛辣之物。

2. 注意劳逸结合,防止剧烈运动、重体力劳动及久站。

3. 节制房事,经常穿紧身内裤或用阴囊托以防阴囊下坠。

六、前列腺增生症

前列腺增生症亦称前列腺良性肥大,主要是因围绕尿道周围前列腺腺体增生所致,是老年人常见病。男性自40岁以上,前列腺均有不同程度的增生,50岁以后才出现症状。其病因尚不清楚,可能与老年人性激素平衡失调有关。

【诊断】

1. 尿频:尿频、夜尿增多为前列腺增生病人最初出现的症状。

2. 排尿困难:进行性排尿困难是前列腺增生最重要的症状,发展常很缓慢。轻度梗阻时,排尿迟缓、断续,尿后滴沥。梗阻加重后排尿费力,射程缩短,尿线细而无力,终成滴沥状。

3. 急性尿潴留:在疾病的任何阶段,由于受凉、饮酒、劳累和未能及时排尿等因素,引起前列腺突然充血、水肿出现急性尿潴留,病人膀胱胀满、辗转不安,这是常见的急症情况。

4. 血尿:腺体表面曲张的静脉破裂可产生大量出血,较大而软的前列腺伴有感染时更易发生。

5. 尿路感染:前列腺增生合并感染时,亦可有尿频、尿急、尿痛等现象。

6. 全身症状:晚期可出现肾积水和肾功能不全病象。长期排尿困难致腹压增高,可发生疝、痔、脱肛、便血等。

7. 体检:直肠指诊可发现前列腺肿大向肛门直肠突出,长度和宽度增加,中央沟变细或消失。当残余尿明显增多或尿潴留时,可在耻骨上摸到膨大的膀胱,腰部可能摸到肿大的肾脏。

【治疗】

1. 汤药

(1)肺热气滞:小便不畅,或点滴不通,口渴咽干,胸闷气促,舌红苔薄黄,脉滑数。治法:清泄肺热,行气利水。方药:黄芩、栀子各 12 克,麦冬、孩儿参、五味子各 10 克。水煎,每日一剂,分 2 次服。

(2)湿热下注:尿少黄赤,点滴不畅,少腹胀满,渴不思饮,烦躁不安,便秘,舌红苔黄,脉滑数。治法:清利湿热。方用八正散:萹蓄、瞿麦、木通、山栀子、灯芯草、大黄(后下)各 10 克,车前子 20 克,滑石 12 克,炙甘草 6 克。水煎,每日一剂,分 2 次服。

(3)阴虚火旺:尿少黄赤,点滴不爽或闭塞不通,口渴不饮,便结,舌红少津,舌根苔黄腻,脉细数。治法:滋阴降火,方用知柏地黄丸加减:知母、茯苓各 12 克,黄柏、生地、山萸肉、山药各 15 克,泽泻、丹皮各 10 克。水煎,每日一剂,分 2 次服。

(4)膀胱淤阻:小便淋沥不爽,堵塞疼痛,少腹急痛难忍,舌有淤斑,脉涩。治法:行淤散结,通利水道。方药:桃仁、红花、牛膝、大黄(后下)各 10 克,肉桂 6 克,琥珀 12 克。水煎,每日一剂,分 2 次服。

(5)中气不足:小便欲解不爽,或气坠脱肛,精神不振,少气懒言,舌淡苔白,脉沉细。治法:补气升提。方用补中益气汤:黄芪、党参各 15 克,柴胡、升麻、白术各 10 克,当归 12 克,陈皮、甘草各 6 克。水煎,每日一剂,分 2 次服。

(6)肾阳不足:小便排出无力,淋沥不畅,面色㿠白,神色怯弱,手足不温,舌淡,脉沉弱。治法:温补肾阳,行气利水。方用济生肾气丸:干地黄 24 克,山药、山茱萸、车前子各 15 克,泽泻、茯苓、丹皮、炮附子、牛膝各 10 克,桂枝 9 克。水煎,每日一剂,分 2 次服。

2. 单验方

(1)车前草 50 克,煎服。

(2)生黄芪 30 克,当归、滑石各 10 克,升麻、柴胡各 8 克,甘草、石菖蒲各 5 克,竹叶 2 克,水煎服。

3. 针灸:在排尿困难时,可从关元、三阴交、阴陵泉、气海、曲骨等穴位中任选 2 ~ 3穴强刺激,半小时左右能排尿。

【护理】

1. 前列腺增生未引起梗阻者不需要治疗;虽有梗阻尚未影响正常生理功能可

进行观察；若已影响正常生理功能时，则尽早治疗。

2. 行手术摘除前，须系统检查心、肺、肾的功能状况，控制尿路感染，严格掌握适应证。

3. 禁酒，忌食辛辣等刺激食物。

4. 注意休息，勿过度劳累，防止受凉。

【预防】

1. 保持心情舒畅，以利于性激素的平衡。

2. 积极治疗和预防全身性疾病。

七、急、慢性前列腺炎

前列腺炎是青壮年男子易患的一种常见病，往往与尿道炎、精囊炎、附睾炎等疾病同时存在，互为因果。临床上分为：急性细菌性前列腺炎，慢性细菌性前列腺炎，慢性非细菌性前列腺炎，以后者最多见。细菌性前列腺炎常因细菌经尿道上行感染或血行感染而致。而非细菌性前列腺炎病因复杂，如前列腺充血（不正常性生活、长期骑车等）、病毒及致敏原等。慢性前列腺炎突出特点是病程缓慢，反复发作，经久不愈。

【诊断】

1. 急性前列腺炎

（1）症状：发病急起，全身不适，恶心呕吐，尿频、尿急、尿痛，偶尔排尿困难，终末血尿，临床上以急性尿路感染为多见。

（2）体征：直肠指诊，前列腺肿大，压痛明显，禁忌做按摩，如有波动感，已属前列腺脓肿。

2. 慢性前列腺炎

（1）尿道症状：尿道经常有白色黏液分泌，排尿与大便后尿道内不适，偶尔有轻度尿频，排尿不畅。

（2）局部症状：会阴胀感、肛门下坠、耻骨上隐痛，腰背酸痛放射到腹股沟、睾丸及大腿部。

（3）性机能：性欲减退，有射精痛、早泄、阳痿、血精或遗精。

（4）全身症状：头昏、失眠、乏力。

（5）直肠指诊：前列腺为大小正常，也可稍大或稍小，其硬度增加或有结节，并可有压痛。

【治疗】

1. 湿热壅阻症：宜清热利湿，用八正散或龙胆泻肝汤，或用大分清饮。

2. 阴虚火动症：宜补肾滋阴，清泄相火，用知柏地黄汤合萆薢分清饮。

3. 肾阳不足症：宜温肾固精，用金锁固精丸合右归丸加减。

4. 气血淤滞症：宜活血散淤，用前列腺汤加减。

【护理】

1. 急性炎症期应休息，多饮开水。

2. 禁饮酒，忌食葱、蒜、辣椒、韭菜之类的辛辣食物。

【预防】

1. 注意房室，既不宜房劳过度，也不能忍精不泄。

2. 治疗体内感染病灶。

3. 锻炼身体，增强体质，使生活有规律。

第十四章　传染病与寄生虫病

一、伤寒

本病是由伤寒杆菌引起的急性肠道传染病。以持续高热、腹部不适、肝脾肿大、白细胞减少，部分病人有玫瑰疹和相对缓脉为特征。属于中医学“湿温”的范畴。

【诊断】

发病缓，发热呈梯形上升，4～6天后高热稽留，伴有表情淡漠、神志迟钝、重听、腹胀、食欲缺乏、便秘或腹泻等中毒症状。体检时可见相对缓脉，舌质红苔厚腻，脾脏肿大、肝脏轻度肿大（多见于儿童），部分病人在发病7～10天，于胸腹部可见玫瑰疹。

【治疗】

1. 湿热困表：身热不扬，午后尤甚，恶寒，头痛身重，胸闷纳呆，口不渴或渴不欲饮，苔白腻，脉濡数。治宜宣表化湿，用三仁汤加减：滑石、苡仁各20克，杏仁、竹叶、藿香、佩兰、黄连、黄芩、栀子、厚朴各10克，白蔻仁、薄荷各6克。日1剂分3次服。

2. 胃肠湿热：壮热口渴，胸脘痞满，烦闷呕恶，小便短赤，舌苔黄腻，脉滑数。治宜清热利湿，理气和中，用连朴饮加减：厚朴、法夏、藿香、栀子、茯苓、陈皮各10克，黄连、石菖蒲各6克，滑石20克，芦根30克。日1剂分3次服。

3. 湿热化燥伤营：高热，入夜更甚，烦躁不安，或神志恍惚，胸痞腹胀，古绛、苔黄浊，脉弦数。治宜清营透热，凉血解毒，用清营汤加减：水牛角、生地、白茅根各30克，玄参、丹参、麦冬、连翘、丹皮各10克，银花15克，竹叶心、黄连各3克。日1剂分3次服。

【护理】

发热期应卧床休息，注意观察病情变化。选用营养丰富，容易消化的流质、半流质或少渣饮食。便秘者禁用灌肠和泻剂。

【预防】

1. 控制传染源:及时发现和隔离病人和带菌者,给予肠道隔离。

2. 切断传播途径:加强饮食、饮水卫生,保护水源,做好粪便、污水、垃圾的管理。

3. 保护易感者:在流行区进行预防接种。

二、霍乱

霍乱是由霍乱弧菌引起的急性肠道传染病,属三大国际检疫传染病之一,也是我国法定管理的甲类传染病;霍乱弧菌污染水和食物而引起传播,传染源是病人和带菌者。临床表现轻重不一,病人多为无症状的隐性感染或仅有轻度腹泻,少数病情严重者有剧烈吐泻、脱水、微循环衰竭,代谢性酸中毒和急性肾衰竭等。

【诊断】

典型病例多以急剧腹泻、呕吐开始。腹泻为无痛性,不伴里急后重。大便开始为泥浆样或水样,尚有粪质;迅速成为米泔水样或无色透明水样,无粪臭,微有淡甜或鱼腥味,含大量片状黏液,少数重症病人偶有血性便,每日 10 余次,甚至难以计数。呕吐物先为胃内容物,多在腹泻后出现,常为喷射性和连续性,以后为米泔水或清水样。由于频繁的腹泻和呕吐,病人迅速出现脱水和微循环衰竭。病人神志淡漠,表情呆滞或烦躁不安,儿童可有昏迷。口渴、声嘶、呼吸增快、耳鸣、眼球下陷、面颊深凹、口唇干燥、皮肤凉、弹性消失、手指皱瘪等。肌肉痉挛多见于腓肠肌和腹直肌。脉细速或不能触及,血压低,体温下降。病人脱水得到及时纠正后,多数症状消失而渐恢复正常。

【治疗】

1. 汤药

(1)寒湿中阻,脾肾阳虚:吐泻不止,吐泻物如米泔汁,面色苍白,眼眶凹陷,指螺皱瘪,手足厥冷,头面出汗,筋脉挛急,舌质淡,苔白,脉沉微细。治宜温补脾肾,回阳救逆。用附子里中汤:附片、人参、白术各 10 克,炮姜、炙甘草各 6 克。日 1 剂分 3 次服。

(2)湿热内蕴,升降失常:吐泻骤作,呕吐如喷,泻下如米泔汁,臭秽难闻,头痛,发热,口渴,脘闷心烦,小便黄赤,腹中绞痛,甚则转筋拘挛,舌苔黄腻,脉濡数。治宜清热化湿,辟秽泄浊,用蚕矢汤加减:蚕砂、木瓜、豆卷、黄连、黄芩、栀子、法夏、厚朴各 10 克,苡仁 15 克,白蔻仁、吴茱萸各 6 克。水煎,日 1 剂,分 3 次服。

2. 中成药:寒霍乱轻症可用藿香正气丸 1 包,日服 3 次;热霍乱可服玉枢丹以辟秽止吐。

【护理】

卧床休息,密切注意病情变化,及时和适当补充液体和电解质。

【预防】

1. 控制传染源:及时检出病人,尽早予以隔离治疗。在隔离检疫期可应用强力霉素、四环素等抗菌药物预防感染的发生。

2. 切断传播途径:改善环境卫生,加强饮水消毒和食物、粪便的管理。消灭苍蝇,加强个人卫生。

3. 进行预防接种加强人群免疫力:皮下注射全菌体死菌菌苗进行预防接种,保护率可达到50% ~90%。

三、疟疾

疟疾是疟原虫所引起的传染病,临床以间歇性寒战、高热、出汗和脾肿大、贫血等为特征,恶性疟有侵犯内脏引起凶险发作的倾向。

【诊断】

典型发作分为3个阶段。首为发冷期:突起畏寒,剧烈寒颤,面色苍白,唇甲发绀,肢体厥冷,持续0.5 ~2小时;次为发热期:寒战停止后继以高热和脸色潮红,体温可达39℃ ~41℃,伴头痛、口渴、呼吸急促,持续4 ~8小时;再次为出汗期:高热后大汗淋漓、体温迅速下降,自觉明显好转,但感疲劳思睡,历时2 ~3小时。间日疟为最常见,三日疟三日发作一次,每次发作较间日疟稍长。疟疾反复发作后脾脏明显肿大,可有压痛,慢性患者脾质变硬。肝脏常同时肿大并有轻度压痛。

【治疗】

1. 汤药

(1)正疟:寒颤壮热,休作有时。先呵欠乏力,继则畏寒战栗,寒罢则遍身灼热,头痛面赤,口渴心烦,终则汗出淋漓,热退身凉,舌红苔薄白,或黄腻,脉弦。治宜和解达邪,用小柴胡汤加味:柴胡15克,黄芩、法夏、党参、常山、草果各10克,甘草5克,生姜3片,大枣5枚。日1剂分3次服。

(2)温疟:热多寒少,或但热不寒,汗出不畅,头痛,骨节烦痛,口渴,便结尿赤,舌红苔黄,脉弦数。治宜清热解表,用白虎加桂枝汤加减:石膏15克,知母、柴胡、桂枝、青蒿各10克,甘草6克。日1剂分3次服。

(3)寒疟:但寒不热,或热少寒多,口不渴,胸胁苦满,神疲肢倦,苔白腻,脉弦迟。治宜辛温达邪,用柴胡桂姜汤加减:柴胡、桂枝、黄芩、花粉、草果、厚朴、槟榔、青皮各10克，干姜、甘草各6克。日1剂分3次服。

2. 单验方

(1)青蒿15～30克，水煎分2～3次服，连服3天。

(2)常山、草果、知母、贝母各10克，水煎，在发作前1小时服。愈后再服1剂。

3. 针灸：第1组穴为大椎、陶道、间使；第2组为内关、足三里、曲池。两组穴选1组两侧交替施针，于发作前2小时针刺，轻刺激，留针10～15分钟。病重者每日施针2次。

【护理】

1. 发作期应卧床休息，寒颤时应保暖，高热可予物理降温。

2. 出汗后立即更换衣被。

3. 饮食应为流质和半流质。

4. 居室内应彻底灭蚊。

四、破伤风

破伤风是由破伤风杆菌侵入人体伤口，生长繁殖，产生毒素，所引起的一种急性特异性感染。破伤风杆菌广泛存在于泥土和人畜粪便中，是一种革兰氏染色阳性厌氧性芽孢杆菌。破伤风杆菌及其毒素都不能侵入正常的皮肤和黏膜，故破伤风都发生在伤后。

【诊断】

1. 发病前有皮肤破损史，如跌打损伤、产褥破伤、脐带剪伤、手术创伤等，或有外疡史。

2. 潜伏期一般为2～15天。潜伏期短者发病重，长者发病轻。

3. 起病时先有形寒、烦躁不安、下颔微感紧张，咀嚼稍有困难，项背部轻度强硬。

4. 1～2天后，不能张口，牙关紧闭，面呈哭笑表情，项背强直，甚至角弓反张，或腹部强硬如板，或大便秘结，小便不通。

5. 拘急抽搐开始发作时间仅数秒钟，而后时间延长，发作频繁。

6. 拘急抽搐可自发，亦可因灯光刺激而引起。

7. 患者神志始终清醒。一般无发热，但亦有高热至40℃者。

8. 后期大汗淋漓，呼吸、说话、吞咽都感困难，面色青紫，可致死亡。

【治疗】

1. 进展期：指发病后至呼吸恢复正常以前阶段。以祛风镇痉和清热解毒为主要治疗原则,方用玉真散(南星10克,防风10克,白附子8克,羌活12克,白芷10克,天麻10克),每日2剂,分4次内服或鼻饲。如病情严重,痉挛抽搐频繁,可配合五虎追风散(天南星、天麻、全蝎、僵蚕、蝉蜕、朱砂);如邪毒内传攻心,可用栝石汤(栝蒌仁12克,黄芩12克,黄连10克,黄柏12克,南星10克,赤芍12克,滑石10克,苍术10克,白芷10克,陈皮10克,生姜5克,甘草5克);如再见阳脱先用参附汤(人参、附子)回阳救逆,待正气恢复,再以攻邪。

2. 恢复期:治宜益胃养阴、疏通经络,可用沙参麦冬汤(沙参12克,玉竹10克,生甘草10克,冬桑叶10克,麦冬12克,生扁豆15克,天花粉15克)加川木瓜、葛根、白芍等。

【护理】

1. 严密隔离:破伤风患者需严密隔离,以防止破伤风杆菌传播。

2. 环境:病人需要安静,宜住单间,室内温暖,挂暗色窗帘,加避光灯罩,尽量避免一切声、光、寒冷对病人的刺激,操作尽量集中,谢绝探视。

3. 呼吸道护理:口腔内分泌物多时,及时拭净;痰多而稠,不易咳出,用吸痰器吸痰;痉挛发作时,及时用压舌板置于齿间;呼吸困难及时给氧。

4. 营养:给予充足、高质量营养。能进食者,以流质少量多餐;不能进食者可静脉、鼻饲等途径给予。食物温度要适宜,注意病人口腔清洁。

5. 一般护理:有义齿应取下交专人保管。注意给病人多翻身,保持床铺干燥整洁,防止褥疮发生。室内要经常通风换气,避免阵风刺激。

6. 破伤风抗毒血清过敏者,应行脱敏注射法。

【预防】

1. 加强工农业劳动保护,避免创伤,普及新法接生,正确而及时处理伤口。

2. 自动免疫:应用类毒素注射,可以使人获得自动免疫。

五、蛔虫病

蛔虫病是蛔虫寄生于人体肠道或其他器官所引起的疾病。除肠道症状外,有时可引起严重的并发症,如胆道蛔虫病、肠梗阻等。传染源蛔虫病患者,虫卵随粪便排出体外。因食用被虫卵污染的水、食物经口感染。

【诊断】

小儿反复阵发性脐周疼痛,有时伴有易饥,夜间磨牙、荨麻疹,以及嗜食异物,如泥土、茶叶等,或有排蛔虫史。重者可有营养不良。

【治疗】

1. 汤药：蛔虫症常见胃脘嘈杂，腹痛时作时止，嗜食但面黄肌瘦，或鼻孔作痒，睡中蚧齿，唇内有小点如粟粒状，或面上有白色虫斑，大便泄泻或秘结。治宜以驱虫为主，佐以理气化湿。用化虫丸，每日1~2次，每次7~10克，用温开水送下，3岁以下儿童酌减。驱虫以后，脾虚者可用香砂六君子汤（党参、白术、法夏、茯苓、陈皮、甘草、广木香、砂仁）调理之。

2. 单验方

（1）使君子汤：使君子、苦楝根皮、陈皮各9克，槟榔15克，木香、枳壳各6克，大黄3~6克，甘草3克。日1剂，早晚分服，连服2天。

（2）驱蛔栓：以川楝肉浸酒，棉裹塞肛门，每日1粒。

【护理】

1. 腹痛时可用热水袋外敷，并予按摩。

2. 也可配合针刺足三里、天枢、内关、阳陵泉止痛。

3. 服驱虫药后，应注意观察有无排蛔。

【预防】

1. 注意饮食卫生，不喝生水，不吃不干净的瓜果。

2. 注意个人卫生，饭前便后要洗手。

六、蛲虫病

蛲虫病是蛲虫寄生于人体小肠及大肠所致的寄生虫病。多见于幼童，以肛门周围、会阴部夜间瘙痒为主要症状。传染源是蛲虫病病人，通过人群中的间接接触和肛门、手、口的直接感染。

【诊断】

小儿夜晚肛门及会阴奇痒，夜眠不安、遗尿、尿频等，应疑及本病；若在肛门周围找到蛲虫，即可确诊。

【治疗】

1. 汤药：苦楝根皮9克，槟榔、鹤虱各12克。水煎日1剂，早晚分服，连服1周。

2. 单验方：生百部50克，加水500毫升，文火煎煮，煎取30毫升，每晚作保留灌肠，连续用10天。

【护理】

1. 患儿剪短指甲或睡时戴上手套，以防抓破肛门处皮肤引起感染。

2. 勤换内裤，换下的内裤、被单均要用开水烫洗，以杀灭虫卵。

【预防】

搞好个人卫生,培养良好的卫生习惯。

七、细菌性痢疾

细菌性痢疾(简称菌痢),是由痢疾杆菌引起的急性肠道传染病,以结肠化脓性炎症为主要病变,有全身中毒症状、腹痛、腹泻、里急后重、排脓血便等临床表现。中医称本病为“肠澼滞下”。

【诊断】

1. 急性菌痢

(1)轻型:全身中毒症状不明显,体温正常或稍高,腹痛、腹泻均较轻,每日大便10次以内,稀黏便。常需实验室检查确诊。

(2)普通型:起病急,畏寒、发热、体温可达39℃左右。伴头痛、乏力、食欲减退、恶心、呕吐等中毒症状。阵发性腹痛及腹泻,每天排便10~20次,呈脓血便,里急后重感显著。

(3)重型:起病急骤,高热伴呕吐,大便频仍以致失禁,带血脓黏液便。腹痛剧烈,里急后重感显著,由于严重失水可引起周围循环衰竭。

(4)中毒型:2~7岁儿童多见。起病急骤,在腹痛、腹泻尚未出现时,即可有高热、精神萎靡、面色青灰、四肢厥冷、呼吸微弱而浅表、反复惊厥、神志不清、皮肤发花、指甲毛细血管充盈时间延长,可导致呼吸和循环衰竭。本型又可分为①休克型;②脑水肿型;③混合型。

2. 慢性菌痢

(1)慢性隐伏型:既往有菌痢史,现无症状,仅大便培养阳性或乙状结肠镜检有异常。

(2)慢性迁延型:有急性菌痢史,长期迁延不愈,时有腹胀或长期腹泻,大便经常或间歇带有黏液或脓血。大便培养阳性。

(3)慢性急性发作:有急性菌痢史,常因饮食不当、受凉、劳累等而激起急性发作,但症状较急性期轻。

【治疗】

1. 汤药

(1)湿热痢:腹痛,里急后重,下痢赤白相杂,肛门灼热,小便短赤,苔黄腻,脉滑数。治宜清热解毒,调气行血。用芍药汤加减:白芍、银花各15克,当归、大黄、黄连、黄芩、广木香、槟榔、山楂、神曲各10克,甘草6克,官桂3克。水煎,日1剂,分3次服。

(2)疫毒痢:发病急骤,壮热,口渴,头痛,烦躁,甚至昏迷痉厥,或腹痛剧烈,里急后重,痢下鲜紫脓血。舌质红绛,苔黄燥,脉滑数。治宜清热凉血解毒。用白头翁汤加味:白头翁、银花各15克,黄连、黄柏、黄芩、秦皮、赤芍、丹皮、广木香、枳壳、大黄各10克。水煎,日1剂,分3次服。

(3)休息痢:下痢时发时止,日久不愈,发作时便下脓血,里急后重,腹部疼痛,饮食减少,倦怠怯冷。舌质淡腻,脉细。治宜健脾温中,清热化湿,佐以调气和营。用连理汤加味:党参15克,白术12克,当归、赤芍、地榆、广木香各10克,干姜、黄连、甘草各6克。水煎日1剂,分3次服。

2. 中成药:香连丸或香连化滞丸,每日2次,每次1袋;小儿用量酌减。

3. 单验方

(1)双花茶:金银花、白菊花各100克,日1剂,开水泡服。

(2)紫皮蒜每天1~2头口服。

(3)马齿苋、穿心莲、一见喜等,选其1~2种各30克煎水服。

【护理】

1. 患者宜卧床休息,饮食以流质或半流质为宜,忌食多渣、多油或有刺激性的食物。

2. 有失水现象者可给予口服补液盐。

【预防】

1. 按肠道传染病隔离患者。

2. 对于易感人群应注意饮水、饮食卫生,养成饭前便后洗手的习惯。

八、流行性腮腺炎

流行性腮腺炎俗称“痄腮”,是腮腺炎病毒引起的急性呼吸道传染病。早期病人和隐性患者均为传染源。主要通过空气飞沫传播,唾液及污染的衣物亦可传染。易感人群为4~15岁的儿童。全年均可发病,冬、春季为流行高峰。患儿可先有发热、倦怠、肌肉酸痛及结膜炎、咽炎症状,1~2天内出现耳下疼痛,继之腮腺肿大。通常先起于一侧,1~2天后波及对侧。肿胀部位以耳垂为中心,边缘不太清楚,有轻度压痛,张口进食时疼痛加剧。颊内侧腮腺导管口有时可见红肿。腮腺肿大约4~5天后开始逐渐消退,全病程约7~12天。部分患儿仅有颌下腺、舌下腺肿大而无腮腺肿大;部分患儿可并发脑膜炎、胰腺炎、睾丸炎和心肌炎而出现相应症状。

流行性腮腺炎多数无前驱症状,起病大多较急,发烧38℃~40℃,畏寒、头痛、咽痛、食欲减退、恶心、呕吐、全身疼痛,腮腺肿胀一般以耳垂为中心,可一侧先肿,也可两侧同时肿胀,腮腺胀痛及感觉过敏,张口咀嚼及吃酸性食物时更甚,局部皮肤紧张发亮，表面灼热，但多不红。腮腺肿大多于48小时达高峰，持续4～5日逐渐消退而恢复正常。

腮腺炎病毒还能侵犯腺体和脑膜，能引起许多严重并发症。如腮腺肿胀1周，突然高烧、头痛、呕吐、嗜睡、昏迷、脖子发挺等，可能是并发了脑膜炎。如在腮腺肿胀后2～10日内出现高烧、寒战、睾丸肿胀4～5倍且质硬有剧烈按痛、阴囊水肿显著，是并发了睾丸炎。

【诊断】

起病大多数较急，有发热、畏寒、头痛、咽痛、全身不适等。一侧或双侧腮腺以耳垂前下方为中心发生肿胀，表面不红，边缘不清，触之有弹力感及轻度触痛，张口咀嚼及吃酸性食物时胀痛更甚。腮腺管口在早期可有红肿。舌下腺与颌下腺可同时肿大。不典型病例可始终无腮腺肿胀，而以单纯脑膜炎、睾丸炎的症状出现。

【治疗】

1. 汤药

(1)温毒在表(轻型)：发热恶寒，头痛，一侧或双侧腮腺漫肿疼痛，咀嚼不便，或有咽痛。舌尖红，舌苔薄白或微黄，脉浮数。治宜疏风清热，解毒消肿。用银翘散加减：银花、连翘、板蓝根各15克，牛蒡子、僵蚕、桔梗、荆芥各10克，薄荷、升麻、甘草、蝉蜕各6克，芦根、夏枯草各30克。日1剂分3次服。

(2)热毒蕴结(重型)：壮热头痛，烦躁口渴，食欲缺乏，或伴呕吐，腮部漫肿硬痛，咀嚼困难，咽红肿痛。舌红苔黄，脉滑数。治宜清热解毒，软坚散结。用普济消毒饮加减：连翘、蒲公英、板蓝根各15克，黄芩、牛蒡子、玄参、桔梗、僵蚕、花粉、橘核各10克，黄连、马勃、升麻、甘草、柴胡各6克。日1剂分3次服。若腮部漫肿，硬结不散者加海藻、昆布、夏枯草；大便秘结者加大黄、玄明粉。

2. 外治：局部用紫金锭或青黛散醋调外敷，每日数次，或如意金黄散、芙蓉叶各30克研末，菊花9克浸汁加蜜糖适量拌和，每日2次外涂敷，或蒲公英、鸭跖草、水仙花根、马齿苋等捣烂外敷，可减轻疼痛。

【护理】

1. 腮肿期间宜给以流质或半流质饮食，同时避免酸性和辛辣刺激食品。

2. 发热时应注意卧床休息。

【预防】

1. 隔离患者至腮肿消退为止。

2. 易感者在流行期间，可用板蓝根30克，水煎服，连服3天。

3. 对易感者还可采用腮腺炎病毒减毒活疫苗做喷喉或气雾进行主动免疫。

附　录

人体临床检验正常值

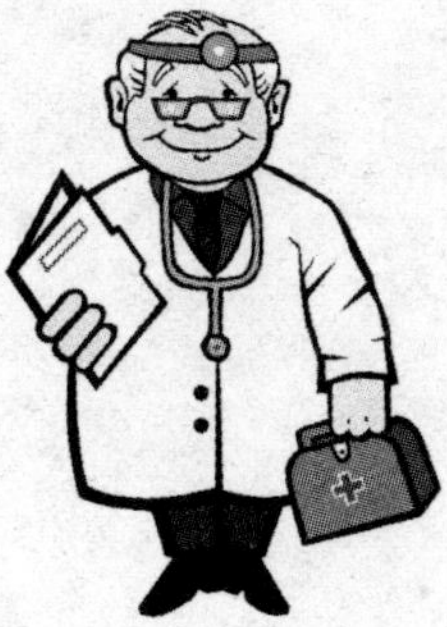

一、血液一般检验

检验项目		习惯单位	换算系数	法定单位
血细胞沉降率(ESR)				
(长管法)	男性	0～15mm/h	–	0～15mm/h
	女性	0～20mm/h	–	0～20mm/h
红细胞计数(RBC)				
	男性	$4.0 \sim 5.5 \times 10^6/mm^3$	10^6	$4.0 \sim 5.5 \times 10^{12}/L$
	女性	$3.5 \sim 5.0 \times 10^6/mm^3$	10^6	$3.5 \sim 5.0 \times 10^{12}/L$
红细胞比积(HCT、Ht)				
	男性	40%～50vol%	–	0.40～0.50
	女性	37%～48vol%	–	0.37～0.48
红细胞平均指数				
平均红细胞体积(MCV)		$80 \sim 94\mu m^3$	–	80～90fl
平均红细胞血红蛋白含量(MCH)		20～32μμ克	–	26～32ρ克
平均红细胞血红蛋白浓度(MCHC)		31%～35%	10	310～350g/L
网织红细胞计数(Ret)				
	百分比	0.5%～1.5%	–	0.005～0.015
	绝对值	$25 \sim 75 \times 10^3/L$	–	$25 \sim 75 \times 10^9/L$
白细胞总数(WBC)		4000～10000/μL	10^6	$4.0 \sim 10.0 \times 10^9/L$
白细胞分类(DBC)				
St		1%～5%	–	0.01～0.05
Sg		50%～70%	–	0.50～0.70
E		0.5%～3%	–	0.005～0.03
B		0～1%	–	0～0.01
L		20%～40%	–	0.20～0.40

续 表

检验项目		习惯单位	换算系数	法定单位
M		3% ~8%	-	0.03 ~0.08
嗜酸性细胞直接计数(EC)		50 ~300/μL	10^6	50 ~300 ×10^6/L
血小板计数(BPC、PCT)		100 ~300 ×10^3/μL	10^6	100 ~300 ×10^9/L
血红蛋白(HB)	男性	12 ~16g/dl	10	120 ~160g/L
		12 ~16g/dl	0.1550	1.86 ~2.48mol/L
	女性	11 ~15g/dl	10	110 ~150g/L
		11 ~15g/dl	0.1550	1.705 ~2.325mol/L

二、贫血的其他检验

检验项目	习惯单位	换算系数	法定单位
血红蛋白电泳 HbA	97%	-	0.97
HbA_2	1.78% ~2.7%	-	0.0178 ~0.027
HbF	<2%	-	<0.02
抗球蛋白试验(coomb's)			
抗 IgG	(-)		(-)
抗 C_3	(-)		(-)
红细胞脆性试验			
sanford 法开始溶血	0.40% ~0.46%(Naclsol)	-	0.004 ~0.0046
完全溶血	0.32% ~0.34%(Naclsol)	-	0.0032 ~0.0034

三、止血和凝血功能检查

检验项目	习惯单位	换算系数	法定单位
出血时间(BT)Dake 法	1 ~3 分钟	-	1 ~3 分钟
IVY 法	1 ~6 分钟	-	1 ~6 分钟
凝血时间(CT)试管法	4 ~12 分钟	-	4 ~12 分钟
玻片法	2 ~8 分钟	-	2 ~8 分钟
血块退缩试验(CRT)			
开始退缩	30 ~60 分钟	-	30 ~60 分钟
明显退缩	18 小时	-	18 小时
完全退缩	24 小时	-	24 小时
血浆凝血酶元时间(PT)			
QUICK—期法	11 ~14S	-	11 ~14S
血浆鱼精蛋白副凝集(3P)试验	(-)		(-)
血浆纤维蛋白元(Fib,Fb)	200 ~400mg%	10^{-2}	2 ~4g/L
	200 ~400mg/dl	0.0294	5.88 ~11.76mol/L

四、血液生化检查

检验项目	习惯单位	换算系数	法定单位
1. 蛋白测定			
血清总蛋白(TP)	6.0～8.0g/dl	10	60～80g/L
血清白蛋白(A. Alb)	3.6～5.5g/dl	10	35～55g/L
血清球蛋白(G)	2.0～3.5g/dl	10	20～35g/L
A/G 比值	1.5～2.5:1		1.5～2.5:1
血清蛋白电泳(SPE)			
醋酸纤维薄膜法A	55%～61%	–	0.55～0.61
α_1	4%～5%	–	0.04～0.05
α_2	6%～9%	–	0.06～0.09
β	9%～12%	–	0.09～0.12
γ	15%～20%	–	0.15～0.20
血浆糖基血红蛋白(GHb)			
化学法			16.8～21.4μmol(MF/gHb)
2. 氨基酸及其代谢产物测定			
血尿素氮(BUN)	9～20mg/dl	0.3570	3.2～7.0mol/L
血肌酐(Cr)	1～2mg/dl	88.4024	88～177μmol/L
血尿酸(UA)	1.5～7.0mg/dl	59.4840	89～416mol/L
3. 糖类及其代谢产物测定			
血葡萄糖(BS,GLU)			
邻甲苯胺法	70～110mg/dl	0.0555	3.9～5.6mol/L
4. 脂类和载脂蛋白测定			
血清总胆固醇(TCH、TC)	110～230mg/dl	0.0259	2.8～6.0mol/L
血清甘油三酯(TG)	20～110mg/dl	0.0113	0.23～1.24mol/L
血清脂蛋白电泳(SLE)			
醋纤膜法 α	30%～40%	–	0.30～0.40
β	60%～70%	–	0.60～0.70
血清载脂蛋白 A_1($APOA_1$)	130±16mg/dl	10^{-2}	1.3±0.16g/L
血清载脂蛋白 B(APOB)	81.8±13mg/dl	10^{-2}	0.818±0.13g/L
血清 $APOA_1$/APOB 比值	1.0 2.0		1.0～2.0
血清高密度脂蛋白胆固醇			
HDL—C 男	30.2～85.1mg/dl	0.0259	0.78～2.2mol/L
女	33.2～77.3mg/dl	0.0259	0.86～2.0mol/L
HDL_2－C	16.5～33.9mg/dl	0.0259	0.43～0.88mol/L
HDL_3－C	26.8～40.6mg/dl	0.0259	0.69～1.0mol/L

续 表

检验项目		习惯单位	换算系数	法定单位
血清低密度脂蛋白—胆固醇				
（LDL－C）		60～221mg/dl	0.0259	1.56～5.72mol/L
5. 胆红素代谢测定				
血清总胆红素（TBIL）		0.1～1.0mg/dl	0.0585	1.71～17.1mol/L
血清一分钟胆红素（1'B）		0～0.2mg/dl	0.0585	0～3.42mol/L
6. 无机元素测定				
血清钾（K^+）		16～22mg/dl	0.2558	4.1～5.6mol/L
血清钠（Na^{++}）		310～340mg/dl	2.27	136～146mol/L
血清钙（Ca^{++}）		9～11mg/dl	0.2495	2.2～2.7mol/L
血清铁（Fe^{+++}）	男	60～150μg/dl	0.1791	11～27mol/L
	女	50～130μg/dl	0.1791	8～23mol/L
血清铜（Cu^{++}）		90～124μg/dl	0.1574	14～20mol/L
血清锌（Zn^{++}）		75～120μg/dl	0.1530	11.5～18.5mol/L
血清镁（Mg^{++}）		2～3mg/dl	0.4114	0.8～1.2mol/L
血清磷（P^{+++}）		3～5mg/dl	0.3229	1.0～1.6mol/L
血清氯化物（chloride）		570～620mg/dl	0.1711	98～106mol/L
7. 酶类测定				
血清谷丙转氨酶				
（GPT、ALT）				
Reitman 法		2～40U		
生物分析仪				6～37IU/L
血清碱性磷酸酶				
（AKP、ALP）				
Bodansky 法		1.5～4.0U/dl		
king－Armstrong 法		5～13U/dl		
生化分析仪				30～92IU/L
血清谷草转氨酶				
（GOT、AST）				
Reitman 法		4～50U		
生化分析仪				10～30IU/L
血清酸性磷酸酶（ACP）				
King－Armstrong 法		1～4U/dl		
血清乳酸脱氢酶（LDH）				
Wrobleski 法		150～450U/mol/L		

续　表

检验项目		习惯单位	换算系数	法定单位
生化分析仪				109～193IU/L
血清乳酸脱氢酶同功酶				
（LDH）				
醋纤膜电泳	LDH_1	24%～34%		
	LDH_2	35%～44%		
	LDH_3	19%～27%		
	LDH_4	0～5%		
	LDH_5	0～2%		
血清r-谷氨酰基转肽酶				
（r-GT）				
orlonski 法		<40U/dl		
血清单胺氧化酶（MAO）				
伊藤法		<50U/dl		
血清磷酸肌酸激酶				
（CPK）				
无机磷法		0～200U/dl		
生化分析仪				36～188IU/L
血清超氧化歧化酶（SOD）		4442μg/g · Hb		
血清6-磷酸葡萄糖脱氢酶				
（G-6-PD）		3.1～7.1U		
血清淀粉酶（AMY）				
somogyi 法		60～180U/dl		

五、尿液检查

检验项目	习惯单位	换算系数	法定单位
渗透压（Uosm）			
一般变动范围	600～1000mosm/kg · H_2O		600～1000mol/L · H_2O
尿液沉渣检查			
红细胞（RBC）	0～偶见/HP		
白红胞（WBC）	<5/HP		
上皮细胞	0～少量/HP		
透明管型	0～偶见/CP		
12h 尿沉渣计数			
（Addis 计数）			

续 表

检验项目	习惯单位	换算系数	法定单位
白细胞(WBC)	<1000000		
红细胞(RBC)	<500000		
管型	<5000		
尿液生物化学检查			
尿乳糜试验:定性	(-)		
尿妊娠试验(胶乳法)			
定性	(-)		
尿肌酐(Cr)	700~1500mg/d	0.0088	6.16~13.2mmHg/d
尿尿酸(UA)	250~750mg/d	0.0059	1.5~4.5mmHg/d
尿肌酸(Cre)	0~200mg/d	7.6258	0~1525mol/d
尿淀粉酶(AMY)			
Somogyi 法	80~300U/mL		

尿液自动分析仪(MA-4210型)测定

检验项目		正常值	浓度(毫克/dl)
亚硝酸盐	NIT	(-)	0
葡萄糖	GIU	(-)~(±)	0~50
蛋白质	PRO	(-)	0~5
潜血	BLO	(-)	0
酮体	KET	(-)	0
胆红素	BIL	(-)	0
尿胆原	URO	(-)	0.2~10

六、血清学及免疫学检查

检验项目	习惯单位	换算系数	法定单位
1. 体液免疫检查			
血清免疫球蛋白定量			
IgG	600~1600mg/dl	10^{-2}	6~16g/L
IgA	20~500mg/dl	10^{-2}	0.2~5g/L
IgM	60~200mg/dl	10^{-2}	0.6~2.0g/L
IgD	0.1~0.4mg/dl	10^{-2}	0.001~0.004g/L
IgE	0.01~0.09mg/dl	10^{-2}	0.0001~0.0009g/L
血清补体定量			
总补体(CH50)	50~100U/升	10^{-2}	0.05~0.1U/升
补体$_3$(C_3)	0.8~1.5mg/L		0.8~1.5g/L

续 表

检验项目	习惯单位	换算系数	法定单位
补体$_4$(C_4)	0.37~0.4mg/mL		0.37~0.41g/L
2. 细胞免疫检查			
E 玫瑰花结形成率(E-RFT)	40~70%	-	0.40~0.70
T 淋巴细胞转化率(LTT)	60~75%	-	0.6~0.75
T 淋巴细胞亚群			
(单克隆抗体免疫细胞功能测定)			
T_3	66.42±4%	-	0.6642±0.04
T_4	43.8±4%	-	0.438±0.04
T_8	31.3±4%	-	0.313±0.04
TH/T_3	1.60±0.3%	-	0.016±0.003
T_9	2.7±2.6%	-	0.027±0.026
T_{ac}	2.6±2.6%	-	0.026±0.026
T_{aA}	30±5%	-	0.3±0.05
T_{acA}	30±5%	-	0.3±0.05
B	20.59±30%	-	0.2059±0.30
3. 自身抗体检查			
血清类风湿因子(IgM-RF)			
乳胶法	≤1:20		
血清抗核抗体(ANA)			
间接免疫萤光法	<1:5~1:10		
血清抗非组蛋白抗体			
(抗 ENA 抗体)			
抗 RNP 抗体	(-)		
抗 Sm 抗体	(-)		
抗 SS-A(Ro)抗体	(-)		
抗 SS-B(La_1 Ha)抗体	(-)		
抗 PM-1 抗体	(-)		
抗 JO-1 抗体	(-)		
抗 SO1-70 抗体	(-)		
抗着丝点抗体(ACA)	(-)		
血清抗双链 DNA			
(ds-DNA 抗体)			
TE-IFIFC	(-)		
红斑狼疮细胞(LECELL)	(-)		

1 续 表

检验项目	习惯单位	换算系数	法定单位
4. 病原免疫学检查			
血清甲肝抗体			
HAVAb IgA	(-)		
IgM	(-)		
血清乙肝抗原抗体			
HB_SAg ELISA 法	(-)		
反向血凝或免疫粘连法	<1:16		
HBsAb ELISA 法	(-)		
反向血凝法	0-1:4		
HBeAg ELISA 法	(-)		
HBeAb ELISA 法	(-)		
HBcAg ELISA 法	(-)		
HBcAb ELISA 法	(-)		
DNA(HBV-DNA)F	(-)		
DNA 多聚酶(DNAP)	(-)		
血清丙肝抗体(HCVAb)	(-)		
血清艾滋病抗体(HIVAb)			
ELISA 法	(-)		
血清伤寒凝集试验(Widal)反应			
伤寒 "O"	0~1:80		
"H"	0~1:160		
副伤寒 A "H"	0~1:80		
B "H"	0~1:80		
C "H"	0~1:80		
血清抗链球菌溶血素"O"试验			
(ASO)	<500U		
梅毒血清学检测法	(-)		
血清血吸虫尾蚴膜试验	(-)		
血清血吸虫环卵膜沉淀试验			
(环卵试验)	(-)		
血清血吸虫血凝试验	(-)		
血疟原虫	(-)		
血微丝蚴	(-)		
5. 其他检查			
血清甲胎蛋白(AFP-FP)			

续 表

检验项目	习惯单位	换算系数	法定单位
定性	(－)		
定量 RIA 法	<25mg/L		
血清 C 反应蛋白(CRP)			
RIA 法	0.68～8.20U/L		

七、内分泌激素及代谢产物检查

检验项目	习惯单位	换算系数	法定单位
24h 尿 17－羟类固醇			
(17－OHCS) 男	5～15mg/d	2.7586	13.8～41.4mol/L
女	4～10mg/d	2.7586	11～28mol/L
24h 尿 17－酮类固醇			
(17－KS) 男	10～20mg/d	3.4671	34.7～69.3mol/L
女	5～15mg/d	3.4671	17.3～52.0mol/L
24h 尿〔3〕甲基〔4〕			
羟基苦杏仁酸(UVMA)			
定性	(－)		
定量	<8mg/d	5.0460	<40mol/L
尿绒毛膜促性腺激素			
(HCG) 峰值	<120000U/L		

八、粪便检查

检验项目	习惯单位
常规镜检	
细胞(上皮细胞或白细胞)	0～偶见/LP
食物残渣及脂肪滴	偶见/LP
隐血(OB)试验	(－)

九、浆膜腔穿刺液检查

检验项目	漏出液	渗出液
外观	清、淡黄、透明	混浊、草黄色 绿色或淡红色
比重	<1.018	>1.018
蛋白:定性(Rivalta)试验	(－)	(＋)
细胞: 计数	$<100\times10^6$/L	$>500\times10^6$/L
分类	淋巴细胞或间皮细胞为主	化脓性 N 为主
		结核性 L 为主
		肿瘤 RBC 为主

十、胃液检查

检验项目		习惯单位
胃液总量	（空腹）	20～100mL
性状		无色、清晰、少量、粘液、轻度酸味
pH		0.9～1.5
总酸度	空腹时	10～50U
	试餐后	50～70U
游离酸	空腹时	0～30U
	试餐后	25～50U
隐血		（－）
细胞（白细胞和上皮细胞）		少量

十一、脑脊液检查

检验项目		习惯单位	换算系数	法定单位
外观		无色透明		
白细胞（WBC）总数		0～8/μL	10^6	$0～8×10^6$/L
	分类 L	60%～70%	–	0.6～0.7
	M	30%～50%	–	0.3～0.5
	N	1%～3%	–	0.01～0.03
生化检查	蛋白（TP）定量	15～45mg/dl	10	150～450mg/L
	葡萄糖（GLU）	50～75mg/dl	0.0555	3.0－4.0mol/L
	氯化物（以 NaCl 计）	700～760mg/dl	0.1711	120～130mol/L
	（以 Cl^- 计）	425～460mg/dl	0.2821	120～130mol/L

十二、精液检查

检验项目		法定单位
量		2～5mL
PH 值		7.2～8.9
精子计数		$0.6～1.5×10^8$/mL
精子形态		畸形不超过 20%
精子活动度	30～60 分钟	80%
	120 分钟内	>60%
	120 分钟后	25%～40%
细胞：	白细胞	<5/HP
	红细胞	无

十三、特殊检查

(一)血气分析

检验项目	习惯单位	换算系数	法定单位
酸碱度值(pH 值,CH^+)			
pH	7.35~7.45		7.35~7.45
CH^+			35.48~44.67mol/L
二氧化碳分压(PCO_2)	35~45mmHg	0.1333	4.7~6.0P
氧分压(PO_2)	80~100mmHg	0.1333	10.7~13.3P
氧含量(SO_2)	15~23mL/dl	10	150~230mL/L
氧饱和度(SaO_2,SAT)	95%~98%	–	0.95~0.98
实际碳酸氢盐(AB、HCO_2^-)	25±3mg/L		25±3mol/L
标准碳酸氢盐(SB)	25±3mg/L		25±3mol/L
二氧化碳总量(TCO_2)	50~70vol/dl	0.4492	23~31mol/L
缓冲碱(BB)	46~52mg/L		46~52mol/L
碱剩余(BE)	0±3mg/L		0±3mol/L
组织间液剩余碱(细胞外液碱超,BEecf、$BEHb_5$)	0±3mg/L		0±3mol/L
血红蛋白50%氧饱和度时氧分压(P50)	26.6±1.5mmHg	0.1333	3.6±0.2P
肺泡气动脉血氧分压(肺泡内氧转移 A-aDO_2)	10.0±5.0mmHg	0.1333	1.33±0.665P

(二)口服葡萄糖耐量试验(OGTT)(正常结果)

时间	血糖上限(毫克/分升)	(摩/升)
0	125	6.9
30′	200	11.1
60′	190	10.5
120′	150	8.3
180′	125	6.7

(三)内生肌酐清除率测定(CCr)

计算公式:

$$肌酐清除率(CCr)=\frac{UCr(毫克/升)\times 尿量(升/24小时)}{SCr(毫克/升)}$$

正常结果:(矫正内生肌酐清除率)

109~148 升/24 小时　　(平均 128 升/24 小时)

90±10 毫升/分钟

（四）浓缩稀释试验

正常结果：夜尿量<750毫升

昼夜尿量之比　3～4:1

最高比重　1.018

最高与最低比重之差　>0.009

（五）酚红排泄试验（PSP）

正常结果：15分钟排泄量>25%

60分钟排泄量>35%

120分钟排泄量>55%

（六）骨髓细胞分类计数正常参考值

细胞名称	正常范围（%）	平均值（%）
原始血细胞	0～0.7	0.08
原始粒细胞	0～1.8	0.04
早幼粒细胞	0.4～3.9	1.57
粒细胞嗜中性：		
中幼粒细胞	2.2～12.2	6.49
晚幼粒细胞	3.5～13.2	7.9
杆状核粒细胞	16.4～32.1	23.72
分叶核粒细胞	4.2～21.2	9.44
粒细胞嗜酸性：		
中幼粒细胞	0～1.4	0.38
晚幼粒细胞	0～1.8	0.48
杆状核粒细胞	0.2～3.9	1.52
分叶核粒细胞	0～4.2	0.86
粒细胞嗜碱性：		
中幼粒细胞	0～0.2	0.02
晚幼粒细胞	0～0.3	0.06
杆状核粒细胞	0～0.4	0.1
分叶核粒细胞	0～0.2	0.03
红细胞系统：		
原始红细胞	0～1.9	0.57
早幼红细胞	0.2～2.6	0.92
中幼红细胞	2.6～10.7	7.4
晚幼红细胞	5.2～17.5	10.75
早巨幼红细胞	0	0
中巨幼红细胞	0	0
晚巨幼红细胞	0	0
淋巴细胞：		
原始淋巴细胞	0～0.4	0.05
幼稚淋巴细胞	0～2.1	0.47
淋巴细胞	10.7～43.1	22.78